急危重症护理学

主 编◎刘 理 周宏珍

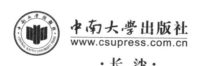

中南大学出版社
www.csupress.com.cn

·长 沙·

编委会

百校千课共享联盟组织结构

丛书序一

20世纪早期，熊彼特提出著名的"创造性毁灭"理论：一旦现有的技术受到竞争对手更新、效率更高的技术产品的猛烈冲击，创新就会毁灭现有的生产技术，改变传统的工作、生活和学习方式。今天，网络技术的影响波及全球，各种教育资源通过网络可以跨越时间、空间距离的限制，使学校教育成为超出校园向更广泛的地区辐射的开放式教育。而融媒体教材，正在以一种新型的出版形式影响着教育和教学。

随着社会的进步，人民大众对享有高质量的卫生保健需求日益增加，特别是目前国内外对高层次护理人才的需求增加，要求学校护理教育更快、更多地培育出高质量的护理人才。为加强高校优质课程资源共享，实现优势互补，共建共享高质量融媒体课程，推动我国护理专业教育质量的提升，针对远程教育的教学特点，我们组织全国三十余所高等院校有丰富教学经验的专家编写了这套"百校千课联盟护理专业融媒体教材"。

融媒体教材建设的实质就是将纸质图书与多媒体资源进行链接，使资源的获取变得更加容易，使读者能高效、深度地获取知识。在本套教材中，我们以纸质教材为载体和服务入口，综合利用数字化技术，将纸质教材与数字服务相融合。学生可以随时随地利用电脑和手机等多个终端进行学习。纸质教材的权威、视频的直观以及其中设计的互动内容，可以让学习更生动有效。

另外，本套教材在编写中根据《国家中长期教育改革和发展规划纲要（2010—2020年）》《全国护理事业发展规划（2016—2020年）》提出的"坚持以岗位需求为导向""大力培养临床实用型人才""注重护理实践能力的提高""增强人文关怀意识"的要求，注重理论与实践相结合、人文社科学与护理学相结合，培养学生的实践能力、独立分析问题和解决问题的评判性思维能力。各章前后分别列有"阅读音频""学习目标""预习案例""本章小结""学习检测",便于学生掌握重点,巩固所学知识。能切实满足培养从事临床护理、社区护理、护理教育、护理科研及护理管理等人才的需求。

由于书中涉及内容广泛,加之编者水平有限,不当之处在所难免,恳请专家、学者和广大师生批评指正,以便再版时修订完善。

2020 年 6 月

丛书序二

　　教材是学生学习一门功课最基本，也是最权威的学习资源。过去如此，"互联网+"时代的今天也不例外。国家教材委员会认为"课程教材是学校教育工作的核心内容，集中体现了教育思想和理念、人才培养的目标和内容"。习近平总书记在 2016 年全国高校思想政治工作会议上明确提出"教材建设是育人育才的重要依托"，在 2018 年全国教育大会上更是明确地指出"要把立德树人融入思想道德教育、文化知识教育、社会实践教育各环节，贯穿基础教育、职业教育、高等教育各领域，学科体系、教学体系、教材体系、管理体系要围绕这个目标来设计"。足见教材在回答教育"培养什么人""如何培养人""为谁培养人"这一根本问题中的重要根本价值。

　　教材之于高等教育(无论是全日制高等教育，还是非全日制高等教育，即高等学历继续教育)同样意义重大。2016 年 10 月 15 日，教育部陈宝生部长在武汉高等学校工作座谈会上首次提出高等教育要实现"四个回归"，分别是"回归常识""回归本分""回归初心""回归梦想"。当谈到"回归常识"时，他首先阐述的内涵就是"教育的常识就是读书"。当然，这里的"书"不仅仅是教材，还包括其他类型的"书"，甚至"社会书""国情书""基层书"，但首选是"教材"！这是毫无疑问的。

　　在高等学历继续教育领域，特别是师生多处于分离状态的远程高等教育领域，教材肩负着更加重要的使命——它不仅要呈现教的内容，而且要承担部分教师教的职能，也就是让学习者通过阅读教材产生"对话"，就仿佛学习者在与教师(编者)进行双向交流。这在远程教育领域叫做"有指导的教学会谈"。过去，由于教材受到表现形式的束缚，要实现这类"对话"，只能通过编写指导性文字的方式来实现。伴随以互联网为主的现代信息技术的发展，传统印刷教材可以通过二维码、配套学习卡等方式，与网络上的在线学习平台、微信小程序、多媒体资源、在线学习服务等建立链接。这不仅打破了传统图书内容封闭、无法更新的不足，还使学习者能通过教材获得相应的资源，服务更加便捷，获取知识更加高效、个性化，且更有深度。我们称这样的教材为"融媒体教材"。

显然，融媒体教材的编写不是一件简单的事情，编者既需要掌握扎实的学科专业知识，做到深入浅出；又需要丰富的媒体技术运用能力，尤其是要掌握在线学习资源的设计能力。融媒体教材已经不是简单的图文著述，而是变成了一个相对完整的教学资源系统的开发。除了传统教材所需要的文字、图表等内容外，还需要作者配套相应的授课微视频、测试题、学习活动(如投票、讨论等)、拓展学习资料等。根据课程特点，还可以有动画、音频、VR(AR、MR)等更加富有表现力的资源。因此，高质量的开发融媒体教材，需要专业化的团队合作。

2018年，为贯彻落实党的十九大提出的"办好继续教育"要求，推动我国远程与继续教育事业健康、可持续发展，由全国高校现代远程教育协作组发起，在全国范围力邀了一大批志同道合的高水平大学、出版社，与北京网梯(技术支持)共同组建了"百校千课共享联盟"。很荣幸，我任联盟理事长。我们成立这个联盟的初心就是以开发融媒体教材为突破口，加强高校优质课程资源的共建共享，避免低水平重复建设，打破高校、出版社、企业的合作壁垒，实现优势互补，共建共享高质量课程，推动我国在线教育质量的提升。可喜的是，联盟得到了会员单位，以及各方面的大力支持，迅速发展壮大，已经有不少学科专业组建了专业编委会，成立了教材研发团队，启动了相关教材编写、资源制作工作，将传统图书与网络资源相融合的新型立体化融媒体教材相继面世。这套丛书有如下特点。

一是立德树人，育人为本。丛书注重知识、技能与价值观的综合，将学科知识与人文知识、人文精神有效融合，坚持以文化人、以文育人。丛书编写注重增进文化自信，在具体内容的取舍上，既瞄准世界前沿，又紧密结合国情，坚持古为今用，推陈出新。

二是语言活泼，对话风格。丛书改变传统教科书刻板、艰涩的语言风格，倡导使用轻松活泼的语言，以对话的方式，深入浅出地将要教给学生的知识点、技能点呈现出来，帮助图书使用者更好地学习。

三是既有内容，也有活动。丛书绝不是知识点的简单罗列，而是将要教的内容与教学的活动在技术的支持下有机组合，以实现印刷教材与网络资源、学习平台的有效结合，实现学习者"学-练-测-评"一体化。

四是版面活泼，模块设计。丛书版面设计活泼，在适应读者阅读习惯基础上，注重提升读者的阅读舒适度和使用教材的便捷度(如可以方便地做笔记、扫码等)。此外,模块化的栏目设计让读者更容易区分不同内容的价值,有利于提升阅读。

五是链接资源,开放灵活。丛书通过二维码、学习卡等方式,实现了传统教材与在线学习课程、微信学习小程序的无缝链接。通过扫描教材内页的资源码,学习者能够轻松地访问配套学习资源。

丛书是多方面共同努力的结果和集体智慧的结晶。每一本融媒体教材的诞生,都有着至少4支队伍的共同贡献。第一支队伍是由主编带领的学科专业编写团队,这支团队往往由国内同领域多个大学的老师组成,共同编写、共同审校;第二支队伍是协助完成图书配套视频、动画、测试等资源建设的多媒体资源开发团队和北京网梯科技发展有限公司的平台、小程序研发团队,他们是立体化资源的建设者和技术研发者;第三支队伍是负责教材设计和图文资源审校的出版社工作团队,他们从出版的专业角度,为丛书的每一个细节进行把关;第四支队伍是"百校千课联盟"的所有成员单位及专家委员会,他们参与了需求研判、丛书设计、标准拟定、制作开发、推广应用等全过程。在此,一并表示衷心的感谢!

是以为序。

严继昌
2018 年 12 月于清华园

前　言

　　急危重症护理学是一门针对性、综合性、实践性很强的学科，是护理学的重要组成部分。21世纪已悄然走过两个十年了，随着医学科学技术的迅速发展，急危重症专业知识和技术的不断更新，对急危重症护理人员素质的要求也越来越高，包括综合护理知识、应急应变能力、敏锐的观察力以及批判性的思维等。为了满足毕业后护理人员继续教育的需求以及临床患者救治需要，本书立足于临床，结合急危重症护理学多学科合作的特点，充分利用现代科学信息技术多媒体融合的优势，将急危重症护理知识全面整合，进一步优化资源，使临床护士的碎片式学习成为可能，极大地节约时间并提高学习效果，将学到的理论知识更好地服务于临床，真正发挥急危重症专科护士前哨和专业处理作用，为急危重症病患的抢救治疗赢得宝贵时间。

　　本书从国内外急危重症发展史论述开始，涵盖了急诊、急救、灾害救护、重症监护室的硬件建设、设备、人员要求等，尤其是着重详细讲解了生命支持技术和急救技术、常见急症鉴别、创伤救治和各种理化因素导致的急性中毒、全身各脏器功能衰竭的重症监护与护理，重症监护室预防院内感染的重要性及各项监控措施、最新的重症抢救技术体外膜肺氧合的医护配合与护理措施，还有急危重症患者救治过程中的用药观察与护理。本书编者绝大部分来自全国多家三甲医院临床一线各专科的护理专家，有着丰富的临床经验和护理管理经验。相信广大在职的护理人员通过本书的学习将会受益匪浅，真正做到理论与实践的有机结合，并将学到的理论知识更加有效地指导临床护理实践，最大限度地为病患提供最专业、最优质的护理。

　　由于编书时间仓促以及编者水平有限，书中疏漏或错误之处在所难免，恳请广大读者和各位专家及护理同道批评指正并提出宝贵意见，以便我们在今后再版中及时更正。

刘理　周宏珍
2021年10月

目 录

第一章
概论

概论PPT

学习目标

识记：1. 熟记急救、急诊和重症监护的区别以及急诊患者的病情分级。

2. 掌握急危重症护理学、急救、急诊和重症监护的概念。

理解：1. 熟悉国内、国际急危重症的现状与发展。

2. 了解国内、国际急危重症专科护士的资质认证及要求。

运用：能对急诊患者的病情进行正确的分级、分区判断处理。

急危重症护理学（emergency and critical care nursing）是以挽救患者生命、提高抢救成功率、促进患者康复、降低伤残率、提高生存质量为目的，以现代医学科学、急危重症医学、护理学专业理论为基础，研究急危重症患者抢救、护理和科学管理的一门综合性、实践性极强的应用学科。急危重症护理学是与急诊医学及危重症医学同步建立和成长起来的，在我国它经历了急诊护理学、急救护理学、急危重症护理学等名称上的不断演变，含义也得到了极大的拓展，目前主要研究包括急诊和急危重症护理领域的理论、知识及技术，已成为护理学科的一个重要专业分支。

第一节　急危重症护理学的起源、现状与发展

一、国际急危重症护理学的起源、现状与发展

现代急危重症护理学的起源和发展与护理鼻祖弗罗伦斯·南丁格尔女士有着不可分割的联系，可追溯到19世纪弗罗伦斯·南丁格尔年代的急救护理实践。1854—1856年的克里米亚战争期间，前线的英国伤病员死亡率高达42%以上，南丁格尔率领38名护士前往战地救护，她呼吁政府加强对当时战地医疗卫生环境的改善并身体力行，使死亡率下降到2%，这充分说明了护理工作在抢救危重伤病员中的重要作用。在救护伤病员的过程中，南丁格尔还首次阐述了在医院手术室旁设立术后患者恢复病房的优点。

此后随着急诊和危重症医学实践日益受到重视，急救护理也得到了进一步发展，并出现了急危重症护理的雏形。在19世纪50年代的克里米亚战争期间，南丁格尔要求将病情最严重的患者安置在护理站附近的病床上，以便更密切地观察他们，并提出尽早关注危重患者并将其单独安置的重要性。1923年，Walter E. Dandy博士在美国马里兰州巴尔的摩市的约翰·霍普金斯医院为病情严重的术后神经外科患者开设了一个特殊的三床单元，使用经过专门培训的护士来帮助监测和管理他们。1927年，第一个早产婴儿监护中心在芝加哥建立。1930年，Martin Kirschner博士设计并建立了术后恢复密集型综合治疗单元——德国图宾根大学外科单位的护理病房。第二次世界大战以后护士短缺，迫使人们将术后患者集中在术后恢复病房救治，因其救治效果明显，到1960年美国几乎所有的医院都建立了术后恢复病房。

第二次世界大战期间，军队医院使用专门的减震装置为受伤严重的士兵提供了高效的复苏。在20世纪50年代，由于脊髓灰质炎流行病的暴发，丹麦哥本哈根的医院对延髓性呼吸麻痹的患者集中进行肺部人工通气（铁肺）——早期的呼吸监护病房。

铁肺产生的背景及工作原理

1958年，Max Harry Weil博士和Hebert Shubin博士在美国加利福尼亚州洛杉矶的USC医疗中心开设了一个拥有4张床位的休克病房，以改善对重症患者严重并发症的诊疗。同年，Peter Safar博士在巴尔的摩市的一家医院开设了一个多学科重症监护室。在接下来的10年左右，重症监护室（intensive care unit，ICU）开始在欧洲国家、美国和澳大拉西亚地区的医院中创建。

早期的ICU有些孤立而且神秘，有些ICU规定医护人员和访客必须穿着防护鞋套，甚至是佩戴防护面具，这些明显增加了患者及其家属的焦虑感；患者通常被严重镇静以促进机械通气，他们认为这种方法可以减少患者的躁动和不适；同时探访时间也受到严格限制，主要是为了避免增加患者的生理压力和干扰护理工作。

许多早期的重症监护病房的医务人员主要由专科医生、麻醉医生或内科医生组成。医院通常有独立的手术ICU和医疗ICU，特别是在美国，还开发了专门的呼吸、心脏和

神经外科 ICU。大多数单位是开放的，患者由他们的主管医生管理，因此 ICU 里的不同患者是由不同的医生管理的。后来，人们意识到许多 ICU 患者都有类似的问题，无论他们患有何种严重疾病，将他们都集中在一个相对封闭的单元，由特殊专业的重症监护医生和护士来统一管理，并为患者提供更好的治疗护理，可有效地改善预后。随着 ICU 的不断扩大，更多病情严重的患者被接纳和观察，重症监护患者的数量持续增加也加速了医护人员对危重症疾病发病机制的深入了解。随着技术的不断发展，出现了更复杂的生命支持和侵入性监测技术。侵入性监测技术，特别是肺动脉导管置入，被广泛使用。静脉给药、输血、氧气雾化给药成为重症监护医疗护理的重要组成部分。

现在的重症监护设备是 40 年前无法比拟的。比如机械呼吸机体积更小、移动性更强，便携式超声波装置和其他非侵入性或微创性监测技术的发展也减少了肺动脉导管置入的需求。重症监护的重点也发生了一定程度的改变，患者管理在可能的情况下变得越来越人性化。现在许多单位允许不受限制或稍微受限制的访问，因为与家人和亲人接触可以给患者带来强大的心理支持，改善与患者及其家属的沟通现在已成为临床日常实践的一部分，这也证明了让患者和家属参与决策的重要性。

专家们也认识到重症患者需要多学科参与合作的管理方法，并且越来越多的营养学专家、物理治疗师、药剂师、传染病顾问和其他相关专业的成员经常被邀请加入患者的治疗护理。

随着电子仪器设备的发展，急救护理也进入了有抢救设备配合的新阶段。心电示波、除颤仪、人工呼吸机、血液透析机的应用，使急救护理学的理论与技术得到相应发展。20 世纪 70 年代中期，在国际红十字会的参与下，在德国召开了医疗会议，提出了急救事业国际化、国际互助和标准化的方针，要求急救车装备必要的仪器、在国际上统一紧急呼救电话号码及交流急救经验等。

可以说，急危重症护理起源于 19 世纪中期，但作为一门独立的学科，急危重症护理学是随着急诊医学和危重症医学的建立，于近 50 年才真正发展起来的。1970 年美国危重症医学会组建；1972 年美国医学会正式承认急诊医学为一门独立的学科；1979 年国际上正式承认急诊医学为医学科学中的第 23 个专业学科；1983 年危重症医学成为美国医学界一门最新的学科。到 20 世纪 90 年代，急救医疗服务体系得到了迅速发展，研究拓展至院前急救、院内急诊、危重症救治、灾害医学等多项内容。这些都预示着急诊医学和危重症医学作为跨学科专业的强大生命力。与之相呼应，急危重症护理学也表现出较好的发展势头，美国急诊护士、危重病护士学会相继成立，在培训急诊护士（emergency nurse）和危重症护士（critical care nurse）方面起着重要的作用。1975 年，美国重症监护护士委员会成立，美国护理学院协会（American Association of Critical Care Nurses, AACN）资格认证有限公司开始进行急危重症监护护士资格（critical care registered nurse, CCRN）的认证。1993 年，日本护理协会成立了专科护士认定制度委员会，并开始在 ICU 护理、糖尿病护理、感染管理、癌症护理、社区护理和精神护理等 13 个护理专科领域培养专科护士。

2010 年，Halpern 和 Pastores 发表了一篇关于 2000—2005 年间美国重症监护医学发展的综述。此期间，医院病床总数减少了 4%，但 ICU 病床数量增加了 7%。医院非 ICU

住院天数增加了 5%，但 ICU 住院天数增加了 10%。随着重症监护需求的不断增加，ICU 病床数与普通病床数的比例将继续上升，ICU 在大型综合医院的地位越来越重要，因为危重患者的占比和成功救治比例往往标志着一家综合医院的整体实力水平。

未来急危重症治疗护理的挑战是提供经过充分培训的医疗和辅助医疗站点，以满足越来越多的患者的需求，重症监护的区域化使得受过训练的人员集中在几个较大的单位，这将提供更大的稳定性，并可能改善患者治疗效果，发展迅速的远程医疗技术将使大机构中受过训练的医生为偏远较小医疗单位的患者救治提供有效的指导和帮助。在监测技术方面，电子工具和信息技术将在日常医疗实践中发挥着至关重要的作用。基因组学、蛋白质组学和代谢组学的持续发展，可帮助更好地发现患者及其持续和潜在的疾病过程，促进诊断、预后和治疗的改善。这些技术将使患者护理日益个性化，并根据其中的特定因素给每个患者选择有针对性的治疗方案。继续研究还将揭示更好的治疗目标，其中包括微循环的实时监测、细胞标记物等。多学科团队协作将成为常态，涵盖从医疗和护理到营养建议和心理支持的患者护理的各个方面。虽然 ICU 入住时间和生存质量仍然是重要的结果指标，但其他更多与患者相关的因素，包括长期结果和护理质量措施，将在评估结果方面变得同样重要，ICU 治疗后的随访以及是否能为重症患者提供更多的人文关怀也将更加得到重视。

二、我国急危重症护理学的建立与发展

我国急危重症护理实践早期，并没有专门的急诊、急救和危重症护理学概念，急诊只是医院的一个部门。直到 1980—1983 年先后颁发了《卫生部关于加强城市急救工作的意见》《城市医院急诊室（科）的建立方案》文件后，北京、上海等地才相继成立了急诊室、急诊科和急救中心，促进了急诊医学与急诊护理学的发展，开始了我国急危重症护理学的初级阶段。这一时期，我国的急危重症护理只是将急危重患者集中在靠近护士站的病房或急救室，以便于护士密切观察与护理；将外科手术后的患者先送到术后复苏室，清醒后再转入病房。20 世纪 80 年代，各地才相继成立专科或综合监护病房。北京协和医院在 1982 年设立了第一张 ICU 病床，1984 年正式成立了作为独立专科的综合性 ICU。

1989 年，卫生部将医院建立急诊科和 ICU 作为医院等级评定的条件之一，明确了急诊和危重症医学在医院建设中不可或缺的地位，我国急危重症护理学随之进入了快速发展的阶段。现在，各级医院已普遍设立了急诊科或急救科，坚持"以患者为中心"，开通"绿色生命通道"，以急救中心及急救站为主体的院前急救网络也已成立，试图以较短的反应时间，

传染性非典型性肺炎

提供优质的院前急救服务。全国各城市普遍设立了 120 急救专线电话，部分地区开始试行医疗急救电话 120、公安报警电话 110、火警电话 119 以及交通事故报警电话 122 等系统的联动机制，一些发达城市还积极探索海、陆、空立体救援新模式，全国整体急救医疗网络在不断完善中。此外，危重患者救护水平也得到较大发展，ICU 的规模、精密监护治疗仪器的配置质量、医护人员的专业救护水平及临床实践能力，成为一个国家、一

所医院急救医疗水平的主要标准。2003年，传染性非典型肺炎暴发流行后，国家投入巨资建立和健全了突发公共卫生事件紧急医疗救治体系，急诊医学与急危重症护理学在应对大型灾害中的地位得到进一步提升。

与国外相比，我国急危重症医学及急危重症护理学成为独立学科的时间较晚，但这些学科在院前急救、院内急诊、危重症救治乃至灾害救援等方面发挥着越来越重要的作用。1983年，急诊医学被卫生部和教育部正式承认为独立学科。1985年，国家学位评定委员会正式批准设置急诊医学研究生学位授予点。此后中华医学会急诊医学、重症医学及灾害医学分会相继成立，中华护理学会也分别成立了门急诊护理和危重症护理专业委员会。1988年，第二军医大学开设了国内第一门急救护理学课程。此后，教育部将急救护理学确定为护理学科的必修课程，中华护理学会及护理教育中心设立了多个培训基地，并多次举办了急危重症护理学习班，培训了大量急危重症护理人员。急危重症护理理论已经不单纯局限于人的生理要求，而是着眼于人的整体生理、心理、病理、社会、精神需求，将现代急危重症护理观、急危重症护理技术由医院内延伸到现场、扩展到社会，这是一大进步。

三、急危重症护士培训及其资质认证

学科是基础，人才是关键。急危重症护理学要深入发展，就要做好人才培训及其资质认证工作，这也是发展急危重症护理事业的一个重要方面。

（一）国内外急危重症护士培训

1. 国外急危重症护士培训　　国外急危重症专科护士培训始于20世纪30—40年代。专科护士培训工作开始后，一些医院通过对护士进行短期培训，使之成为急危重症护理领域的专家。此外，许多国外大学还专门开设了急危重症专科护士研究生项目。如加拿大、英国等国家在20世纪60年代开始实施专科护士培养制度，兼有专科证书课程和研究生学位课程两种形式；日本急救医学会护理分会在1981年制定了急救护理专家的教育课程和实践技能标准，急救护理专家的教育主要在日本护理学会的研修学校中实施。

2. 我国急危重症护士培训　　我国急危重症护士培训工作起步较晚，但近年来逐步受到重视。目前急救护理学已是各高校护理专业必修科目，适合于在职护士的各类继续教育项目，内容也较为丰富。随着我国护理学科的飞速发展，专科护士培训已成为一种更高层次的培训形式。《中国护理事业发展纲要（2005—2010年）》中明确指出：要在2005—2010年，分步骤在急诊、急救、危重症监护等重点临床领域开展急诊和危重症专科护士的培训。

国内对急危重症专科护士的培训主要以在职继续教育为主，安排急诊和危重症抢救临床经验较为丰富的教师授课，培训内容包括理论教学与临床实践。理论教学内容涉及急诊和急救、危重症监护的所有内容、学科发展与专科护士发展趋势、循证护理、护理科研、护理教育以及突发事件的应对等；专科理论包括危重症监护、急救创伤、各种危象、昏迷、中毒等；急救最新进展采取理论讲座、病例分析、操作示范、临床实践等多种形式授课。

(二)国内外急危重症护士资质认证

1. **国外急危重症护士资质认证**　很多发达国家对急诊和危重症护士已实行资质认证(certification)制度，要求注册护士在经过专门培训并获得证书后方可成为专科护士。如在美国，成为急诊护士的条件包括：①具有护理学士学位；②取得注册护士资格；③有急诊护理工作经历；④参加急诊护士学会举办的急救护理核心课程学习并通过急诊护士资格认证考试。日本在1995年正式开始进行急诊护理专家的资质认证。

为了保证护理工作质量，一些国家还对证书的有效期做了具体规定。如美国急诊和危重症护士执照的有效期通常为5年，在此期间必须要争取继续教育学分来保持执照的有效性，否则执照会被取消或必须重新参加资格考试。日本护理学会及临床护理专家、专科护士鉴定部门规定：临床护理专家、专科护士每5年必须重新进行一次资格审查。资格审查条件包括实践(工作)时间、科研成绩、专科新知识学习情况。这种非终身制的资格审查机制，推动临床急危重症护理工作向更高方向发展。

2. **我国急危重症护士资质认证**　我国的急危重症专科护士资质认证尚处在尝试阶段，没有统一的资格认定标准。20世纪90年代中期，ICU作为三级甲等医院检查的必备条件，促使ICU建设进入到一个快速发展阶段。2002年，北京护理学会受北京市卫生局委托与香港危重病学护士协会联合举办了第一届全国性的危重症护理学文凭课程班，为期3个月，率先在全国启动ICU专科护士的资格认证工作。2004年，广东省卫生厅下发了文件《关于开展选拔专科护士培训试点工作的通知》：经过专家论证决定优先建设糖尿病、老年病、危重病及疾病控制4个专科护理队伍，广东省卫生厅委托南方医科大学和香港理工大学联合培养首批专科护士。2006年在上海市护理学会牵头下，上海市开始进行急诊及危重症适任护士认证工作，对全上海各级医院在急诊科或ICU工作2年以上的注册护士，分期、分批地进行包括最新专科理论学习、医院实训基地临床实践在内的培训，考核合格者发放适任证书。安徽省立医院也在2006年建立了第一个急诊、急救专科护士培训基地。现在，随着北京、广州与香港、粤港澳大湾区等地联合培养危重症专科护士及其他专科护士培训工作的开展，急危重症专科护士数量不断上升且待遇也有所提高。

第二节　急危重症护理的范畴

第二次世界大战后，随着工农业和科学技术的蓬勃发展，城市人口集中、交通发达，人口老龄化，自然或人为灾害事故频繁，现代文明社会经济发达、物质丰富，但突发危急重症、灾害事故、意外伤害等急剧增加，比如传染性非典型肺炎、海啸、地震、车祸、矿难、火灾甚至恐怖事件等都需要紧急救护和重症监护治疗，这些都属于急危重症护理的范畴，要求急诊科和重症监护病房能接受更多患者，并保证医疗护理质量。

一、急救

急救是指对急危重症患者或伤员所采取的抢救措施。

急救医疗服务体系(emergency medical service system，EMSS)是集院前急救、院内急诊科诊治、重症监护病房(ICU)救治和各专科的"生命绿色通道"为一体的急救网络，即院前急救负责现场急救和途中救护，急诊科和 ICU 负责院内救护。它既适合于平时的急诊医疗工作，也适合于大型灾害或意外事故的急救。

EMSS 在概念上强调急诊的即刻性、连续性、层次性和系统性，主要是应对地震、水灾、火灾、重大交通事故、楼房倒塌、爆炸等灾难事故造成的群体伤员的紧急医疗救治。EMSS 是在事故现场或发病之初即对伤病员进行初步急救，先是人群自救互救；随后带有抢救设备的急救员和救护组来到现场参加急救；然后用配备急救器械的运输工具把患者安全快速地护送到医院的急诊中心，接受进一步抢救和诊断，即医院急救；待其主要生命体征稳定后，再转送到重症或专科监护病房。

近 50 年来，EMSS 在国内外得到了迅速的发展，日益受到各级卫生机构及广大患者的关注。建立一个组织结构严密、行动迅速，并能实施有效救治的医疗组织来提供快速、合理、及时的处理，将患者安全地转送到医院，使其在医院内进一步得到更有效的救治，成为急救医疗服务体系的主要目标。各国政府也逐渐认识到发展 EMSS 的重要性和迫切性，发达国家尤其重视 EMSS 的发展和完善，这种随着高科技发展起来的急救医学模式一经建立就显出了勃勃生机。法国最早组建 EMSS，美国、日本、德国等许多国家都先后完善了 EMSS。

我国急救医疗服务始于 20 世纪 50 年代，大中城市出现了院前医疗急救的专业机构救护站。1980 年 10 月，卫生部正式颁布了中华人民共和国成立后第一个关于急救的文件《关于加强城市急救工作的意见》，总结了当时我国急救工作的基本状况，提出建立、健全急救组织，加强急救工作，逐步实现现代化的一系列意见，将发展急救事业作为医院建设的重要任务。随后，EMSS 在我国逐渐发展起来，并建立了日益完备的城乡急救组织，它是院前急救中心(站)、医院急诊科、重症或专科监护病室三部分有机地联系起来的一个完整的现代化医疗机构。目前，我国二级以上的医院均设有急救中心或急救站，综合性大医院都建立了重症监护病房，并配备了一定的专业队伍，全国统一了急救电话号码 120。

二、急诊

(一)概念

急诊(emergency treatment)是指对急症患者或伤员采取的紧急检查、诊断和处理的过程。急诊也指医院的急诊科，以及紧急情况下的治疗，分为紧急救治和抢救。急诊的存在保证了患者在突发疾病、意外伤害时，能在最快时间内得到专业、科学的救治。

(二)黄金 6 分钟

当意外发生时，我们并不应该仅是等待，而应在掌握准确的急救知识和技术的情况下，尽可能挽救自己或他人的生命。目前99%的急症患者都因为错过了急诊抢救的黄金6分钟，而导致愈后效果差，甚至死亡。心脏骤停后的8分钟内实施心肺复苏术，复苏成功概率会随着时间流逝而降低：1分钟内，成功率在90%以上；4分钟内，成功率在60%左右；6分钟内，成功率在40%左右；到了8分钟后，成功率为20%左右，并且可能已经"脑死亡"；在心脏骤停10分钟后实施心肺复苏术的话，成功率几乎为零。

（三）病情等级

国家卫生健康委员会于2019年年初公布了《急诊患者病情分级试点指导原则（征求意见稿）》，拟将急诊科从功能结构上分为红黄绿三区，将患者的病情分为四级，从而提高急诊患者分诊准确率，保障急诊患者医疗安全。征求意见稿提出，急诊患者病情的严重程度决定患者就诊及处置的优先次序。急诊患者病情分级不仅是给患者排序，还要分流患者，使患者在合适的时间去合适的区域获得恰当的诊疗。患者病情评估结果分为四级：一级是濒危患者，二级是危重患者，三级是急症患者，四级是非急症患者。

1.病情一级濒危患者　病情一级是指病情可能随时危及患者生命，需立即采取挽救生命的干预措施，急诊科应合理分配人力和医疗资源进行抢救。临床上出现下列情况要考虑为濒危患者：气管插管患者、无呼吸或无脉搏患者、急性意识障碍患者以及其他需要采取挽救生命干预措施患者。这类患者应立即送入急诊抢救室。

2.病情二级危重患者　病情二级是指病情有可能在短时间内进展至一级，或可能导致严重致残者，应尽快安排接诊，并给予患者相应处置及治疗。患者来诊时呼吸循环状况尚稳定，但其症状的严重性需要很早就引起重视，患者有可能发展为一级，如急性意识模糊或定向力障碍、复合伤、心绞痛等；严重影响患者自身舒适感的主诉，如严重疼痛，也属于该级别。急诊科需要立即给这类患者提供平车和必要的监护设备。

3.病情三级急症患者　病情三级是指患者目前明确没有在短时间内危及生命或严重致残的征象，应在一定的时间段内安排患者就诊。患者病情进展为严重疾病和出现严重并发症的可能性很低，也无严重影响患者舒适性，但需要急诊处理缓解患者症状。在留观和候诊过程中出现生命体征异常者，病情分级应考虑上调一级。

4.病情四级非急症患者　病情四级是指患者目前没有急性发病症状，无或很少不适主诉，且临床判断需要很少急诊医疗资源的患者。

（四）分诊区域

急诊诊治区域分为三大区域：红区、黄区和绿区。红区即抢救监护区，适用于一级和二级患者。黄区即密切观察诊疗区，适用于三级患者，原则上按照时间顺序处置患者，当出现病情变化或分诊护士认为有必要时，可考虑提前应诊，病情恶化的患者应被立即送入红区。绿区即四级患者诊疗区。

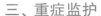

三、重症监护

（一）概念

重症监护（intensive care）是指运用各种先进的医疗技术、现代化的监护和抢救设备，对收治的各类危重病患者实施集中的加强治疗和护理，以最大限度地确保患者的生存及预后生命质量。

（二）重症监护病房

重症监护病房即重症监护室，是专门收治危重病症并给予精心监测和精确治疗的单位。危重病医学（critical care medicine，CCM）是以危重病为主要研究对象，以基础医学与临床医学的相互结合为基础，以现代化的监测及干预性技术为方法，对危重病进行更全面的理解和通过对危重病有效的治疗措施而最终提高危重患者生存率的医学专业学科。危重病医学是重症监护室工作的理论基础，而重症监护室是危重病医学的临床实践基地，在重症监护室中，治疗、护理、康复均可同步进行，为重症或昏迷患者提供隔离场所和设备，让患者得到最佳护理、综合治疗、医养结合及术后早期康复、关节护理运动治疗等服务，并能有针对性地提供各种监测。

综合性重症监护病房一般设在医院内较中心的位置，并与麻醉科及各手术科室相近，各专科重症监护病房则设在各专科病区内；一般趋向于大病房，室内常用透明玻璃分隔为半封闭单元；病房宽敞，内分有清洁区和非清洁区，放有各种药物、医疗仪器及其他医疗用品；设有一个中心监护台，能观察到所有被监护患者。重症监护病房的室内建筑和设施要求均高于普通病房，以最大限度地方便及时监护和抢救危重患者，它是随着医疗、护理、康复等专业的共同发展、新型医疗设备的诞生和医院管理体制的改进而出现的一种集现代化医疗、护理、早期康复为一体的医疗组织管理形式。

重症监护病房的收治原则是收治各种危重、急性、可逆性疾病的患者，如重大手术后需要监测者、麻醉意外者、重症复合型创伤者、急性循环衰竭者、急性呼吸衰竭者、心跳呼吸骤停复苏后患者、电击者、溺水复苏后患者、各种中毒患者、各类休克患者、败血症患者、羊水栓塞患者、重度妊娠毒血症患者等。各专科重症监护病房则收治各专科内危重患者，如冠心病重症监护病房收治心肌梗死患者，烧伤重症监护病房收治大面积烧伤患者，神经科重症监护病房收治各种脑血管意外患者等。危重患者在重症监护病房经过抢救治疗，渡过危重阶段，病情稳定后，一般要转出重症监护病房，进入普通病房继续治疗。

课程思政

中医的瑰宝：危急重症护理

　　我们的祖先为了生活和生存，在与疾病做斗争中，逐步积累了不少护理知识。如从西安半坡文化遗址发掘的带有门户通道的房屋，说明上古人已懂得筑房可以躲避狂风暴雨和野兽袭击。人兽相争，人类也尝试进行自我护理实践：休息、找草药或自然痊愈。考古发现的骨针说明我们的祖先已经学会了用兽皮和树皮制衣来保护皮肤等。定居下来后，通过对动、植物的长期观察和尝试，认识到更多的动、植物的药用价值，《史记》中有神农尝百草的记载。

　　我国最早的医学理论专著《黄帝内经》，系统地总结了古代医学成就和护理经验，运用当时朴素的唯物论和辩证法思想对人体的生理、病理变化及疾病的诊断、治疗和护理等方面作了较全面的阐述，初步奠定了中医护理的理论基础。《黄帝内经》中有关护理的内容十分丰富，它不但提出了正治（"寒者热之""热者寒之""虚则补之""实则泻之"）和反治（"热因热用""寒因寒用""通因通用"和"塞因塞用"），而且还提出了中医观察患者的方法和生活起居、饮食、情志、服药等一般护理。

　　很多人都认为人工呼吸是西医急救学中的内容，中医学里没有这个概念。其实，根据中医文献记载，我国在战国时代就已经有了人工呼吸术，据说战国时的扁鹊就开始运用人工呼吸治疗患者，东汉时，张仲景在其所著的《金匮要略》中就已明确记载了对自缢窒息的患者采取人工呼吸术救治的方法。《金匮要略》约成书于公元 219 年，比英国生物学家虎克的动物人工呼吸实验早 1400 多年，而国外应用人工呼吸进行人体急救的最早记录大约至 19 世纪末才出现。当然，中医的人工呼吸术未能如西医的人工呼吸术那样被广泛应用，既有古人认识局限的原因，也有封建社会制度的原因。

　　宋元时期，《圣济总录》的"诸风"专著中，对中风的急救有详细记载；宋代张锐《鸡峰普济方》中，根据水肿起始部位的特征，把水肿分为多种类型，根据不同类型分别给相应的施护；朱丹溪的《格致余论》中还记载一位瘀血瘀积的患者，先通过精心护理，后以药治愈的例子，强调了情志护理的重要性。

　　在新冠肺炎疫情期间，北京中医药大学东直门医院的传染病专家叶永安教授要求医护人员根据新冠肺炎患者的实际情况，进行个性化治疗和护理，每个中药处方的服药时间也要根据患者病情变化随时调整。在治疗过程中他发现，此类患者脾虚的表现较为明显，建议在治疗中注意脾胃调和，平补脾气。他说，重症患者病情复杂多变，存在着阴虚、脾虚、气阴两虚等多种证型，且在阴虚中有热或夹有湿，兼有外邪，这给治疗带来了很多挑战。祛湿容易伤阴，而补益太过又容易碍邪。因此，补阴补气，清除邪气均不宜太过，需要掌握好"度"。他要求同时采用整体辨治结合五运六气理论施治，探索出适合传染性疾病重症、危重症患者中医治疗之法。

　　祖国医学，博大精深，期待中医为"健康中国 2030"助力。

本章小结

　　急危重症护理学是以挽救患者生命、提高抢救成功率、促进患者康复、降低伤残率、提高生存质量为目的，以现代医学科学、急危重症医学、护理学专业理论为基础，研究急危重症患者抢救、护理和科学管理的一门综合性、实践性极强的应用学科。其起源与战地救护、护理鼻祖南丁格尔女士息息相关。1970 年美国危重症医学会组建；1972 年美国医学会正式承认急诊医学为一门独立的学科；1983 年危重症医学成为美国医学界一门最新的学科。同年我国急诊医学也被卫生部和教育部正式承认为独立学科。急危重症护理学涵盖了急救、急诊和重症监护三大内容，三者缺一不可，如能做到无缝隙对接将可以最大限度地挽救患者生命、降低致残率。急救医疗服务体系（emergency medical service system，EMSS）是集院前急救、院内急诊科诊治、重症监护病房（ICU）救治和各专科的"生命绿色通道"为一体的急救网络。为了让急诊患者在合适的时间去合适的区域获得恰当的诊疗，可按病情严重程度将急诊患者分四级，由急诊科医生护士合理分诊分流。ICU即重症加强护理病房（intensive care unit），又称重症监护病房，各种治疗、护理、康复均可同步进行，为重症或昏迷患者提供隔离场所和设备，让患者得到最佳护理、综合治疗、医养结合，及术后早期康复、关节护理运动治疗等服务。

（刘理　王晓艳）

学习测验

第二章
急诊科的建设与管理

急诊科的建设与管理PPT

学习目标

> 识记：1. 能复述急诊科护理的工作任务与特点。
> 　　　2. 能复述急诊科护理的工作流程。
> 理解：1. 能归纳仪器设备及药品配置的基本标准。
> 　　　2. 能归纳急诊科的管理要求、急诊科的设置、运行和急诊科护士的配置及素质要求
> 运用：能正确运用急救绿色通道。

医院急诊科（hospital emergency department）是急救医疗服务体系的重要组成部分，能保证医院急救医疗工作的顺利进行，是及时、迅速、准确地抢救急危重症患者，维护人民生命安全的第一线，须24小时不间断地对来院的各类急危重症患者实施救治。急诊科除对急危重症患者进行救治外，还应在重大意外伤亡、事故或大规模抢救时及时组织人力、物力，共同协作完成急救任务。

第一节 急诊科护理的工作任务与特点

一、急诊科护理的工作任务

急诊科护理工作的全过程均能体现"急"，体现时间就是生命，旨在争分夺秒地进行抢救并为后续获得专科诊疗服务提供支持和保障。其工作任务有如下几点。

(1)急诊护理是对来院的急诊患者迅速地进行分诊，协助医生快速诊断和处理，承担由急救中心转送的和紧急来院的急危重症患者的诊疗护理、抢救、留院观察及转送专科治疗的工作。

(2)急救护理是制定各种急诊抢救的实施预案，对生命受到威胁的急危重症患者或伤员，要立即组织人力、物力进行及时、有效的抢救，并在保障急诊工作正常运转的前提下，做好充分的人力、物力准备，以便随时有能力承担意外灾害性事故的抢救工作。

(3)急诊科护理应建立、健全各级、各类急诊工作人员的岗位职责、规章制度和技术操作规范，培训急诊医学专业护士，加速急诊人才的培养；有条件的医院急诊科还需承担公众急救健康知识的普及工作。

(4)急诊科需及时开展有关急症病因、病程、机制、诊断与治疗、急危重症护理、护理质量和护理管理等方面的研究，寻找规律，提高急救护理工作水平。

(5)急诊科应承担灾害事故的紧急救护任务：当突发事件或自然灾害发生时，急诊医护人员应遵从上级相关部门的安排，有序前往指定地点参加救治活动。

二、急诊科护理的特点

急诊科护理的工作特点是"急"，患者发病急、需求急，医护人员抢救处置急。其首要任务是及时、迅速、准确地治疗和抢救急危重症患者。能否高质、有效地抢救各种急危重症患者，是反映一家医院乃至一个地区医疗技术水平的重要标志。急诊科护理作为急救医疗体系中的重要环节，其护理工作与其他专科护理工作相比，有其自身的特点。

(1)随机性大。急诊患者病情变化快，急诊患者的就诊时间、人数、病种、病情危重程度，都是医护人员事先无法预料的，随机性大、可控性小，工作安排常无固定时间。

(2)时间性强。急救具有极强的时间性，急诊护理工作强调的是速度。不管是急性发病还是慢性病的转化及意外事件的发生，均系发病突然，来势凶猛，患者痛苦万状，家属惊慌失措，求医迫切，都必须及时得到治疗，解除痛苦，挽救生命。这要求急诊护士拥有巨大的潜能，投入高速度、高效率的急救护理工作。急诊医务人员必须要有严格的时间观念，在最短的时间内作出诊断，采取最有效的抢救措施，防止维持生命的主要器官功能受到损害，缓解急性发作的症状，为进一步治疗争取时间。

(3)常备不懈，全力以赴。急诊科患者病情急、重，各项应急预案必须行之有效。只有高度重视患者的生命，才能主动事先做好应对，全力以赴地从知识、急救设备和抢救药品等方面做好准备，常备不懈，随时准备收治、护理大量危、重患者，完成任何情况下的急救需要。

（4）病情复杂多变，护理技术要求高。急诊患者病情复杂，往往是多器官、多系统同时发生病变，治疗抢救时需要多科协同作战。急诊护士要掌握多学科知识，具有鉴别能力，熟练掌握基础和高级生命急救基本理论和操作技术，配合医生开展各种危重患者的急救和护理工作。

（5）易感染性强，必须做好职业防护。急诊患者因无选择性，常有传染病患者，易造成医务人员的职业暴露及患者之间的交叉感染。因此，要特别注意医护人员自我防护，做好无菌操作，严格执行消毒隔离制度。

（6）与各学科之间的协作性。急救医学是一门跨专业的学科，很多内容存在纵横交叉，范围广；工作性质与各临床科室既紧密相连，又有其独立性和专业性。只有协调好各学科之间的关系，统一指挥、统一调度，才能保证患者在较短的时间内得到及时的救治。因此，急救护理人员应树立全局观念，加强协作，密切配合。

（7）违法及暴力事件多，需注意关注相关的法律知识。急诊患者中，有服毒自杀、车祸、酗酒闹事、打架斗殴、刀枪伤等涉法事件，因此要求急诊医务人员遵守医疗法规及有高度的自控能力，在进行自我防护的同时防止医患冲突的发生。

（8）社会性强，影响面广。急救护理人员不仅要具备高超的急救监护技术能力，还要具备全心全意为患者服务的职业道德；同时，还要做好与卫生部门、急救中心以及周边医院间的协调工作，建立良好的合作关系。

第二节　急诊科的设置与布局

一、急诊科的设置与运行

急诊科的设置应以方便患者急诊救治为首要原则，同时有利于预防和控制医院感染。急诊科的组织形式和规模多种多样、千差万别，大到独立存在的急救中心，小到一个急诊室。一般情况下500张床位以下的医院设急诊室，500张床位以上的医院应设急诊科。急诊科接治的是急危重症患者，一切医疗护理过程均以"急"为中心，布局也要从应急出发。内部单元安排既要考虑医疗流程，也要考虑人员的有效利用。对急诊患者应实行分科式急诊；对急救患者实行集中式抢救、监护、留观，好转或病情稳定后酌情决定送院内相应的科室进一步治疗或者出院。急诊科的设置与运行应遵循以下原则。

（1）急诊科应当具备与医院级别、功能和任务相适应的场所、设施、设备、药品和技术力量，以保障急诊工作及时有效的开展。

（2）急诊科应当设在医院内便于患者迅速到达的区域，如医院的一侧或前部，独立或相对独立，并临近大型影像检查等急诊医疗依赖较强的部门。

（3）急诊科应有单独出入口，门前场地要开阔，有供救护车通行的专用通道及停靠处，方便车辆进出，运送患者的车辆可直接到达急诊科或抢救室门口，还应设有停车场（或地下停车场），以免影响交通和延误对患者的救治。急诊科入口应当通畅，设有无障碍通道，方便轮椅、平车出入；有条件的可分设普通急诊患者、危重伤病患者和救护车出入通道。

（4）急诊科应当设医疗区和支持区。医疗区包括分诊处、就诊室、治疗室、处置室、抢救室和观察室，且三级综合医院和有条件的二级综合医院应设急诊手术室和急诊重症监护室；支持区包括挂号、各类辅助检查部门、药房、收费等部门。医疗区和支持区应当合理布局，有利于缩短急诊检查和抢救距离半径。

（5）急诊科应有醒目的标记，白天有指示牌，晚上有灯光信号显示，以方便和引导患者就诊，与手术室、重症医学科等相连接的院内紧急救治绿色通道标识应当清楚明显。在医院挂号、化验、药房、收费等窗口应当有抢救患者优先的措施。

（6）急诊科医疗急救应当与院前急救有效衔接，并与紧急诊疗相关科室的服务保持连续与畅通，保障患者获得连贯医疗的可及性。

（7）急诊科的面积应与全院总的病床数及主要服务区域内急诊就诊总人次成合理的比例。急诊各科室应当明亮，通风良好，候诊区宽敞，就诊流程便捷通畅，建筑格局和设施应当符合医院感染管理的要求。急诊科宜采用墙式氧气，吸引管道、物流系统等配备齐全，有足够的车、床、轮椅供急诊患者使用。儿科急诊应当根据儿童的特点，提供适合患儿的就诊环境。

（8）急诊科抢救室应当临近急诊分诊处，根据需要设置相应数量的抢救床，每床净使用面积不少于12平方米。抢救室内应当备有急救药品、器械及心肺复苏、监护等抢救设备，并应当具有必要时施行紧急外科处置的功能。

（9）急诊科应当根据急诊患者流量和专业特点设置观察床，以收住需要在急诊临时观察的患者。急诊患者留观时间原则上不超过72小时。

（10）急诊科应当设有急诊通信装置(电话、传呼、对讲机)。有条件的医院可建立急诊临床信息系统，为医疗、护理、感染控制、医技、保障和保卫等部门及时提供信息，并逐步实现与卫生行政部门和院前急救信息系统的对接。

二、急诊科的布局要求

急诊科的布局与设备视医院规模不同而有所不同，总体来讲应有较大的面积和足够的间隔，以满足急诊工作的需要和适应发展的需要。

（一）快捷、简单、安全原则

科学、合理的医院急诊科布局与管理是急诊患者顺利就诊与抢救的关键。为高效接诊来院就诊的急危重症患者，医院急诊科设置与布局的首要原则是"快捷、简单、安全"，以方便急诊患者的救治与护理。

（二）预防和控制医院感染原则

综合性医院急诊科常接收内科、外科、妇产科、儿科等多种专科疾病的急危重症患者，就诊人数较多，为避免交叉感染，医院急诊科设置与布局应有利于预防和控制医院感染。

(三)合理配置资源原则

急诊科设置与布局应遵循合理配置资源原则。急诊科设施配备齐全,才能顺畅运作,应按国际标准区域划分红区、黄区、绿区、黑色(死亡)区。可根据医院规模设立以下诊室。

1.候诊厅(室)　候诊厅(室)为急诊科的入口,应尽可能宽敞,便于担架车的通行。候诊厅(室)的入口处内一角应酌情安放 2～3 排椅子以供候诊患者和家属休息,并配有饮水机、一次性水杯、宣传栏(设在远离通道的墙上)等,另外在远离通道的固定位置应备有轮椅、平车,便于急诊患者的转移。

2.预检分诊处　预检分诊处是急诊护士接诊急诊患者的第一站,应设在医院急诊科入口处,负责对急诊患者的分诊。预检的人员应是责任心强、经验丰富的专科护士,能快速地对患者的病情做出轻重缓急的判断和专科分诊。同时,预检分诊护士要通知急诊医生及时处置就诊患者,积极协调急、危、重症患者抢救任务,并对护送急诊患者的陪同者或家属给予有效的帮助。为保证预检分诊工作的顺利进行,分诊处应备有诊查台、候诊椅和简单的医疗检查器械,如血压计、听诊器、体温计、电筒、压舌板等常用的检查用物,患者就诊卡、登记本则便于预检护士做相应数据统计;预检处还应设有电话机、对讲机、信号灯、呼叫器等通信设备,预检护士可随时接收院内、外急救信息,进行急诊咨询、协调组织患者抢救。

3.急诊诊室　一般综合医院急诊科设有内科、外科、儿科、妇产科、眼科、耳鼻喉科、口腔科等专科诊室。室内备有检查床、桌椅,并根据各专科工作特点备有急诊诊疗所需的医疗器械和抢救用品,应定期清洁消毒、检查更换。急诊专科诊室的布局还应遵循专科急诊工作要求,如外科急诊诊室附近应设有清创室或急诊手术室,便于处置外伤患者。

4.急诊抢救室　预检分诊后的危重症患者应立即送入急诊抢救室。所以,急诊抢救室应设在急诊科入口最近处。急诊抢救室应有足够宽敞的空间、充足的照明。就诊的急危重症患者病情复杂,抢救过程需多专业专科医护人员参与,故急诊抢救室的设施配置应齐全。急诊抢救室须配置常用的抢救设备、器材、急救用品和急救药品,如心电监护仪、心脏除颤器、心电图机、起搏器、人工呼吸机、洗胃机、吸引器、气管插管用品、气管切开包、胸腔穿刺包、腹腔穿刺包、抢救车等。所有抢救用品必须做到"五定,一保持",即定时核对、定人保管、定点放置、定量供应、定期消毒,保持良好的备用状态。另外,室内应配备护士操作台、一般物品柜和无菌物品柜,安装紫外线灯,有效距离为 2 m,每日消毒 1 次,并备齐各种消毒物品,以方便护士为急诊患者进行治疗护理。中医医院急诊科在配备基本诊疗设备的同时,应配备针灸器材(针灸针、艾条、刮痧板、火罐等)、中药结肠透析机等。

5.急诊重症监护室　急诊重病监护室(emergency intensive care unit, EICU)主要收治生命体征不稳定、暂时不能转送的急危重症患者,专职医护人员对急危重患者进行集中治疗与监护,如体温监护、心电监护、呼吸功能监护、肝肾功能监护、脑功能监护等,及时发现异常并进行处理和抢救,是院前急救、急诊科救治急危重症患者的进一步延续。

EICU 的床位数一般为 4~6 张，常见圆形、长方形或 U 形布局。从中央监护台能观察到所有患者，病床排列宽敞，便于抢救；并配备多功能监护仪、人工呼吸机、除颤仪、各类输液装置、中央管道系统以及常用抢救用品和药品等。

6.急诊留观室　　急诊留观的对象是暂时不能确诊、病情危重尚未稳定的患者，或经抢救处置后需要待床进一步住院治疗的患者。急诊科的观察室床位应合理设置，既要考虑使用率，也要考虑周转率，一般应按医院床位数的 3%~5% 设置较为合理。一般急诊留观室室内设施、护理工作要求和护理管理程序与普通病房相似。对于留观患者，留观时间原则上不超过 72 小时，其后应根据患者病情离院、转院或收入相应科室住院。

7.急诊手术室　　急诊手术室位置应与抢救室相邻，主要进行救命性手术。来自急诊室经抢救生命体征基本稳定者、需急救紧急手术挽救生命者经分诊后直接进入急诊手术室。急诊手术室由外至内依次为处置室、手术室和器械敷料室三部分，处置室供术前准备和器械处理用，器械敷料室用以放置手术用品、灭菌消毒设备和洗手设备。大型的急诊科或急救中心可以另设清创室，供一般轻症外伤清创用。急诊手术一般由专科医生完成，但轻症外伤清创则由急诊科医生、护士完成。

8.急诊清创室　　急诊清创室的位置应邻近急诊外科诊室。清创室内设有诊察床、清创台，急诊外科医生在清创室对急性外伤患者完成清创缝合手术。急诊清创室内须备齐清创缝合所用的各种用品及设施，如清创缝合包、敷料、洗手池、站台、各种消毒液、消毒设施等。

9.治疗室　　治疗室要靠近护士工作站，根据各个医院的规模和条件，可以分为准备室、注射室、处置室等。治疗室内应备有急救药品、器材，以及护士配液操作台、无菌物品柜、注射床或注射椅，以方便护士为患者进行各种注射、穿刺等诊疗性操作。

10.急诊输液室　　急诊输液室应设有输液躺椅、轨道式输液架，还可为临时需要输液治疗或短期系统治疗的患者设置一定数量的床位，其床位数应根据医院急诊就诊人数而定。急诊输液室须配有中心供氧和中央负压吸引管道装置，并备有急救药品、器材。

11.急诊隔离室　　急诊隔离室设在预检分诊处附近，为传染病患者使用。遇有传染病可疑患者，预检护士应立即隔离患者，并及时通知专科医生会诊。一旦患者确诊为传染病，应尽早转送至专科病房或医院，并按照传染病管理办法进行消毒隔离和疫情报告。

12.发热门诊　　发热的急诊患者进入急诊科后，预检护士应先测量患者体温，若发现患者疑是感染性疾病导致的发热，应引导患者进入发热门诊就诊。发热门诊属于传染区域，应有一个相对独立的空间，有明显的标志和指示图，设置与布局和传染科病房类似。

13.辅助科室　　在设置急诊科布局时，有一些辅助科室，如检验室、X 线室、超声室、CT、MRI 检查室、药房、收费处等，可采用门、急诊共用原则，使医院资源得到充分利用。但应当在急诊科临近区域设立快速通道，保证急诊患者的需求。

三、急诊科仪器设备及药品配制的基本标准

(一)仪器设备

(1)一般急救设备：心电图机、心脏起搏/除颤仪、心脏复苏机、简易呼吸器、呼吸机、心电监护仪、负压吸引器(中心负压吸引、移动式负压吸引器)、给氧设备(中心供氧、便携式氧气瓶)、洗胃机。

(2)三级综合医院还应配备便携式超声仪和床旁X线机；有需求的医院还可以配备血液净化设备和快速床旁检验设备。

(二)急救器械

一般急救搬动、转运器械，各种基本手术器械。

(三)抢救室急救药品

(1)心脏复苏药。

(2)呼吸兴奋药。

(3)血管活性药、利尿药。

(4)抗心律失常药。

(5)镇静药。

(6)止痛、解热药。

(7)止血药。

(8)常见中毒的解毒药。

(9)平喘解痉药。

(10)纠正水电解质酸碱失衡类药。

(11)其他：各种静脉补液注射液、局部麻醉药、激素类药物等。

四、急诊科的绿色通道

(一)急救绿色通道的概念与目的

急救绿色通道(green channel of emergency treatment)是本着为进入医院急诊科的急危重症患者实行优先抢救、优先检查和优先住院的原则，在接诊、检查、治疗、手术及住院等环节上实施的一套快捷高效的服务系统。急救绿色通道的建立是提高急危重症患者救治率最有效的机制，其目的是全心全力抢救患者的生命，大幅度提高患者抢救成功率和治愈率，有效降低患者病死率和伤残率。急救绿色通道打破了"先交费，后就医"的就医手续，把烦琐的入院手续简单化，逐渐演变成为在急诊科、第一时间、首诊就地、跨科联合抢救危重患者的诊疗办法，对危急重患者一律实行优先抢救、优先检查和优先住院的原则，医疗相关手续按情况补办，从而使抢救的成功率和复苏后的生命质量进一步提高。

医院内设立的急救绿色通道抢救小组，一般由医院业务副院长领导，由急诊科主任、护士长和各相关科室领导及能熟练胜任各个环节工作的人员组成。为保证急诊急救的高质量和急救绿色通道的畅通，医院应在急救绿色通道的硬件设施、规章制度、人员配备上给予充分保障。

（二）进入急救绿色通道的范围

进入急救绿色通道的患者原则上是生命体征不稳定、预见生命垂危的各类急危重症患者，但各医院可根据自身医疗人力资源、医疗技术水平、医疗配置、急救制度、患者结构等制定接收标准。一般需要进入急救绿色通道的患者是指在短时间内发病，且所患疾病可能在短时间内（小于6小时）危及患者生命。这些疾病包括但不限于以下情况。

（1）急性创伤引起的体表开裂、出血、开放性骨折、内脏破裂出血、颅脑出血、张力性气胸、气道异物、急性中毒、电击伤、眼外伤等及其他可能危及生命的创伤。

（2）急性心肌梗死、急性肺水肿、急性肺栓塞、大咯血、严重哮喘持续状态、消化道大出血、急性脑血管意外、昏迷、重症酮症酸中毒、休克、甲亢危象等。

（3）宫外孕大出血、产科大出血。

（4）此外还应包括病情危重、需要立即救治的"三无"人员（无姓名、无家属、无经费）等。

（三）急救绿色通道工作范围

1. 院外急救　院外急救需按"急诊院前抢救制度"进行必要处理，并尽快转运回医院，在转运过程中告知医院要求会诊的医生、仪器设备、药物的准备。

2. 院内抢救

（1）患者到达急诊科，分诊护士将患者送入抢救室，并在5分钟内完成患者合适体位的摆放、吸氧、监护、建立静脉通路、采取血液标本（全血细胞分析、生化、凝血、感染四项和交叉配血标本）备用，并建立患者抢救病历。

（2）首诊医生询问病史、查体、迅速判断影响生命的主要因素，下达抢救医嘱、会诊医嘱、检查医嘱、手术医嘱。所有医嘱可暂时下达口头医嘱，由护士记录并复述，医生确认后执行。抢救后6小时内由抢救医生完成急诊抢救病历。

（3）专科医生在到达急诊科进行会诊时，急诊医生负责和专科医生就患者的情况进行口头沟通，专科医生应对患者进行快捷有效的体格检查，并向急诊科医生说明专科处理意见，确定转专科诊治的患者，由急诊科医生负责将患者转送到手术室、ICU或病房。

（4）经急诊科外科医生评估，病情危重、需要紧急实施抢救手术的患者，如肝、脾破裂、异位妊娠破裂大出血等，在快速做好术前准备的同时，急诊科医生通知专科医生直接到手术室，并电话通知手术室做好急救手术准备。急诊科医生将患者送到手术室，交接后由专科医生完成治疗和手术。术前必须有书面的手术通知单，写明术前诊断、手术名称及患者基本信息。

（5）多发性损伤或多脏器病变的患者，由急诊科主任或在场的最高行政主管或在场的最高医疗技术职称人员主持会诊，会诊召集相关专业科室人员参加，根据会诊意见，由有可能威胁到患者生命最主要的疾病所属专业科室接收患者，并负责组织抢救。会诊记录由急诊科完成，符合进入 ICU 标准的患者应收入 ICU。

（6）所有急危重患者的诊断、检查、治疗、转运必须在医生的监护下进行。

（四）急救绿色通道的要求

（1）进入急救绿色通道的患者必须符合规范所规定的疾病情况。

（2）在确定患者进入绿色通道后，凡不属于本专业授权范围的抢救要尽快请相应专业医生紧急会诊。接到会诊通知，会诊医生须在 30 分钟内到达现场，如有医疗工作不能离开者，要指派本专业有相应资质的医生前往。

（3）进入绿色通道的患者的医学检查结果报告时限。

1）患者到达放射科后，X 线片、CT 检查须在 30 分钟内出具检查结果报告（可以是口头报告）。

2）超声医生在接到患者后，30 分钟内出具检查结果报告（可以是口头报告）。

3）检验科接收到标本后，30 分钟内出具常规检查结果报告（血常规、尿常规等），60 分钟内出具生化、凝血结果报，30 分钟内完成配血申请（如无库存血，则 60 分钟内完成）。

4）药房在接到处方后须优先发药。

（4）手术室在接到手术通知后，立即准备好手术室及相关物品，并通知手术相关人员到场。急诊抢救手术要求在患者到达急诊科后 1 小时内开始。

（5）患者的病情、各种检查和治疗方案等根据医院规定完成知情同意，如患者没有家属和委托人，可由两名主治医师以上职称的医生签署知情同意书，并报告科主任或总值班批准、签名。

（6）确定患者进入绿色通道后，接诊医生应及时报告专业负责人，同时报告医院相关部门，共同组织和协调抢救工作，总值班在抢救患者指挥有困难时可请示主管院长、医务处处长。

（五）急救绿色通道的硬件要求

（1）方便有效的通信设备。根据地区的不同情况，选用对讲机、有线或移动电话、可视电话等通信设备，设立急救绿色通道专线，不间断地接收院内、院外的急救信息。

（2）急救绿色通道流程图。在急救大厅设立急救绿色通道流程图，方便患者及家属快速进入急救绿色通道的各个环节。

（3）急救绿色通道的醒目标识。急救绿色通道的各个环节，包括预检台、抢救通道、抢救室、急诊留观室、急诊输液室、急诊手术室、急诊药房、急诊化验室、急诊影像中心等均应有醒目的标识。

（4）急救绿色通道的医疗设备。各医院医疗设备相差较大，一般应备有可移动的推车或床、可充电或带电池的输液泵、多功能监护仪、常规心电图机、除颤起搏设备、气管插管设备、简易呼吸囊、面罩、呼吸机、固定和移动吸引设备等。

（六）急救绿色通道的人员配备及管理

（1）急救绿色通道的医务人员配置要保证人员相对固定，如有固定的急诊医生，且人数不少于在岗医生的75%，医生梯队结构合理。抢救室医生必须由急诊科在编主治医师以上职称的人员担任，救护车的接诊和患者的转运由专职医生负责。

（2）急救绿色通道的各个环节要求24小时均有值班人员，随时准备投入抢救，并配备3~4名护士协助工作。

（3）急救绿色通道的各个环节人员均应能熟练胜任各自工作，临床人员必须有3年以上的急诊工作经验。医生、护士要训练有素、技术熟练，能胜任抢救各种危重病急救患者的需要，能开展抗休克、心肺复苏、电除颤、机械通气、洗胃、气管插管、深静脉置管、胸腔穿刺、闭式引流、腹腔穿刺等技术。

（4）医生口头医嘱要准确、清楚，尤其是药名、剂量、给药途径与时间等，护士要复述一遍，避免有误，并及时记录于病历上，并补开处方。

（5）急诊室护士应随时做好抢救准备工作。遇有危重患者应立即通知值班医生，并及时给予必要的处理，如吸氧、吸痰、测体温、血压、脉搏、呼吸等。

（6）急救绿色通道的各个环节人员应定期进行座谈协商，探讨出现的新问题及解决办法，不断完善急救绿色通道的衔接工作。

（7）设立急救绿色通道抢救小组，由医院业务院长领导，包括急诊科主任、护士长和各相关科室人员。

（七）急救绿色通道的保障制度

急救绿色通道首诊负责制是指第一个接诊急诊入院患者的科室和人员为首诊科室和首诊人员。首诊医护人员根据患者病情决定启动急救绿色通道，并通知急救绿色通道相关环节的人员做好准备。遇有大批伤病员、严重创伤、重症患者的情况时，应及时报告科主任和护士长、医疗管理部门或相关院领导，组织和协调抢救。急救绿色通道运作时，首诊医护人员要随时确保各环节的顺畅交接和协调。

（1）急救绿色通道记录制度。首诊医护人员应详细记录进入急救绿色通道的患者姓名、性别、年龄、住址、就诊时间与方式、生命体征、初步诊断、陪同人员的联系电话等，对于"无姓名、无家属、无经费"的"三无"患者，应及时报告并积极寻找家属及联系信息。进入急救绿色通道的患者，其辅助检查申请单、处方、住院单等单据上应加盖"急救绿色通道"的专用章，以保证患者通道运输的通畅。

（2）急救绿色通道转送制度。首诊医护人员在转送急救绿色通道患者时，须提前电话通知相应环节的人员做好接收准备，并全程陪同转送；交接患者时应明确交代患者病情、已进行的相关治疗和检查、注意事项、可预见的各种情况等。

（3）急救绿色通道备用药品管理制度。急诊科应备有常规的抢救药物，实行"四定"制度（定数量、定地点、定人管理、定期检查），并有专人或班次负责保管、定期清点，以保证齐全、随时可用。抢救急救绿色通道患者时，可按急需先用药、后付费。

第三节　急诊科的护理管理要求

课程思政

　　《急诊科医生》是 2017 年热播的医疗剧。剧中围绕急诊科日常的方方面面和医疗系统中最尖锐的矛盾冲突展开了跌宕起伏的情节。剧中演绎了最可能遇见的相关常识和一系列急救技术，堪称"一部浓缩的医疗百科全书"。同时也体现了急诊人的日常，他们不畏困难、不计得失，日复一日以满腔热情投入工作中；他们舍小家保大家，为那徘徊在生死线上的生命努力，与死神赛跑。结尾那一幕让人热血沸腾的奔跑，更是全局的点睛之处。急诊人对生命权力的保护、对生命质量的关注、对生命意志的尊重，是一代又一代急诊人的不变的承诺。

一、急诊科护士配置要求

　　急诊科应当有固定的急诊护士，且不少于在岗护士的 75%，护士结构梯队合理。急诊护士应当具有 3 年以上临床护理工作经验，经规范化培训合格，掌握急诊危重症患者的急救护理技能、常见急救操作技术的配合及急诊护理工作内涵与流程，并定期接受急救技能的再培训，且再培训间隔时间原则上不超过 2 年。

　　（1）三级综合医院急诊科护士长应当由具备主管护师以上任职资格和 2 年以上急诊临床护理工作经验的护士担任。二级综合医院的急诊科护士长应当由具备护师以上任职资格和 1 年以上急诊临床护理工作经验的护士担任。护士长负责本科室的护理管理工作，是本科室护理质量的第一责任人。

　　（2）急诊科护理人员以急诊护士为主，承担各种患者的抢救、鉴别诊断和应急处理。

二、急诊科护士素质要求

　　急诊科的抢救工作效率和质量是由人、医疗护理技术、药品物资、仪器设备和时间等要素，通过科学管理，有机结合而构成的。这几个要素在抢救工作中互相依存、缺一不可，但在几个要素中，人是起主要作用的。医疗技术要通过人来掌握并付诸实现，时间要人来支配，药品物资和仪器设备等必须通过人来使用才能发挥效益。因此用好人这个基本要素，提高人的业务素质及技能，就能提高其他四个要素的质量。

（一）急救意识

　　急诊科护士必须有救死扶伤、全心全意为患者服务的人道主义精神，并具备急救意识。急救意识是指对抢救分秒必争的时间概念，急救护理人员必须牢固树立"时间就是生命"的急救意识，对就诊患者进行分诊处理，积极抢救患者生命。只有具备了急救意识，才能在众多的就诊患者中分出轻、重、缓、急及高危患者，果断采取抢救措施，做到正确、及时、有效地挽救生命。

（二）娴熟的业务

急诊科护士应具有熟练、准确的急救技能，如人工呼吸、气管插管、胸外心脏按压、心电除颤、快速准确的静脉穿刺、准确的护理操作及准确的定位取放急救用品等能力。急诊科护士既要掌握系统的基础护理和专科护理的理论知识及技能，提高业务理论素质，又要在临床中做到认真观察、深入分析、及时总结经验，通过反复学习和实践，积累丰富的急救知识；同时还要学好护理心理学、伦理学、社会学、法学、症状学等人文科学理论，增强科研意识，勇于探索创新，大胆实践，培养科学实验及采用新技术的能力，既要标准化、规范化、程序化地工作，又要善于用科学的头脑去怀疑、发现，改进其中的缺陷，以不断提高工作质量和工作效率。

（三）思维的严谨性、灵活性和敏捷性

思维的严谨性和灵活性表现在思维广阔、灵活而深刻，具有这种思维素质的护士能够全面分析患者的病情，透过现象预测预后，从而采取积极有效的救治措施。思维的敏捷性表现在护士能迅速地发现问题，对突变的病情，具有强大的紧急处理能力，并根据瞬息万变的病情，及时调整思路，作出正确的判断。因此，强化急救意识的关键是提高护士的观察力及思维的严谨性、灵活性和敏捷性。

（四）具有高度的责任感和同情心

急诊科工作人员面对的是处于痛苦中或濒临死亡的患者，应以高度的责任感做好本职工作，对患者的生命负责，哪怕只有一线希望也要竭力进行抢救。急诊科护士应认真学习医疗规章制度，从思想上高度认识"护士的工作是慎独的工作"，认真做好"三查八对"，严防差错事故的发生。

（五）团结协助精神

由于急诊患者的病症均为突然发作或突然意外受伤害。因此，他们正处于危险或非常痛苦的状态，急诊科护士除应立即采取急救措施、组织急诊科有关人员协助抢救，必要时还有权向各专科医生呼救，如遇大批患者同时就诊时，可协调调动医院力量确保危重患者得到及时处理。因此，抢救的过程也就是团结协助的过程，只有通过相互合作，才能取得良好的效果。组织得当、措施得力是抢救工作成败的关键。

（六）良好的心理和身体素质

由于急救工作的紧急性和突发性，所以，要求急诊科护士应有健康的体魄，才能适应长途跋涉、伤员搬运、连续工作等超负荷的工作强度。同时，充满风险与挑战的工作性质又要求急诊科护士必须具有良好的心理素质，尤其是面对突发事件时，更要保持头脑清醒、思维敏捷、有条不紊地妥善处理各种问题，具有处变不惊、临危不乱的应激能力。

三、急诊科护士应掌握的技术和技能

（1）掌握急诊护理工作内涵及流程，急诊分诊工作内容。
（2）掌握急诊科感染预防与控制原则。
（3）掌握常见危重症的急救护理。
（4）掌握创伤患者的急救护理。
（5）掌握急诊危重症患者的监护技术及急救护理操作技术。
（6）掌握急诊各种抢救设备、物品及药品的应用和管理。
（7）掌握急诊患者心理护理要点及沟通技巧。
（8）掌握突发事件和群伤的急诊急救配合、协调和管理。

四、急诊科护理工作的流程

急救医学是研究和处理各类疾病急性发病阶段的病因、病理和抢救治疗的学科。急救护理学是综合性应用学科，是护理学的重要组成部分。其目的包括：挽救患者生命、提高抢救成功率、促进患者康复及改善生命质量。急救护理工作主要着眼于处理疾病或创伤的最初、最重和最危的阶段，具有紧急性、综合性、协调性强的特点。急诊科护理工作流程包括：接诊、分诊、处理（图2-1）。

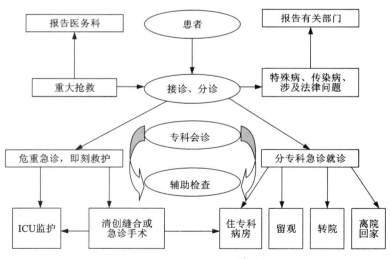

图 2-1　急诊科护理工作流程

（一）接诊、分诊

进行急诊就诊的患者多为疾病急性发作或突发创伤的患者，患者本人及家属心情急

躁，急诊护士应热情接待患者，迅速针对不同病情予以合理安排；对于转运来的患者应与护送人员一起搬运患者并进行合理安置。

1. 重症优先原则　分诊时根据患者病情分级标准，评估患者病情的轻重缓急，合理安排患者就诊次序，将危重患者安排到抢救室进行紧急处理。及早救治重症患者，同时在维护诊室秩序的过程中，应注意观察患者病情变化，避免急诊患者因等候而延误救治。

2. 首诊负责制原则　分诊时若病情复杂，涉及多个专科、难以确定专科者，可根据涉及病情最严重的科室首先负责诊治，执行首诊负责制原则，采取初步的抢救与检查，必要时请相关专科会诊。

3. 重大事件报告原则　遇到重要情况，如成批伤员、交通事故、突发事件、涉嫌法律纠纷等均应及时上报医务处或医院总值班等协助抢救，并做好相应的记录与资料保存。

4. 记录完整原则　做好急诊患者信息登记、病历资料的收集与保管工作。

5. 见患者才分诊的原则　不见患者就分诊挂号易产生严重的后果及医疗纠纷，不要仅根据家属的叙述就轻易分诊，应亲自对患者进行评估来判断危重程度及隶属专科。

(二) 处理

将进入急诊室的患者，经评估分诊后，根据不同的病种和病情，给予及时合理的处置。

1. 对急诊内外科接诊患者的处置流程　对急诊内外科接诊的患者的处置应符合急诊科工作流程，原则上由接诊小组全程负责，可酌情请其他小组成员或其他专科会诊。

2. 抢救急危重症患者的原则　抢救急危重症患者时，应以抢救患者生命为前提，坚持先抢救后常规治疗的原则。

3. 急诊科所有医护人员应遵守基本医德医风　急诊科所有医护人员应对急诊患者高度负责，不得以诊断不明、经济问题或其他任何理由推诿、延误患者的抢救，应做到责任落实到小组及个人。

4. 首诊科室的分配

(1) 原则上，多发性创伤、普通外科创伤或急症由急诊外科首诊；其他单一解剖部位创伤或外科急症由相应科室如骨科、脑外科、胸外科、泌尿外科等首诊。

(2) 普通内科急症，包括呼吸、消化、内分泌、肾内科急症及中毒由急诊内科首诊；神经系统内科急症由神经内科首诊；心血管系统急症由心内科首诊；如涉及多系统内科急症，应根据主次决定首诊科室。体温高于38℃的发热患者由发热门诊首诊，腹泻时间超过10日的患者由肠道门诊首诊。

(3) 多发性创伤、普通外科创伤患者原则上由急诊外科主诊。除创伤外，其他普通外科急症原则上由外科进行急诊手术和落实去向。若情况仍不能解决，则可请示外科主任。

(4) 急诊内科值班医生在请示上级后，可根据需要请各相关专科会诊并协商落实患者的去向。

1)按照《传染病防治法》，急诊医师和护士对需急诊诊治的传染病疫情(包括急性肠道传染病)应及时登记、留取检验标本，并及时报告；如遇甲类传染病或其他特殊的传染病，应及时做好隔离和防护措施，请感染科会诊，并及时报告科主任、保健科(白天)、总值班(夜间)，根据病种及时隔离或转院。总值班(或医务科)要协同相关部门联系好相关医院，取得接收医院同意，并做好途中护送安排工作和相关事项。

2)急诊医生应及时完成急诊病史、急救记录、会诊记录及其他记录，如因抢救来不及记录时，按规定应在抢救结束后6小时内据实补记，并注明抢救时间、抢救过程等情况；对抢救的全过程情况必须认真、准确、及时记录；抢救过程中，应根据患者实际病情及时向患者家属或单位说明病情危重的原因、程度及预后，病危的给予书面病危通知，以取得必要的理解和配合；及时将心跳、呼吸骤停患者送入复苏室抢救，在抢救同时记录心电图作为院前心跳已停搏的依据；如抢救无效，宣布死亡，必须记录心电图直线，并粘贴在病历上，保存依据。

3)如因检查、入院等原因需要搬移患者时，必须充分考虑患者的病情和生命体征的稳定性，以及患者家属或单位在了解病情后的理解程度，必要时应对此做书面记录并请家属签字同意，在搬运危重患者的途中，应由急诊医生协调护送。

4)如需要进行各种创伤性检查、实行特殊的治疗方案或应用可能出现不良反应的药物等，原则上必须向家属说明适应证以及可能发生的并发症，征得家属的同意并请家属在病程记录上签字认可；检查时采取适当的隔离措施，以确保检查工作顺利进行。

5)遇重大特发事件或其他特殊问题，或涉及纠纷或有纠纷隐患的患者抢救时，在积极救治的同时，值班医生、护士应及时向医疗组组长、科主任、护士长、医务科(白天)或总值班(夜间)汇报，必要时以书面的形式向医务科汇报、备案，并向主管院长请示、汇报。如临床需要，总值班以及相关人员应及时到现场进行协调处理。

6)急诊护士在配合医生抢救的过程中，应处理好抢救、治疗、护理三者的程序关系。紧急抢救时，急诊护士应先执行医师的口头医嘱，及时使用急救备用药物，后由医生补开书面医嘱及补开处方取药。急诊护士应主动做好一切应急措施的准备工作，保证血压测定、供氧、补液、吸痰、供血、导尿、各类监护、体温检测等措施的及时顺利进行，必要时在医师到达之前做好应急处理，包括建立静脉通路、面罩加压给氧、胸外心脏按压等。

7)重视交接班制度：凡患者在急诊中心内各部门间流动，相关部门医护人员应做好交接班工作，并应有书面记录；如患者转至其他科室，也应做好交班工作。

8)急诊值班医生根据病情决定各科急诊患者留观或住院，必要时与病区值班医师或主管医师协商。晚间或节假日期间，对急危重症患者可照常急诊收住入院，但收住时应协调好与病房之间的关系，病区值班医生应收住入院急诊患者。需急诊手术时，各有关科室应24小时接收入住，不得推诿。

9)对留观患者，原则上需24小时内决定去向(住院或离院)。对外科、内科留观患者实行专人(组)负责，做到对病情及时观察、治疗，并负责落实留观患者的去向，不得以任何原因耽误留观患者的诊治。

10)急诊重症监护室的收治：对严重创伤患者应及时收住急诊重症监护室，对其他外科或内科危重患者也应根据需要收住急诊重症监护室；收住患者时，值班医生负责向监护室管床医生详细交班，值班护士负责向监护室护士详细交班。

五、急诊患者的护理

（一）危重症患者的日常护理

（1）密切观察患者的生命体征并做好护理记录，动态评估生命体征，发现异常及时通知医生。

（2）做好各种管路的护理，防止弯折、污染、脱出、堵管等不良事件。

（3）做好基础护理，保证患者清洁舒适，重点包括以下几点：

1）口腔护理：根据口腔内不同的 pH 选用正确的漱口液，每日进行口腔护理，口唇干裂或破溃时给予对应处理。

2）皮肤护理：每 2 小时翻身拍背一次，并更换体位，确保患者处于舒适卧位；使用约束带的患者每 4 小时检查约束部位皮肤情况，并及时记录，发现患者的皮肤发生改变时，要积极处理；及时清洁患者排泄物，腹泻患者应尽早使用油剂软膏保护肛周皮肤避免潮红。

3）眼部护理：眼睑不能闭合者，应用凡士林纱布覆盖或遵医嘱使用眼药水（膏）。

（4）评估患者病情、既往史以及双下肢活动度情况，根据需要使用抗血栓压力泵。

（5）神志清楚的患者，由护士协助患者根据医嘱及病情定制每日饮食。神志不清的患者，根据医嘱给予鼻饲。

（6）每日定时开窗通风，保证室内温湿度适宜、空气清新、环境安静舒适。

（7）严格执行无菌技术操作流程和消毒隔离制度，防止医源性感染。

（8）认真书写特级护理记录，做到客观、真实，字迹工整，无遗漏。

（二）危重症患者的抢救护理

（1）值班护士按照分级护理要求对危重症患者或病情不稳定患者进行病情观察及巡视。

（2）遇抢救患者时，当班护士应沉着、冷静、分秒必争，充分利用现有人力，首先进行初步紧急处理，同时通知值班医生。

（3）准确记录患者病情、抢救过程、时间及所用的各种抢救药物。

（4）原则上不执行口头医嘱，紧急情况下如执行口头医嘱，需两人核对，经医生确认无误后，方可执行，并保留空瓶留作记录。

（5）为保证抢救工作顺利进行，一切以患者为中心，发扬团结协作精神。

（6）做好抢救后急救物品的清理、补充，并及时检查保证急救设备的完好，同时要注意对患者家属进行安抚。对躁动不安或意识不清的患者，为保证患者安全，常采取使用约束带对患者身体和四肢进行约束。对患者实施保护性约束时，应向患者和（或）家属讲清保护性约束的必要性，取得患者和（或）家属的理解，并书面签名确认，保证患者的医疗安全。

六、急诊科的管理

(一)急诊环境管理

急诊环境管理应做到各诊室、抢救室、辅助间及走廊清洁、整齐、安静;室内布局合理,物品陈设规范;严格执行消毒隔离制度,防止院内感染。

(二)急诊物品管理

急诊科的物品管理经历了一个从无到有、从分散管理到集中管理的发展过程,是跟随急诊科和急救护理的发展而发展起来的。医院物品管理是医院为完成医疗、护理、教学、科研等工作,对所需各种物品进行计划、采购、保管、供应、维修等各项工作的组织管理。急诊科的物品管理就是对急诊科所需物品的领取、储备、使用和维护等进行计划和控制。要给患者提供良好、优质的医疗护理服务,除了要有高尚的医德医风、精湛的医疗护理技术,各种物品配备齐全、各种设备功能完好也是其基本保障。急诊科的物品管理主要包括:库房管理、物品分类、日常物品管理、特殊物品管理、贵重物品管理等。

1. 库房的一般管理要求

(1)室内温度保持在 18℃~22℃,湿度保持在 50%~60%。

(2)经常打扫,保持清洁,物品摆放整齐美观,易取放。

(3)做到防盗、防爆、防潮、防鼠,严禁烟火。

(4)各类物品分类存放,并离地 15 cm。

2. 急诊日常物品管理

(1)日常物品管理原则与方法。

1)量出为入:根据就诊统计计划耗材用量。在一次性消耗用品的管理方面,主要根据的是"量出为入"的原则,即需要多少、领取多少、使用多少。急诊患者的不规律性导致了物品准备上的不确定性,每个区域需要的物品应固定一定的数量,每天早晚清点、使用多少、补充多少。

2)有分有合:区域化管理与科室统筹相结合。实行"有分有合",区域化管理与科室统筹相结合的管理,主要是明确管理的责任和体现管理的灵活性,即每个区根据功能的不同,配备不同的设备种类和数量,这些设备均注明明显的区域标识。待患者转运之后,及时收回各自的仪器,同时严格交接班制度,如仪器有损坏或遗失,须责任到人。但急诊科是一个整体,当某区突然患者增多或仪器需求增加时,值班医疗组长或值班护士长可在其他区域调用。

3)贵重精密物品专项管理:贵重物品的管理也是急诊科物品管理的重要环节之一,包括价格昂贵的物品和患者抢救过程中不可或缺的用物,如呼吸机、心电监护仪、除颤仪、心电图机、氧饱和度监测仪等,这些物品都是急诊工作中必不可少的,因此各区域各班须严格交接班,不仅要保证物品在位,还要保证物品处于良好备用状态。仪器有专人定期维修,为了保证急危重症患者的抢救所需,所有贵重、抢救物品原则上一律不允许外借。护士长要对贵重物品随时进行检查,并于每月底由各区域护士长统计这些物品的数量、使用状态。

4）定期维护检测：急诊的仪器、设备数量多、使用频繁，因而需要经常维修。各区域设备、仪器出现故障时，应与设备维修科联系维修。设备维修科定期到临床科室巡查，发现问题时，及时现场维修。厉行节约，物尽其用。在物品管理过程中，要经常强调节约意识，改变大家只使用、不节约、不保养的错误意识，养成不浪费的好习惯。同时，注重细节管理，对容易出现浪费、遗失的物品制定使用规章制度。

（2）日常物品的发放与管理有专人负责。

1）各区域每天清理各区所需物品，填报物品领取清单并领取物品。

2）每周根据各个区域需求及时请领补充库房所缺物品，满足全科物品的使用。

（3）急诊科物品的领取计划。

1）医疗用品和办公用品每周计划，由器材处按计划发送。

2）用量少、价格贵的一次性用品定期检查数量、做好储备，不足时及时按医院规定的流程申请购买。

（三）药品管理

1. 基数药品管理

（1）根据专科疾病的特点和需要，确定基数药品种类，包括口服药、注射药、外用药、抢救药和毒麻药等，并在中心药房备案。

（2）基数药品有专人管理，负责领药、退药和保管工作。

（3）设有专用清点本，定时清点记录并有签名，检查药品数量和质量，防止积压、变质，如发现有沉淀、变色、过期、标签模糊时，立即停止使用并重新请领补齐基数。

（4）所有基数药品，只能供住院患者按医嘱使用，其他人员不得私自取用。

（5）基数药使用后要及时补充，保证处于良好的备用状态。

（6）无外包装的口服药，从领取之日起在病房口服药瓶中保存的最长时间为 1 年，并须确保药品在有效期之内。口服药有效期标记为"有效期至××××年××月××日"。

（7）定期与药房核对，并根据急诊科临床工作需要增减基数药品的种类和数量。

（8）中心药房对科室内存放的药品要定期检查，并核对药品种类、数量是否相符，有无过期、变质现象。

2. 基数药品存放要求

（1）基数药品分类存放在药柜中保存，药柜保持清洁、整齐、干燥。药品按有效期时限的先后，有计划地使用，定期检查，防止过期和浪费。药品标签上注明药名、浓度、剂量和数量，要求字迹清晰、标识明显。凡药品名称不清、过期、破损、变色、混浊等，均不能使用，需及时更换。

（2）内用药与外用药应分开放置，静脉药品与口服药品分开放置，标签清晰易鉴别。

（3）外观相似、药名相近的药品分开放置，同种药品但不同规格的应分开放置，并按要求粘贴"易混淆药品标识"。

（4）属于多种类别的药物，应按照"毒、麻、精、高危"顺序，粘贴一个靠前的标识。例如，某药既是麻醉药又属于高危药品，仅贴麻药标识即可。

（5）患者的药物专药专用，单独存放并注明床号、姓名，停药后及时退药。

（6）抢救药放在抢救车内，每日清点记录并签名，用后补齐，便于紧急时使用。封闭管理的抢救车按照《抢救车封闭管理规定》进行清点签字。

3. 特殊药品存放要求

（1）易氧化和需避光的药物应放在阴凉处避光保存，如维生素 C、氨茶碱、硝普钠、肾上腺素等。

（2）易燃、易爆的药品或制剂放置在阴凉处，远离明火，加锁保存，如过氧乙酸、乙醇、甲醛等。

（3）需要冷藏的药品要放在冰箱冷藏室内，以保证药效，如胰岛素、疫苗、肝素等。

4. 贵重药品管理

（1）贵重药品应单独存放并加锁保存。

（2）每班清点交接。

（3）患者停药后，如有退药须及时退药。

5. 胰岛素保存及使用规定

（1）未开启的胰岛素放冰箱冷藏室保存。

（2）胰岛素第一次开瓶使用时要注明开启日期及时间，在未被污染的情况下的使用有效期为 4 周。

（3）胰岛素开启后可在室温下（不超过 25℃）存放。若存放于冰箱冷藏室，需在室温环境中放置 30~60 分钟再进行注射使用。

（4）使用时查看有效期和开启日期，有一项过期均不得使用。

6. 药品请领要求

（1）病房主管药品护士根据医嘱使用情况，请领当日病房所用药品。

（2）药房打印出双份单据，发药时给予病房复印件。

（3）药房人员送药到病房，主管药品护士与药房人员须认真交接药物，避免差错。

（4）送回的药品按规定分类保管，及时补充基数药品，做好登记。

（5）停医嘱后，多余药物应及时退回药房。

（6）夜间领药需使用临时借药单，项目填写齐全，请领护士签全名。

7. 发药及用药要求

（1）按医嘱规定的时间给药，严格执行药物现用现配原则。

（2）给药时严格执行"三查八对"，准确掌握给药剂量、浓度、方法和时间。双人认真核对患者姓名、床号、药物名称。

（3）口服药做到发药到口。

（4）注射及静脉药物应在抽好的注射器上注明患者姓名、床号、药物名称和剂量。

（5）用药后应观察药效和不良反应，如有过敏、中毒等反应，立即停用，并报告医生，必要时做好记录、封存及检验等工作。

（6）做好用药知识的健康宣教。

8. 毒麻药品管理规定

（1）病房毒麻药品只能供住院患者按医嘱使用，其他人员不得私自取用、借用。

（2）毒麻药品存放于保险柜中专人管理，实施双人双锁，钥匙随身携带。保险柜外左上角粘贴"麻药标识"。

（3）毒麻药品按需保持一定基数。

（4）毒麻药品应使用原包装盒或在现用的硬盒盖正面中央位置粘贴黑标签，注明药品名称、剂量、数量，标签印有"麻"标识。

（5）设专用毒麻药品登记本，交接时双方必须当面清点并签全名，每次交接时间要连续，交接班后出现问题由接班者负责。

（6）医生开具医嘱和毒麻药品专用处方，护士见医嘱后给患者使用，使用后保留空安瓿。

（7）毒麻药品使用后在处方上登记毒麻药品批号，在毒麻药品登记本上记录患者姓名、床号、药名、剂量、日期、时间，并签字。若整支剂量未全部使用，应清晰记录余量数值和余药处理方式，使用者和核对者双人签字。

（8）主管药品护士持医生处方及空安瓿到药房请领。

9. 抢救药品、物品管理制度

（1）抢救车清洁、规范、整齐，放置于固定位置。

（2）抢救仪器设专人管理，定期保养，每周清洁，检查并记录。

（3）所有药品及一次性使用医疗用品均在有效期内。

（4）抢救药品、物品由专人请领、保养及保管。

（5）抢救药品应在抢救车内定量、定位放置，保证基数，标签清晰，无过期。

（6）抢救物品如舌钳、开口器等需高压灭菌后备用。

（7）抢救药品及物品用后及时补充，便于紧急时使用。

（8）设有专用清点本，每日清点抢救药品和抢救物品数量、有效期及包装完好性，并登记签字。

（9）抢救车只能用于抢救，不能用于物品周转。

（10）护士长定期检查抢救药品和物品并记录。

10. 封闭管理的抢救车按照《抢救车封闭管理规定》进行清点签字

（1）各科室根据本科抢救车使用频率情况，可以用一次性锁或贴封条的方式对抢救车进行封闭管理。

（2）抢救车必须经清点、检查处于完好备用状态方可进行封车。

（3）每天由专人检查抢救车封闭情况，以及一次性锁或封条是否处于完好状态，并记录签字。

（4）抢救车封闭周期不得超过1个月。每个月必须开封、清点、检查车内药品、物品的数量、有效期及完好状态后再封闭。

（5）抢救车一经开启使用后，应由专人重新清点、补充抢救物品、药品后再封闭，保证抢救车内药品、物品的数量准确及完好备用。

（6）护士长定期对抢救车封闭、检查和清点情况进行抽查，发现问题及时整改并记录。

（四）护理人员管理

根据 2009 年《急诊科建设与管理指南（试行）》规定，急诊科应有固定护士，且不少于在岗护士的 75%，护士结构梯队合理。急诊护士应当具有 3 年以上临床护理工作经验，经规范化培训合格，掌握急救、危重患者的急救护理技能，常见急救技术的配合及急诊护理工作内涵与流程，并定期接受急救技能的培训。急诊科护士面对的是急危重症患者，故急诊科护士应具有大专以上学历，对急危重症病例需要有较强的专科护士的资质。

1. 急诊科护士工作能力要求

（1）预检分诊能力。作为预检护士应有强烈的急诊意识，能熟练监测生命体征，并按照 5 级分诊制度进行准确、快速的分诊。

（2）急诊抢救技能。急诊护士应严格执行急诊抢救制度及操作规程，严格遵循时间第一、生命第一的抢救原则，严格履行抢救岗位职责，具有熟练、准确的专科技能，如心肺复苏术、气管插管、人工呼吸、除颤术等，保证急诊抢救的医疗护理质量，防范医疗护理的安全风险。

（3）急诊监护能力。急诊护士不仅应具备较强的医学护理知识及理论，又要具有丰富的临床经验，且要熟练掌握多种操作技能；洞察力强，有爱伤观念、耐心细致的服务和关怀的理念，要有感染控制意识和能力，以提高危重病患者抢救的成功率、治愈率，降低发病率和病死率。

（4）观察病情能力。急诊护士面对急诊患者时，必须要应用急诊学理论及知识，从患者言谈举止中发现病情及变化，准确判断并给予及时抢救处理。

（5）协调组织管理，强调团队精神。面对突如其来的灾害、应急突发事件时，急诊护士应责无旁贷地站在第一线，组织抢救，调动一切可以调动的力量投入抢救，并立即通知护士长、主任及医院相关领导，保证急危重症患者得到及时、有效的抢救处理。

2. 急诊科护士培养

急诊的专科知识与操作培养（培训）是急诊科护士职业生涯的一个重要部分。急诊专科护士的培养已成为国际护理发展的趋势，急诊专科护理已纳入《中国护理事业发展规划》5 个专业培训之一。

（1）制订培训计划：根据护士职称、工作年限、所在区域专科性质学历、带教能力等综合素质，拟定专科理论题目及专科操作项目，将工作 1~3 年的护士分为 3 个年级进行培训，每个年级均有 1 名急诊专业高责护士负责，实行年级制培训模式，全科室护理培训由护士长负责。

（2）培训内容：《危急重症护理学》《急救护理学》《急诊护理常规》等理论书籍作为教材，依据《医院护理管理规范》《护理技术操作规范》并结合本科室实际情况拟定急诊科理论学习及操作内容题目。

（3）培训目的：

1）熟悉创伤急诊和非创伤急诊的抢救及护理。

2）熟悉急诊各区域临床护理工作。

3）能完成并承担相应的临床教学工作。

　　4)熟悉灾难性大型抢救知识原则。

　　5)能完成急性突发事件的物品、药品及器械设备的物资准备工作。

　　(4)培训方式：

　　1)专科理论学习。

　　2)专科技能训练。

　　3)讨论与评价。

　　(5)培训管理：

　　1)急诊护理骨干担任并参与完成理论授课、专科技能操作。

　　2)参加人员，不得无故缺席迟到，除了值班者，全体参加并签字。

　　3)每个月进行两次理论学习及一次专科操作。

　　4)每半年全科完成急救护理理论考试一次，成绩计入年终考核。

　　(6)组织实施形式：

　　1)固定时间进行全科集中式培训。

　　2)专业理论知识主要由主管护师、护士长、科护士长讲授，每次半小时或 1 小时。授课者应准备多媒体课件，并在授课后现场提问。

　　3)操作培训：主要是专科操作培训项目，每个层次均应有示范操作护士，由专科操作项目护士提前做好操作准备，包括物品准备及操作作者准备。

　　(7)考核形式：由教学组长和培训示范老师组成考核小组，对护士分别进行理论、单项操作两个部分的考核，理论考核内容为培训过的急救基础理论和专科理论知识及教材内容；单项操作考核为培训过的基础护理操作项目和急救操作项目，以国家卫生健康委员会制定的护理常规为考核标准，按照护理技术操作评分进行打分。

　　(五)院前急救的管理

　　院前急救服务即对在院前发生的各种急症的诊断与处理，院前急救医务人员常常是最先到达现场的，也是最先对急症患者实施救治的人员。对急症患者的正确诊断和紧急救治非常重要。院前急救的反应时间、抢救设施、急救水平，不仅关系到患者的生死存亡，更反映一个国家或地区的总体医疗水平和社会的发展以及社会对人权价值的态度。为了更好地掌握临床各种急症的诊断与处理，社区医护人员必须掌握好各种常见急症的病因、发病机制、临床表现、诊断与鉴别诊断以及紧急救治等相关内容，才能以最快的速度、在最短的时间内使急症患者得到合理的治疗，以最大限度地挽救患者的生命和减少并发症或后遗症。

　　1.院前急救的主要内容

　　(1)对于可能危及患者生命的急症给予初始急救处理，避免病情进一步恶化而导致患者丧失最佳抢救时间。

　　(2)紧急对症处理，减少患者痛苦或避免病情进一步恶化。

　　(3)参与灾难性事故急救，如协助政府急救部门做好火灾、地震、中毒、台风、水灾、海啸、车祸、房屋倒塌或塌方等重大事故的抢救。

　　2.院前急救的常用抢救技术、器械和药品

　　(1)必须掌握的现场急救技术：是指在急救现场立即实施急救就有可能挽救患者生

命的抢救技术,包括胸外心脏按压、口对口人工呼吸、心脏电除颤和电复律术、吸氧术、简易呼吸器操作技术、气管插管术、气管切开术、吸痰术、现场外伤急救技术、皮下、肌内和静脉注射技术、消毒隔离技术等;达到条件的可开展急性心肌梗死溶栓术、洗胃术等。

(2)常备的急救器械和设备:为了更好地救治社区内的急危重症患者,应在120救护单元配备必要的诊断和治疗设备,如听诊器、血压计、体温计、叩诊锤、心电图机、电除颤仪、气管插管、喉镜、简易呼吸器或呼吸球囊、吸痰器、手电筒、压舌板、舌钳、开口器、固定夹板、颈托、穿刺针、血糖仪、各种型号的输液器、静脉切开包、胸腔穿刺包、腹腔穿刺包、导尿包、简易产包、环甲膜穿刺针、氧气(筒)袋、止血带、三角巾、清创缝合包、无菌纱布、脱脂棉、口罩、医用消毒手套等。院前急救除了要掌握常见急救医疗器械的操作方法,还要能识别危及生命的心律失常和急性冠状动脉综合征(不稳定型心绞痛、非 ST 段抬高型急性心肌梗死、ST 段抬高型急性心肌梗死、心室颤动或扑动、电机械分离、心脏静止)的心电图表现等。

(3)必备的抢救药品:正确使用抢救药品在急救工作中起着至关重要的作用,有时甚至是急救成败的关键,要备齐相关的急救药品,以备急救时使用。

(4)车辆装备:

1)救护车必须保证运行良好,确保出车通畅,并能及时更新和维修。

2)救护车标识规范,车载通信设备性能良好。

3)救护车内有车载氧气瓶、移动式担架床、铲式担架、软担架及反光背心、救生绳索、头盔等防护装备。

本章小结

急诊护士对来院的急诊患者进行迅速的分诊,协助医生快速诊断和处理,承担由急救中心转送的和紧急来院的急危重症患者的诊疗护理、抢救、留院观察及转送专科治疗的工作。

急救护理学是综合性应用学科,是护理学的重要组成部分。其目的包括挽救患者生命、提高抢救成功率、促进患者康复及改善生命质量。

急救护理工作主要着眼于处理疾病或创伤的最初、最重和最危急的阶段,具有紧急性、综合性、协调性强等特点。

(屠燕)

学习测验

第三章

院前急救

院前急救PPT

学习目标

识记：1. 能复述院前急救的基本原则。
　　　2. 能复述院前急救的现场急救措施。
理解：1. 能归纳院前急救特点及灾难事故预警信号与级别。
　　　2. 能归纳常见灾难事故的现场急救。
运用：能正确运用常见灾难事故的应急预案及响应。

院前急救(prehospital emergency medical care)是急诊医疗服务体系的一个重要组成部分，是指急、重、危、伤病员进入医院前的医疗救护，包括现场紧急处理和转运途中的监护。院前急救的主要任务是抢救生命、减少伤员痛苦、减少及预防伤情的加重和并发症，正确而迅速地把伤病员转送到医院，须分秒必争地使患者在短时间内得到专业人员的帮助，尽可能降低伤残率和死亡率。作为施救者应熟练掌握院前急救的基本特点，从思想上到工作上都要有充分的准备，以圆满地完成抢救任务。

第一节　院前急救原则与特点

预习案例

> 　　某高速公路上两辆汽车相撞致 20 人受伤，120 调度中心接到报警电话后派出急救团队到现场急救。急救人员在现场发现 1 人股骨开放性骨折，1 人疑有颈椎损伤，1 人开放性气胸，1 人左手掌离断伤，1 人肠外溢，14 人皮肤擦伤及裂伤，1 人死亡。
>
> 　　思考
> 　　1.作为一名参与该交通事故现场急救的护士，应如何对这些伤员进行检伤分类与标识？
> 　　2.如何对该患者进行现场急救？

一、院前急救原则

(一)基本原则

先救命，后治病。

(二)院前急救原则

1. 先复苏后固定　既有心搏呼吸骤停又有骨折时，应先复苏后固定。
2. 先止血后包扎　既有大出血又有伤口时，应先止血后包扎。
3. 先重伤后轻伤　既有垂危者又有较轻的伤员时，应先抢救重伤者后抢救轻伤者。
4. 先救治后运送　患者生命体征不平稳时，应先救治后运送。
5. 急救呼救并重　遇有成批伤员，急救呼救并重，多人在场，分工合作，争取外援。
6. 搬运与医护的一致　搬运与医护应保持任务一致、协调步调一致，减少痛苦、减少死亡。

二、院前急救特点

(一)突发性

院前急救事件往往是突发的，时间、地点、人员不定，涉及的学科不定，因此增加了院前急救的难度。

(二)紧迫性

突发急症或突发性灾害事故发生后，病员病情复杂、危重，需紧急抢救、就地抢救的人数多。有资料统计，心跳、呼吸骤停 4 分钟内开始心肺复苏者可能有 50%存活概率；超过 6 分钟开始复苏者脑细胞即发生不可逆的损害；超过 10 分钟开始复苏者几乎不可能存活。因此，时间就是生命，必须分秒必争，就地抢救与加强运转途中抢救并重。

互联网+智慧
院前急救模式（PPT）

（三）艰难性

艰难性是指灾害发生的病员涉及的学科种类多、伤情重，伤病员有时成批出现，每个人身上可能有多个系统、多个器官同时受累，而院前急救条件简陋，急救物品不齐全，因此，医护人员需要具有丰富的医学知识、过硬的技术和熟练的操作技能才能完成急救任务。

（四）灵活性

院前急救常常是在道路、家庭等环境下进行的，而救护车所备的抢救器材和药品有限。因此在抢救工作中应灵活机动、统筹兼顾。先救命、救急，其他可缓一步的治疗措施，待转运至医院内再进行。否则，就会失去最佳抢救时机，甚至危及患者生命。

（五）关键性

医学急救包括院前急救及院内急救。院前急救是第一现场的急救，是非常关键的抢救，如果院前急救工作不到位，会直接影响到院内的抢救成功率，如对猝死患者及创伤大出血患者的抢救等。因此，只有院前急救做好了，院内更进一步的抢救才有保障。

> **课程思政**
>
> 　　随着社会现代化进程的不断加快，人类生活区间不断扩容，各种意外伤害发生的频率也随之提升。当意外伤害发生之后，及时正确地对伤者进行急救，能降低患者的生存率和致残率。大学生作为社会未来的栋梁，应具有良好的知识承载能力与心理适应能力。

第二节　院前急救护理

当患者突然急症发作或遭到意外伤害时，救护人员赶赴现场，利用所携带的医疗器械、设备和救护物品对患者实施救治，以达到保全生命、缓解疼痛和防止疾病恶化的目的。在急救中，护士将配合医生共同完成救护任务。

一、护理体检

(一)顺序

1.检查瞳孔、意识状态

2.测量生命体征

3.观察一般状况

4.应用基本物理检查策略

(1)生命体征(体温、呼吸、脉搏、血压、瞳孔)。

(2)头部体征(口、鼻、眼、耳、面部、颅)。

(3)颈部体征(颈动脉搏动、颈椎损伤、颈后压痛)。

(4)脊柱体征(自上向下、肿胀、出血)。

(5)胸部体征(锁骨、胸廓、肋骨)。

(6)腹部体征(出血、压痛、肌紧张)。

(7)骨盆体征(损伤、骨折)。

(8)四肢体征(关节活动、肢端血液循环、动脉搏动)。

(二)护理体检要求

(1)动作轻柔,勿引起继发性损伤。

(2)不同病因检查的侧重点不同。

(3)寻找有无活动性出血的伤口和脏器破裂的迹象,以及气道梗阻的症状等迅速危及患者生命的情况,并立即采取相应的措施。

(4)及时记录阳性所见,避免重复检查,延误诊治。

(5)通过检查,将患者分成三种情况:轻症患者、中重度患者、重度患者。

(三)急救标记

1.病伤严重危及生命——红色

2.严重,无危及生命者——黄色

3.受伤较轻,可行走——绿色

4.濒死、死亡伤病员——黑色

二、急救护理措施

1.体位　　在不影响急救处理的前提下,应尽量保证舒适,注意保暖,使患者安静休息,平卧位头偏向一侧或屈膝侧卧位。

2.建立有效的静脉通道　　选用静脉留置针,既可保证液体快速通畅,又可防止伤病员在躁动、改变体位和转运中针头滑脱,对抢救创伤出血、休克等危重伤员十分有利。

3.松解或去除患者衣服　　松解或去除衣物时,应先健侧后患侧,情况紧急时,可直接剪开。如果患者头部有创伤,且因为头盔妨碍呼吸时,应及时去除头盔,对怀疑有颈椎创伤时,应十分慎重,必要时与医生合作处理。

患者经过上述准备后，为抢救和治疗提供了方便，与此同时，应迅速协助医生做相应处理。

三、几种特殊情况的急救

(一)脱离危险环境

抢救人员到达现场后应使伤员迅速、安全地脱离危险环境，排除可以继续造成伤害的因素。

(二)解除呼吸道梗阻

清除口咽部的血块、呕吐物、痰液和分泌物防止舌后坠；托起患者下颌，使患者侧卧位或者平卧位头偏向一侧。

(三)处理活动性出血

1. 加压包扎出血处　压住出血伤口或肢体近心端的主要血管，然后在伤口处用敷料加压包扎，抬高肢体。

2. 慎用止血带　对于出血不止的四肢大血管破裂，可用橡皮止血带或充气止血带将出血的肢体扎住，以阻断血液达到止血目的，但每隔 1~2 小时应松解 1 次，每次松解 5~10 分钟。

(四)解除气胸所致的呼吸困难

1. 开放性气胸　封闭伤口，变闭合性气胸。

2. 伴多处、多根肋骨骨折所致的反常呼吸　用棉垫加压包扎，使胸壁固定。

3. 张力性气胸　在患侧锁骨中线第二肋间插入带有活瓣的穿刺针排气减压。

(五)伤口的处理

伤口应用无菌敷料覆盖，创伤中外露的骨折端、肌肉、内脏、脑组织等禁忌回纳。伤口内异物及血凝块不可随意去除，以免再次发生大出血。

(六)保存离断的肢体

断离的肢体应用无菌包布或干净的包布包好，外套塑料袋，周围置冰块低温保存，以减慢组织的变性和防止细菌繁殖。冷藏的时候防止冰水浸入断离的肢体创面和血管内，切忌将断离的肢体浸泡在任何液体中。

四、特殊事件的处理

(1)救护车在执行任务途中遇到其他需要急救的患者时，随车医护人员应立即下车查看并向 120 中心报告，一般情况下急救车应继续执行指挥中心的原派车任务，并向现场人员做好解释。

(2)精神病患者、流浪乞讨人员、外籍人员的院前急救要落实请示报告制度。

（3）公共场所的尸体处理：一般情况下急救车不运送尸体，但下列情况应特殊处理。

1）在繁华闹市区，因人群围观造成不良社会影响的，可先将尸体运回医院，再做进一步处理。

2）若死亡涉及法律纠纷、刑事及民事案件等，应通知相关部门到现场处理。

五、转运和途中监护

对患者进行现场初步急救处理以后，应快速将患者转至医院，让患者能尽早地接受专科医生的治疗，这对减少伤残率至关重要。决定患者转运的基本条件是：在搬动及转运途中，确保患者不会因此而危及生命和使病情急剧恶化。

（一）转运技术要求

1. 对于不能确定或怀疑有脊髓损伤的患者　保持患者头、颈、躯干、骨盆、四肢的轴线位置。

2. 因各种原因导致休克的患者　可保持担架水平位或头部稍低位，切忌头高脚低位。下楼梯时，在前面抬担架者要将担架举高，使担架平衡。

（二）转运途中监护

1. 心电监护　应用除颤监护仪对患者进行持续的心电监护，注意心电示波的图形，观察有无心律失常或心肌缺血的表现。

2. 保持气道通畅　及时清除口腔中的分泌物，保持通畅的气道是一切氧疗的基础。

3. 给氧　应用鼻导管给氧，保持气道通畅。

4. 机械通气　自主呼吸微弱者，可应用加压给氧，或使用机械通气。如果患者呼吸已经停止或者自主呼吸无效，应在转运前或途中迅速为患者进行气管插管。

5. 注意密切观察病情　观察患者呼吸频率及幅度的改变，有无被迫体位，口唇、甲床及其他部位的末梢循环是否良好，并准确记录病情。

6. 建立有效的静脉通路　首选上腔静脉。

（三）到达医院交接

做好病情交接，配合抢救，完善记录。

第三节　灾难事故的急救

一、概述

2002 年，世界卫生组织（World Health Organization，WHO）将灾难（disaster）界定为对社区或社会功能的严重损害，包括人员、物资、经济或环境的损失和影响，这些影响超过了受灾社区或社会应用本身资源应对的能力。该定义强调，不管是自然灾害还是人为事件，当其破坏的严重性超过了受灾地区本地资源所能应对的限度时，就需要国内或国际的外部援助以应对这些后果，而一般本地可以应对的突发事件不属于灾难的范畴。

在法律法规等政府公文中常用"突发公共事件"来代表与灾难相似的事件，其定义是突然发生，造成或者可能造成重大人员伤亡、财产损失、生态环境破坏和严重社会危害，危及公共安全的紧急事件。

（一）突发公共事件的分类与分级

2006年1月国务院颁布《国家突发公共事件总体应急预案》，根据突发公共事件的发生过程、性质和机制，将突发公共事件主要分为以下四类。

1.自然灾害　主要包括水旱灾害、气象灾害、地震灾害、地质灾害、海洋灾害、生物灾害和森林草原火灾等。

2.事故灾难　主要包括工矿商贸等企业的各类安全事故、交通运输事故、公共设施和设备事故、环境污染和生态破坏事件等。

3.公共卫生事件　主要包括传染病疫情、群体性不明原因疾病、食品安全和职业危害、动物疫情，以及其他严重影响公共健康和生命安全的事件等。

4.社会安全事件　主要包括恐怖袭击事件，经济安全事件和涉外突发事件等。各类突发公共事件按照性质、严重程度、可控性和影响范围等因素，一般分为四级：Ⅰ级（特别重大，由国务院负责组织处置）；Ⅱ级（重大，由省级政府负责组织处置）；Ⅲ级（较大，由市级政府负责组织处置）；Ⅳ级（一般，由县级政府负责组织处置）。分级标准中一条共性的、最重要的标准是人员伤亡：死亡30人以上为特别重大事件，10~30人为重大事件，3~10人为较大事件，1~3人为一般事件。具体确定为哪一级需要结合不同类别的突发事件情况和其他标准综合分析。

（二）灾难的原因与分类

根据不同的分类方法，可对灾难进行分类。

1.按发生原因分类　灾难主要来自天体、地球、生物圈，以及人类本身的行为，其成因非常复杂。

（1）自然灾害相关灾难：包括地震、火山活动、滑坡、海啸、热带风暴和其他严重的风暴、龙卷风和大风、洪水、森林火灾、干旱、沙尘暴等。

（2）人为灾难：包括建筑火灾、爆炸、交通事故、工伤事故等所致灾难，卫生灾难，矿山灾难，科技事故灾难，以及战争及恐怖袭击所致灾难等。

2.按发生顺序分类　许多自然灾难，特别是等级高、强度大的自然灾难发生以后，常常诱发出一连串的其他灾难，这种现象叫灾难链。

（1）原生灾难：灾难链中最早发生的灾难，如地震、洪水等。

（2）次生灾难：由原生灾难所诱导出来的灾难，如地震后建筑物工程设施破坏引起的火灾、有毒气体泄漏等。

（3）衍生灾难：灾难发生之后，破坏了人类生存的和谐条件，由此诱导出一系列其他灾难，如地震后发生的停产、通信交通破坏、社会恐慌等。

3.按发生方式分类　灾难形成的过程有长有短、有缓有急。

（1）突发灾难：突然发生，难以预测，造成巨大危害的灾难，如地震、火山爆发等。

（2）渐变灾难：发生缓慢，在致灾因素长期发展的情况下，逐渐显现成灾难，如土地沙漠化、水土流失等。

二、灾难事故的预警

（一）灾难事故的预警

预警（early-warning），即在灾害或灾难以及其他需要提防的危险发生之前，根据以往总结的规律或观测得到的可能性前兆，由相关部门发出紧急信号，报告危险情况，以避免危害在不知情或准备不足的情况下发生，从而最大程度地减低危害所造成的损失的行为。

预警信号由名称、图标、标准和防御指南组成，分为台风、暴雨、暴雪、寒潮、大风、沙尘暴、高温、干旱、雷电、冰雹、霜冻、大雾、霾、道路结冰等。

气象灾害预警信号及防御指南

预警信号的级别依据气象灾害可能造成的危害程度、紧急程度和发展态势一般划分为四级：Ⅳ级（一般）、Ⅲ级（较重）、Ⅱ级（严重）、Ⅰ级（特别严重），依次用蓝色、黄色、橙色和红色表示，同时以中英文标识。

（二）灾难事故应急管理体系及应急预案

1. 应急管理体系

（1）应急管理体系概念：应急管理是基于特重大事故灾害的危险问题提出的，是指政府及其他公共机构在突发事件的事前预防、事发应对、事中处置和善后管理过程中，通过建立必要的应对机制、采取一系列必要措施，以保障公众生命财产安全、促进社会和谐健康发展的有关活动。

（2）应急救援工作的基本原则：以人为本，减少危害；居安思危，预防为主；统一领导，分级负责；属地管理，明确职责；依靠科学，依法规范；快速应对，联动反应；势态控制，分步实施；平战结合，常备不懈资源整合，优化配置；加强协作，公众参与。

2. 应急预案

（1）应急预案的概念：应急预案是针对可能发生的突发事件，预先做出的指导救援的方案。应急预案是在对设备、设施、场所和环境进行分析、评价的基础上，为降低事故造成的损伤，就事故发生后的应急救援机构和人员，应急救援的设备、设施、条件和环境，行动的步骤和纲领，控制事故发展的方法和程序等，预先做出的科学而有效的计划和安排。

应急预案的组成

（2）应急预案的分类：按行政管理权限分为国家级应急救援预案，省、直辖市级应急救援预案，市级应急救援预案，企业级应急救援预案；按应用对象范围分为：总体应急预案、专项应急预案、现场应急预案、单项应急预案。

（3）应急预案的基本内容：包括预案发布令、应急机构署名页、术语与定义、相关法律法规、方针与原则、危险分析与环境综述、应急资源、机构与职责、应急教育、训练与演习、与其他预案关系、应急救援互助协议、预案管理、法规及参考文献等。

应急预案的基本内容

（4）应急功能设置：包括接警与通知、指挥与控制、警报和紧急公告、通讯、事态监测与评估、警戒与治安、人群疏导与安置、医疗与卫生、公共关系、应急人员安全、消防和抢险、环境保护、现场恢复等。

应急功能设置

（5）应急预案目的和意义：加强对灾害的综合反映能力，明确各级部门职责，充分发挥援救资源的作用，最大程度地预防和减少突发公共事件及其造成的损害，保障公众的生命财产安全，维护国家安全和社会稳定，促进经济社会全面、协调、可持续发展。

（6）医疗组织救援体系：各级卫生行政部门医疗卫生救援领导小组，负责领导、组织、协调、部署特别重大突发公共事件的医疗卫生救援工作。各级卫生部门成立的专家组，承担对突发公共事件医疗卫生救援工作提供咨询建议、技术指导和支持。医疗卫生救援机构，承担突发公共事件的医疗卫生救援任务。其中，各级医疗急救中心（站）、化学中毒和核辐射事故应急医疗救治专业机构，承担突发公共事件现场医疗卫生救援和伤员转送；各级疾病预防控制机构和卫生监督机构，根据各自职能做好突发公共事件中的疾病预防控制和卫生监督工作。现场医疗卫生救援指挥部，可根据需要设立，负责统一指挥、协调现场医疗卫生救援工作。

（7）医疗救护组主要职责：立即赶赴现场对受伤人员进行医疗救护；组织医疗救治，负责制定医疗救护方案；负责提出伤员临时救治的医疗方案和措施的建议；负责将受伤人员从井下等危险受灾处运送到地面。

三、灾难事故的应急响应

在灾难救援的应急响应阶段，主要活动内容是对事件性质和有关情况进行分析判断，按事态类型、严重和紧急程度，启动相应的预案，准确理解受领救援任务，确定灾难救援力量组成、救援区分和部署，根据情况对预案进行相应修改，形成本次行动的灾难救援保障计划，下达卫生应急救援指示，督促检查救援队各项准备和措施的落实，做好临战动员和出队的准备。

（一）受领任务

1. 受领任务的方式　上级利用通信工具或派人员传送文件，赋予任务；上级机关派人员到灾难救援机构面授任务，帮助指导工作；本级领导参加上级扩大会议受领任务。

2. 受领任务时应明确的内容　受领任务时应明确本次救援任务行动的对象、预定地区、事件类型；联合指挥机构和上级灾难救援机关的指示要求；教治力量及保障力量的程度，上下级救治机构的配置地点；完成各项准备工作的时限。受领任务后，应及时传达，明确分工，统筹安排，抓紧落实。受领任务可能是一次或多次完成，所以要不间断地了解情况，灵活安排各项工作。

（二）启动预案救援

接到命令后，准确理解上级指令，根据事件的类型、规模和严重程度，迅速启动平时编制完备的各种灾害性事件救援应急预案。机关层面保持高度警惕，坚守工作岗位，启动通讯联络机制，准确做好上传下达工作，紧急收拢人员，依据方案分头组织、落实人员的调整补充、留守工作安排、设备物资准备、交通工具协调、伤病员接收等工作。

（三）了解、判断灾情

救援指挥人员在受领任务后，要积极收集资料，对灾区和受灾群众的伤亡情况进行预计，对致伤的主客观因素进行全面分析判断，找出其内在联系，形成较明确的救援行动决心，提出救援行动的建议。

1. 灾害严重程度情况或事件的态势

（1）了解灾害情况：事件类型、样式；灾害发生地域基本情况，联合指挥部人员组成；救援队参战人员、部署、防护能力；当地道路、桥梁、机场等交通毁坏情况；当地传染病、有毒有害物质等情况；预计完成准备的时限。

（2）灾害的态势：可能发生重大灾害的性质、发生的时间、地点、规模、伤亡情况；地方卫生资源、军队救援队、友邻救援队情况。

2. 了解保障情况　救援队保障人员应了解行动中保障部署形式、各保障分队的配置位置、展开时间、预备位置、保障救援的区分；物资储备规定；保障协同的内容、方式；前后运送道路使用规定以及通信、保障等。

3. 掌握灾难救援情况　上级灾难救援队的配置位置；灾难救援人力、物力加强数量和到达时间；上级灾难救援机关要求昼夜伤病员通过量；救援队人员思想情况、现有伤病员的数量及保障能力；地区灾难救援机关、救援队的展开地点、技术状况，预计卫生人员的数量和救援队分布情况，救援队卫生流行病学情况和自救互救、卫生防护水平等；地方受伤害群众的数量和分布情况等。

4. 掌握地理情况　救援地区的地形、道路、水源和社会情况；地方卫生资源可利用的程度；当地的气象、水文、潮汐和卫生流行病学情况。上述情况主要应来源于平时的灾难救援侦查与信息准确，少部分来源于上级的通报。这些情况对灾难救援保障的影响不是各自孤立的，而是彼此联系、相互制约的。因此，要把上述诸情况联系起来，分析其中对卫生应急救援的有利和不利因素，找出主观和客观存在的各种矛盾和解决办法，从而得出判断情况的结论。判断情况结论包括伤病员发生的数量，救援队人力、物力需要量的预计、筹措、分配和使用方案，对灾难救援力量部署的建议和工作要求等。

（四）修改预案

形成灾难救援保障建议：救援队领导在了解判断情况、初步形成灾难救援保障决心的基础上，应及时向上级提出灾难救援保障建议。灾难救援保障建议的主要内容包括以下十个方面。

1. 卫生应急救援有关情况　预计地方群众伤亡人数、受伤种类和分布，计算出灾难救援人力、物力的需求量及本级灾难救援技术、工作现状等。

2. 救援主要措施　包括灾难救援力量的分配和使用，本级和下级的救治范围，地方和救援队伤病员后送方式、道路药材储备与补充，灾难救援协同方案，卫生防疫与卫生防护的主要措施，临战灾难救援训练工作安排等。

3. 请求上级解决的问题　包括需要上级帮助解决的有关具体问题，请求加强人力、物力，药品器材的补充方式方法，经费补偿机制和标准，以及需要列入救援命令和后方指示的内容。

4. 必要的医学救援建议　救援队领导可根据灾难地域的地形、气候、季节等情况，向上级提出医学救援建议。例如，山区救援应换穿高腰救援鞋，以避免扭伤；地震救援必须建立观察哨，注意余震来临时预警和提醒大家转移，避免不必要的伤害。灾难救援保障建议通常在联合指挥机构(简称"联指")召开的会议上提出，也可口头或书面单独汇报，目的是求得联指领导的指示和对灾难救援情况的了解。之后，根据联指领导的指示，制定救援保障计划。救援保障建议的有关内容，还应同时向上级救援机关汇报。

5. 现地勘察　灾难救援现地勘察的主要内容包括：查看救治机构配置地点的地形、地幅、水源；灾难救援机构的转移点；伤病员后送道路的质量；了解地方医疗、防疫机构的布局、人员技术状况、床位数量、救治能力及可收治伤病员的数量；查明当地水质及卫生流行病学状况等。

6. 筹措药材和卫生运力　药材和卫生运力是完成救援时伤病员救治、医疗后送、卫生防疫的物质基础。救援队领导应根据救援和预计的伤亡人数，预算出药材和卫生运力的需求量，根据本级携带的药材品种、数量，及时请领和补充，采取逐级供应为主。就地筹措为辅的方法进行保障，特别要保障血液、氧气、液体等需要量的供应。卫生运力应以专用运力为主，如运力不足，主要依靠上级解决，也可积极主动地与军内外有关救援队协商，采取专用运力与回程运力相结合、军队运力与地方运力相结合的方式解决。运输工具的选择应根据救援地区的地形特点、具体条件及伤病员的伤势、伤类情况灵活使用。

7. 制定灾难救援保障计划　根据相应的预案，结合本次救援情况和领导的指示，制定本次救援的灾难救援保障计划。

8. 传达灾难救援保障任务　灾难救援保障计划经上级批准后，应迅速向所属救治机构传达，动员救援人员充分发挥主动性和创造性，坚决完成灾难救援保障任务。传达任务的方式可根据具体情况确定，若时间允许，应召开会议具体布置，统一认识；若时间紧急，可采取分别交代或在开进中交代等方式进行。

9. 组织灾难救援协同　灾难救援协同是灾难救援部之间、灾难救援部门与有关救援队之间、救援队与其他救援队之间所进行的协调配合活动。组织好灾难救援协同，发挥整体灾难救援力量的优势，是完成灾难救援、保障救援速度的重要措施。灾难救援协同应包括协同救援队的内容、方法、组织。

10. 检查准备情况　为了使各项准备工作落到实处，必须进行反复检查。检查的内容一般为：救援队的人员、装备是否落实；救援队自救互救训练的效果如何；救援队预防接种、预防服及各种卫生防护措施落实情况；各级救治机构的人员编组、药品器材、医疗装备是否齐装满员，专业训练是否达到要求；检查本级及下级灾难救援保障计划是否完善、周密，发现问题及时解决。完成准备工作后，应主动向上级汇报。

四、常见灾难事故的现场急救

(一)灾难现场的检伤分类

1. 检伤分类的目的　检伤分类(triage)是指根据患者需要得到医疗救援的紧迫性和救治的可能性决定哪些人优先治疗的方法,包括急救伤病员分类、ICU 伤病员分类、突发事故伤员分类、战场伤员分类、大规模伤员分类等。其中,大规模伤员分类适用于灾难救援时的伤员分类,其目的是在资源有限的情况下让尽可能多的伤员获得最佳的治疗效果。这种分类方法仅在救援人员、仪器设备、药品等可利用资源有限时采用,是战时和各种灾难发生时救治批量伤员应遵循的原则,其目的是分配急救优先权和确定需转送的伤员,是分级救治的基础。

2. 检伤分类的原则

(1)简单快速原则:平均每名伤病员分类时间≤1 分钟。

(2)分类分级原则:灵活掌握分类标准,先重后轻、合理调配。

(3)救命优先原则:灾难现场检伤分类一般不包括伤病员的治疗,但当出现气道梗阻等危及生命的情况,且应用简单手法即可缓解伤病员的紧急状况时,则先救后分或边救边分。

(4)自主决策原则:检伤人员有权根据现场需要和可利用资源等情况,自主决定伤员流向和医学处置类型。

(5)重复检伤原则:医护人员应每隔一段时间再次对伤病员进行伤情评估。

(6)公平有效原则:为尽可能挽救更多的伤病员,兼顾公平性和有效性是现场检伤分类的基本伦理原则。

3. 检伤分类的种类

(1)收容分类:是接收伤病员的第一步,目的是快速识别需挽救的伤病员,同时帮助其脱离危险环境,安排到相应区域接受进一步检查和治疗。

(2)数治分类:是决定救治实施顺序的分类。主要是将轻、中、重度伤病员分开,以便确定救治优先权。应首先评估伤病员的伤情严重程度,确定相应的救护措施,还需结合伤病员数量和可利用救护资源决定救治顺序。

(3)后送分类:是确定伤病员尽快转运到确定性医疗机构顺序的分类。应根据伤病员伤情的紧迫性和时受性、需采取的救护措施、可选择的后送工具等因素,决定伤病员后送顺序、后送工具及目的。

4. 常用检伤分类方法

(1)START 法:最为常用,是基于呼吸、心跳及精神状态的检伤分类方法。在此检伤分类过程中,救治方面一般仅做三项处理措施:开放气道、止血、抬高患肢。

(2)mp START:是用于受伤儿童(1~8 岁)检伤分类的方法。分组方法和分类依据与 START 相似,但基于儿童的生理特点对分类依据做了调整。

(3)SALT 法:是融检伤分类、紧急救治、后续处置与转送为一体的方法,适用于大规模伤亡事件的预检分诊系统,包括分类(S)、评估(A)、挽救生命(L)以及处置/转送(T)。

5.检伤分类的标志　在灾难现场通常以颜色醒目的卡片或胶带表示伤病员的分类（红、黄、绿、黑四色系统）。

(1)红色：代表危重伤，第一优先。伤情非常紧急，危及生命，生命体征不稳定，需立即给予基本生命支持，并在1小时内转运到确定性医疗单位救治。

(2)黄色：代表中重伤，第二优先。生命体征稳定，但有严重损伤，有潜在危险。此类伤病员应急救后优先送，在4~6小时内得到有效治疗。

(3)绿色：代表轻伤，第三优先。不紧急，能行走的伤病员，较小的损伤，可能不需要立即入院治疗。

(4)黑色：代表致命伤。指已死亡或没有生还可能性或治疗为时已晚的伤病员。

(二)灾难现场的救护

1.伤病员的安置　伤病员在检伤分类区经伤病情评估和分类后，安置于伤病员治疗区，治疗区一般设在比较安全的建筑物或帐篷内。如果伤病员人数不多，治疗区可与检伤分类区合并，以减少对伤病员的搬动；如果人数较多，则应将治疗区独立设置，以免互相干扰；如果人数众多，则需将治疗区、细分区合并为轻、中和重区，以提高抢救效率。

2.伤病员的现场救护

(1)灾难现场救护的原则：对危及生命的伤情，应充分利用现场条件，予以紧急救治，使其稳定或好转，为转送创造条件，尽最大可能确保伤病员的生命安全。

(2)现场救护的范围：对心脏骤停者，立即开放气道，看呼吸、心跳是否恢复，如仍未恢复且资源允许，行心肺复苏术；对昏迷者，安置合适体位，保持呼吸道通畅，防窒息；对张力性气胸者，用带有单向引流管的粗针头穿刺排气；对有活动性出血者，采取有效止血措施；对有伤口者行有效包扎；对疑有骨折者进行临时固定；对肠膨出、脑膨出者行保护性包扎；对开放性气胸者做封闭包扎；对休克或有休克先兆者行抗休克治疗；对有明显疼痛者，给予止痛药；对大面积烧伤者，给予创面保护；对伤口污染严重者，给予抗菌药物，防治感染；对中毒者，及时注射解毒药或给予排毒处理。

3.伤病员的转送护理

(1)转送指征。符合以下条件之一者可转送：伤情需要，现场不能提供确定治疗或处理后出现并发症者；伤病员或家属要求者，但需仔细评估确认伤病员不会因搬动和转送而使伤情恶化甚至危及生命。

(2)暂缓转送指征。有以下情况之一者应暂缓转送：休克未纠正，血流动力学不稳定者；颅脑外伤疑有颅内高压、可能发生脑疝者；颈髓损伤有呼吸功能障碍者；胸、腹部损伤后伤情不稳定，随时有生命危险者；被转送人员或家属依从性差。

(3)转送注意事项。

1)注意转送顺序：危及生命需立即治疗的严重创伤者—需急诊救治可能有生命危险者—需要医学观察的非急性损伤者—不需要医疗帮助或现场已死亡者。

2)保持通信畅通：转送方及接收方必须及时沟通有关转送及接收的要求与注意事项，并保持联系。

3）评估转送安全性：转送前再次全面评估并记录气道、呼吸、心率、脉搏、血氧饱和度和血压以及神经系统检查结果等，确保转送安全。

4）做好知情同意：向患者及家属交代病情，告知转送的必要性和途中可能的风险，征得同意并签字后实施转送。

（4）转送途中的护理要点。

1）担架转送伤病员的护理。①安置合理体位：一般取平卧位，如有特殊伤情，可根据病情采取不同体位。②防止坠床：妥善系好固定带，行进过程中保持担架平稳，防止颠簸，防止伤病员从担架上跌落。③注意舒适护理：注意保暖、防雨、防暑。④加强病情观察：应使伤病员的头部向后、足部在前，方便病情观察，发现变化，及时处理。

2）卫生车辆转送伤病员的护理。①准备车辆和器材：对汽车或列车车厢统一编号，备好各种物资、器械、药材、护理用具和医疗文件等。②伤病员的准备：根据伤病情及有无晕车史等遵医嘱给予止痛、止血、镇静、防晕车等药物。③妥善安排登车：将出血、骨折、截瘫、昏迷等重伤员安排在下铺，每台车或每节车厢安排1~2名轻伤员，协助观察和照顾重伤员。④安置合理体位，防坠床。⑤加强病情观察，保证途中治疗。⑥下车时的护理：安排危重伤病员先下车，清点伤员总数，了解重伤员，做好交接。

3）卫生船转送伤病员的护理。①防晕船：晕船者预先口服茶苯拉明（乘晕宁）。②防窒息：有昏迷、晕船呕吐者将其头转向一侧，随时清除呕吐物。③妥善固定：使用固定带将伤病员固定于舱位上。④保持自身平衡，妥善实施护理操作。⑤加强病情观察，保证途中治疗。

4）空运伤病员的护理。①合理安放伤病员的位置：大型运输机中伤病员可横放两排，留出过道，休克者应头部朝向机尾。若为直升机，伤病员应从上至下逐层安置担架，重伤员应安置在最下层。②加强呼吸道护理：空中温度和湿度均较低，对气管切开者应用雾化器、加湿器等湿化空气，或者定时给予气管内滴入等渗盐水。对使用气管插管者，应减少气囊中注入的空气量，或者改用盐水充填，以免在高空中气囊过度膨胀压迫气管黏膜造成缺血性坏死。③特殊伤情的护理：外伤致脑脊液漏者，因气压低会导致漏出量增加，需用多层无菌纱布保护，及时更换敷料，预防逆行感染。中等以上气胸或开放性气胸者，空运前应反复抽气，或做好胸腔闭式引流，使气体减少至最低限度。④其他护理工作同陆路转送的护理。

（三）交通事故的救护

交通事故伤（traffic crash injury）是指交通事故时因机械力作用于机体造成的组织损伤和功能障碍。在道路交通事故中，车、路及人三个因素在力的作用下对人体造成伤害，作用力的大小、方向决定了损伤的程度。交通事故伤有数个类型，如撞击伤、烧伤、碾压伤、爆炸伤等，其中撞击伤最常见，同时由于其致伤因素多，多发伤和复合伤发生率比较高。

1. 主要伤情

（1）机械性损伤：包括人体各部位的擦伤、挫伤、撕裂伤与撕脱伤、脱位、骨折、肢体离断、贯通伤等，其中以头面部及四肢损伤比例最高，其次为胸腹部和脊柱伤。交通事故伤中骨折发生率高，其次为多发伤、复合伤，严重颅脑、胸部损伤及大出血为主要致死原因。

（2）非机械性损伤：是指在交通事故中非机械原因所致的机体损伤，如淹溺、烧伤等。

2. 救援要点

（1）检伤分类：首批救援人员赶到现场后应迅速评估现场情况，确定是否需要增援，并设置必要的警戒线和警戒标志；谨慎解除危险，尽快使正在受到威胁的人员和财产脱离险境；专人负责对伤员按照上述原则进行检伤分类并填写伤员分类卡，以确定需立即现场处置生命垂危的伤员及需优先送到医院的重伤员。

（2）现场救护

1）外出血时对伤口进行加压包扎止血，如果伤口内有碎骨片、玻璃碎片或插入异物、腹腔脏器脱出等情况，则包扎时可不加压；四肢出血可使用止血带临时止血，注意醒目标识止血带的应用时间及放松时间；深部组织出血，可采用敷料填塞加压包扎止血；喷射状出血可采用钳夹止血。

2）内出血时，应迅速建立静脉通道，立即送往附近医院手术止血。

3）损伤性窒息：予半卧位、头偏向一侧，松解颈部衣扣，清除口腔血块及异物；舌后坠影响呼吸时，设法将舌牵拉至口外固定，有条件时使用口咽通气道；必要时现场进行环甲膜穿刺或气管切开；给氧。

4）头部损伤：注意观察有无颅内出血及颅骨骨折等情况。

5）胸腹损伤：注意危及生命伤情的处理，如出血性休克、血气胸、脏器破裂等，对开放性气胸者，用厚敷料在伤员呼气末将伤口暂时封闭，并做加压包扎；腹部脏器脱出时予以洁净敷料覆盖、固定，不可把已脱出脏器送回腹腔。

6）骨折：四肢骨折、关节伤应在现场加以固定，可采用夹板固定，也可利用躯干或健肢固定，脊柱损伤需妥善固定，并采取轴线搬运，防止继发损伤。

（3）肢体离断：对离断肢体残端行止血包扎，离断肢体用洁净敷料包裹并低温保存，迅速随伤员送往医院。

3. 转送护理　根据伤员的检伤分类情况，对伤员实施正确及时的搬运与转送。

（四）地震灾害的救护

地震灾害（earthquake disaster）是指地震造成的人员伤亡、财产损失、环境和社会功能的破坏，具有突发性、不可预测性、频度较高、次生灾害严重和社会影响大等特点。

1. 主要伤情

（1）机械性损伤：坍塌的建筑物、家具等砸压和掩埋人体所致的机械力学损伤，以四肢远端骨折和软组织伤最常见，占60%~70%，其次为脊柱损伤、胸腹部损伤。

（2）坠落伤：多因受灾人员在地震发生时跳楼所致。

（3）完全性饥饿：受灾人员长时间被困于废墟中，断食断饮，体内储存物质耗竭，导致代谢紊乱、虚脱而濒临死亡。

（4）挤压综合征：受灾人员长时间受坍塌重物挤压，肌肉组织缺血坏死，并释放大量有害物质进入体内,可导致休克和肾衰竭。

(5)其他:地震不仅可造成严重的原生灾害,还可引发许多次生灾害,如火灾、水灾、毒气泄漏等,这些次生灾害可致烧伤、淹溺等伤害。

2.救援要点

(1)检伤分类:由经验丰富的医护人员迅速按照程序对所有伤员进行检伤,并按轻、中、重、死亡标志分类,根据分类结果将伤员安置到不同区域以便快速处置,注意对伤员的动态评估和再检伤。

(2)现场救护。

1)呼吸道:保持呼吸道通畅,防止持续性污染物的吸入,给氧。

2)对发生心脏骤停者立即进行心肺复苏术。

3)骨折:就地取材,对骨折部位进行固定,固定前后注意评估神经血管情况。

4)对休克患者应及时止血、镇痛、镇静、液体复苏。但对活动性出血休克患者,在彻底手术止血以前,则主张限制性液体复苏。

5)挤压综合征:迅速建立静脉通道,尽早补充液体,注意在解除挤压前尽快进行扩容治疗;如不能立即静脉补液,可口服补充含碳酸氢钠的液体,必要时在局部进行止血带短期结扎直至给予静脉补液;监测血压、尿量和受压局部情况。

3.转送护理　地震灾区大规模救援和转送通常采用军队作战模式,主要的转送方式有三种:飞机后送、卫生列车后送和普通客车后送。具体转运技术可参阅本书相关内容。

(五)火灾的救护

火灾(fire)是一种不受时间、空间限制,发生频率最高的灾害。发生火灾必须同时具备三个条件:可燃物、助燃物、引火源。随着经济建设的快速发展,新能源、新材料、新设备的广泛开发利用,火灾发生频率越来越高,造成的损失也越来越大,已成为我国发生频率最高、破坏性最强、影响最大的灾难之一。

1.主要伤情

(1)火焰烧伤:在火灾中,人体直接与大火接触引起烧伤。

(2)热烟灼伤:火灾中流动的高温烟雾可致呼吸道灼伤,造成组织肿胀,阻塞呼吸道而导致窒息死亡。

(3)浓烟窒息:火灾中物体燃烧会生成大量的烟气,当人吸入高浓度烟后,大量的烟尘微粒有附着作用,导致气管及支气管严重阻塞,损伤肺泡壁,造成严重缺氧而窒息死亡。

(4)中毒:火灾中的烟雾往往含有有毒气体,可迅速致人昏迷,并强烈刺激人的呼吸中枢和肺部,引起中毒性死亡。资料显示,火灾中死亡的主要原因是吸入有毒气体。

(5)砸伤、埋压:火灾中可发生建筑物构件坍塌、吊挂物件坠落等,导致砸伤、埋压遇险人员及救援人员。

(6)刺伤、割伤:火灾过程中可发生许多建筑材料爆裂及玻璃碎裂,形成各种形式的利刃物体,随时可致机体刺伤、割伤,甚至引起失血性休克而死亡。

2.救援要点

(1)检伤分类:初步估计烧伤面积和深度判断伤情,注意有无吸入性损伤、窒息、低血容量、骨折、中毒等情况。

（2）现场救护。

1）烧伤：①迅速撤离火场。②保持呼吸道通畅，给氧。③现场可给予镇痛药，口服淡盐水。④现场烧伤创面一般不做特殊处理，Ⅰ度烧伤可用冷水连续冲洗或浸泡，既可减轻疼痛，又可防止余热继续损伤组织，注意保护创面。⑤呼吸心跳停止者，若资源允许，立即进行心肺复苏。⑥化学烧伤：立即剪掉被污染的衣物，用清水持续冲洗创面 30 分钟以上。

2）中毒：①迅速将伤员移至通风处。②清除口鼻分泌物和炭粒，保持呼吸道通畅，给氧。③窒息及呼吸、心脏骤停者，立即开放气道，如呼吸、心跳仍未恢复且资源允许，立即行心肺复苏术、气管切开术或机械通气。④清醒者，注意有无晕厥史，应送往医院接受进一步检查。

3）机械性损伤：按照相应医疗救援程序予以处理。

3.转送护理　在做上述处理后，应尽早转送伤员至医院接受治疗。特大面积烧伤患者（烧伤面积大于 70%）应在伤后 1 小时内送到指定医院，特重烧伤者（总面积大于 50% 或Ⅱ度烧伤大于 20%）应在伤后 4 小时内送到。临床上应根据具体情况而定，如果伤员一旦休克，均应就地进行抗休克治疗，不可匆忙转运，以免加重伤情。转运途中需及时补液，并进行血流动力学和血氧饱和度监测。

（六）水灾的救护

水灾（floods）是指一个流域内因集中大暴雨或长时间降雨，导致该流域内江、河、湖水位异常升高，超过其泄洪能力而漫溢两岸或造成堤坝决口致使水泛滥的自然灾害。据联合国统计，全球因水灾造成的人员伤亡和经济损失，占自然灾害首位。

1.主要伤情　水灾受害人员多以淹溺为主，也可出现机械性损伤、电击伤、虫蛇咬伤和掩埋窒息等伤害。

（1）淹溺：水灾中伤员可能会呛入泥沙、水草等异物导致窒息，或吸入大量水导致肺水肿、电解质紊乱等，轻者可有胸闷、咳嗽等表现，重者出现面部肿胀、皮肤黏膜苍白或发绀、心力衰竭、肺水肿，甚至呼吸心跳停止。此外，身体长期浸泡于洪水中可致低体温。

（2）机械性创伤：洪水冲撞倒塌的建筑物以及山石、树木冲撞均可导致人体损伤。

（3）电击伤：洪水毁坏输电设备或建筑物内电器设备，致人触电、雷电击伤。

（4）虫蛇咬伤：灾民为躲洪水可能居住野外，受到蛇、虫的袭击致伤，咬伤处可出现痛痒、肿胀、疼痛或出血，严重时甚至危及生命。

（5）传染性疾病：水灾后人畜尸体腐烂、水源污染严重、蚊蝇滋生，可导致流行性出血热、细菌性痢疾、伤寒等传染病的爆发流行。

2.救援要点

（1）检伤分类：在较宽敞的场所进行伤情评估，快速识别需紧急救治的伤员，如窒息、创伤大出血等，注意对可疑传染病员的防护与隔离。

（2）现场救护。

1）淹溺：①立即把淹溺者从水中救出，移至陆地或船上，施救者注意自身安全，适当借助救生工具。②迅速清除口鼻内的污泥、杂草，保持呼吸道通畅。③淹溺所致呼吸心跳停止者，如条件许可，立即行心肺复苏术。④注意保暖，去除湿衣物，口服热饮。

2）机械性损伤：按照相应医疗救援程序进行处理。

3）电击伤：迅速关闭电源，用木棍等绝缘物体挑开电线；施救者在保证自己与地面绝缘的情况下拉开伤员；将伤员平卧，解开衣扣，保持呼吸道通畅；呼吸、心跳停止者立即行心肺复苏。

4）毒蛇咬伤：立即用绷带由伤口的近心端向远心端包扎，包扎时以能放入一个手指为宜，以减少毒素扩散与吸收；用清水、双氧水或肥皂水冲洗伤口；有条件时可口服和外敷"季德胜蛇药片"，尽早应用抗蛇毒血清。

5）传染性疾病：从管理传染源、切断传播途径及保护易感人群等环节进行救护。

3. 转送护理 水灾伤员的转送原则是尽早、尽快、就近。

（七）矿难的救护

矿难是指在采矿过程中发生的事故，常见的矿难有瓦斯爆炸、煤尘爆炸、透水事故、矿井失火、板顶坍塌等。全球每年至少有数千人死于矿难，而我国更为严重，特别是一些技术和设备简陋的中小矿井，问题更为突出。

1. 主要伤情

（1）爆炸伤/烧伤：煤矿瓦斯爆炸产生的瞬间温度可达 1850℃～2650℃，压力可达初压的 9 倍。爆炸源附近气体以每秒数百米以上的速度向外冲击。发生矿难后，矿工只要未及时脱离，均有可能被烧伤。

（2）窒息、中毒：爆炸后氧浓度降低，生成大量一氧化碳、硫化氢、二氧化氮等气体，有窒息和中毒的危险。此外，顶板坍落、人体受埋压、口鼻被阻塞等也可导致窒息。

（3）淹溺：矿井区的水源有大气降水、地表水、含水层水、断层水及旧巷或采空区积水等。矿山突然涌水，大量水流可瞬间淹没整个井下巷道，导致井下矿工淹溺。

（4）机械损伤：多因矿山冒顶所致，主要包括挫伤、肢体骨折、挤压伤、多发伤等。

2. 救援要点

（1）检伤分类：按检伤分类原则对伤员进行快速评估与分类处置。

（2）现场救护。

1）爆炸伤/烧伤：保持呼吸道通畅，充分给氧；止血、保护创面、固定骨折部位、镇痛处理、抗休克治疗及防治感染。

2）窒息、中毒：立即将患者转运至通风良好处，保持呼吸道通畅，给氧；根据中毒情况采取相应救护措施，如硫化氢中毒可把含氯溶液的纱布放入伤员口腔内解毒，二氧化硫中毒应给伤员口服牛奶、蜂蜜或用苏打溶液漱口减轻刺激。

3）淹溺、机械性损伤：按照相应医疗救援程序实施救护。

本章小结

　　院前急救(prehospital emergency medical care)是急诊医疗服务体系的一个重要组成部分，是指急、重、危、伤病员进入医院以前的医疗救护，包括现场紧急处理和转运途中的监护。其基本原则是先救命，后治病。具体涵盖6个急救原则：①先复苏后固定；②先止血后包扎；③先重伤后轻伤；④先救治后运送；⑤急救呼救并重；⑥搬运与医护的一致。

　　由于院前急救具有突发性、紧迫性、艰难性、灵活性、关键性等特点，救护人员一定要利用所携带的医疗器械、设备和救护物品对患者立即救治，以达到保全生命、缓解疼痛和防止疾病恶化的目的。如快速、有序地进行护理体检，紧急采取有效的初步急救处理以后，应快速将患者转至医院，让患者能尽早接受专科医生的治疗，对减少伤残率至关重要。决定患者转运的基本条件是：在搬动及转运途中，确保患者不会因此而危及生命和使病情急剧恶化。

　　灾难事故预警是在灾害以及其他需要提防的危险发生之前，根据以往总结的规律或观测得到的可能性前兆，向相关部门发出紧急信号，报告危险情况，以避免危害在不知情或准备不足的情况下发生，从而最大限度地减低危害所造成的损失的行为。预警信号由名称、图标、标准和防御指南组成，分为台风、暴雨、暴雪、寒潮、大风、沙尘暴、高温、干旱、雷电、冰雹、霜冻、大雾、霾、道路结冰等。预警信号的级别依据气象灾害可能造成的危害程度、紧急程度和发展态势一般划分为四级：Ⅳ级(一般)、Ⅲ级(较重)、Ⅱ级(严重)、Ⅰ级(特别严重)，依次用蓝色、黄色、橙色和红色表示。

　　救护人员根据灾难事故预警信号级别采取相应的应急预案及响应措施，即根据医疗救援的紧迫性和救治的可能性进行检伤分类；根据伤情妥善安置伤病员，对危及生命的伤情，应充分利用现场条件，予以紧急救治，使其稳定或好转，为转送创造条件，尽最大可能确保伤病员的生命安全。

(高传英)

学习测验

第四章

生命支持技术

生命支持技术PPT

学习目标

识记：1. 能复述心脏骤停的原因和临床表现。
　　　2. 能复述"成人生存链"的组成。
理解：1. 能分析心脏骤停时常见的心律失常类型。
　　　2. 能归纳心脏骤停自主循环恢复后患者的处理要点。
运用：能正确演示成人心肺复苏的基本步骤。

　　我国院外心脏骤停的发生率约为 54.4 万次/年，生存率仅为 1%。心脏骤停一旦发生，如得不到及时的抢救复苏，4~6 分钟后便会造成大脑和其他人体重要器官组织的不可逆损害。1 分钟内实施胸外心脏按压，抢救成功率可达 90%；4 分钟内实施胸外心脏按压，成功率约为 50%；每延误 1 分钟抢救成功率下降 10%。因此心脏骤停后的心肺复苏必须在现场立即进行。

第一节　心脏骤停

预习案例

患者，男，55岁，近两日频发胸痛症状，予急诊内科排队就诊时，突发意识丧失。

思考

1. 该患者可能的诊断是什么？诊断依据是什么？

2. 如何对该患者进行急救？

3. 复苏后该如何处理？

心脏骤停（sudden cardiac arrest，SCA）是指各种原因导致的心脏射血功能的突然中止，致全身组织缺血缺氧，会造成全身组织器官尤其是心、脑的不可逆损害甚至死亡，是临床上最危重的急症。应尽早进行高质量的心肺复苏，建立和维持有效的循环、气道和呼吸，以提高患者的存活机会，改善复苏后的生存质量。

一、心脏骤停的病因

（一）心源性病因

因心脏本身的病变所致，绝大多数心源性猝死发生者为有器质性心脏病的患者。冠心病是成人心脏骤停最常见的病因，占心源性猝死的80%，大多发生在急性症状发作1小时内。急性病毒性心肌炎、梗阻性肥厚型心肌病、夹层动脉瘤、主动脉发育异常（如马方综合征）、主动脉瓣狭窄、病态窦房结综合征、急性心源性脑缺血综合征（阿斯综合征）等，均可导致心肌供血不足或心律失常而引起心脏骤停。

（二）非心源性病因

由于其他疾病或因素影响心脏的病因，如触电、溺水、药物中毒、脑血管病变、严重创伤、严重电解质与酸碱平衡失调、麻醉意外等。

二、心脏骤停的类型

根据心脏活动情况和心电图表现，心脏骤停可表现为心室颤动、心脏停搏和无脉性电活动。

(一)心室颤动

心室颤动(ventricular fibrillation，VF)简称室颤，是指心室肌发生极不规则的快速而又不协调的颤动，心电图表现为 QRS 波群消失，代之以大小不等、形态各异的颤动波，频率可为 200~600 次/分(图 4-1)。

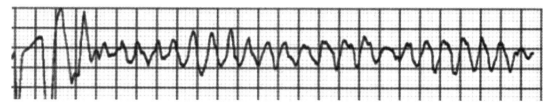

图 4-1　心室颤动心电图

(二)心脏停搏

心脏停搏(heart arrest，HA)又称心室静止，是指心脏的一切活动消失，心电图呈一条直线，或偶见 P 波，无任何心室活动波形(图 4-2)。

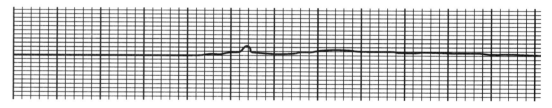

图 4-2　心脏停搏心电图

(三)无脉性电活动

无脉性电活动(pulseless electrical activity，PEA)旧称心电—机械分离，是指心脏有持续的电活动，但失去有效的机械收缩功能。心电图可呈缓慢、宽而畸形、振幅较低的 QRS 波群(图 4-3)。

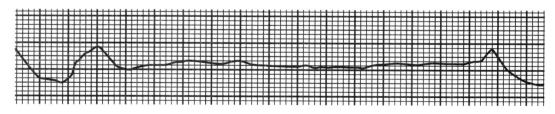

图 4-3　无脉性电活动心电图

上述三者的共同特点是心脏丧失有效泵血功能、组织无血流灌注而引起相同的临床表现。其中以室颤最为常见，室颤多发生于急性心肌梗死早期或严重心肌缺血时，是冠心病猝死的常见原因，但其复苏成功率最高。心脏停搏多见于麻醉意外、外科手术及严重的水、电解质、酸碱平衡失调等。无脉性电活动多为严重心肌创伤的表现，常为左心室衰竭的终期表现，也可见于张力性气胸和急性心包压塞时。

三、心脏骤停的临床表现

心脏骤停的典型"三联征"包括：意识丧失、呼吸停止和大动脉搏动消失。具体表现为：

（1）意识突然丧失，或全身短暂性抽搐。

（2）大动脉搏动消失，触摸不到颈动脉、股动脉搏动。

（3）呼吸停止或先呈叹息样呼吸，继而停止。

（4）面色苍白或发绀。

（5）双侧瞳孔散大固定。

（6）可伴有因脑缺血、缺氧引起的抽搐和大小便失禁，随即全身肌张力丧失。

第二节 心肺脑复苏

凡是抢救生命的措施，都可称为复苏。狭义的复苏指针对心跳、呼吸停止所采取的抢救措施，即应用胸外心脏按压或其他方法形成暂时的人工循环并恢复心脏自主搏动和血液循环，用人工通气代替自主呼吸并恢复自主呼吸，达到促进苏醒和挽救生命的目的，称为心肺复苏（cardio pulmonary resuscitation，CPR）。

CPR 的最终目的是恢复患者的脑功能，即恢复意识，故复苏概念已外延至"心肺脑复苏"（cardio pulmonary cerebral resuscitation，CPCR）。CPCR 的黄金时间是 4~6 分钟，一旦发生心脏骤停，必须争分夺秒地进行抢救。

心肺复苏发展史（PPT）

1992 年 10 月，美国心脏协会（American Heart Association，AHA）正式提出生存链（chain of survival）概念。成人生存链（adult chain of survival）是指对突然发生心脏骤停的成人患者采取一系列规律有序的抢救步骤及规范有效的救护措施，将这些抢救环节以环链形式连接起来，就构成了一个挽救生命的生存链。生存链中各个环节必须环环相扣，中断任何一个环节，都可能影响患者的预后。《2020 美国心脏协会（AHA）心肺复苏（CPR）及心血管急救（ECC）指南》（以下简称指南）对 2010 年的"五环"生存链进行调整，指出生存链包含以下基本要素：预防心脏骤停的发生，随时做好救治准备，激活急救反应系统，进行高质量的 CPR，及时合理的高级生命支持干预，完善的复苏后救治以及康复。此外，该指南将成人生存链按院内心脏骤停(IHCA)和院外心脏骤停(OHCA)的患者进行划分,以明确患者获得救治的不同途径(图4-4)。

完整的CPCR包括基础生命支持、高级心血管生命支持和心脏骤停后的治疗。

IHCA

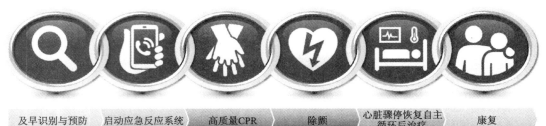

| 及早识别与预防 | 启动应急反应系统 | 高质量CPR | 除颤 | 心脏骤停恢复自主循环后治疗 | 康复 |

OHCA

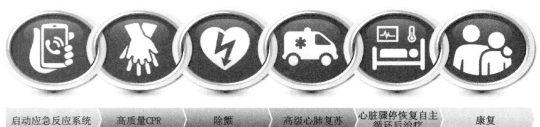

| 启动应急反应系统 | 高质量CPR | 除颤 | 高级心肺复苏 | 心脏骤停恢复自主循环后治疗 | 康复 |

图4-4 成人生存链

课程思政

当代大学生要有慎独、严谨的品行,要有爱伤观念和保护患者隐私的意识,有较高的人文、社会科学素养,以及在急救时不怕脏、不怕累的奉献精神,保持关爱生命、关爱社会、关爱他人的美好情感与价值观。通过课程学习,在急救工作实践中体现着对生命的尊重意识、对患者的关怀精神、对医学的奉献精神以及对科学的追求精神。

一、基础生命支持

基础生命支持(basic life support,BLS)又称初期复苏或现场急救,是CPCR最重要、最基础、最核心的内容,包括CABD四个步骤:C(circulation)即胸外心脏按压,A(assessment、airway)即判断有无意识、开放气道,B(breathing)即人工呼吸,D(defibrillation)即电除颤。

（一）识别判断

施救者在确认现场环境安全的情况下拍打患者的肩膀，并大声呼喊"你怎么了？"以观察患者有无语言或肢体反应来判断患者有无意识。检查呼吸时要暴露患者胸腹部皮肤，直接观察有无胸腹部起伏，识别时间应至少 5 秒但不超过 10 秒。不再推荐"一看二听三感觉"的呼吸识别方法，以免延误急救时机，而是精简为"一看"，强调对无反应且无呼吸或仅有叹息样呼吸的患者，应怀疑发生了心脏骤停。2010 年指南不再强调检查脉搏的重要性，对于非专业急救人员，只要发现患者无反应、无自主呼吸，就应按心脏骤停处理，立即实施 CPR。对于专业人员，检查脉搏的时间一般也不能超过 10 秒，若 10 秒内仍不能确定有无脉搏，应立即求助于应急反应系统并开始 CPR。

（二）启动应急反应系统

在院外，如果患者无反应，应立即呼叫帮助，请他人或通过手机拨打 120，启动应急反应系统，有条件的可同时获取自动体外除颤仪（AED）。在院内，判断患者无反应、无呼吸、无大动脉搏动时，应立即呼叫医护团队或应急小组，获取除颤仪等急救设备与物品。

（三）胸外心脏按压

胸外心脏按压是对胸骨下段有节律地进行按压，通过增加胸膜腔内压或直接挤压心脏产生血液流动，可为心脏和脑等重要器官提供一定含氧的血流。对倒地至第一次电除颤时间超过 4 分钟的患者，胸外心脏按压更为重要。有效的胸外心脏按压可产生 60~80 mmHg 的收缩期动脉峰压。

1. 患者体位　患者仰卧于坚实的平面上，头部位置尽量低于心脏，使血液容易流向头部。如果患者躺卧在软床上，应在肩背下垫按压板，以保证按压的有效性。

2. 按压部位　成人乳头连线与胸骨交界处，即胸骨下 1/3 处（图 4-5）。婴儿按压部位在两乳头连线之间稍下方的胸骨处。

3. 按压手法　施救者位于患者一侧，可采用跪式或站在脚踏凳上进行操作，以一手掌根部置于按压部位，另一只手重叠于其手背之上，手指并拢或互相握持，只以手掌根部接触患者胸骨（图 4-6）。按压时上半身前倾，腕、肘、肩关节伸直，以髋关节为支点，借助上半身的重力垂直向下用力按压（图 4-7），按压和放松的时间大致相等。按压期间，保证胸廓完全回弹，放松时手掌根部不能离开胸壁，以免按压点移位；也不能倚靠在患者胸壁上施加任何压力，以免影响胸廓回弹。尽量减少胸外心脏按压中断的次数及缩短每次间隔的时间，或尽可能将中断控制在 10 秒钟以内。按压时应高声匀速计数，以提醒按压的频率和次数。

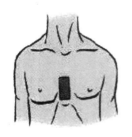

图4-5　胸外心脏按压部位

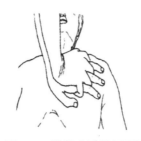

图4-6　胸外心脏按压手法

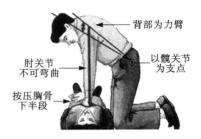

图4-7　胸外心脏按压姿势

4.按压—通气比　成年患者的按压频率为100~120次/分钟(15~18秒钟完成30次按压),按压深度为5~6 cm,应避免过度按压和按压深度不足。8岁以下儿童患者按压深度至少达到胸廓前后径的1/3,婴儿大约4 cm,儿童大约为5 cm。当按压频率大于120次/分钟时,按压深度会随着频率增加而减少。不论单人或双人心肺复苏,按压与通气之比均为30:2。对于儿童和婴儿,单人心肺复苏时,按压/通气比例同成人;但当双人心肺复苏时,按压/通气比例为15:2,因为儿童和婴儿发生心脏骤停多是由于呼吸因素所致。为保证高质量的胸外心脏按压,避免按压者疲劳和胸部按压质量降低,有两个或多个施救者时,应每2分钟或5组CPR(包括30次按压和2次人工呼吸)更换按压者。换人操作时间应在5秒钟内完成,以减少胸部按压中断的时间。

心肺复苏操作:
场景一(视频)

心肺复苏操作:
场景二(视频)

(四)开放气道

1.去除口腔及气道内异物　如无颈部创伤,清除口腔中的异物时,用一只手按压开下颌,用另一只手的食指将固体异物勾出,再用指套、手指缠绕纱布清除口中液体分泌物,有义齿者应取下义齿。

2.开放气道的方法

(1)仰头抬颏法:适用于无头、颈部创伤的患者。施救者一只手小鱼际放在患者前额,并向下压;同时,另一只手的食指、中指放在患者颏部骨性部分,向上提起,使下颌角、耳垂连线与地面垂直(图4-8)。

(2)托颌法:施救者站于患者头部,将肘部支撑在患者所处的平面上,用两手将其左右下颌角抬起,同时使其头后仰(图4-9)。

(五)人工通气

如果患者没有呼吸或不能正常呼吸,应立即给予人工通气。给予人工通气前,正常吸气即可,无需深呼吸。

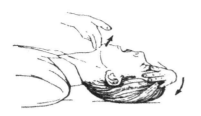

图 4-8　仰头抬颏法

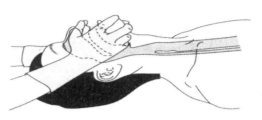

图 4-9　托颌法

1. 口对口人工通气　施救者用按压前额的拇指与食指捏紧患者的鼻翼下端→以嘴唇封住患者的口部→正常吸气后缓慢吹气(约 2 秒)，胸廓明显抬起→松口、松鼻，使使者每分钟被动呼气 10~12 次(图 4-10)。进行口对口人工通气时应注意避免过度通气。

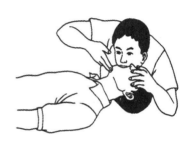

图 4-10　口对口人工呼吸

2. 口对鼻人工通气　对口腔严重损伤、牙关紧闭者可进行口对鼻人工通气。患者头后仰，一只手按压前额，另一只手上抬下颌并把嘴合住→深吸一口气→用口封住患者的鼻子并向鼻腔吹气→将口从鼻上移开，让气体被动呼出。

3. 简易呼吸球囊人工通气　简易呼吸球囊由一个有弹性的球囊、进气阀、面罩组成(图 4-11)。在保持气道通畅的前提下，施救者一手的中指、无名指和小指置于患者下颌部保持患者张口，食指、大拇指置于面罩上，并呈 EC 手法(图 4-12)，另一只手通过挤压球囊进行人工呼吸。每次通气挤压成人球囊 1/2 左右，提供大约 600 mL 的潮气量。

简易呼吸球囊使用方法（视频）

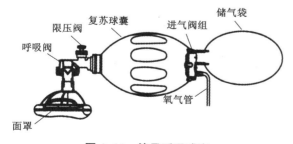

图 4-11　简易呼吸球囊

限压阀　复苏球囊　进气阀组　储气袋
呼吸阀
面罩　氧气管

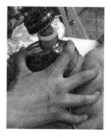

图 4-12　EC 手法

（六）早期除颤

心脏骤停时，最初最常见的心律失常是室颤，终止室颤最有效、最迅速的方法是除颤。除颤具有时间效应，每延迟除颤 1 分钟，复苏成功率下降 7%~10%。如果能在意识丧失的 3~5 分钟内立即开展 CPR 和除颤，患者存活率是最高的。

当目击院外、院内心脏骤停发生时，如能即刻取得除颤仪，施救人员应立即进行 CPR 并尽早除颤。对于非目击的心脏骤停(>4 分钟)，推荐先进行 5 个 30:2 循环后再进行除颤，除颤后进行 5 个循环 CPR 后再检查脉搏和心律，必要时再进行另一次电击除颤。

成人除颤单相波首次能量为 360 J，双相波能量为 120~200 J，后续除颤能量相同或选择更高能量。婴儿与儿童除颤能量与体重相关，为 2~4 J/kg，但不能超过 10 J/kg 或成人剂量。右侧电极位置为胸骨右缘第 2~3 肋间(心底部)，左侧电极放于左乳头水平腋中线处(心尖部)(图 4-13)。除颤时确保所有人员未接触患者及病床。

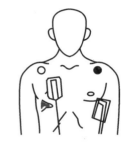

图 4-13　除颤电极位置

（七）心肺复苏效果判断

（1）大动脉搏动：按压有效时，每一次按压可以摸到颈动脉搏动；如搏动随着按压停止而消失，则应继续胸外心脏按压；如停止按压后颈动脉仍然跳动，说明自主循环已恢复。

（2）呼吸：出现自主呼吸时，并不意味着可以停止人工通气，如果自主呼吸微弱，仍应坚持人工辅助通气。

（3）瞳孔：复苏有效时，瞳孔由大变小，并有对光反射；如瞳孔由小变大、固定，则说明复苏无效。

电除颤（视频）

（4）面色（口唇）：复苏有效时，可见面色由发绀转为红润；如若变为苍白，则说明复苏无效。

（5）神志：复苏有效时，可见患者眼球活动，甚至手脚抽动。

（八）终止复苏的指征

现场 CPR 应坚持进行，不可武断地作出停止 CPR 的决定，如符合下列条件，现场施救人员方可考虑终止复苏：

（1）CPR 持续 30 分钟以上，心跳、呼吸未恢复。

（2）脑死亡：包括大脑、小脑和脑干在内的全脑功能不可逆性的完全丧失，表现为：深度昏迷、对刺激无任何反应、瞳孔散大固定、对光反射消失。

（3）现场危险威胁到施救人员安全。

（4）医学专业人员判断患者死亡、无救治指征。

（九）基础生命支持要点总结

基础生命支持要点总结见表4-1。

表4-1　基础生命支持要点总结

内容	成人和青少年	儿童 （1岁至青春期）	婴儿 （不足1岁，新生儿除外）
现场安全	确保现场环境对施救者和患者均是安全的		
识别心脏骤停	检查患者有无反应，并在10秒内同时检查患者的呼吸和脉搏 无呼吸或仅是叹息样呼吸，即呼吸不正常 不能在10秒内明确感觉到脉搏		
启动应急反应系统	如果为无人目击的猝倒，施救者是独自一人且没有手机，则施救者可以先进行2分钟心肺复苏，然后离开患者启动应急反应系统并取得AED，开始心肺复苏 如果旁边有其他人员，可请旁人前往取得AED，施救者则立即开始心肺复苏；取得AED后尽快使用		
无高级气道的按压—通气比	1或2名施救者 30:2	1名施救者　30:2 2名以上施救者　15:2	
有高级气道的按压—通气比	以100~120次/分钟的速率持续按压 每6秒给予1次呼吸（每分钟10次呼吸）		
按压速率	100~120次/分钟		
按压深度	至少5 cm，不应超过6 cm	至少为胸部前后径的1/3（约5 cm）	至少为胸部前后径的1/3（约4 cm）
手的位置	将双手放在胸骨的下1/3处	将双手或一只手（对于很小的儿童可用）放在胸骨的下半部	1名施救者：将2根手指放在婴儿胸部中央，乳头连线正下方 2名以上施救者：将双手拇指环绕放在婴儿胸部中央，乳头连线正下方
胸廓回弹	每次按压后使胸廓充分回弹；不可在每次按压后依靠在患者胸骨上		
尽量减少中断	胸外心脏按压中断时间限制在10秒以内		

二、高级心血管生命支持

高级心血管生命支持（advanced cardiac life support，ACLS）是在BLS的基础之上，由专业急救、医务人员应用辅助设备、特殊技术和药物等所提供的一系列复苏措施。ACLS也可归纳为ABCD四个步骤，即A建立人工气道；B机械通气；C建立液体通道，使用血管升压药及抗心律失常药；D寻找心脏骤停原因。

(一)人工气道

1.口咽通气道　主要用于浅昏迷、不需要气管插管的患者。口咽通气道为 J 形装置,可置于舌上方,从而将舌和咽下部软组织从咽后壁分开(图 4-14)。

2.鼻咽通气道　用于牙关紧闭或颌面部创伤不能使用口咽通气道者,对于疑有颅骨骨折患者应慎用(图 4-15)。

3.气管插管　如条件许可,应尽早进行气管插管,因其可保持气道通畅,清除呼吸道分泌物,保证有效通气量,为给氧、机械通气、气管内给药等提供条件(图 4-16)。

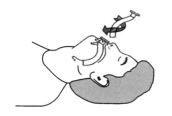 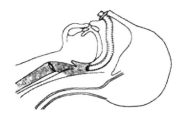 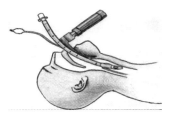

图 4-14　口咽通气道　　　　图 4-15　鼻咽通气道　　　　图 4-16　气管插管

4.环甲膜穿刺　如患者病情紧急,喉腔阻塞,严重窒息,而又无法立即气管切开时,可紧急行环甲膜穿刺。用 16 号粗针头刺入环甲膜,再接上 T 型管输氧,可立即缓解严重缺氧情况(图 4-17)。

5.气管切开　可保持较长期的呼吸道通畅,易于清除气道分泌物,主要用于口面颈部创伤而不能行气管插管及复苏后仍长期昏迷的患者(图 4-18)。

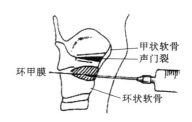 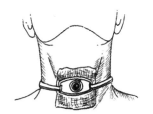

图 4-17　环甲膜穿刺　　　　　　　　　图 4-18　气管切开

(二)呼吸支持

1.简易呼吸球囊　如有建立人工气道,可使用简易呼吸球囊扣于患者口鼻进行人工通气,或去掉面罩连接气管(气管切开或气管插管)进行通气。

2.机械通气　通过呼吸机加压给氧可以减少呼吸道无效腔,同时便于调节呼吸参数,是目前临床上使用的确切而有效的呼吸支持手段,院内复苏应提倡使用。

(三)循环支持

1.建立给药通路　迅速建立 2 条以上有效的静脉通路,以保证药物能尽早、准确地使用。当建立静脉通路有困难时，可采用骨髓通路或气管内给药。

2. 复苏用药　在不中断 CPR 和除颤的前提下，尽快遵医嘱给予复苏药物。

（1）肾上腺素：CPR 的首选药物，能兴奋 α-肾上腺素受体、β-肾上腺素受体。CPR 过程主要应用 α 受体的兴奋作用使外周血管收缩（冠状动脉和脑血管除外），有利于提高主动脉舒张压，增加冠状动脉灌注和心、脑血流量。常用剂量为每次 1 mg 静脉注射，必要时每隔 3~5 分钟重复注射 1 次。

（2）胺碘酮：抗心律失常药物，可影响钠、钾和钙通道的合成，具有阻滞 α、β-肾上腺素受体的特性。可在 CPR、除颤、血管升压药对室颤和无脉性电活动无反应时应用。首次剂量为 300 mg 静脉注射，如无效，可追加 150 mg 静脉注射或维持滴注。

（3）利多卡因：通过降低心肌传导纤维的自律性来抑制室性心律失常，可考虑作为无胺碘酮时的替代药物，初始剂量为 1.5 mg/kg（体重），如果室颤和无脉性电活动持续存在，间隔 5~10 分钟重复给予 0.5~0.75 mg/kg（体重）静脉注射，最大剂量不超过 3 mg/kg（体重）。

（4）阿托品：副交感神经拮抗药，阻断迷走神经，增加窦房结的自律性和加快房室传导，可作为救治血流动力学不稳定的心动过缓的措施之一。首次静脉注射剂量为 0.5 mg，如无效，每隔 3~5 分钟可重复静脉注射，最大剂量不超过 3 mg。

（5）碳酸氢钠：心脏骤停后引起机体缺氧和组织低灌流，使细胞内糖的无氧酵解增强而引起乳酸增加，导致代谢性酸中毒，此时通过调整通气量即可纠正，一般不使用碳酸氢钠。对 CPR 患者使用碳酸氢钠等碱性药物应慎重，目前主张"宁少勿多，合理使用，宁稍偏酸，不宜过碱"，且尽可能在血气监测的指导下应用，初始剂量为 1 mmol/kg（体重）。

（四）寻找心脏骤停原因

在 ACLS 阶段，抢救的同时尽快查明引起心脏骤停的病因，尽早进行 12 导联心电图、抽血检验相关生化指标、放射线检查等辅助检查，以便及时对可逆性病因采取相应的救治措施。

三、心脏骤停后的处理

延续生命支持（prolonged life support，PLS）主要是对脑、心、肾、肺等主要器官的功能进行严密的监测和必要的处理。多器官功能衰竭和缺氧性脑损伤是复苏后治疗的主要内容。

（一）脑复苏

脑功能的恢复是复苏成败的关键，很多心脏骤停的患者即使脑组织再灌注后自主循环恢复，但脑的缺血性改变并没有停止而是继续发展。脑组织的耗氧量高，能量储存少，无氧代谢能力有限，因此，脑组织对缺氧很敏感。心脏骤停 3~4 分钟即可造成"不可逆转"的脑损伤。

1. 脑复苏的主要措施

（1）维持血压。维持血压在正常或稍高于正常水平，有利于脑和全身组织灌注的恢复；

同时应防止血压过高而加重脑水肿；防止血压过低而加重脑及其他组织缺血、缺氧。

（2）呼吸管理。缺氧是导致脑水肿的重要原因，也是影响呼吸恢复的重要因素。因此应在复苏初期尽早给予机械通气，纠正低氧血症，并保持中等的通气，以降低 $PaCO_2$，使脑小动脉收缩，降低脑血流量，控制颅内压。

（3）目标体温管理。低温可以降低脑代谢，减少氧耗，降低颅内压，减轻脑水肿，保护血脑屏障。维持体温在 32℃～36℃，对于减轻脑缺血损伤有很好的疗效。常用物理降温法，如冰袋、冰毯、冰帽降温，或诱导性低温治疗。为了消除低温引起的寒战，解除低温时的血管痉挛，改善循环，可选用冬眠合剂（哌替啶 100 mg、异丙嗪 50 mg、氯丙嗪 50 mg）等分次肌内注射或静脉滴注。

（4）利尿脱水。利尿脱水是减轻脑水肿、改善脑循环的重要措施，可应用甘露醇等高渗液体来减轻脑水肿，或使用利尿药来减少细胞内液，应注意维持血浆渗透压在 280～310 mmol/L。

（5）高压氧治疗。高压氧可提高血氧张力，增加脑组织中氧的弥散距离，提高脑组织氧分压；同时高浓度氧对血管的直接刺激，可引起血管收缩，血流量减少，从而降低颅内压，改善脑循环。有条件者可尽早应用。

（6）抗癫痫治疗。癫痫可由脑缺血损伤引起并进一步加重脑代谢紊乱和脑缺血损伤。常用的抗癫痫药物有苯妥英钠和苯巴比妥等。

2. 脑复苏的转归　不同程度的脑缺血、缺氧，经复苏处理后可能有四种结果：

（1）意识、自主活动完全恢复。

（2）意识恢复，但有智力、精神或肢体功能障碍等。

（3）去大脑皮质综合征，即患者无意识活动，但仍保留呼吸和脑干功能，亦称"植物人"状态。

（4）脑死亡。

（二）维持循环功能

密切观察心率和心律的变化，及时识别心律失常，如室早、室性心动过速等，尽早给予处理。疑似心源性心脏骤停患者，应尽快描记 12 导联心电图，判断有无急性心肌梗死，尽快查明病因，对症处理。

监测血压变化，如果收缩压<90 mmHg，可使用多巴胺、肾上腺素等升压药物缓慢匀速静脉泵注，设定目标血压，根据血压情况调整药物用量。一般至少维持收缩压≥90 mmHg，或平均动脉压≥65 mmHg。

患者血流动力学不稳定时，可监测有创血流动力学情况，经深静脉置管监测中心静脉压情况，结合血压、尿量分析指导患者输液治疗。留置动脉针，实时动态监测动脉压情况，可及时了解循环血容量和心室功能。

（三）维持呼吸功能

自主循环恢复后，呼吸功能可能会存在不同程度的障碍，因此应加强呼吸道管理，注意呼吸道湿化和清除呼吸道分泌物。使用机械通气者，要正确选择通气模式和呼吸机相关参数，加强翻身、拍背，注意手卫生和无菌操作，预防呼吸机相关性肺炎。

（四）防治肾衰竭

留置导尿，记录每小时尿量和 24 小时出入量，定时监测血尿素氮和肌酐浓度、电解质水平，鉴别少尿的原因，给予对症处理。更重要的是，当患者自主循环恢复后，必须及时稳定循环、呼吸功能，纠正缺氧和酸中毒，以预防肾衰竭的发生。

本章小结

心脏骤停是指各种原因导致的心脏射血功能突然中止，致全身组织缺血、缺氧，会造成全身组织器官尤其是心、脑的不可逆损害甚至死亡，是临床上最危重的急症。心脏骤停的典型"三联征"包括：意识丧失、呼吸停止和大动脉搏动消失。

对突然发生心脏骤停的成人患者采取一系列规律有序的抢救步骤及规范有效的救护措施，将这些抢救环节以环链形式连接起来，就构成了一个挽救生命的生存链。生存链中各个环节必须环环相扣，各生存链中均包含以下要素：①预防心脏骤停的发生；②随时做好救治准备；③激活急救反应系统；④进行高质量的 CPR；⑤进行及时合理的高级生命支持干预；⑥完善复苏后救治以及康复。

完整的 CPCR 包括基础生命支持、高级心血管生命支持和心脏骤停后的治疗。基础生命支持是 CPCR 最重要、最基础、最核心的内容，包括 CABD 四个步骤：C 胸外心脏按压，A 判断有无意识、开放气道，B 人工呼吸，D 电除颤。高级心血管生命支持也可归纳为 ABCD 四个步骤，即 A 建立人工气道；B 机械通气；C 建立液体通道，使用血管升压药物及抗心律失常药；D 寻找心脏骤停的原因。

CPCR 的黄金时间是意外发生后的 4~6 分钟，一旦发生心脏骤停，必须争分夺秒地进行抢救。

（周宏珍　邓瑛瑛）

学习测验

病例分析题

第五章

常见急症的鉴别与护理

常见急症的鉴别与护理PPT

学习目标

识记：发热、昏迷、抽搐、呼吸困难的定义及护理评估。

理解：发热、昏迷、抽搐、呼吸困难的临床表现及救治原则。

运用：结合实际，为发热、昏迷、抽搐、呼吸困难患者实施正确的护理措施。

第一节　发热

发热(fever)是指机体在致热原作用下或各种原因引起体温调节中枢的功能障碍时，产热增多，散热减少，致使体温升高超出正常范围。正常人的体温受体温调节中枢调控，并通过神经、体液因素使产热和散热过程呈动态平衡，保持体温在相对恒定的范围内。

一、正常体温与生理变异

正常人体温一般为36℃~37℃，可因测量方法不同而略有差异。正常体温在不同个体之间略有差异，且常受机体内、外因素的影响而稍有波动。在24小时内下午体温较早晨稍高，剧烈运动、劳动或进餐后体温也可略升高，但一般波动范围不超过1℃。女性月经前及妊娠期体温略高于正常。老年人因代谢率偏低，体温相对低于青壮年。另外，在高温环境下体温也可稍升高。

二、发生机制

在正常情况下，人体的产热和散热保持动态平衡。由于各种原因导致产热增加或散热减少，则出现发热。

(一)致热原性发热

1. 外源性致热原　外源性致热原的种类包括以下几大类：
(1)各种微生物病原体及其产物，如细菌、病毒、真菌及细菌毒素等。
(2)炎性渗出物及无菌性坏死组织。
(3)抗原抗体复合物。
(4)某些类固醇物质，特别是肾上腺皮质激素的代谢产物原胆烷醇酮。
(5)多糖体成分及多核苷酸、淋巴细胞激活因子等。
外源性致热原多为大分子物质，特别是细菌内毒素分子量非常大，不能通过血脑屏障直接作用于体温调节中枢，而是通过激活血液中的中性粒细胞、嗜酸性粒细胞和单核-巨噬细胞系统，使其产生并释放内源性致热原，引起发热。

2. 内源性致热原　又称白细胞致热原，如白细胞介素、肿瘤坏死因子和干扰素等。其通过血—脑脊液屏障直接作用于体温调节中枢的体温调定点，使调定点(温阈)上升。体温调节中枢对体温重新调节，一方面通过垂体内分泌因素使代谢增加或通过运动神经使骨骼肌阵缩(临床表现为寒战)，产热增多；另一方面可通过交感神经使皮肤血管及竖毛肌收缩，停止排汗，散热减少。这一综合调节作用使产热大于散热，进而体温升高引起发热。

(二)非致热原性发热

1. 体温调节中枢直接受损　如颅脑外伤、出血、炎症等。
2. 引起产热过多的疾病　如癫痫持续状态、甲状腺功能亢进症等。
3. 引起散热减少的疾病　如广泛性皮肤病变、心力衰竭等。

三、病因与分类

发热的病因很多，临床上可分为感染性与非感染性两大类，以前者多见。

(一)感染性发热

各种病原体如病毒、细菌、支原体、立克次体、螺旋体、真菌、寄生虫等引起的感染，不论是急性、亚急性或慢性，或是局部性、全身性，均可出现发热。

(二)非感染性发热

1. 血液病　如白血病、淋巴瘤、恶性组织细胞病等。
2. 结缔组织疾病　如系统性红斑狼疮、皮肌炎、硬皮病、类风湿关节炎和结节性多动脉炎等。
3. 变态反应性疾病　如风湿热、药物热、血清病、溶血反应等。
4. 内分泌代谢疾病　如甲状腺功能亢进症、甲状腺炎、痛风和重度脱水等。
5. 血栓及栓塞疾病　如心肌梗死、肺梗死、脾梗死和肢体坏死等，通常称为吸收热。
6. 颅内疾病　如脑出血、脑震荡、脑挫伤等，为中枢性发热。
7. 皮肤病变　皮肤广泛病变致皮肤散热减少而发热，见于广泛性皮炎、鱼鳞癣等。慢性心力衰竭使皮肤散热减少也可引起发热。
8. 恶性肿瘤　各种恶性肿瘤均有可能出现发热。
9. 物理及化学性损害　如中暑、大手术后、内出血、骨折、大面积烧伤及重度安眠药中毒等。
10. 自主神经功能紊乱　由于自主神经功能紊乱，影响正常的体温调节过程，使产热大于散热，体温升高，多为低热。常伴有自主神经功能紊乱的其他表现，属功能性发热范畴。常见的功能性低热有以下几种类型：

(1)原发性低热：由于自主神经功能紊乱所致的体温调节障碍或体温异常，低热可持续数月甚至数年之久，热型较规则，体温波动范围较小，多在 0.5℃ 以内。

(2)感染治愈后低热：由于病毒、细菌、原虫等感染致发热后，低热不退，而原有感染已治愈。此系体温调节功能仍未恢复正常所致，但必须与因机体抵抗力降低导致潜在的病灶(如结核)活动或其他新感染所致的发热相区别。

(3)夏季低热：此类低热仅发生于夏季，秋凉后自行退热，每年反复出现，连续数年后多可自愈。多见于幼儿，因体温调节中枢功能不完善，夏季身体虚弱，且多发生于营养不良或脑发育不全者。

(4)生理性低热：精神紧张、剧烈运动后均可出现低热；月经前及妊娠初期也可有低热现象。

四、临床表现

（一）发热的分度

以口腔温度为标准，可将发热分为：
(1)低热：37.3℃～38.0℃。
(2)中热：38.1℃～39.0℃。
(3)高热：39.1℃～41.0℃。
(4)超高热：41.0℃以上。

（二）临床过程及特点

1.体温上升期　常有疲乏无力、肌肉酸痛、皮肤苍白、畏寒或寒战等现象。皮肤苍白是因体温调节中枢发出的冲动经交感神经传导而引起皮肤血管收缩，致浅层血流减少，甚至伴有皮肤温度下降。由于皮肤散热减少，刺激皮肤的冷觉感受器并传至中枢，引起畏寒。中枢发出的冲动再经运动神经传至运动终板，引起骨骼肌的周期性不随意收缩，引发寒战及竖毛肌收缩，使产热增加。该期产热大于散热，体温上升。体温上升有两种方式：

(1)骤升型：体温在几小时内达39℃以上，常伴有寒战。小儿易发生惊厥。常见于疟疾、大叶性肺炎、败血症、流行性感冒、急性肾盂肾炎、输液或某些药物反应等。

(2)缓升型：体温逐渐上升，在数日内达高峰，多不伴寒战，如伤寒、结核病、布氏杆菌病等所致的发热。

2.高热期　是指体温上升达高峰之后保持一定时间，持续时间的长短可因病因不同而有差异。如疟疾可持续数小时，大叶性肺炎、流行性感冒可持续数天，伤寒则可为数周。在此期间，体温已达到或略高于上移的体温调定点水平，体温调节中枢不再发出寒战冲动，故寒战消失；皮肤血管由收缩转为舒张，使皮肤发红并有灼热感；呼吸加快变深；开始出汗并逐渐增多。此阶段产热与散热在较高水平保持相对平衡。

3.体温下降期　由于病因的消除，致热原的作用逐渐减弱或消失，体温中枢的体温调定点逐渐降至正常水平，产热相对减少，散热大于产热，使体温降至正常水平。此期表现为出汗多，皮肤潮湿。体温下降有两种方式：

(1)骤降：指体温于数小时内迅速下降至正常，有时可略低于正常，常伴有大汗淋漓；常见于疟疾、急性肾盂肾炎、大叶性肺炎及输液反应等。

(2)渐降：指体温在数天内逐渐降至正常，如伤寒、风湿热等。

五、热型及临床意义

将发热患者在不同时间测得的体温数值分别记录在体温单上，各体温数值点连接起来形成体温曲线，该曲线的不同形态(形状)称为热型，不同的病因所致发热的热型常不相同。临床上常见的热型有以下几种。

（一）稽留热

稽留热是指体温恒定地维持在 39℃～40℃或以上的高水平，达数天或数周，24 小时内体温波动范围不超过 1℃（图 5-1），常见于大叶性肺炎、斑疹伤寒及伤寒高热期。

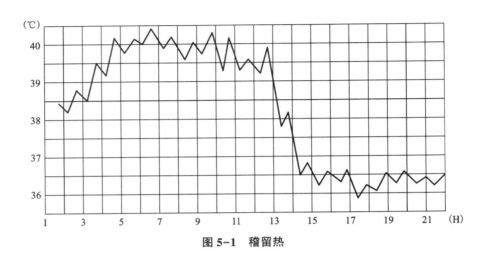

图 5-1　稽留热

（二）弛张热

弛张热又称败血症热型。体温常在 39℃以上，波动幅度大，24 小时内波动范围超过 2℃，但都在正常水平以上（图 5-2），常见于败血症、风湿热、重症肺结核及化脓性炎症等。

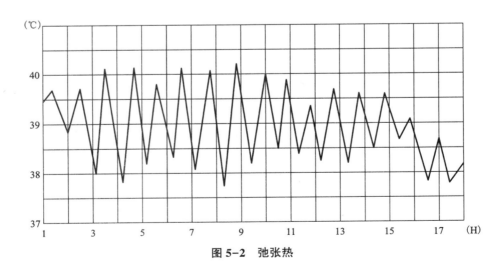

图 5-2　弛张热

（三）间歇热

　　间歇热是指体温骤升达高峰后持续数小时，又迅速降至正常水平，无热期（间歇期）可持续1天至数天，如此高热期与无热期反复交替出现（图5-3），常见于疟疾、急性肾盂肾炎等。

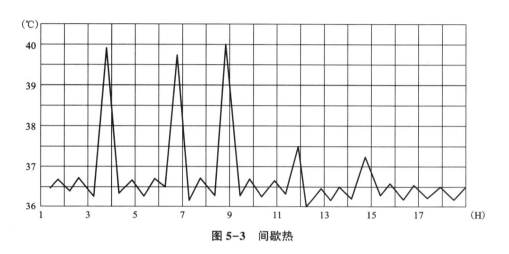

图5-3　间歇热

（四）波状热

　　波状热是指体温逐渐上升达39℃或以上，数天后又逐渐下降至正常水平，持续数天后又逐渐升高，如此反复多次（图5-4），常见于布氏杆菌病。

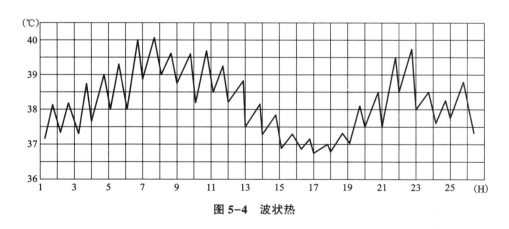

图5-4　波状热

（五）回归热

　　回归热是指体温急剧上升至39℃或以上，持续数天后又骤然下降至正常水平，高热期与无热期各持续若干天后规律性交替一次（图5-5），可见于霍奇金淋巴瘤等。

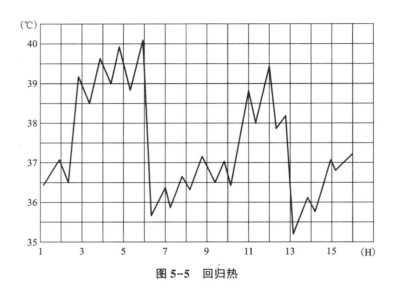

图 5-5　回归热

(六)不规则热

不规则热的发热体温曲线无一定规律（图5-6），可见于结核病、风湿热、支气管肺炎、渗出性胸膜炎等。

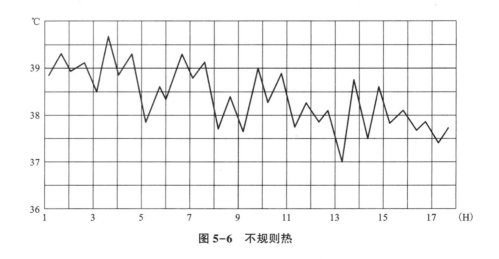

图 5-6　不规则热

不同的发热性疾病各具有相应的热型，根据热型的不同可对发热的病因进行诊断和鉴别诊断，但必须注意：①由于抗生素的广泛应用及时控制了感染，或因解热药、糖皮质激素的应用，可使某些疾病的特征性热型变得不典型或呈不规则热型；②热型与个体反应的强弱有关，如老年休克型肺炎可仅有低热或无发热，而不具备肺炎的典型热型。

六、辅助检查

1. 血常规

（1）白细胞（WBC）总数及中性粒细胞百分比明显增高，提示各种原因引起的化脓性感染。

（2）白细胞总数增高或偏低，提示为某些病毒感染或伤寒病。

（3）白细胞分类（DC）检查中发现幼稚细胞，提示可能为白血病。

（4）红细胞（RBC）、血红蛋白（Hb）、血小板（PT）均降低，提示可能为某些严重感染或恶性肿瘤。

2. 尿常规　镜检红细胞（RBC）、白细胞（WBC）较多，尿蛋白增加，提示为泌尿系感染或肾炎、肾结核及肿瘤。

3. 血沉　血沉增快，提示为急性感染、结核病、肿瘤或结缔组织病。

4. 肝功能检查　丙氨酸氨基转移酶（ALT）、麝香草酚浊度试验值增高，提示有肝脏损害；胆红素值升高，提示有胆道感染。

5. 肥达反应　阳性提示可能为伤寒病。

6. 外斐反应　阳性提示可能为斑疹伤寒。

7. 血培养及脑脊液培养　如检查出致病菌，将有非常重要的诊断价值。

8. 其他辅助检查　如 X 线、B 型超声、CT、MRI、ECT、PET-CT、组织活检（淋巴结、肝、皮肤黏膜）、骨髓穿刺等。

七、诊断与鉴别诊断

1. 伴寒战　见于大叶性肺炎、败血症、急性胆囊炎、急性肾盂肾炎、流行性脑脊髓膜炎、疟疾、钩端螺旋体病、药物热、急性溶血或输血反应等。

2. 伴结膜充血　见于麻疹、流行性出血热、斑疹伤寒、钩端螺旋体病等。

3. 伴口唇单纯疱疹　多出现于急性发热性疾病，如大叶性肺炎、流行性脑脊髓膜炎、间日疟、流行性感冒等。

4. 伴淋巴结肿大　见于传染性单核细胞增多症、风疹、淋巴结结核、局灶性化脓性感染、丝虫病、白血病、淋巴瘤、转移癌等。

5. 伴肝脾肿大　见于传染性单核细胞增多症、病毒性肝炎、肝及胆道感染、布氏杆菌病、疟疾、结缔组织病、白血病、淋巴瘤、黑热病、急性血吸虫病等。

6. 伴出血（含皮肤黏膜出血）发热　可见于重症感染及某些急性传染病，如流行性出血热、病毒性肝炎、斑疹伤寒、败血症等；也可见于某些血液病，如急性白血病、再生障碍性贫血、恶性组织细胞病等。

7. 伴关节肿痛　见于败血症、猩红热、布氏杆菌病、风湿热、结缔组织病、痛风等。

8. 伴皮疹　见于麻疹、猩红热、风疹、水痘、斑疹伤寒、风湿热、结缔组织病、药物热等。

9. 伴昏迷　先发热后昏迷者见于流行性乙型脑炎、斑疹伤寒、流行性脑脊髓膜炎、中毒性菌痢、中暑等；先昏迷后发热者见于脑出血、巴比妥类药物中毒等。

八、救治原则

（一）病因处理

针对发热的病因进行积极的处理是解决发热的根本办法。例如：感染性发热，根据感染源不同选择有效药物进行治疗；脱水的患者积极进行补液；发生药物反应时立即停用药物并进行抗过敏治疗等。

（二）降温处理

对于感染性发热而言，发热本身是机体免疫系统清除感染源的表现之一，除非高热以及患者严重不适、强烈要求外，通常可不急于使用解热药等药物，但一定要告知患者，取得患者的理解；而对于高热患者必须进行降温处理（包括物理降温和药物降温）。

九、护理评估

（1）评估体温、脉搏、呼吸、血压，注意热型病程及伴随的症状，观察皮肤有无出疹、出血点、黄染等。

（2）评估患者意识状态。

（3）评估患者皮肤的温度、湿度及弹性。

十、护理措施

（一）即刻护理

即刻护理是指将患者置于安静、通风和温、湿度适宜的环境中，维持室内温度在30℃以下，嘱其补充足够的水分和营养。疑似传染病时，先行一般隔离，确诊后按传染病隔离要求隔离。

（二）对症处理

（1）体温在 38.5℃ 以上者遵医嘱给予物理降温，物理降温措施如下：

冰袋降温：将冰袋置于头部、腋窝及腹股沟部，冰袋要用干毛巾包裹后使用。

酒精（或温水）擦浴：患者取仰卧位，用浸湿的小毛巾从颈部向下沿臂外侧直至手背擦拭，再换一小毛巾，从腋下沿臂内侧直至手心擦拭，用同样的方法擦拭对侧；然后，从腹股沟部经腿擦拭至足部；再让患者取侧卧位，从后颈部开始，自上而下擦拭整个背部。需要注意的是，擦拭的同时需给患者以轻柔的按摩，当擦拭至大血管附近（如腋下、肘部、腹股沟区、窝等部位）时，应稍做停留，以提高疗效。擦拭过程中，如有寒战、面色苍白或脉搏、呼吸不正常，应立即停止操作。注意：婴幼儿、对酒精过敏者及昏迷、感觉异常、年老体弱者禁用酒精擦浴。

降温机：高热不退时可使用降温机降温，毯面设置温度为 10℃ ~ 18℃，注意防止冻伤。

（2）经物理降温无效者，遵医嘱给予药物降温，但对原因不明的高热，慎用药物降温，对年老、体弱者及婴幼儿应注意用药剂量。高热患者可以使用的药物有：布洛芬混悬液，口服 5~10 mL，必要时 4~6 小时重复用药 1 次，24 小时用药不超过 4 次；复方氨林巴比妥注射液 2 mL，肌肉注射；高热不退的，还可考虑使用糖皮质激素，如地塞米松等。

（3）遵医嘱给予物理或药物降温，半小时后复测体温并观察降温效果。

（4）对于烦躁不安、神志不清、谵妄、惊厥者，加床栏防止坠床；必要时使用约束带，或遵医嘱选用镇静药。

（5）维持体液平衡：及时静脉补充水、电解质和进行药物治疗，注意纠正酸碱失衡、电解质紊乱。

（6）如出现脉搏快且弱、四肢发冷和血压下降，要立即吸氧，建立静脉通路，积极配合医生抢救。

（三）病情观察

遵医嘱正确、合理地使用抗菌药物，注意观察用药效果，及时采集各种标本，复查感染指标；密切观察生命体征，尤其是体温变化。

（四）基础护理

保持衣服和盖被适中，大量出汗要及时更换衣服，体温骤降时注意保暖，避免直接吹风，避免受凉；保持口腔、皮肤清洁。

（五）饮食指导

给予高蛋白、高热量、富含维生素且易消化的食物，少食多餐；鼓励多饮水，出汗多时注意补充含盐饮食。

（六）心理护理

经常询问患者需求，关心患者感受，耐心解答患者提问，给予患者心理安慰，消除患者焦虑、紧张的情绪。

课程思政

　　我国早在东汉时期的《伤寒杂病论》中就已经记载了关于发热患者的护理，创新性地使用"辨证施治"的方法为发热患者的治疗提供理论基础。我们要进一步发扬我国的中医文化，取长补短，将中医文化护理理念与现代护理方法相结合，开创出具有中医民族文化特色的发热患者护理理念。

第二节 昏迷

昏迷(coma)是由于大脑皮质及皮质下网状结构发生高度抑制而造成的最严重的意识障碍,是临床常见的危重病症之一。护士应该迅速、敏捷、熟练、准确地对昏迷患者进行病因和发病机制的分析、昏迷程度的判断、有效的救治和护理,以达到最高的抢救成功率。

一、病因

各种感染、中毒和机械压迫等因素引起的神经细胞或轴索损害,均可产生昏迷。

(一)颅脑疾病

1. 脑血管病　如脑出血、脑梗死、蛛网膜下隙出血等。
2. 颅脑感染　如各种细菌、病毒、真菌引起的脑炎和脑膜炎。
3. 颅内占位性病变　如脑肿瘤、脑脓肿、脑寄生虫病及脑内肉芽肿等。
4. 颅脑外伤　如脑外伤、颅内血肿、硬膜外或硬膜下血肿等。
5. 其他　如颅内压增高综合征、脑疝、癫痫等。

(二)全身疾病

1. 感染性疾病　可分为以下几种类型:
(1)病毒感染,如流行性乙型脑炎、森林脑炎、脑膜脑炎、肠道病毒性脑炎、流行性出血热脑炎型、流行性感冒等。
(2)寄生虫感染,如脑型疟疾、急性脑型血吸虫病、弥漫性脑囊虫病等。
(3)感染中毒性脑病,如中毒性肺炎、中毒性痢疾、败血症等。
(4)立克次体感染和螺旋体感染。
2. 内分泌与代谢障碍　如甲状腺危象、甲状腺功能减退症、尿毒症、肝性脑病、肺性脑病、糖尿病、低血糖、妊娠中毒症等。
3. 水、电解质平衡紊乱　如低钠血症、低氯性碱中毒、高氯性酸中毒等。
4. 心血管疾病　如重度休克、严重心律失常、急性心肌梗死、原发性心肌病等,最严重的为阿-斯(Adams-Stokes)综合征。
5. 外源性中毒　如安眠药、有机磷杀虫药、氰化物、一氧化碳、酒精和吗啡等中毒,毒蛇咬伤等。
6. 物理性及缺氧性损害　如高温中暑、日射病、触电、高山病等。

二、发生机制

(一)颅内病变机制

颅内病变可直接或间接损害脑干网状结构上行激活系统,造成其功能抑制或两侧大脑皮质广泛性受损,使觉醒状态减弱、意识内容减少或改变进而导致意识障碍,因为觉醒状态有赖于脑干网状结构上行激活系统的完整,意识内容与行为有赖于大脑皮质的高级神经活动的完整。

(二)颅外病变机制

颅外病变所引起的缺血缺氧,可致脑水肿、脑疝;还可使兴奋性神经介质去甲肾上腺素合成减少或停止,两者均可间接影响脑干网状结构上行激活系统,进而影响神经递质和脑的能量代谢,从而影响意识。

三、临床表现

(一)昏迷程度

1.轻度昏迷　又称浅昏迷,意识大部分丧失,无自主运动,对声、光刺激无反应,对疼痛刺激尚可出现痛苦的表情或肢体退缩等防御反应,角膜反射、瞳孔对光反射、眼球运动、吞咽反射等可存在。

2.中度昏迷　对周围事物及各种刺激均无反应,对于剧烈刺激可出现防御反应;角膜反射减弱,瞳孔对光反射迟钝,眼球无转动。

3.深度昏迷　全身肌肉松弛,对各种刺激全无反应;深、浅反射均消失。

(二)格拉斯哥昏迷评分

格拉斯哥昏迷评分法(G1asgow coma scale,GCS)主要依据睁眼反应、语言反应和运动反应情况对意识障碍的程度进行评估,其检查内容及评估方法如表5-1所示:分别对3个方面进行评分,再将这个项目的总分值相加求其总分,即可得到意识障碍程度的客观评分。GCS总分15分,最低3分。按得分多少,评定其意识障碍程度:14~15分为正常,8~13分为意识障碍,≤7分为浅昏迷,<3分为深昏迷。评估中注意运动反应的刺激部位以上肢为主,以最佳反应记分。

表 5-1　格拉斯哥昏迷评分量表

检查项目	临床表现	评分/分
睁眼反应	自动睁眼	4
	呼之睁眼	3
	疼痛引起睁眼	2
	不睁眼	1
言语反应	定向正常	5
	应答错误	4
	言语错乱	3
	言语难辨	2
	不语	1
运动反应	能按指令动作	6
	对针痛能定位	5
	对针痛能躲避	4
	刺痛肢体屈曲反应	3
	刺痛肢体过伸反应	2
	无动作	1

四、诊断与鉴别诊断

昏迷必须与类昏迷状态鉴别。类昏迷状态是指人严重脑损伤经过一段时间后仍缺乏意识活动、丧失语言，而仅保留无意识的姿态调整和运动功能的状态。其患者的临床表现类似昏迷或貌似昏迷，但实际上并非真昏迷。昏迷的鉴别诊断评估包括昏迷状态的鉴别和昏迷病因的鉴别。下面主要介绍昏迷状态的鉴别评估。

(一)假性昏迷

假性昏迷是指意识并非真正丧失，但不能表达也不能做出反应的一种精神状态，主要包括癔症性不反应状态、木僵状态、闭锁综合征。

1.癔症性不反应状态

(1)有眼睑眨动、瞬目反应和开眼反应。

(2)暴露部位感觉消失，而隐蔽部位感觉存在。

(3)脑干反射如瞳孔对光反射等存在，无病理反射。

(4)脑电图呈觉醒反应。

(5)暗示治疗可恢复常态。

2. 木僵状态

(1)存在睁眼昏迷状态。

(2)有蜡样屈曲、违拗症、情感反应。

(3)夜间人静时可稍有活动或自进饮食,询问时可低声回答。

(4)脑干反射存在。

(5)脑电图正常。

3. 闭锁综合征

(1)能以开眼或闭眼表示"是"或"否"和周围人交流。

(2)第 V 对脑神经以上的脑干反射存在,如眼球运动、瞳孔对光反射存在。

(3)脑电图多数正常。

(二)醒状昏迷

醒状昏迷是指觉醒状态存在、意识内容丧失的一种特殊的意识障碍。其表现为语言和运动反应严重丧失,而皮质下的大多数功能和延髓的自主神经功能保存或业已恢复,自发性开眼反应及觉醒—睡眠周期等都存在,可见于去皮质状态、无动性缄默及植物状态。

1. 去皮质状态　临床表现为意识内容完全丧失,患者对自身及外界环境毫不理解,对言语刺激无任何意识性反应,常伴有去皮质强直、大小便失禁,但觉醒—睡眠周期保存或紊乱。

2. 无动性缄默症　又称睁眼昏迷,为脑干上部和丘脑的网状激活系统损害所致,而大脑半球及其传导通路无损害。患者缄默不语,疼痛刺激多无逃避反应,貌似四肢瘫痪;可有无目的睁眼,睡眠—觉醒周期可保留或有改变,如呈睡眠过度状态,伴有自主神经功能紊乱;无锥体束征。

3. 植物状态

(1)意识丧失、无认知功能、没有运动行为。

(2)能自发睁眼或在刺激下睁眼。

(3)可有无目的性的眼球跟踪运动。

(4)睡眠—觉醒周期存在。

(5)丘脑下部和脑干功能保存。

(6)大小便失禁。

(7)脑神经(瞳孔、延脑、角膜、眼、前庭、咽)和脊髓反射保存。

脑死亡

五、救治原则

(一)病因治疗

病因治疗是指根据病因给予相应的治疗,如 CO 中毒应迅速进行高压氧治疗;有机磷农药中毒可用阿托品、解磷定;低血糖则立即静脉补充葡萄糖;中暑应立即给予物理降温。

（二）对症治疗

对症治疗主要有：保持呼吸道通畅，必要时采用机械通气；纠正休克，迅速补液扩容和针对病因治疗；心律失常时进行相应处理，心脏骤停者立即行心肺复苏；颅内高压者给予脱水降颅压药物等。

六、护理评估

（1）评估患者的意识、瞳孔、生命体征变化。
（2）评估 GCS 昏迷指数及反应程度，了解昏迷程度。
（3）了解患者的相关检查化验结果。

七、护理措施

（一）体位护理

护理措施主要有：抬高床头 $30° \sim 45°$，患者取仰卧位或侧卧位，头偏向一侧，以免呕吐物误入气管；翻身采用低幅度、操作轻柔，使肌肉处于松弛状态，以免肢体肌肉和关节挛缩；保持肢体功能位，定期给予肢体被动活动与按摩，预防手足挛缩、变形及神经麻痹等。

（二）呼吸道护理

呼吸道护理措施主要有：患者肩下垫高，使颈部伸展，防止舌根后坠，并保持呼吸道通畅；备好吸痰器、雾化吸入器、吸氧导管、辅助呼吸用具等；应使 PaO_2 至少维持在 80 mmHg 以上，$PaCO_2$ 至少维持在 $30 \sim 35$ mmHg 等。

（三）病情观察

（1）昏迷过程、昏迷程度。
（2）体温、脉搏、呼吸、血压。
（3）偏瘫、颈强直及瞳孔变化等。

（四）营养支持

维持水、电解质平衡，鼻饲富有营养的流质，如牛奶、豆浆、混合奶、菜汤、肉汤等，每次 250 mL 为宜，每天 $6 \sim 8$ 次。

（五）抽搐的护理

遵医嘱给予镇静止痉药物，目前首选的药物是地西泮（安定）$10 \sim 20$ mg，静脉注射，抽搐停止后可静脉滴注苯妥英钠 $0.5 \sim 1$ g，在 $4 \sim 6$ 小时内重复给药；避免坠床，不可强力按压肢体，以免骨折。

（六）生活护理

1. 眼睛护理　摘除隐形眼镜交家属保管；患者眼睑不能闭合时，定时用生理盐水冲洗眼部，用眼药膏或凡士林油纱、保鲜膜保护角膜，预防角膜干燥及炎症。

2. 口腔护理　取下义齿，每天清洁口腔两次；黏膜溃疡或破溃处可涂锡类散、溃疡育；口唇干裂有痂皮者涂液状石蜡；张口呼吸者易致呼吸道感染，应将消毒纱布沾湿温水盖在口鼻上。

3. 皮肤护理　昏迷患者不能自己转动体位，最易发生压力性损伤，可使用气垫床，骨突出部分加用软枕，应定时翻身、按摩，每 2 小时一次，已有压力性损伤的部位可用生理盐水擦拭，保持创面干洁，贴专用敷料保护；有大小便失禁、呕吐及出汗等应及时擦洗干净；保持床铺和皮肤的清洁干燥。

4. 大小便护理　长期尿失禁者酌情留置导尿管，定期开放和更换，清醒后及时拔除；诱导自主排尿，保持会阴部清洁、干燥，防治尿路感染和压疮。昏迷患者若有排便感时往往会出现不安的表情和姿势，可试用大便器；便秘 3 天以上的患者应根据病情及时给予腹部按摩、缓泻药、导泻药及灌肠等处理，以防用力排便引起的颅内压增高。大便失禁者，应注意肛门及会阴部卫生，可涂保护性润滑油。

（七）注意安全

躁动者应加床档，若出现极度躁动不安者，适当给予约束；意识障碍伴高热抽搐、脑膜刺激征时，应给予有效降温并放置牙垫，防止咬伤舌颊部；固定各种管路，避免滑脱。

课程思政

对于昏迷患者，要防范任何危险事件发生的可能性。因昏迷患者无自理能力，极易发生危及生命安全的潜在并发症。因此这就启示我们无论是在今后的生活中还是护理工作中，都要考虑到事情背后隐藏的潜在危险因素，防患于未然。

第三节　抽搐

抽搐（tic）是指全身或局部成群骨骼肌非自主地抽动或强烈收缩，常可引起关节运动或强直，其同义词为痉挛，临床上具有发作性突然和反复发作的特点。当肌群收缩表现为强直性、阵挛性或混合性时，称为惊厥（convulsion）。惊厥表现的抽搐一般是全身性、对称性的，伴有或不伴有意识丧失。

惊厥的概念与癫痫有相同也有不同。癫痫大发作与惊厥的概念相同，而癫痫小发作则不应称为惊厥。

一、病因

抽搐的病因可分为特发性与症状性。特发性抽搐常由于先天性脑部不稳定状态所致。症状性抽搐的病因有脑部疾病、全身性疾病和神经功能症。

癫痫

(一)脑部疾病

1. 感染　如脑炎、脑膜炎、脑脓肿、脑结核瘤、脑灰质炎等。

2. 外伤　如产伤、颅脑外伤等。

3. 肿瘤　包括脑部原发性肿瘤、脑转移瘤。

4. 血管疾病　如脑出血、蛛网膜下隙出血、高血压脑病、脑栓塞、脑血栓形成、脑缺氧等。

5. 寄生虫病　如脑型疟疾、脑血吸虫病、脑棘球蚴病、脑囊虫病等。

6. 其他　先天性脑发育障碍；原因未明的大脑变性，如结节性硬化、播散性硬化、核黄疸等。

(二)全身性疾病

1. 感染　如急性胃肠炎、中毒型菌痢、链球菌败血症、中耳炎、百日咳、狂犬病、破伤风等。小儿高热惊厥主要由急性感染所致。

2. 中毒

(1)内源性：如尿毒症、肝性脑病等。

(2)外源性：如酒精、苯、铅、砷、汞、氯喹、阿托品、樟脑、白果、有机磷等中毒。

3. 心血管疾病　高血压脑病、Adams-Stokes 综合征等。

4. 代谢障碍　如低血糖、低钙血症及低镁血症、急性间歇性血卟啉病、子痫、维生素 B_6 缺乏等。其中低钙血症可表现为典型的手足搐搦症。

5. 风湿免疫病　如系统性红斑狼疮、脑血管炎等。

6. 其他　如突然撤停安眠药、抗癫痫药，还可见于日射病、溺水、窒息、触电等。

二、发生机制

抽搐的发生机制尚未完全明了，可能是由于运动神经元的异常放电所致。这种病理性放电主要是神经元膜电位的不稳定引起的，并与多种因素相关，可由代谢、营养、脑皮质肿物或瘢痕等激发，与遗传、免疫、内分泌、微量元素、精神因素等有关。

根据引起肌肉异常收缩的兴奋信号的来源不同，基本上可分为两种情况：①大脑功能障碍，如癫痫大发作等；②非大脑功能障碍，如破伤风、士的宁中毒、低钙血症性抽搐等。

三、临床表现

由于病因不同，抽搐的临床表现形式也不一样，通常可分为全身性和局限性两种。

（一）全身性抽搐

全身性抽搐以全身骨骼肌痉挛为主要表现，多伴有意识丧失。

1. 癫痫大发作 表现为患者突然意识模糊或丧失，全身强直、呼吸暂停，继而四肢发生阵挛性抽搐，呼吸不规则，大小便失禁、发绀，发作约半分钟自行停止，也可反复发作或呈持续状态。发作时可有瞳孔散大，对光反射消失或迟钝、病理反射阳性等。发作停止后不久意识恢复。如为肌阵挛性，一般只是意识障碍。由破伤风引起者为持续性强直性痉挛，伴肌肉剧烈的疼痛。

2. 癔症性发作 发作前常有一定的诱因，如生气、情绪激动或各种不良刺激，发作样式不固定，时间较长，没有舌咬伤和大小便失控。

（二）局限性抽搐

局限性抽搐以身体某一局部连续性肌肉收缩为主要表现，大多见于口角、眼睑、手足等。而手足搐搦症则表现为间歇性双侧强直性肌痉挛，以上肢手部最典型，呈"助产士手"表现（图5-7），踝关节伸直、足趾下屈，足呈弓状，似"芭蕾舞脚"（图5-8）。

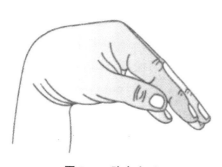

图 5-7 助产士手

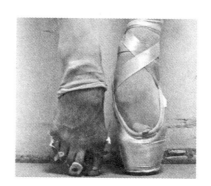

图 5-8 芭蕾舞脚

（三）面肌抽搐

面肌抽搐是由于疼痛刺激引起的面部肌肉反射性痉挛性收缩，常见于三叉神经痛。

三叉神经痛

四、诊断与鉴别诊断

（1）伴发热多见于小儿的急性感染，也可见于胃肠功能紊乱、重度失水等。

（2）伴血压增高见于高血压、子痫、肾炎、汞中毒。

（3）伴脑膜刺激征见于脑膜炎、脑膜脑炎、假性脑膜炎、蛛网膜下隙出血等。

（4）伴瞳孔扩大及舌咬伤见于癫痫大发作。

（5）伴剧烈头痛见于高血压、急性感染、蛛网膜下隙出血、颅脑外伤、颅脑占位性病变等。

（6）伴意识丧失见于癫痫大发作、重症颅脑疾病等。

五、救治原则

当患者处于意识丧失和全身抽搐时，原则上要预防外伤和其他并发症，积极寻找原因，进行病因治疗。

（1）以解痉镇静药物治疗为主，控制发作或最大限度地减少发作次数。

（2）迅速终止持续状态的发作。

（3）维持生命体征稳定和心肺功能支持，处理并发症。

六、护理评估

（1）评估抽搐发生的时间、持续时间、诱因、次数、过程、部位、性质、既往史等；

（2）评估抽搐时的意识状态、生命体征、瞳孔、有无舌咬伤、尿失禁等；

（3）了解患者头颅影像、脑电图、电解质等检查和检验结果。

七、护理措施

（一）急性发作期护理

1. 体位护理　患者抽搐发作，特别是强直阵挛性抽搐时，应立即将患者安放于通风处平卧，解开领带、衣扣和腰带，同时使患者头偏向一侧。

2. 保持呼吸道通畅　严防窒息，可置牙垫于臼齿间，以防损坏牙齿和咬伤舌头；若为昏迷喉头痉挛，分泌物增多，随时吸痰，防止窒息，每次吸痰不超过 15 秒，以免引起反射性呼吸心跳停止；检查患者的牙齿是否脱落，有义齿应立即取下。

3. 给氧　发作期可加大氧流量和浓度，以保证脑部供氧，随时检查用氧的效果；必要时可行气管插管或气管切开，予以机械通气。

4. 安全护理　加用床挡，专人守护；发作时注意保护头和四肢，切勿用力按压患者身体，按压时注意力量强度，防止关节脱臼或骨折；按压的着力点以患者的关节处为宜，加上软枕垫防止皮肤损伤（自伤或他伤）；反复抽搐时，护士应用清洁纱布包裹压舌板插入臼齿之间，或用牙垫、开口器置于上下臼齿之间，也可用舌钳将舌拉出，防止咬伤舌头、舌后坠堵塞呼吸道；当牙关紧闭时应用压舌板从口角一侧进入，不能强行撬开，以免对患者造成伤害。

5. 病情监测　密切观察患者意识、呼吸、心率、血压的变化。观察抽搐发作情况，并详细记录发作全过程，应特别注意瞳孔与神志的变化，以及抽搐部位和持续时间、间隔时间等, 并及时报告医生。

6. 镇静与止痉 建立静脉通路, 遵医嘱给予快速、足量、有效的镇静药和抗癫痫药, 控制抽搐发作。病情危重时首选地西泮(安定)10~20 mg, 缓慢静脉注射, 必要时可用异戊巴比妥钠(阿米妥钠)0.2~0.5 g 缓慢静脉注射。预防抽搐, 可用苯巴比妥钠(鲁米那)0.1~0.2 g, 肌内注射。低钙惊厥, 可用 10%葡萄糖酸钙注射液 5~10 mL, 以 25%葡萄糖注射液 20 mL 稀释后缓慢静脉注射或静脉滴注, 或用 10%水合氯醛溶液 20~30 mL 加温水稀释后保留灌肠, 无效时可改用氯硝西泮、硫喷妥钠及丙戊酸钠等。

7. 严格记录出入量 发现有脑水肿及心力衰竭的先兆反应立即通知医生。

8. 降温 患者若伴有高热, 随时可能发生呼吸、循环衰竭、急性肺水肿而死亡, 应严密监护, 采取积极措施降温。

(二)一般护理(间歇期护理)

1. 减少刺激 条件允许时, 置患者于单人房间, 窗户用深色窗帘遮光, 床旁备急救设备和药物。

2. 活动与休息 间歇期活动时, 注意安全, 注意观察间歇期意识状态, 出现先兆即刻卧床休息, 必要时加床挡。

3. 饮食营养 清淡饮食, 适当补充富含钙的食物, 少量多餐, 少进辛辣食物, 禁用烟酒, 避免过饱, 多吃蔬菜水果, 保持大便通畅, 超过三天尚未排便者予缓泻剂或灌肠。

4. 体温 测量体温选择测肛温或腋温, 禁止用口表测量体温。

5. 服药 要求按时服药, 不能间断。

6. 口腔护理 清醒患者鼓励自行刷牙。意识障碍患者协助口腔护理, 4 次/日, 口唇涂甘油, 防止干燥开裂, 湿纱布覆盖口唇, 保持口腔湿润。

7. 鼻饲护理 以营养泵持续泵入营养素; 注意观察有无胃出血现象, 防止应激性溃疡的发生。

8. 预防压疮 加强皮肤护理并垫上软枕, 保持床单位清洁干燥, 有大小便污染应及时清洁皮肤并更换床单位。

八、健康教育

(1)告知患者抽搐发作时应采取的安全措施。

(2)嘱患者生活、工作有规律, 避免过度疲劳、便秘、停药、睡眠不足和情感冲动等诱发因素; 不登高、不游泳、不驾驶车船及航空器; 外出时, 随身携带注明姓名、诊断的卡片, 以便急救时参考。

(3)告知患者缺钙和饮食过饱可引起抽搐, 应注意多补充富含钙的食物, 必要时予补充钙剂, 平时少量多餐, 均衡饮食, 多食蔬菜水果, 保持大便通畅。

(4)告知长期服药者按时服药及复查, 不宜自行停药或减量。

> **课程思政**
>
> 　　对于抽搐患者，要注重及时护理的意识。对于发生的紧急事件应当迅速判断并及时做出反应和护理操作，一旦错过抢救最佳时机，必将付出亡羊补牢的惨痛代价。同样地，在工作和生活中，我们也要当机立断，及时并正确处理紧急事件。

第四节　呼吸困难

　　呼吸困难（dyspnea）是指患者主观感到空气不足、呼吸费力，客观上表现为呼吸运动用力，严重时可出现张口呼吸、鼻翼扇动、端坐呼吸，甚至发绀、辅助呼吸肌参与呼吸运动，并且可有呼吸频率、深度、节律的改变。

一、病因
　　引起呼吸困难的原因繁多，主要为呼吸系统和循环系统疾病。

（一）呼吸系统疾病

　　1. 气道阻塞　　如喉、气管、支气管的炎症、水肿，肿瘤或异物所致的狭窄或阻塞，支气管哮喘，慢性阻塞性肺疾病等。

　　2. 肺部疾病　　如肺炎、肺脓肿、肺结核、肺不张、肺淤血、肺水肿、弥漫性肺间质疾病、细支气管肺泡癌等。

　　3. 胸壁、胸廓、胸膜腔疾病　　如胸壁炎症、严重胸廓畸形、胸腔积液、气胸、广泛胸膜粘连、结核、外伤等。

　　4. 神经肌肉疾病　　如脊髓灰质炎病变累及颈髓、急性多发性神经根神经和重症肌无力累及呼吸肌、药物导致呼吸肌麻痹等。

　　5. 膈肌运动障碍　　如膈肌麻痹、大量腹腔积液、腹腔巨大肿瘤、胃扩张和妊娠末期等。

（二）循环系统疾病

　　循环系统疾病常见于各种原因所致的左心和（或）右心衰竭、心脏压塞、肺栓塞和原发性肺动脉高压等。

（三）其他

　　1. 中毒　　如糖尿病酮症酸中毒、吗啡类药物中毒、有机磷杀虫药中毒、氰化物中毒、亚硝酸盐中毒和急性一氧化碳中毒等。

2.神经精神性疾病　如脑出血、脑外伤、脑肿瘤、脑炎、脑膜炎、脑脓肿等颅脑疾病引起呼吸中枢功能障碍和精神因素所致的呼吸困难，如焦虑症、癔症等。

3.血液病　见于重度贫血、高铁血红蛋白血症、硫化血红蛋白血症等。

二、临床表现

1.吸气性呼吸困难　表现为吸气显著费力，严重者吸气时可见"三凹征"，表现为胸骨上窝、锁骨上窝和肋间隙明显凹陷，此时亦可伴有干咳及高调吸气性喉鸣。"三凹征"的出现主要是呼吸肌极度用力，胸腔负压增加所致。

2.呼气性呼吸困难　表现为呼气费力、呼气缓慢、呼吸时间明显延长，常伴有呼气期哮鸣音，主要是肺泡弹性减弱和(或)小支气管的痉挛或炎症所致。

3.混合性呼吸困难　表现为吸气期及呼气期均感呼吸费力、呼吸频率增快、深度变浅，可伴有呼吸音异常或病理性呼吸音，主要是肺或胸膜腔病变使呼吸面积减少而导致的换气功能障碍所致。

4.中毒性呼吸困难　深长而规则的呼吸，可伴有鼾音，称为酸中毒深大呼吸。

5.神经精神性呼吸困难　常伴有呼吸节律的改变，如双吸气(抽泣样呼吸)、呼吸遏制(吸气突然停止)等。

6.血源性呼吸困难　表现为呼吸浅，心率快。

三、辅助检查

(一)实验室检查

1.血常规检查　感染时，有白细胞计数增高、中性粒细胞计数增高，过敏性疾患时嗜酸性粒细胞计数增高等现象。

2.痰液检查　支气管—肺疾病应注意痰量、性质、气味并做细菌培养、真菌培养，痰中找结核菌等都有一定诊断价值。

(二)其他检查

1.X线检查　对因心肺疾患引起的呼吸困难均有明显的心肺 X 线征象。

2.支气管造影　诊断支气管扩张、支气管腺瘤和癌。

3.心脏检查　心脏病患者可做心电图、超声心动图等检查。

4.肺功能检查　对慢性肺疾病如慢性阻塞性肺疾病(COPD)、支气管哮喘等做肺功能测定，诊断肺功能损害的性质和程度。

5.纤维支气管镜检查　用于支气管肿瘤、狭窄、异物的诊断和治疗，肺穿刺活检对肺纤维化、肿瘤等意义重大。

四、诊断及鉴别诊断

(一)肺源性呼吸困难

1. 吸气性呼吸困难　常见于喉部、气管、大支气管的狭窄与阻塞。
2. 呼气性呼吸困难　常见于慢性支气管炎(喘息型)、慢性阻塞性肺疾病、支气管哮喘、弥漫性泛细支气管炎等。
3. 混合性呼吸困难　常见于重症肺炎、重症肺结核、大面积肺栓塞(梗死)、弥漫性肺间质疾病、大量胸腔积液、气胸、广泛性胸膜增厚等。

(二)心源性呼吸困难

心源性呼吸困难主要是由于左心和(或)右心衰竭引起的,尤其是左心衰竭时呼吸困难更为严重。

1. 左心衰竭引起呼吸困难的特点

(1)有引起左心衰竭的基础病因,如风湿性心瓣膜病、高血压性心脏病、冠状动脉粥样硬化性心脏病等。

(2)呈混合性呼吸困难:活动时呼吸困难出现或加重,休息时减轻或消失,卧位明显,坐位或立位时减轻。故而当患者病情较重时,往往被迫采取半坐位或端坐呼吸。

(3)两肺底部或全肺出现湿啰音。

(4)应用强心药、利尿药和血管扩张药改善左心功能后,呼吸困难症状随之好转。

急性左心衰竭时,常可出现夜间阵发性呼吸困难,表现为夜间睡眠中突感胸闷气急,被迫坐起,惊恐不安。轻者数分钟至数十分钟后症状逐渐减轻、消失;重者可见端坐呼吸、面色发绀、大汗、咳浆液性粉红色泡沫痰,有哮鸣音,两肺底有较多湿啰音,心率加快,可有奔马律。

2. 左心衰竭引起呼吸困难的机制

(1)肺淤血,使气体弥散功能降低。

(2)肺泡张力增高,刺激牵张感受器,通过迷走神经反射兴奋呼吸中枢。

(3)肺泡弹性减退,使肺活量减少。

(4)肺循环压力升高对呼吸中枢的反射性刺激。

3. 右心衰竭引起呼吸困难的机制　右心衰竭严重时也可引起呼吸困难,但程度较左心衰竭轻,其主要原因为体循环淤血所致。发生机制为:

(1)右心房和上腔静脉压升高,刺激压力感受器反射性地兴奋呼吸中枢。

(2)血氧含量减少,乳酸、丙酮酸等代谢产物增加,刺激呼吸中枢。

(3)淤血性肝肿大、腹腔积液和胸腔积液,使呼吸运动受限,肺气体交换面积减少。

临床上右心衰竭主要见于慢性肺源性心脏病、某些先天性心脏病,或由左心衰竭发展而来。另外,也可见于各种原因所致的急性或慢性心包积液。其发生呼吸困难的主要机制是大量心包渗液致心脏压塞或心包纤维性增厚、钙化、缩窄,使心脏舒张受限,引起体循环静脉淤血所致。

（三）中毒性呼吸困难

1. 代谢性酸中毒　此时血中酸性代谢产物增多，刺激颈动脉窦、主动脉体化感受器或直接刺激呼吸中枢引起呼吸困难。其特点为：

（1）有引起代谢性酸中毒的基础病因，如尿毒症、糖尿病酮症等。

（2）出现深长而规则的呼吸，可伴有鼾音，称为酸中毒深大呼吸。

2. 药物中毒　某些药物，如吗啡类、巴比妥类等中枢抑制药物和有机磷杀虫药，可抑制呼吸中枢引起呼吸困难。其特点为：

（1）有药物中毒史。

（2）呼吸缓慢、变浅，伴有呼吸节律异常的改变，如潮式呼吸或间停呼吸。

3. 化学毒物中毒　常见于一氧化碳中毒、亚硝酸盐和苯胺类中毒、氰化物中毒，使机体缺氧引起呼吸困难。其发生机制分别为：一氧化碳中毒时，吸入的一氧化碳与血红蛋白结合形成碳氧血红蛋白，失去携带氧的能力导致缺氧而产生呼吸困难；亚硝酸盐和苯胺类中毒时，使血红蛋白变为高铁血红蛋白失去携带氧的能力导致缺氧；氰化物中毒时，氰离子抑制细胞色素氧化酶的活性，影响细胞呼吸作用，导致组织缺氧，引起呼吸困难，严重时引起脑水肿抑制呼吸中枢。

（四）神经精神性呼吸困难

1. 神经性呼吸困难　主要是呼吸中枢受增高的颅内压和供血减少的刺激，使呼吸变为慢而深，临床上常见于重症颅脑疾病，如脑出血、脑炎、脑膜炎、脑脓肿、脑外伤及脑肿瘤等。

2. 精神性呼吸困难　主要表现为呼吸快而浅，伴有叹息样呼吸或出现手足搐搦。临床上常见于焦虑症、癔症患者，患者可突然发生呼吸困难。其多为过度通气而发生呼吸性碱中毒所致，严重时也可出现意识障碍。

（五）血源性呼吸困难

血源性呼吸困难多由红细胞携氧量减少，血氧含量降低所致，临床常见于重度贫血、高铁血红蛋白血症、硫化血红蛋白血症等。此外，大出血或休克时，因缺氧和血压下降，刺激呼吸中枢，也可使呼吸加快。

五、救治原则

呼吸困难一般起病急、进展迅速。救治原则应首先去除诱因，保持气道通畅，纠正缺氧和（或）二氧化碳潴留，纠正酸碱失衡，为基础疾病及诱发因素的治疗争取时间。最终改善呼吸困难取决于病因治疗。

六、护理评估

（1）仔细观察呼吸困难发作的情况，有无伴随症状，如咳嗽、咯血、胸痛、心悸、发热、喘鸣、下肢水肿等。

（2）评估呼吸的频率、深度及节律，观察面色、神志等变化。

（3）对重度呼吸困难者，评估有无焦虑和恐惧。

七、护理措施

（一）即刻护理

1. 体位护理　　嘱患者安静，取舒适的坐位或半坐卧位休息。患者着宽松的衣物，避免使用过重、过厚的棉被保暖。昏迷或休克的患者取平卧位，头偏向一侧。

2. 保持呼吸道通畅　　呼吸困难伴痰多者，应给予吸痰。必要时，做好气管插管或切开的急救准备。

3. 给氧　　遵医嘱给予鼻导管或面罩吸氧，正确调节氧流量，观察氧疗效果。

4. 心电监护　　监测生命体征及血氧饱和度。

5. 建立静脉通路　　遵医嘱使用解痉、平喘、化痰药物，保证准确及时给药。

6. 辅助检查　　遵医嘱采集动、静脉血，及早做好 X 线、CT、心电图等检查。

7. 物品准备　　如患者呼吸困难加重，随时做好建立人工气道（气管插管或气管切开）、机械通气的准备和配合工作，备好简易呼吸器、吸引器等抢救物品和药品。

8. 环境设施　　保持病室环境安静舒适，空气洁净。对外源性哮喘患者，去除过敏原如花粉、植物、毛绒玩具等。

9. 做好隔离措施　　对高度怀疑传染性呼吸系统疾病患者，医护人员应做好自我防护，如戴医用防护口罩、橡胶手套、隔离衣、护目镜等，避免交叉感染。

（二）饮食护理

保证每日摄入足够热量，宜进食肉类、蛋类等富含高蛋白、高维生素，易消化的饮食，少量多餐。避免生冷刺激、易产气（红薯、土豆、萝卜等）食物。痰液黏稠者应补充水分（每日饮水 1500～2000 mL）。

（三）呼吸肌训练

指导患者采取有效的呼吸方式，如缩唇呼吸、腹式呼吸等，以改善呼吸功能。必要时可使用呼吸训练器。

呼吸肌训练方法

（四）心理护理

呼吸困难患者往往容易出现焦虑、恐惧、急躁等不良情绪，因此在对患者进行护理时应态度亲切、和蔼，以建立良好护患关系。鼓励患者说出感受，减轻其焦虑与恐惧心理，介绍成功案例，树立其战胜疾病信心。同时，应与家属多沟通，让患者得到家庭鼓励。

（五）休息与活动

与患者及家属共同制定活动计划。病情较轻者可加强有氧运动，逐渐增加运动量，如散步、慢跑、慢走、太极拳等。呼吸困难较重者应尽量减少活动量，注意休息。

八、健康教育

（1）根据患者及家属需求讲解与疾病相关的健康知识，让患者学会自我观察病情。
（2）教患者做缩唇呼吸、腹式呼吸以改善通气。
（3）平衡饮食，保持大便通畅。
（4）避免刺激气体、烟雾、灰尘和油烟等。
（5）注意休息，保持良好的情绪，避免精神紧张和剧烈运动。
（6）注意保暖，预防上呼吸道感染，季节交换和流感季节少外出，少去公共场所。

> **课程思政**
>
> 　　对于呼吸困难患者，要具体问题具体分析。针对呼吸困难的症状和程度，采取相应的护理措施，将存在的护理诊断各个击破，方能提高临床疗效，改善患者呼吸困难症状，降低病死率，为全人类的健康质量保驾护航。

第五节　咯血、呕血与便血

预习案例

> 　　患者，男，48 岁，2 小时前呕出鲜红色血液 500 mL，长期有胃溃疡病史。初步查体：贫血貌，血压 90/70 mmHg，脉搏 120 次/分。
>
> 　　思考
>
> 　　1.患者还需要完善的辅助检查有哪些？
> 　　2.护士观察病情时，应注意哪些方面？

一、咯血

咯血（hemoptysis）是指喉以下的气管、支气管或肺组织出血，并经口咳出。咯血大多数（约 90%）来源于支气管动脉，少数（约 10%）来源于肺动脉。

（一）病因

1. 呼吸系统疾病　如支气管扩张症、支气管肺癌、支气管内异物、肺结核、肺炎、肺脓肿、肺梗死和肺吸虫等。

2. 循环系统疾病　如风湿性心脏病（二尖瓣狭窄）和急性左心衰竭、原发性肺动脉高压症、高血压型心脏病等。

3. 全身性疾病　如白血病、血小板减少性紫癜和再生障碍性贫血、流行性出血热、系统性红斑狼疮等。

4. 外伤　如胸部的刺伤、挫伤、肋骨骨折和医疗护理操作外伤（胸腔或肺穿刺、支气管镜下活检、气管切开后护理不当等）。

（二）发病机制

1. 血管壁通透性增加　肺部感染、中毒或血管栓塞时，病原体及其代谢产物对微血管产生直接损害，或通过血管活性物质的作用使微血管壁通透性显著增加，红细胞自扩张的微血管内皮细胞间隙进入肺泡，致小量咯血。

2. 血管壁被侵袭而破裂　肺部感染、肿瘤和结核等病变可使肺组织坏死和溶解，支气管黏膜下血管破裂而引起不同程度的咯血。

3. 血管内压力增高　二尖瓣狭窄、肺动脉高压及高血压心脏病等情况下，肺血管内压力增高，使支气管黏膜下静脉曲张破裂致咯血。

4. 其他　肺部慢性感染使血管壁弹性纤维受损，局部形成小动脉血管瘤，在剧烈咳嗽或动作时，血管瘤破裂而大量出血；血友病等在全身出血倾向的基础上也可出现咯血。

（三）护理评估

1. 健康史

（1）咯血量、性状、发生和持续时间及伴随症状。

（2）年龄、吸烟史、既往史。

（3）危险因素，如有无自身免疫疾病、酒精中毒、滥用药物等。

2. 临床表现

（1）咯血前可有喉痒、胸闷、咳嗽、咳痰和发热等先兆呼吸道症状。

（2）咯血量：每日咯血量在 100 mL 以内为小量咯血；每日咯血量 100～500 mL 为中等量咯血；每日咯血量达 500 mL 以上或一次咯血量大于 100 mL 为大咯血，常伴呛咳、脉速、出冷汗、呼吸急促、面色苍白等。

（3）伴随症状：伴咳嗽，多为感染性支气管疾病；伴发热，多见于肺结核、细菌性感染和全身性疾病；伴呼吸困难，多为出血在肺内淤积引起；伴呼吸困难不能平卧，可能有急性左心衰竭和肺栓塞。

（4）咯血的诊断，应与口、鼻出血和上消化道呕血相鉴别，见表 5-2。

表 5-2 咯血与呕血的鉴别

鉴别要点	咯血	呕血
病史	呼吸系统疾病、心血管疾病等	消化道溃疡、肝硬化等
出血前症状	喉部痒痛、胸闷、咳嗽等	上腹部不适、恶心、呕吐等
出血方式	咯出	呕出，可喷射状
颜色	鲜红	暗红色、棕黑色，有时鲜红
血内混有物	泡沫和(或)痰	食物残渣、胃液
黑便	无，如咽下血液时可有	有
pH	碱性	酸性
并发症	窒息	失血性休克

3. 辅助检查

(1)血常规和生化检查：包括全血细胞计数、血小板计数、血红蛋白和血型、电解质、尿素氮、肌酐和血糖等，重症者应作血气分析检查。

(2)凝血机制检查：凝血酶原、活化部分凝血活酶时间(APTT)、凝血酶原时间(PT)、凝血酶时间(TT)和 D 二聚体等相关检查。

(3)痰细菌学及细胞学检查。

(4)影像学检查：胸部 X 线检查为咯血患者必需的检查，以确定是否有胸部病变；必要时可加胸部 CT 明确诊断。

(5)超声心动图：若怀疑心源性因素引起咯血，需要做超声心动图检查。

(6)支气管镜检查：无活动性大出血时可行纤维支气管镜检查，帮助明确出血部位和原因，也可作为抢救治疗措施。

(四) 护理措施

1. 急救原则

(1)保持呼吸道通畅，预防窒息。

(2)及时止血。

(3)维持生命体征平稳。

2. 小量咯血　告知患者不要精神紧张。遵医嘱合理用药，口服或肌注抗生素，适量服镇咳药和止血药物。观察生命体征的变化和有无继续出血。

3. 中等量咯血和大咯血

(1)保持呼吸道通畅。

1)药物治疗：避免过度用镇咳药物，剧烈咳嗽者遵医嘱给予可待因。

2)咯血量大时，绝对卧床休息，可采取头低患侧卧位，避免血液流向健侧肺内，出血部位不明确者可暂取平卧位，头偏向一侧。

3)当出现窒息征象时，立即体位引流，置患者头低脚高，头部倾斜 40°～60°，轻拍背部促使咳出凝血块。清除口腔、鼻腔凝血块，或用鼻导管接负压吸引器插入气管内抽吸，以清除呼吸道内积血，必要时行气管插管。

（2）加强监护。

1）病情观察：监测生命体征、血氧饱和度、意识变化。

2）观察和记录咯血量和性状。

3）密切观察大咯血的窒息先兆和已窒息的表现。

垂体后叶素

（3）应用止血药物：垂体后叶素为大咯血首选药物，促凝血药、肾上腺皮质激素和血管扩张药也可以对咯血量的减少起到作用。

（4）建立有效静脉输液通路，快速补充羟甲淀粉（代血浆）、血液、平衡液和抗休克血管活性药物。

（5）备好抢救仪器：包括开口器、喉镜、气管插管和气管切开包等装置。

（6）其他治疗措施。

1）纤维支气管镜止血法：小量咯血或大咯血稳定后，咯血原因不明是纤维支气管镜检查指征，对于顽固性咯血和药物治疗无效时，根据患者情况及操作者能力，通过气管镜止血。

2）动脉造影与栓塞治疗，大咯血多数为支气管动脉出血，放射介入法行支气管动脉造影栓塞已成为大咯血诊断和治疗的重要方法。

3）外科手术：经内科保守治疗无效者，可依病因手术治疗。

（7）心理护理：大咯血患者精神紧张、恐惧，会出现濒死感，可使血压升高，加重咯血。部分患者由于恐惧而抑制血的咯出，增加窒息的危险。大咯血时护理人员应守护在患者床旁，鼓励患者将血咯出，指导患者正确咯血，并及时清理咯出的血液和更换被血液污染的被服，以减少对患者的不良刺激。

二、呕血和便血

发生于屈氏韧带（Treitz 韧带）以上的消化道，包括食管、胃、十二指肠、上段空肠及胆、胰腺和肝脏的出血，称之为上消化道出血，主要表现为呕血和便血。消化道出血经口腔呕出，称为呕血。经肛门排出呈鲜红色、暗红色、柏油样或粪便带血，称为便血，主要见于下消化道（小肠、结肠、直肠和肛门）的出血，也可能是呕血的同时部分血液经肠道排出体外。

（一）病因

1. 消化系统疾病

（1）食管疾病：食管与胃底静脉曲张破裂；其他食管疾病有食管溃疡、食管癌和食管贲门黏膜撕裂伤等。

（2）胃及十二指肠疾病：胃及十二指肠溃疡、急性糜烂出血性胃炎、十二指肠炎、胃癌等。

（3）胆道和胰腺疾病：胆道出血、胰腺癌、急性胰腺炎并发脓肿或假性囊肿破溃等。

（4）小肠疾病：急性出血坏死性小肠炎、肠结核、肠套叠和小肠肿瘤等。

（5）结肠疾病：结肠息肉和结肠癌等。

（6）直肠、肛管疾病：直肠肛管损伤、直肠肿瘤、肛裂、痔等。

2.全身性疾病

（1）应激性溃疡（stress ulcer）：严重创伤、急性感染性疾病和颅脑病变等。

（2）心血管疾病：心脏病、腹主动脉瘤向肠腔穿破、血管瘤、门静脉系统血栓、肠系膜血管阻塞和动静脉畸形等。

应激性溃疡

（3）全身性及中毒性疾病：白血病、血小板减少症性紫癜、急性细菌性痢疾、结缔组织疾病等。

（二）发病机制

1.溃疡出血　溃疡出血是胃酸分泌过多、胃蛋白酶的作用、Hp感染和胃黏膜保护作用减弱引起溃疡，溃疡侵蚀基底血管并致破裂的结果。遗传、环境和精神因素等也与消化性溃疡的发生有关。

2.食管胃底静脉曲张　门静脉压力增高，合成的凝血因子减少；脾功能亢进，血小板破坏增加，导致凝血机制发生障碍；再者，由于门静脉高压性胃炎，常出现胃肠黏膜糜烂。

3.应激性溃疡出血　在应激状态下，交感神经兴奋，血中儿茶酚胺水平升高，引起胃、十二指肠黏膜缺血，继而发生损伤和溃疡；同时黏膜细胞血流灌注减少，胃酸和胃蛋白酶分泌增高，从而使胃黏膜自身消化。

（三）护理评估

1.健康史　注意询问出血的颜色、性状、速度、持续时间和次数，有无消化道溃疡、肝硬化、消化道肿瘤或其他相关病史。消化性溃疡出血有典型的慢性、周期性、节律性上腹疼痛史，出血前数日疼痛加剧，出血后疼痛减轻或缓解。食管胃底静脉曲张破裂多有慢性肝病史或长期酗酒史。急性胃黏膜病变出血者在出血前有服非甾体抗炎药史，或处于严重创伤、感染性休克、脑出血等应激状态。消化道肿瘤出血者有近期明显体重下降现象。

2.临床表现

（1）呕血。呕血前常有上腹不适、疼痛、恶心和反酸史，pH呈酸性。出血量多、胃内停留时间短则为鲜红色、暗红色或混有凝血块；出血量少、胃内停留时间长时，呕吐物可呈咖啡渣样和棕褐色，为血中血红蛋白经胃酸作用，变成褐色的亚铁血红蛋白所致。

（2）便血。上消化道疾病引起出血后，均可有便血；出血部位在幽门以下，仅表现为便血。若血液在肠道停留时间长，则血中血红蛋白的铁经肠内硫化物作用形成硫化铁，外观黑而发亮类似柏油，则称柏油样便或黑便，常见于上消化道出血。如出血量大或肠蠕动快，血液在肠道停留时间短或病变距肛门近时，为暗红色或鲜红色血便。

（3）出血量估计。根据出血后的临床表现、血液检验以及呕血与便血的量综合判断估计失血量，对进一步处理极为重要。

1）出血量>5 mL，大便隐血实验阳性。

2）出血量50~70 mL，可出现黑便。

3）出血量 250~300 mL，多可导致呕血。

4）出血量>400 mL，患者面色苍白、头晕、乏力、出汗、心悸、尿量减少。

5）短时间内出血量>1000 mL，或达到循环血容量的 20%，即称消化道大出血，可出现头晕、冷汗、四肢厥冷、脉搏增快、血压下降、少尿或无尿等急性周围循环衰竭症状，甚至出现休克。

3. 伴随症状

（1）呕血的伴随症状。

1）伴黑便：多见于幽门以上病变，偶见于十二指肠病变出血量大和速度快时，血液反流入胃所致。

2）伴上腹痛：消化道溃疡具有一定的周期性与节律性；慢性上腹痛，疼痛无明显规律性并伴有厌食、消瘦或贫血者，有胃癌的可能。

3）伴贫血：睑结膜、口唇及甲床苍白、烦躁不安，严重者出现休克或意识障碍。

4）伴发热：一般为低热或中度发热。

5）伴咽下痛、吞咽困难和食物反流：有食管炎和食管癌的可能。

6）伴黄疸、蜘蛛痣和腹水：提示肝硬化门脉高压。

（2）便血的伴随症状。

1）伴里急后重：可见于急性细菌性痢疾和直肠癌。

2）伴发热、腹痛和黏液血便：可见于急性出血性坏死性肠炎、肠伤寒、大肠癌。

3）伴腹部肿块：应考虑大肠癌和肠套叠。

4）伴便后滴血和喷血：可见于痔疮和肛裂。

4. 辅助检查

（1）血常规结果显示红细胞计数和血红蛋白下降；大便隐血试验阳性；尿常规示尿素氮升高。

（2）纤维内镜检查包括胃镜、十二指肠镜和结肠镜等，对消化道急性出血的出血部位、病变性质和肿瘤诊断等有确诊意义，检查应在出血后 12~48 小时内进行。

（3）钡餐全消化道检查适用于有胃镜检查禁忌证或不愿行胃镜检查者。

（4）腹部 X 线片对肠梗阻具有诊断意义。

（5）直肠指诊对直肠、肛管疾病具有诊断意义。

（四）护理措施

1. 急救原则　查明出血原因，积极控制出血，补充血容量，抗休克和治疗原发病。

2. 一般护理措施

（1）保持呼吸道通畅：患者取平卧位，头偏向一侧，及时清除呕血和便血。

（2）饮食护理：活动性出血期间暂禁食，少量出血者宜进流质食物。

（3）用药护理：烦躁不安者可给予镇静药，肝病患者忌用吗啡和巴比妥类药物，以免诱发肝性脑病。

3. 病情观察与监护

（1）准确记录呕血与黑便的量与性质。

（2）观察神志、生命体征变化、皮肤和甲床色泽、肢端温度。

（3）观察尿量，必要时留置导尿管。

（4）定时复查血红蛋白、血红细胞计数、血细胞比容及血尿素氮。

（5）注意有无腹痛加重、肠梗阻和腹膜炎表现。

（6）注意判断有无继续出血或再出血情况。通常有以下表现：

1）呕血或便血次数增多，呕血颜色由咖啡色转为鲜红色，黑便转为暗红色的血便。

2）持续腹胀，肠鸣音亢进。

3）经大量补液或（和）输血治疗，血压和脉搏不稳定，中心静脉压暂时恢复而又下降，周围循环的表现未见改善而又恶化者。

4）无肾衰竭、充分补液和尿量正常的情况下，血尿素氮持续或再次升高者。

5）血红细胞计数、血红蛋白和血细胞比容继续下降。

4.止血护理

（1）全身止血：主要为药物止血。肝硬化出血者，遵医嘱给予纤维蛋白原等止血因子药物；溃疡病出血者，给予 H_2 受体拮抗药、质子泵抑制药、生长抑素以抑制胃酸分泌，去甲肾上腺素和凝血酶口服或胃管注入；血液系统疾病出血者，给予输注血小板悬液或新鲜冰冻血浆以纠正凝血功能障碍。

（2）局部止血：纤维内镜直视下止血，包括对出血灶喷洒止血药物、高频电灼、注射硬化剂、放置止血夹和血管介入等治疗。

（3）外科手术：适用于肿瘤、血管畸形和内科保守治疗无效者。

5.留置胃管　大出血者常规留置胃管，尽量抽取胃内容物。怀疑食管胃底静脉出血时可置三腔二囊管（图 5-10），其止血效果良好，但患者痛苦且并发症多、早期再出血率高，故不推荐作为首选止血措施，宜用于药物不能控制下暂时使用。

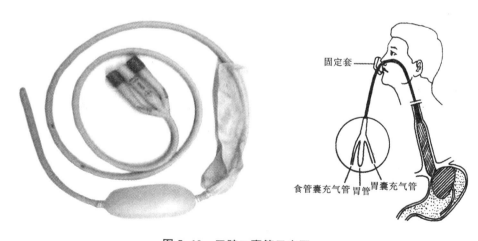

固定套

食管囊充气管　胃管　胃囊充气管

图 5-10　三腔二囊管示意图

6.积极补充血容量　建立一条以上静脉输液通路，遵循"先盐后糖，先晶后胶，先快后慢"的补液原则，补充水、电解质，预防酸碱平衡紊乱。及时配血，在符合输血指征时，给予输血治疗。

7.心理护理　急性消化道出血患者目睹自己呕血或便血，往往感觉到紧张、恐惧甚至是绝望。应主动多予一些积极的暗示性语言，抢救工作应迅速，忙而不乱，大出血时陪伴患者，以缓解患者的紧张情绪，使其有安全感。呕血或黑便后及时清除血迹、污物，以减轻对患者的不良刺激。

第六节　胸痛

 预习案例

　　患者，女，63岁，1小时前无明显诱因出现心前区压榨样疼痛，持续不缓解，并向左上臂放射，诉胸闷、喘憋。既往有高血压病史。查体：T 37.0℃，P 116 次/分，R 32 次/分，BP 150/98 mmHg，SpO_2 89%，神志清楚，呼吸音对称，未闻及病理性杂音，腹部体检(-)。

　　思考

　　1.护士应协助医生完成哪些关键的辅助检查？

　　2.急诊护士应该立即采取哪些护理措施？

　　胸痛是指胸前区的不适感，包括胸部闷痛、刺痛、烧灼、紧缩或压榨感等，有时可放射至面颊、下颌部、咽颈部、肩部、后背部、上肢或上腹部，表现为酸胀、麻木或沉重感等，常伴有精神紧张、焦虑、恐惧，是急诊科常见的症状之一。胸痛起病急、病因复杂各异、病死率高，预后与救治是否及时有关，应予以高度重视。

一、病因

　　胸痛病因涵盖各个系统，从急诊处理和临床实用角度，可将胸痛分为致命性胸痛和非致命性胸痛两大类。致命性胸痛又可分为心源性胸痛和非心源性胸痛，其中急性冠状动脉综合征、主动脉夹层和急性肺栓塞属于致命性胸痛。胸痛常见于以下原因。

　　1.心血管病变　冠心病、主动脉、心包、心肌和心瓣膜病变。

　　2.呼吸系统病变　支气管病变、肺部病变、胸膜病变。

　　3.胸壁病变　皮肤及皮下组织病变、肌内病变、肋骨脊椎病变、肋间神经病变。

　　4.其他　病变食管、纵隔病变、腹部病变。

二、发病机制

　　胸壁和胸腔等部位的各种病变和理化因素，如炎症、缺氧、组织坏死、机械压迫、异物、外伤和肿瘤等，刺激分布在该部位的感觉神经末梢产生痛觉冲动，兴奋传导到大脑皮质的痛觉中枢,便会产生胸痛的感觉。另外,病变内脏与分布体表的感觉纤维在脊髓后角终止于同一神经元上,通过脊髓丘脑束传入大脑,内脏的刺激也可在大脑皮质产生相应体表区域的痛觉,即放射痛或牵涉痛。

(一)急性冠状动脉综合征

急性冠状动脉综合征共同的病理基础均为不稳定的粥样斑块,伴发不同程度的继发病理改变。斑块破溃时,若形成微栓子或不完全血栓,可诱发不稳定型心绞痛或非 ST 段抬高型心肌梗死;若形成完全性血栓,可诱发 ST 段抬高型心肌梗死。这些均可导致心脏骤停和死亡,因此早期识别和快速反应至关重要。

(二)主动脉夹层

主动脉夹层是指主动脉内的血液经内膜撕裂口流入囊样变性的主动脉中层,形成夹层血肿,并随血流压力的驱动,沿动脉壁纵轴延伸剥离导致的严重心血管急症,或由机械压迫、刺激和损伤导致的突发撕裂样胸部疼痛。

(三)急性肺栓塞

急性肺栓塞的病变过程中易发生低氧血症、冠状动脉灌注减少、肺动脉高压时的机械扩张,波及胸膜导致胸痛。

急性肺栓塞

三、护理评估

(一)健康史

注意询问患者胸痛发生部位、胸痛诱发原因(是否与劳累、情绪激动、寒冷等有关);了解胸痛的持续时间、缓解方法及伴随症状。

(二)临床表现

1.胸痛的部位

(1)心绞痛:多为胸骨后、剑突下或心前区压痛,并向左肩及左臂内侧放射,达无名指与小指,有时也向颈部或下颌放射,而被误诊为牙痛。

(2)主动脉夹层:位于胸前及背部,随夹层血肿的扩展,疼痛涉及的范围可以延至颈、背、上肢、腹部、腰部和下肢放射痛。

(3)急性心包类:与发热同时出现的较剧烈而持久的心前区疼痛,疼痛常放射到左肩、背部、颈部或上腹部。

(4)肺梗死:为突发性胸骨后剧烈疼痛,向肩、颈部放射,随呼吸运动加剧。

(5)自发性气胸:胸部刺痛位于患侧腋前线与腋中线附近,向同侧肩部放射。

2.胸痛的性质

胸痛的性质多种多样,程度可呈剧烈、轻微或隐痛。典型的心绞痛和心肌梗死呈压榨样痛并伴有窒息感,而非典型疼痛表现为胀痛或消化不良等非特异性不适。主动脉夹层为骤然发生的前后移行性撕裂样剧痛。急性肺栓塞为突发性剧烈刺痛或绞痛，常伴呼吸困难与发绀。

3.胸痛的诱发与缓解因素

(1)心绞痛：可因各种因素诱发，经休息、含服硝酸甘油 3~5 分钟缓解。

(2)心肌梗死：胸痛时间常大于 30 分钟，硝酸甘油无法有效缓解。

(3)自发性气胸和主动脉夹层：常于剧烈咳嗽、突然用力和情绪激动时发生。

(4)胸膜炎和急性心包炎：疼痛因深呼吸、咳嗽而加剧，症状与体位改变有关，卧位时加重，坐位或前倾位时减轻。

(5)反流性食管炎：饱餐后出现，服用制酸剂或促动力药后可减轻或消失。

4.伴随症状

胸痛伴有血流动力学异常，如颈静脉怒张、血压下降或休克时，多见于致命性胸痛。伴有严重呼吸困难、发绀、烦躁不安时，提示呼吸系统疾病的可能性较大。恶心、呕吐可为心源性或消化系统疾病所致。

(三)辅助检查

1.心电图　心电图是快速识别急性冠状动脉综合征的重要工具。常规心电图对心肌急性缺血、损伤、坏死及心律失常定性有重要的鉴别意义。动态心电图和运动心电图(负荷试验)可用于早期冠心病的诊断和心功能的评价。

2.实验室检查　包括血常规检查、血液生化检查，如心肌酶学、心肌肌钙蛋白和免疫检查。心肌肌钙蛋白是诊断心肌梗死的特异性高、敏感性好的生物性标志物。

3.影像学检查　胸部 X 线检查可明确诊断自发性气胸和肋骨骨折。另外，影像学检查还包括胸部 CT、磁共振成像和超声心动图检查等。

4.纤维内镜检查　纤维食道内镜和纤维支气管内镜检查。

5.有创检查　冠状动脉造影和肺动脉造影，有助于急性肺动脉栓塞的诊断。心包穿刺用于急性心包炎的病因诊断和治疗。

四、护理措施

(一)急救原则

1.胸痛患者就诊时，须优先处理　按照疑诊急性冠状动脉综合征或主动脉夹层来快速分诊、检查。

2.查明原因，减轻胸痛，进行病因治疗和对症治疗

(1)急性心肌梗死：应该立即限制其活动，发病 24 小时内绝对卧床休息，持续心电监护，密切观察生命体征变化，吸氧和建立静脉输液通路。

(2)急性主动脉夹层：处理原则是有效降压和止痛，延缓并终止主动脉夹层的继续分离，保护受累的靶器官，降低病死率。

(3)心脏压塞：尽快手术，解除心脏受压是抢救成功的关键。

(4)急性肺栓塞：处理原则是首先溶解、清除肺内栓子，稳定由肺动脉阻塞引起的

循环障碍，其次是再灌注治疗。

（二）急救护理措施

1. 体位与休息　立即停止活动，卧床休息，降低心肌耗氧量和交感神经兴奋，有利于缓解疼痛。嘱患者勿用力咳嗽、深呼吸或突然改变体位，以免引起胸痛加重。

2. 心电监护　密切观察心率、血压、呼吸、血氧饱和度的变化。

3. 吸氧　鼻导管或面罩给氧，氧流量 2~5 L/min，以增加心肌氧的供应，减轻缺血和疼痛。

4. 建立静脉通路　保持给药途径通畅。

5. 留取动、静脉血标本　监测血常规、血气分析、心肌损伤标志物、电解质、凝血实验等。

6. 备好抢救药物和抢救设备

（三）胸痛护理

胸痛护理包括观察胸痛的部位、性质、严重程度、持续时间、有无放射、伴随症状、缓解或加重因素，有无面色苍白、大汗和血流动力学障碍，及时向医生报告患者疼痛变化，根据医嘱使用镇痛药，及时评估止痛的效果。

（四）病因治疗

针对不同的病因可采取不同的解除胸痛的护理措施。

1. 感染性疾病患者　遵医嘱给予消炎抗感染药物。

2. 心绞痛患者　给予扩张冠状动脉治疗，可采用硝酸甘油、硝酸异山梨酯和速效救心丸舌下含服；钙离子拮抗药硝苯地平，每日 3 次，口服；β 受体拮抗药可增加心肌供血、降低心肌耗氧量。

3. 急性冠状动脉综合征患者　需急诊溶栓治疗的患者，最好尽快入心血管监护病房（CCU）或重症监护病房（ICU）；改善冠状动脉血管血供，减少心肌氧耗；配合医生进行溶栓或抗凝治疗，限制梗死发展；经皮冠状动脉腔内成形术，恢复心肌再灌注。

4. 肋骨骨折　胶布固定或多头胸带包扎，减少骨折摩擦，起止痛和固定的作用，遵医嘱用 2% 普鲁卡因做局部封闭；多根、多处骨折者，用棉垫盖于伤处，加压包扎固定。

5. 气胸　立即准备胸膜腔穿刺排气，并持续胸腔闭式引流，使其变为闭合性气胸。胸腔引流后仍持续有气体溢出者，应立即行剖胸探查术，手术修补裂口。

6. 创伤性血胸　尽早放置胸腔闭式引流，并迅速补充血容量。胸膜腔进行性出血时，需在抗休克的同时，紧急行开胸术。

（五）用药护理

胸痛患者遵医嘱可使用镇痛、镇静药物，以改善疼痛的症状。吗啡具有扩血管、镇静和止痛作用，用药后须注意有无呼吸抑制。使用硝酸酯类药物时，要随时监测血压的变化，维持收缩压在 100 mmHg 以上。

第七节   急性腹痛

预习案例

> 患者，男，38 岁。中午在外就餐后出现上腹部疼痛，有恶心呕吐，数小时后，疼痛部位转为右下腹疼痛。入院后检查：右下腹有压痛、反跳痛，T 38.5℃，Hb162 g/L，WBC 24.6×10⁹/L。
>
> 思考 ————————————————————
> 1.腹痛的发病机制是什么？
> 2.护士可采取哪些护理措施？

急性腹痛是指发生在 1 周之内，由各种原因引起的腹腔内外脏器急性病变，主要表现为腹部疼痛，亦可出现呕吐、腹胀、便血、便秘等。急性腹痛起病急、发展迅速、病因复杂、病重诸多，如处理不及时，极易发生严重后果，甚至危及生命。

一、病因

（一）腹腔脏器病变引起的腹痛

1.急性炎症   如急性胃肠炎、急性肠系膜淋巴结炎、阑尾炎、胆囊炎、腹膜炎、急性化脓性胆管炎、急性盆腔炎、急性附件炎、急性泌尿系感染等。

2.急性梗阻或扭转   常见的有肠梗阻、嵌顿疝、胆道、肾、尿路管结石嵌顿、胆道蛔虫症、卵巢囊肿蒂扭转等。

3.急性穿孔   消化性溃疡急性穿孔、胆囊穿孔、子宫穿孔等。

4.急性内出血   如肝、脾、肾等实质脏器破裂，异位妊娠，卵巢或黄体破裂等。

5.血管病变   见于腹主动脉瘤破裂、肠系膜静脉血栓形成、脾梗死等。

6.其他   如急性胃扩张、痛经、肠易激综合征等。

（二）腹腔外脏器或全身性疾病引起的腹痛

1.胸部疾病   如不典型心绞痛、急性心肌梗死、肋间神经痛、肺脓肿、胸膜炎等，无腹膜炎征象。

2.代谢及中毒疾病   如铅、砷、汞、尿毒症，糖尿病酮症酸中毒等。

3.变态反应性疾病   如腹型过敏性紫癜、腹型风湿热等。

4.神经源性疾病   如胃肠功能紊乱、带状疱疹、末梢神经炎等。

二、发病机制

腹部的神经主要有脊髓神经和自主神经，前者负责腹壁的运动和感觉，后者负责内脏的运动和感觉，不同疾病或同一疾病的不同阶段，按不同神经传导机制，常表现出不同类型的腹痛。在病变早期，多表现为单纯内脏性腹痛，随病情发展加重，出现牵涉性或躯体性腹痛。

（一）内脏痛

内脏痛多由消化道管壁平滑肌突然痉挛或强力收缩，管壁和脏器扩张，急性梗阻、缺血等刺激自主神经所导致，特点为疼痛部位不准确、痛感弥散、疼痛感觉模糊、深部的钝痛或灼痛、过程缓慢而持续等。

（二）躯体痛

病变累及腹部皮肤、腹肌、壁腹膜、肠系膜根部和膈肌时，痛觉信号经体神经传导脊神经根而反应为脊髓节段所支配的皮肤疼痛，即躯体性腹痛，特点为定位准确、疼痛与病变部位多相符、程度剧烈而持续、体位变换可加重腹痛。

（三）牵涉痛

牵涉痛也称放射性疼痛，腹腔内脏器病变时，刺激神经末梢将痛觉信号传到脊髓相应节段，产生所支配的体表部位疼痛。

三、护理评估

（一）健康史

护士接诊后，应了解患者既往有无引起急性腹痛的病史（如溃疡病、阑尾炎等），有无类似发作史、有无腹部外伤史、手术史，有无心肺等胸部疾病和糖尿病、高血压史等，有无胆囊炎或胆石症，有无进食油腻食物、暴饮暴食史，在饱餐后腹部有无受到撞击等，女性还应了解月经史和生产史，以便对病情作出初步判断。

（二）临床表现

1.腹痛部位
（1）胃、十二指肠病变：疼痛多位于中上腹部。
（2）空肠和回肠病变：疼痛位于脐周。
（3）回盲部病变：右下腹疼痛。
（4）升结肠病变：疼痛在脐右侧。
（5）降结肠病变：疼痛在脐左侧。
（6）横结肠和乙状结肠病变：疼痛位于脐与耻骨之间。
（7）直肠病变：疼痛位于耻骨上或腰骶部。

（8）急性阑尾炎：腹痛最初可在右上腹或脐周，然后转移至右下腹麦氏点，伴压痛。

麦氏点

（9）胆囊炎和胆石症：疼痛多在右上腹，伴右肩和右肩胛下区牵涉痛。

（10）膀胱炎、急性前列腺炎、盆腔炎及异位妊娠破裂：疼痛位于下腹部。

（11）肝淤血、肝炎、肝脓肿和肝癌：疼痛位于右上腹呈持续胀痛或钝痛。

（12）急性胰腺炎：疼痛呈腰带状并放射至左腰背部。

（13）输尿管下段结石：疼痛可放射至会阴和外生殖器部。

（14）输尿管上段结石或肾结石：为患侧下腹部痛，沿腰部放射至大腿内侧腹股沟区。

2. 腹痛的性质和发作方式

（1）炎症性腹痛：以体温升高、腹痛、压痛或腹肌紧张为主要特点，一般起病较缓慢，腹痛呈持续性并进行性加重，炎症波及脏器浆膜和壁腹膜时，呈典型局限性或弥漫性腹膜，常见于急性阑尾炎、胆囊炎、腹膜炎、胰腺炎、盆腔炎等。

（2）穿孔性腹痛：以突发持续剧烈的刀割样痛、烧灼样痛，腹膜刺激征，可伴有肠鸣音消失或气腹为主要特点，常见于消化道穿孔、外伤性肠穿孔等。

（3）梗阻性腹痛：为阵发性腹痛、腹胀、呕吐，停止排气、排便，当合并炎症或血运障碍时，呈持续性腹痛，阵发性加重，常见于肠梗阻、肠套叠、嵌顿疝、输尿管结石、胆绞痛、卵巢囊肿蒂扭转等。

（4）出血性腹痛：以腹痛、呕血、便血、尿血、失血性休克与急性贫血等为特点，没有炎症性或穿孔性腹痛剧烈，常见于肝、脾、肾等实质脏器破裂，异位妊娠，胆道出血，腹主动脉瘤破裂出血等。

（5）损伤性腹痛：以外伤、腹痛、腹膜炎或内出血为主要特征，可有腹壁、空腔脏器和（或）实质性脏器损伤。

（6）功能性紊乱及全身性疾病所致腹痛：疼痛无明显定位，无固定压痛和反跳痛，呈间歇性、一过性，常有精神因素或全身性疾病史。

（三）伴随症状

1. 休克　见于腹腔脏器穿孔或破裂、腹腔脏器出血、严重感染以及急性心肌梗死和肺炎等腹外疾病。

2. 发热　见于各种感染，急性梗阻性化脓性胆管炎可伴有寒战和高热。

3. 呕吐和腹胀　见于肠梗阻。机械性肠梗阻呕吐频繁而剧烈，肠鸣音亢进伴金属音；麻痹性肠梗阻呕吐物为溢出性，全腹膨隆，肠鸣音减弱或消失；高位小肠梗阻呕吐早且频繁，呕吐物含有胆汁；低位小肠梗阻呕吐出现迟且量少，为粪臭样呕吐物；结肠梗阻晚期才出现或不发生呕吐；幽门梗阻呕吐物为宿食，量多，且不含胆汁，消瘦患者可见胃型和蠕动

肠梗阻

波；急性胃肠炎频繁呕吐，发生时间早；急性阑尾炎在腹痛数小时后出现呕吐；卵巢囊肿蒂扭转突然发生下腹部剧烈疼痛，伴恶心和呕吐。

4.黄疸 外科急腹症中常见的为梗阻性黄疸，如胆囊炎、胆石症、壶腹周围癌和肝脏病变，亦可见于急性溶血性贫血。

5.返酸和嗳气 提示有溃疡和胃炎。

6.伴呕血和便血 见于消化道出血。

7.水电解质平衡紊乱 见于肠梗阻等。

8.血尿 见于泌尿系结石或感染、肾挫裂伤。

9.尿频、尿急和尿痛 见于尿路感染和急性肾盂肾炎。

10.月经异常和痛经 见于妇科疾病如盆腔炎、附件炎、卵巢或子宫肿瘤。

（四）腹部体检

腹部检查时嘱患者取仰卧位，双腿屈曲，充分暴露全腹。

1.视诊 注意全腹有无胃肠蠕动波、胃肠型及肿块等。全腹膨隆是肠梗阻、腹膜炎晚期表现；肠扭转、闭袢性肠梗阻腹部呈不对称性腹胀；急性腹膜炎时腹式呼吸运动减弱或消失。

2.触诊 压痛最明显之处往往就是病变所在，是腹膜炎的客观体征。注意检查有无腹膜刺激征，腹部肌紧张、压痛与反跳痛的部位、范围和程度；胃十二指肠、胆道穿孔时，可呈"板状腹"。

3.叩诊 肝浊音界缩小或消失提示腹部空腔、脏器穿孔致膈下游离气体；移动性浊音表示腹腔积液或积血。

4.听诊 肠鸣音活跃、亢进、有气过水音提示机械性肠梗阻；肠鸣音消失或减弱多见于急性腹膜炎、血运性肠梗阻和肠麻痹；上腹部振水音可能提示幽门梗阻或胃扩张。

（五）辅助检查

1.实验室检查

（1）血常规：白细胞总数和中性粒细胞计数异常升高提示感染性疾病，病情危重或机体反应低下者，白细胞计数可不升高，仅中性粒细胞比例增高；血红蛋白及红细胞进行性减少提示有活动性出血的可能。

（2）血生化：淀粉酶增高常是急性胰腺炎；肌酐、尿素氮升高提示肾功能不全。

（3）大便常规：糊状或水样便，含少量红、白细胞可能为细菌性食物中毒引起的急性肠炎；黏液血便或大便隐血实验阳性提示消化道肿瘤；血便往往与消化道出血有关。

（4）尿常规：白细胞增多表示感染；大量红细胞提示泌尿系肿瘤、肾绞痛和损伤。

2.X线检查 腹部立、卧位X片检查，如发现膈下游离气体，提示消化道穿孔；肠梗阻发生4~6小时后，腹部X线检查可见到多个气液平面及胀大的气肠袢；空肠梗阻时，空肠黏膜的环形皱襞可显示"鱼肋骨刺"征；肠扭转时可见孤立、突出的胀大肠袢；蛔虫堵塞者可见肠腔内成团的蛔虫体阴影；腹部X片有钙化灶，提示有泌尿系结石。

3.超声检查 对实质性器官损伤和腹腔积液具有很高的诊断价值；发现腹腔内的积

气,有助于空腔器官破裂或穿孔的诊断;并可在超声引导下进行脓肿、腹腔积液及积血等穿刺抽液,做进一步检查。

4. 内镜检查　包括胃镜、十二指肠镜、胆道、小肠镜和结肠镜等,可直视病灶并取活组织作病理学检查,对急性腹痛的诊断具有极其重要的意义,在明确消化道出血的病因同时可行内镜下止血或病灶切除。

5. CT检查　对软组织和实质性器官具有较高的分辨力,通过观察肝、脾的被膜是否完整、大小及形态结构有无异常,可较为准确地判断实质器官有无损伤及严重程度,还有助于判断腹腔内的出血量以及腹膜后的损伤情况,比B超更为精确。

6. 直肠指检　是诊断直肠癌最主要和直接的方法之一;通过直肠指检可初步了解肿瘤的大小、硬度、距肛门的距离及其与周围组织的关系。

四、救治原则

(一)手术治疗

手术是急腹症的重要治疗手段,如肠梗阻、消化道穿孔或出血、急性阑尾炎等病因明确、有手术指征者,应及时手术治疗。

(二)非手术治疗

病情较轻或病程较长已超过24小时,且腹部体征已减轻或炎症已有局限化趋势以及原发性腹膜炎者,可行非手术治疗。非手术治疗包括禁食(胃肠减压)、静脉输液(纠正水、电解质紊乱)、合理应用抗生素、补充热量和营养支持,以及镇静、镇痛、吸氧等对症处理。诊断不清的急腹症患者要遵循"四禁"原则,即禁食、禁灌肠、禁镇痛、禁用泻药。

五、护理措施

(一)病情观察

护理患者时,要注意观察病情变化,即观察患者神志、生命体征、呕吐、排气、排便、腹痛、腹胀、等情况,有下列情况应考虑病情加重,应及时报告医生,采取对应处理措施。

(1)病情发展迅速,早期出现休克,抗休克治疗后改善不显著。

(2)腹痛发作起始即为持续性剧烈疼痛,或腹痛间歇期缩短、呈持续性剧烈绞痛。

(3)有明显腹膜刺激征和移动性浊音,体温上升、脉率增快、白细胞计数增高。

(4)腹胀不对称,腹部局部隆起或触及有压痛的肿块。

(5)呕吐物、胃肠减压抽出液、肛门排出物为血性,或腹腔穿刺抽出血性液体。

(6)经积极的非手术治疗而症状体征无改善。

(7)腹部X线见孤立、突出的胀大肠袢。

（二）控制饮食及胃肠减压

病情较轻且无禁忌证者，可给予少量流质或半流质饮食；病因未明或病情严重者，必须禁食；疑有空腔脏器穿孔、破裂，腹胀明显或肠梗阻患者须行胃肠减压，并注意保持引流通畅，观察与记录引流液的量、色和性状；对于病情严重，预计较长时间不能进食者，按医嘱应尽早给予肠外营养。

（三）补液护理

准确记录液体出入量，遵医嘱给予输液，补充电解质和能量合剂，纠正体液失衡，并根据病情变化随时调整补液方案和速度。

（四）合理使用抗生素

合理使用抗生素，防治感染，减少毒素吸收，同时注意观察用药效果和副反应。

（五）有效缓解疼痛

患者无休克、生命体征平稳时，予半卧位，以减轻腹胀对呼吸、循环系统的影响。诊断明确、无禁忌证者，可适当应用解痉药、镇痛药。

（六）心理护理

主动关心患者，提供人性化服务。向患者解释相关的治疗和护理知识，缓解其焦虑和恐惧，稳定其情绪，使其积极配合各项治疗和护理。

（七）术前准备

对危重患者、病情不稳定者，积极完善术前准备，送入手术室。

本章小结

发热（fever）是指机体在致热原作用下或各种原因引起体温调节中枢的功能障碍时，产热增多，散热减少，致使体温升高超出正常范围。

昏迷（coma）是由于大脑皮质及皮质下网状结构发生高度抑制而造成的最严重的意识障碍，是临床常见的危重病症之一。护士应该迅速、敏捷、熟练、准确地对昏迷患者进行病因和发病机制的分析、昏迷程度的判断、有效的救治和护理，达到最高的抢救成功率。

抽搐（tic）是指全身或局部成群骨骼肌非自主的抽动或强烈收缩，常可引起关节运动或强直，其同义词为痉挛，临床上具有发作性突然和反复发作的特点。当肌群收缩表现为强直性、阵挛性或混合性时，称为惊厥（convulsion）。惊厥表现的抽搐一般为全身性、对称性的，伴有或不伴有意识丧失。

呼吸困难（dyspnea）是指患者主观感到空气不足、呼吸费力，客观上表现为呼吸运动用力，严重时可出现张口呼吸、鼻翼扇动、端坐呼吸，甚至发绀、呼吸辅助肌参与呼吸运动，并且可有呼吸频率、深度、节律的改变。

咯血（hemoptysis）是指喉以下，气管、支气管或肺组织出血，并经口咳出。咯血大多数（约90%）来源于支气管动脉，少数（约10%）来源于肺动脉。发生于屈氏韧带（Treitz韧带）以上的消化道，包括食管、胃、十二指肠、上段空肠及胆、胰腺和肝脏的出血称为上消化道出血，主要表现为呕血和便血。

胸痛是指胸前区的不适感，包括胸部闷痛、刺痛、烧灼、紧缩或压榨感等，有时可放射至面颊、下颌部、咽颈部、肩部、后背部、上肢或上腹部，表现为酸胀、麻木或沉重感等，常伴有精神紧张、焦虑、恐惧，是急诊科常见的症状之一。胸痛起病急、病因复杂各异、病死率高，预后与救治是否及时有关，应予以高度重视。

急性腹痛是指发生在1周之内，由各种原因引起的腹腔内外脏器急性病变，主要表现为腹部疼痛，亦可出现呕吐、腹胀、便血、便秘等。急性腹痛起病急、发展迅速、病因复杂、病重诸多，如处理不及时，极易发生严重后果，甚至危及生命。

（朱顺芳　甄莉）

学习测验

第六章

环境及理化因素损伤的救护

环境及理化因素损伤的救护PPT

学习目标

识记：1. 常见急性毒物中毒的概念、种类与临床表现。
    2. 中暑的分型及各型的症状与体征。
    3. 患者淡水淹溺与海水淹溺的区别。
    4. 冻僵患者的临床表现。
理解：1. 急性中毒的发病机制、急救处理原则。
    2. 中暑、淹溺、电击伤、冻僵患者的发病机制、现场急救原则。
运用：1. 能及时合理地运用中毒救护措施处理急性中毒患者。
    2. 对中暑、淹溺、电击伤及冻僵患者进行病情评估和对症处理。

第一节　概述

预习案例

　　某在校学生午后运动口渴，回家随手拿起一瓶已开启的可乐瓶喝下其中液体，10分钟后出现恶心、呕吐、头晕、头痛、腹痛、腹泻等症状。入院查体：患者心跳减慢、瞳孔缩小、肌束颤动、牙关紧闭，全血胆碱酯酶活力下降。医生初步诊断为急性中毒，嘱予以洗胃。

　　思考
　　1. 急性中毒时洗胃的禁忌证有哪些？
　　2. 护士观察病情时，应注意哪些方面？

　　急性中毒(acute poisoning)是指大量毒物短时间内经皮肤、黏膜、呼吸道、消化道等途径进入人体而造成组织、器官器质性或功能性损害。急性中毒发病急骤、症状凶险、变化迅速，如不及时救治，可危及生命。

一、病因

(一)职业性中毒

　　职业性中毒是指在工作过程中，人们不注意劳动保护或违反安全防护制度，与毒物接触发生中毒。

(二)生活性中毒

　　生活性中毒是指由于误食或意外接触有毒物质、用药过量、给药途径错误、自杀或投毒等引起的中毒。

二、毒物的吸收、代谢和排出

(一)吸收

　　毒物主要经呼吸道、消化道、皮肤黏膜、血管等途径进入人体。当毒物以气态、烟雾态和气溶胶态存在于空气中时，均可通过呼吸道进入人体而引起中毒，如一氧化碳、硫化氢等，这是毒物进入人体最方便、最迅速也是毒性作用发挥最快的一种途径。毒物经消化道吸收中毒常见于饮用或食用被毒物污染的水或食物，或误服、自服毒物。完整的皮肤是良好的天然屏障，但脂溶性毒物，如有机磷杀虫药、苯类等可穿透皮肤脂质层吸收；强酸、强碱可造成皮肤直接损伤。部分毒品亦可经静脉直接进入人体。

（二）代谢

毒物吸收后主要通过肝脏进行代谢。

（三）排出

大多数毒物经肾脏排出；气体和易挥发的毒物吸收后，部分可以原形经呼吸道排出；很多重金属如铅、汞、砷以及生物碱可由消化道排出；有些毒物可经皮肤、汗腺、唾液腺、乳腺、胆道等排出。

三、中毒机制

（一）局部刺激和腐蚀作用

强酸、强碱吸收组织中的水分，与蛋白质或脂肪结合，使细胞变性、坏死。

（二）缺氧

一氧化碳、硫化氢、氰化物等可阻碍氧的吸收、转运或利用。

（三）麻醉作用

有机溶剂和吸入性麻醉药有较强的亲脂性，可通过血脑屏障，抑制脑功能。

（四）抑制酶的活性

很多毒物或其代谢产物可通过抑制酶的活性而产生毒性，如有机磷杀虫药会抑制胆碱酯酶。

（五）干扰细胞膜或细胞器的生理功能

如四氧化碳在体内代谢产生的三氯甲烷自由基，作用于肝细胞膜中的不饱和脂肪酸，产生过氧化脂质，导致线粒体和内质网变性，使肝细胞死亡。

（六）竞争受体

如阿托品会阻断毒蕈碱受体。

四、护理评估

（一）病史

（1）病史的询问对中毒的病因诊断极为重要，可通过询问患者本人、患者的家属、同事、亲友或现场目击者了解情况。

（2）怀疑生活性中毒者，应详细了解患者的居住环境、既往病史、精神状态、长期服用药物种类、家中药品有无缺失、发病时身边有无药瓶、药袋等。

（3）怀疑食物中毒时，应调查进餐地点、餐饮种类、同餐进食者有无类似症状发生，注意查看剩余食物、呕吐物或胃内食物的气味、性状。

（4）怀疑一氧化碳中毒时，需查看室内炉火、烟囱、通风情况、有无煤气泄漏、当时同室的其他人员是否也有中毒表现等。

（5）对于职业性中毒，要询问职业史、工种、接触毒物种类和时间、生产过程、防护措施、伴同发病情况等。

（二）临床表现

常见毒物中毒的临床表现见表6-1。

表6-1　常见毒物中毒的临床表现

临床表现	常见毒物名称
昏迷	麻醉药、镇静催眠药、有机磷、有机溶剂、一氧化碳
谵妄、幻觉	有机磷、有机汞、拟胆碱药、醇、苯、铅
精神异常	二硫化碳、一氧化碳、有机溶剂、乙醇、阿托品、蛇毒、抗组胺药
惊厥	毒鼠强、窒息性毒物、有机氯杀虫剂、拟除虫菊酯、异烟肼
瘫痪	可溶性钡盐、一氧化碳、三氧化二砷、蛇毒、河豚毒、箭毒
呼吸加快或深大	二氧化碳、呼吸兴奋剂、甲醇、水杨酸类、抗胆碱药、可卡因、樟脑
呼吸减慢	镇静催眠药、吗啡、海洛因、氰化物
肺水肿	刺激性气体、磷化锌、有机磷、百草枯
呼吸气味	氰化物有苦杏仁味；有机磷、铊等有大蒜味；苯酚和甲酚皂溶液有苯酚味
心动过速	阿托品、可卡因、氯丙嗪
心动过缓	洋地黄类、毒蕈、拟胆碱药、钙离子拮抗药
心脏毒性	洋地黄、奎尼丁、氨茶碱、吐根碱（依米丁）
心脏骤停	洋地黄、河豚、氨茶碱、窒息性毒物
胃肠症状	有机磷、强酸、强碱、磷化锌、铅、锑、砷
肝损害	硝基苯、毒蕈、氰化物、磷、蛇毒
低钾血症	可溶性钡盐、棉酚、排钾性利尿药
肾小管坏死	升汞、四氧化碳、毒蕈、蛇毒、氨基糖苷类
肾小管堵塞	砷化氢、蛇毒、磺胺结晶
溶血性贫血	砷化氢、苯胺、硝基苯
再生障碍性贫血	氯霉素、抗肿瘤药、苯
凝血障碍	肝素、香豆素类、水杨酸类、敌鼠、蛇毒

续表6-1

临床表现	常见毒物名称
灼伤	强酸、强碱、甲醛、苯酚、百草枯
发绀	亚硝酸盐、硝基苯、氰化物、麻醉药、有机溶剂、刺激性气体、苯胺
颜面潮红	阿托品、颠茄、乙醇、硝酸甘油、一氧化碳
呈樱桃红色	一氧化碳、氰化物
皮肤湿润	有机磷、酒精、水杨酸、拟胆碱药、吗啡类
黄疸	毒蕈、鱼胆、四氯化碳、百草枯
瞳孔缩小	有机磷、阿片类、镇静催眠药、氨基甲酸酯、毒蕈
瞳孔扩大	阿托品、莨菪碱、肉毒、甲醇、乙醇、大麻、苯、氰化物

(三)辅助检查

1. 毒物鉴定　采集患者的血、尿、粪、呕吐物、剩余食物、首次抽吸的胃内容物尽快送检。如不能立即送检，需密封好放在冰箱内，不需加防腐剂，避免防腐剂影响化验结果。

2. 血液检查

(1)外观：粉红色见于急性溶血，如砷化氢、苯胺、硝基苯等中毒；褐色见于亚硝酸盐、苯胺、硝基苯等中毒引起的高铁血红蛋白血症。

(2)生化检查：肝功能异常见于四氯化碳、硝基苯、毒蕈、氰化物、蛇毒、乙酰氨基酚、重金属等中毒；肾功能异常见于氨基糖苷类抗生素、蛇毒、生鱼胆、毒蕈、重金属等中毒；低钾血症见于可溶性钡盐、排钾利尿药、氨茶碱、棉酚等中毒。

(3)凝血功能检查：凝血功能异常多见于抗凝血类灭鼠药、水杨酸类、肝素、蛇毒、毒蕈等中毒。

(4)动脉血气分析：低氧血症见于刺激性气体、窒息性毒物等中毒；酸中毒见于水杨酸类、甲醇、亚硝酸盐等中毒。

3. 尿液检查

(1)肉眼血尿见于影响凝血功能的毒物。

(2)镜下血尿或血红蛋白尿见于升汞、生鱼胆等中毒。

(3)绿色尿见于麝香草酚中毒。

(4)橘黄色尿见于氨基比林等中毒。

(5)蓝色尿见于含亚甲蓝的药物中毒。

(6)灰色尿见于酚或甲酚中毒。

(7)结晶尿见于磺胺、扑痫酮等中毒。

(四)病情判断

1. 一般情况　包括神志、体温、脉搏、呼吸、血氧饱和度、皮肤色泽、瞳孔、心率、心律、尿量、尿性状等。

2. 毒物的种类、剂量、中毒时间及院前处置情况

3. 有无严重并发症　下列任何一种临床表现均可看作是患者病情危重的信号：①深度昏迷；②严重心律失常；③高血压或休克；④呼吸功能衰竭；⑤少尿或肾衰竭；⑥肺水肿；⑦癫痫发作；⑧肝衰竭；⑨高热或体温过低。

五、救治原则

(一)立即终止接触毒物

迅速脱离有毒环境，除去污染衣物，清洗接触部位的皮肤。

(二)维持基本生命体征

若患者出现呼吸、心脏骤停，应立即进行心肺复苏，迅速建立静脉通路，尽快采取相应的救治措施。

(三)清除尚未吸收的毒物

1. 吸入性中毒者　需搬离有毒环境，使其呼吸新鲜空气；保持呼吸道通畅，及早吸氧，必要时可使用呼吸机或采用高压氧治疗。

2. 接触性中毒　急救用大量清水(特殊毒物也可选用酒精、肥皂水、碳酸氢钠、醋酸等)冲洗，勿用热水或擦拭，避免增加毒物吸收。皮肤接触腐蚀性毒物时，冲洗时间应达到15~30分钟，并可选择相应的中和剂或解毒剂冲洗。

3. 食入性中毒者　可经催吐、洗胃、导泻、灌肠等方法清除胃肠道尚未吸收的毒物。毒物清除越早越彻底，病情改善越明显，预后越好。

(1)催吐。

1)适应证：口服毒物的患者，只要神志清楚，且没有催吐的禁忌证，均应做催吐处理。

2)禁忌证：昏迷、惊厥、腐蚀性毒物、食管胃底静脉曲张、主动脉瘤、消化性溃疡、年老体弱、妊娠、高血压、冠心病、休克等。

3)方法：为避免呕吐物被吸入气管发生窒息或吸入性肺炎，患者应取左侧卧位，头部放低；幼儿应俯卧，头部向下。用压舌板、匙柄或指甲不长的手指等刺激咽喉壁或舌根以催吐，动作要轻柔，避免损伤咽部。空腹者应先饮水500 mL，以利催吐；胃内容物黏稠者，可先喝适量微温清水、盐水或相应解毒液体，然后再进行催吐。如此反复，直至吐出液体变清为止。

(2)洗胃。

1)适应证：一般在服毒6小时内洗胃效果最好。如果服毒量大或所服毒物吸收后由胃排出，尽管超过6小时，仍需洗胃。

2)禁忌证：腐蚀性毒物中毒者；正在抽搐，大量呕血者；食管胃底静脉曲张或上消化道大出血病史者。

3）洗胃液的选择：可根据毒物的种类不同，选用适当的洗胃液。

胃黏膜保护剂：吞服腐蚀性毒物者，可饮用牛奶、蛋清、米汤、植物油等保护胃肠黏膜。

溶剂：吞服脂溶性毒物（如汽油、煤油等）者，可先口服或胃管注入液体石蜡 150～200 mL，使其溶解而不被吸收，然后进行洗胃。

吸附剂：活性炭是强有力的吸附剂，可吸附多种毒物，一般首次 1～2 g/kg（体重），加水 200 mL，由胃管注入，2～4 小时重复应用 0.5～1.0 g/kg（体重），直至症状改善。

解毒剂：解毒药可通过与体内存留的毒物发生中和、氧化、沉淀等化学反应，改变毒物的理化性质，使其失去毒性；

中和剂：对吞服强腐蚀性毒物的患者，洗胃可引起消化道穿孔，一般不宜采用，但可服用中和剂，如吞服强酸时可用弱碱（如镁乳、氢氧化铝凝胶等）中和，吞服强碱时可用弱酸类物质（如食醋、果汁等）中和。

沉淀剂：有些化合物可与毒物作用，生成溶解度低、毒性小的物质，因而可用作洗胃剂。

（3）导泻：洗胃后，拔胃管前可由胃管内注入导泻药以清除进入肠道内的毒物。常用 25% 硫酸钠 30～60 mL 或 50% 硫酸镁 40～80 mL，口服或注入胃管。一般不用油脂类泻药，避免脂溶性毒物吸收。严重脱水者及口服强腐蚀性毒物的患者禁止导泻。镁离子如吸收过多，对中枢神经系统有抑制作用。肾功能不全、呼吸抑制、昏迷患者、磷化锌和有机磷中毒晚期者都不宜使用。

（4）灌肠：除腐蚀性毒物中毒外，适用于口服中毒超过 6 小时、导泻无效者及抑制肠蠕动的毒物（如巴比妥类、颠茄类、阿片类等）。一般应用温盐水、清水或 1% 温肥皂水连续多次灌肠，以达到有效清除肠道毒物的目的。

（四）促进已吸收毒物的排出

可采用利尿、补液、吸氧、血液透析、血浆灌流和血浆置换术。高压氧是一氧化碳中毒的特效疗法；氯酸盐、重铬酸盐中毒易引起急性肾衰竭，应首选血液透析。血液透析应在中毒 12 小时内进行，如中毒时间过长，毒物已与血浆蛋白结合则效果差；血液灌流对水溶性、脂溶性毒物均有吸附作用，能清除血液中的镇静催眠药、解热镇痛药、洋地黄、有机磷、巴比妥类、百草枯、毒鼠强等，是目前最常用的中毒抢救措施；血浆置换主要用于清除蛋白结合率高、分布容积小的大分子物质，特别是蛇毒、毒蕈等生物毒及砷化氢等溶血性毒物中毒。

（五）特效解毒剂的应用

1. 有机磷杀虫药中毒　常用阿托品、碘解磷定、氯解磷定、双复磷等。

2. 金属中毒　依地酸钙钠主要用于治疗铅中毒；二巯丙醇主要用于治疗砷、汞、金、锑等中毒；二巯丙磺钠用于治疗砷、汞、铜、锑等中毒。

3. 高铁血红蛋白症　小剂量亚甲蓝（美蓝）可使高铁血红蛋白还原为正常血红蛋白，用于治疗亚硝酸盐、苯胺、硝基苯等中毒引起的高铁血红蛋白血症，但需注意药液外渗时易引起组织坏死。

4. 氰化物中毒　采用亚硝酸盐—硫代硫酸钠疗法。

5. 中枢神经抑制药中毒　纳洛酮是阿片受体拮抗药,对麻醉镇痛药引起的呼吸抑制有特异性拮抗作用,对急性酒精中毒、镇静催眠药中毒引起的意识障碍亦有较好的疗效;醒脑静对一氧化碳中毒昏迷患者有良好的催醒作用。

(六)对症支持治疗

很多毒物并无特异性解毒剂或有效拮抗药,因此积极的对症支持治疗非常重要,主要在于保护生命脏器,使其恢复功能。

(七)护理措施

1. 病情观察　密切观察患者生命体征、意识和瞳孔变化和尿量、尿液的性状;严重呕吐、腹泻者应详细记录呕吐物及排泄物的颜色和量,必要时留标本送检;注意追查血电解质、血糖、肝肾功能、血气分析等结果,以便及时对症处理;及时发现患者是否出现烦躁、惊厥、昏迷等神志改变以及昏迷程度是否发生变化。

2. 保持呼吸道通畅　及时清除呼吸道分泌物,给予吸氧,必要时气管插管。

3. 维持水、电解质平衡　准确记录24小时出入量,及时给予适量补液。

4. 正确使用解毒剂　注意观察用药反应及病情变化。

5. 洗胃

(1)严格掌握洗胃的适应证、禁忌证。

(2)洗胃前做好各项准备工作。洗胃时严格按规范操作,插胃管动作要轻柔、快捷,插管深度要适宜。首次抽吸物应留取标本做毒物鉴定。

(3)洗胃液的温度控制在35℃左右。

(4)严格掌握洗胃原则,即先出后入,快进快出,出入基本平衡,每次灌洗量为300~500 mL。

(5)洗胃后拔胃管时,要先将胃管尾部夹住,以免拔管过程中管内液体反流入气管。

(6)拔管后,立即嘱患者用力咳嗽,或用吸引器抽吸出患者口咽部或气管内的分泌物、胃内容物。

(7)观察并记录洗胃液的量、颜色及患者的反应,严格清洗和消毒洗胃机。

(8)防治并发症,如心脏骤停、窒息、胃穿孔、上消化道出血、吸入性肺炎、急性胃扩张、咽喉食管黏膜损伤等。

6. 一般护理

(1)休息及饮食:急性中毒者应卧床休息、保暖,病情许可时,尽量鼓励患者进食。急性中毒者应进食高蛋白、高碳水化合物、高维生素的无渣饮食;腐蚀性毒物中毒者应在早期给予乳类流质饮食。

(2)口腔护理:吞服腐蚀性毒物者应特别注意口腔护理,密切观察患者口腔黏膜的变化。

(3)对症护理:昏迷者须注意保持呼吸道通畅,维持其呼吸循环功能,做好皮肤护理，定时翻身，防止压疮发生；惊厥时应保护患者避免受伤，应用抗惊厥药物；高热者给予降温；尿潴留者给予导尿等。

（4）心理护理：细致评估患者的心理状况，尤其对自杀者，要做好患者的心理护理，防止再次自杀。

7.健康教育

（1）加强防毒宣传，结合实际情况向群众介绍有关中毒的预防。

（2）不吃有毒或变质的食品，如无法辨别有无毒性的蕈类、怀疑为杀虫药毒死的家禽、河豚及变质韭菜、菠菜等。

（3）严格遵守有关毒物的防护和管理制度，加强毒物保管，标记清楚，防止误用、误食。

第二节　常见急性中毒

预习案例

> 患者，女，53岁，因"自服乐果50 mL 1小时"急诊入院。患者1小时前与家人争吵后口服乐果，随后出现恶心、呕吐、大汗淋漓。体格检查：T 36.6℃，P 61次/分，R 29次/分，BP 93/56 mmHg，患者神志不清，皮肤湿冷，双侧瞳孔呈针尖样，对光反射弱，口腔流涎，双肺散在湿啰音。
>
> 思考
>
> 1.急诊科护士接诊后，应配合医生尽快采取哪些措施？
>
> 2.医嘱予静脉注射阿托品，达到"阿托品化"的表现包括哪些？

一、有机磷农药中毒

有机磷杀虫药（organophosphorus insecticides）是我国农业生产中应用广泛的农药，大多数属于磷酸酯类或硫代磷酸酯类化合物，呈油状或结晶状，色泽由淡黄至棕色，有大蒜臭味，稍有挥发性，除乐果、敌百虫等在水中的溶解度较大，一般难溶于水，易溶于有机溶剂中。其杀虫效力高，残毒小，对人畜均有毒性。根据大鼠急性经口进入体内的半数致死量（LD_{50}），将有机磷农药分为4类（表6-2）。

表 6-2　有机磷农药分类

类别LD$_{50}$	口服半数致死量/(mg·kg^{-1})	代表性品种
剧毒类	<10	对硫磷(1605)、内吸磷(1059)、甲拌磷(3911)等
高毒类	10~100	甲胺磷、氧化乐果、敌敌畏、速灭磷等
中毒类	100~1000	乐果、敌百虫等
低毒类	1000~5000	马拉硫磷、氯硫磷、辛硫磷等

(一)病因与中毒机制

1. 病因

(1)职业性中毒：如杀虫药在精制、出料和包装过程中，手套破损或衣服和口罩污染，或施药人员喷洒杀虫药时，药液污染皮肤或湿透衣服而中毒。

(2)生活性中毒：如误服、自杀、他杀，或滥用有机磷杀虫药来治疗皮肤病或驱虫以及进食被污染的水或食物(蔬菜等)而发生中毒。

2. 发病机制

(1)抑制体内胆碱酯酶和其他酶的活性：当有机磷杀虫药经消化道、呼吸道、皮肤和黏膜吸收进入体内，会迅速分布于全身各脏器，并和胆碱酯酶的酯解部分结合成磷酰化胆碱酯酶，使乙酰胆碱不能被胆碱酯酶水解为乙酸及胆碱，从而积聚并引起胆碱能神经先兴奋后抑制的一系列毒蕈碱样、烟碱样和中枢神经系统等症状，严重者出现昏迷、呼吸衰竭而死亡。另外，有机磷及其活性产物还可与体内的神经病变靶酯酶(神经毒酯酶)结合，形成磷酰化酯酶复合物，其一旦老化则活性长期受抑，阻断神经细胞代谢，引起轴索变性、脱髓鞘，进而发生多发性神经病变。

(2)直接损害：现认为有机磷杀虫药可直接损害组织细胞，如使心肌间质充血，肌纤维坏死、断裂，心肌细胞线粒体肿胀、破碎、嵴溶解，核变形，致中毒性心肌炎；刺激或腐蚀胃黏膜，破坏胃黏膜屏障，引起急性胃黏膜病变；使肝细胞及肾近曲小管上皮细胞变性坏死，而发生中毒性肝炎和中毒性肾病等。

(二)病情评估

1. 病史　生产或使用过程的中毒，常有明确的接触史；慢性中毒要注意职业情况；生活性中毒要注意间接接触史和精神疾病史，注意现场的药瓶和呕吐物的气味等。

2. 临床表现　急性中毒症状出现的时间与毒物的品种、剂量和侵入途径等有关：经皮肤中毒2~6小时后发病，口服中毒10分钟~2小时内出现症状。常见症状如下。

(1)毒蕈碱(muscarine, M)样症状：中毒症状最早出现，因副交感神经末梢兴奋所致，表现为平滑肌痉挛和腺体分泌增加，临床上可出现恶心、呕吐、腹痛、腹泻、多汗、瞳孔缩小、流泪、流涎、尿频、大小便失禁、心率减慢、支气管痉挛、气促、肺水肿等。此类症状可用阿托品加以对抗。

（2）烟碱(nicotine，N)样症状：乙酰胆碱对肾上腺髓质和骨骼肌的神经终板的作用和烟碱的作用相近，在小剂量时表现为兴奋，大剂量时发生抑制，临床表现为面、眼睑、舌、四肢和全身的横纹肌纤维颤动，甚至发生强直性痉挛，而后肌力减退、瘫痪和呼吸肌麻痹。此类症状不能用阿托品来对抗。

（3）中枢神经系统症状：表现为头痛、头晕、乏力，严重者出现谵妄、惊厥、中枢性呼吸衰竭和昏迷。

（4）局部损伤：有机磷杀虫药接触皮肤黏膜可造成过敏性皮炎、皮肤水疱、剥脱性皮炎，结膜充血等。

（5）中间型综合征：在急性中毒症状缓解后、迟发性神经损害出现前，出现的一系列肌无力的症状，可累及肢体近端肌群、颈屈肌、呼吸肌和脑神经等，称中间型综合征(intermediate syndrome，IMS)，主要表现为眼睑下垂、眼外展障碍、面瘫、颈、上肢和呼吸肌麻痹，发病机制可能和胆碱酯酶长期被抑制，影响神经—肌肉接头处突触的功能有关。

（6）迟发性神经病：急性中毒症状消失后2~3周出现迟发性神经损害的阶段为迟发性神经病期，主要表现为肢体末端的感觉和运动障碍，可发生下肢瘫痪、四肢肌肉萎缩等症状，目前认为此症状可能由有机磷杀虫药抑制神经靶酯酶并使其老化所致，而和胆碱酯酶抑制无关。引起迟发性神经病的有机磷化合物主要有甲胺磷、敌百虫、敌敌畏、氧化乐果、丙氟磷、三甲苯磷和马拉硫磷，以及多种脂肪族有机磷化合物。

（7）反跳：部分有机磷杀虫药中毒患者，急性中毒症状好转后数日至一周内突发昏迷，甚至肺水肿或突然死亡，称为反跳。原因可能和残留在皮肤、毛发和胃肠道的有机磷杀虫药重新被吸收或解毒药过早停用等多种因素有关，反跳以乐果和马拉硫磷中毒最为常见。

3. 实验室检查

（1）全血胆碱酯酶(CHE)活力测定是诊断有机磷杀虫药中毒的重要实验指标，和中毒程度、疗效、预后有极大相关性。正常人 CHE 活力为100%，有机磷杀虫药中毒时 CHE 活力下降。

（2）尿中有机磷杀虫药分解产物测定临床上已少用。

（3）粪、血、呕吐物中有机磷鉴定可作为辅助诊断手段。

4. 根据临床表现和实验室检查可将有机磷中毒分为三度

（1）轻度中毒：以 M 样症状为主，血胆碱酯酶活力为50%~70%，表现为头痛、头晕、乏力、恶心、呕吐、胸闷、多汗、视物模糊、瞳孔缩小。

（2）中度中毒：M 样症状加重，出现 N 样症状，血胆碱酯酶活力为30%~50%，出现肌肉颤动、瞳孔明显缩小、呼吸困难。

（3）重度中毒：血胆碱酯酶活力下降到30%以下，除上述症状外，还出现昏迷、肺水肿、呼吸麻痹、脑水肿。

(三)救治与护理

1. 立即终止接触毒物　经呼吸道或皮肤中毒时，立即将患者撤离现场，脱去污染衣物，用肥皂水和大量温水清洗接触部位的皮肤、指甲和毛发。眼部污染者可用生理盐水或清水冲洗。口服中毒者要阻止再摄入，并嘱漱口。

2. 清除胃肠道内尚未吸收的毒物　对于口服中毒者而又无禁忌的可以用催吐法、洗胃法和导泻法清除胃肠道内尚未吸收的毒物。洗胃原则上6小时内进行效果最佳，但因有机磷杀虫药能使胃肠蠕动减慢，超过6小时后洗胃仍具一定效果。洗胃液可以选择清水、生理盐水、2%碳酸氢钠(敌百虫忌用)或1∶5000高锰酸钾(硫代磷酸酯类，如对硫磷等忌用)，并可以反复洗胃，直至洗出液无农药味为止。洗胃后，从胃管中注入硫酸镁或硫酸钠导泻。胃管要保留一段时间，必要时再次洗胃。

3. 促进已吸收的毒物排出

(1)输液利尿：可选用作用较强的利尿药(如呋塞米)来利尿，促进有机磷排出，但要注意尿量，保持出入量的平衡。

(2)血液灌流：重度有机磷中毒，可行血液灌流，从血液中直接迅速去除毒物，可减少毒物对组织器官的损害，降低病死率。

4. 特效解毒剂的应用　解毒剂使用的基本原则是复能剂为主，辅以适量阿托品。复能剂是治"本"措施，早期、足量、足疗程为使用原则；阿托品有快速治"标"作用，是常用的廉价药物，使用原则为早期、适量、反复、尽早阿托品化，直至毒蕈碱样症状明显好转。

(1)胆碱酯酶复能剂：为肟类化合物，常用的复能剂有碘解磷定、氯解磷定，氯解磷定使用简单、安全，应作为首选。

1)解毒机制：肟类药物能加速磷酰化胆碱酯酶脱磷酸，恢复胆碱酯酶活性，但它仅对刚形成不久的磷酰化胆碱酯酶有效，对已"老化"的胆碱酯酶几乎无效。"老化"亦称"脱烷基化"，即磷酰化胆碱酯酶在分子中电荷的作用下烷基脱落，使有机磷与胆碱酯酶活性基团更牢固地结合。多数有机磷杀虫药在48小时左右可使95%以上的胆碱酯酶"老化"。

2)应用胆碱酯酶复能剂时的护理注意事项。

注意肟类药物的不良反应：氯解磷定可致视物模糊或复视、短暂的眩晕和血压升高等，大量快速注射可致癫痫样发作；解磷定用量过大可致咽痛、口苦、恶心和血压升高等，快速注射可致短暂呼吸抑制；双复磷治疗作用强但不良反应明显，表现为室性期前收缩或传导阻滞。护理工作中如发现上述现象应立即通知医生并遵医嘱予以解毒处理。

注意配伍禁忌：肟类药物在碱性溶液中极不稳定，易生成剧毒的氰化物，故禁与碱性药物配伍。

(2)抗胆碱药：此类药物可争夺胆碱能受体，从而阻断乙酰胆碱的作用。

1)阿托品的解毒机制：①阻断毒蕈碱受体，迅速减轻或消除M样症状。②兴奋中枢神经系统，改善呼吸功能等。但其对烟碱受体并无阻断作用，故对N样症状无效，不能解除肌肉震颤，对胆碱酯酶复活亦无帮助。

2）应用抗胆碱药时的护理注意事项。

注意"阿托品化"判断及观察：对中、重度有机磷中毒，必须早期、足量、反复给药直至达到"阿托品化"。"阿托品化"的典型指标有颜面潮红、口干、皮肤干燥、瞳孔明显扩大且不再缩小、肺部啰音明显减少或消失、意识障碍减轻、轻度烦躁不安、心率增快等。

注意区分"阿托品化"和阿托品中毒（表6-3）：对于应用阿托品的患者，要严密观察其皮肤、体温、瞳孔、心率和神经系统的变化，以防阿托品中毒。一旦发现阿托品中毒，立即停药，给予毛果芸香碱对抗，迅速补液、利尿，必要时采取血液净化治疗。

给药方法：根据病情每10~30分钟或1~2小时给药一次，直至毒蕈碱样症状消失或出现"阿托品化"表现，再逐渐减量或延长间隔时间。阿托品用量应个体化，随时调整，防过量。

注意寻找阿托品反应低下的原因：口服有机磷杀虫药中毒经常规洗胃及解毒药物等治疗后，阿托品化反应仍不明显，表现为面色苍白、心率<100次/分、意识障碍无好转或加重等，称阿托品反应低下。其原因可能和存在其他并发症（如脑水肿、酸中毒、组织缺氧和血容量不足）而掩盖阿托品化反应有关，治疗上要注意纠正并发症，如加用甘露醇、碳酸氢钠、地塞米松等。

临床上很少单独应用阿托品治疗有机磷杀虫药中毒，尤其是中、重度患者，必须与胆碱酯酶复能剂合用。

表6-3　阿托品化和阿托品中毒的区别

症状表现	阿托品化	阿托品中毒
皮肤	干燥、颜面潮红	干燥、紫红
体温	正常或轻度升高	明显升高（>39℃）
瞳孔	明显扩大且不再缩小	瞳孔明显散大（常超过5 mm）
心率	心率增快（≤120次/分）	心动过速（≥120次/分）
神经系统	意识清楚或模糊	谵妄、幻觉、双手抓空、昏迷

3）盐酸戊乙奎醚（penehyclidine hydrochloride）是一种新型抗胆碱药，能拮抗 M、N 受体，主要作用于脑、腺体、平滑肌等部位 M_1、M_3 型受体，而对心脏和神经元突触前膜的 M_2 型受体无明显作用，因此对心率影响小。

与阿托品相比，盐酸戊乙奎醚有以下优势：①拮抗腺体分泌、平滑肌痉挛等 M 样症状的效应更强。②有一定的拮抗 N 受体的作用，可缓解肌纤维颤动或全身肌肉强直性痉挛，而阿托品对 N 受体几乎无作用。③不引起心动过速。④半衰期长，无需频繁给药。⑤每次所用剂量小，中毒发生率低。

盐酸戊乙奎醚一般采用肌内注射，首次剂量依中毒程度而定：①轻度中毒 1~2 mg，必要时合用氯解磷定 0.5~0.75 g。②中度中毒 2~4 mg，同时合用氯解磷定 0.75~1.5 g。③重度中毒 4~6 mg，合用氯解磷定 1.5~2.0 g。如无氯解磷定可用碘解磷定替代。首剂 45 分钟后，若仍有 M 样症状，追加 1~2 mg；若同时存在 M、N 样症状，应追加首剂半量 1~2 次。达到阿托品化后，以 1~2 mg 维持，每 8~12 小时一次。

5. 对症及支持治疗

有机磷杀虫药中毒的主要死亡原因为肺水肿、呼吸衰竭、休克、脑水肿、心脏骤停等。因此对症支持治疗重在维护心、肺、脑等生命器官功能。

(1) 肺水肿的急救护理：①高浓度吸氧。②消泡剂选用二甲硅油气雾剂，禁用酒精。③保持呼吸道通畅，加强吸痰。④控制输液量。⑤可加用皮质激素。

(2) 脑水肿的急救护理：重度有机磷农药中毒时，由于有机磷直接损害脑血管，加上低氧血症和抗利尿激素分泌增加，常在 24 小时内发生脑水肿。护理上要注意：①严密观察瞳孔、神志的变化。②吸氧并保持呼吸道通畅以纠正缺氧。③用冰帽降低颅脑温度。④加用甘露醇及糖皮质激素脱水。

(3) 一般护理：①严密观察血压、心率、体温、瞳孔、皮肤颜色及神志的变化。②口腔护理，每日 1~2 次。③中、重度患者禁食 1~3 天，神志清楚患者病情稳定后进流质食物，忌油及酒等刺激性食物，以减少有机磷杀虫药的吸收；并发胰腺炎或肠麻痹者应禁食；昏迷 3 天以上者应予以鼻饲流质。

6. 特殊情况的急救护理

(1) 反跳的急救护理：①反跳的防治重点在于早期彻底清除毒物。②阿托品应早期适量应用，使之快速达到"阿托品化"，严防不足与过量。③胆碱酯酶复能剂应用要尽早、适量。④防止输液太快与输液量过大。⑤注意反跳的各种临床先兆症状的出现，一旦出现反跳就重复给予上述治疗，直至重新"阿托品化"并维持给药 3~5 天，乐果中毒给药时间宜更长。

(2) 中间综合征的急救护理轻度呼吸困难者，给予吸氧；吸氧不能缓解的重度呼吸困难者，及时行气管插管或气管切开，早期进行机械通气，以维持呼吸功能。

(3) 迟发性神经病期可予短时间激素治疗，合用神经营养药，并预防压疮，被动活动以预防深静脉血栓。

二、百草枯中毒

百草枯(paraquat)是一种速效型除草剂，又名对草快，喷洒后能很快发挥作用，接触土壤后迅速失活。百草枯中毒病死率很高，据统计，总病死率为 20%~75%，服毒量与中毒时长是影响百草枯中毒预后的主要因素。

(一)病因与中毒机制

1. 病因　口服是百草枯中毒的主要途径。

2. 发病机制　百草枯进入人体后，迅速分布到全身各器官组织，以肺和骨骼中浓度最高。百草枯对人体的毒性作用机制尚未完全阐明，目前尚无特效解毒治疗。一般认为，百草枯作为一种电子受体，作用于细胞内的氧化—还原过程，导致细胞膜脂质过氧化,引起以肺部病变类似于氧中毒损害为主的多脏器损害。百草枯中毒的病理改变:早期为肺泡充血、水肿、炎症细胞浸润,晚期为肺间质纤维化。

（二）病情评估

1.健康史　百草枯中毒绝大多数系口服所致,且常表现为多器官功能损伤或衰竭。

2.临床表现　最常见的受累脏器是肺、肝和肾。

（1）呼吸系统:肺损伤是最严重和最突出的改变。小剂量中毒者早期多为刺激性咳嗽、咳痰、胸闷、胸痛、呼吸音减轻、双肺可闻及干、湿啰音。大剂量服毒者24小时内出现呼吸困难、肺出血,常在1~3天内因ARDS死亡。部分患者急性中毒控制后1~2周内可发生肺间质进行性纤维化,再次出现进行性呼吸困难,最终导致呼吸衰竭死亡。

（2）消化系统:口服中毒者有口腔、咽喉部烧灼感;舌、咽、食管及胃黏膜糜烂、溃疡,出现吞咽困难、恶心、呕吐、腹痛、腹泻,甚至呕血、便血和胃肠穿孔;严重中毒患者出现肝区疼痛、肝大、黄疸、肝功能异常,肝衰竭等中毒性肝病表现。

（3）泌尿系统:中毒后2~3天可出现尿频、尿急、尿痛,尿蛋白阳性,肾区叩痛,血肌酐和尿素氮升高,严重者发生急性肾衰竭。

（4）中枢神经系统:表现为头晕、头痛、幻觉、抽搐、烦躁、恐惧、昏迷等。

（5）皮肤与黏膜:①皮肤接触百草枯可引起局部炎症、皮肤灼伤,表现为暗红斑、水疱、溃疡等;②指甲接触高浓度百草枯,可出现褪色、断裂甚至脱落;③眼睛接触则引起结膜、角膜灼伤,并可形成溃疡。④经呼吸道吸入后,产生鼻、喉刺激症状引发鼻出血等。

（6）其他:可伴有发热、贫血、心肌损害、纵隔及皮下气肿。

3.实验室检查　血、尿百草枯浓度检测是临床确诊的依据,也是判断病情的严重程度和预后的指标。尿液现场检测(碱性和硫代硫酸钠)阴性时可于摄入百草枯6小时后再次检测。血清百草枯浓度检测必须采集患者摄入百草枯4小时后的血样,样本保存在塑料试管内,不能用玻璃试管。

4.中毒程度分型

（1）轻型:百草枯摄入量<20 mg/kg,除胃肠道症状外,其他症状不明显,多数患者能够完全恢复。

（2）中—重型:百草枯摄入量为20~40 mg/kg,服后立即呕吐,数小时内出现口腔和喉部溃疡、腹痛、腹泻,1~4天出现心动过速、低血压、肝损害、肾衰竭,数天至2周内出现肺部损伤,随着肺纤维化出现,肺功能进行性恶化,部分患者可存活,但多数患者2~3周内死于肺功能衰竭。

（3）暴发型:百草枯摄入量>40 mg/kg,严重的胃肠道症状,多数患者于中毒1~4天内死于多器官功能衰竭,极少数能存活。

（三）救治与护理

1.现场急救　百草枯无特效解毒剂,中毒一经发现,应立即催吐,口服白陶土悬液,或者就地取材,口服泥浆水100~200 mL。

2. 清除尚未吸收的毒物　尽快脱去污染的衣物，用肥皂水彻底清洗被污染的皮肤、毛发。眼部受污染时立即用流动清水持续冲洗 15 分钟以上。彻底洗胃，洗胃完毕后立即注入活性炭或 15% 的漂白土溶液以减少毒物的吸收，然后使用导泻剂如 20% 甘露醇（250 mL 加等量水稀释）或 33% 硫酸镁溶液 100 mL 口服导泻。

3. 促进已吸收毒物的排出　除常规输液、应用利尿药外，最好在患者服毒后及早进行以血液灌流为主的血液净化排毒，可以连续进行强化 6 小时血液灌流或间断进行，有肾功能损伤者可行血液灌流联合血液透析治疗，并延长疗程，直至检测不出百草枯为止。

4. 早期、适量免疫抑制药的应用　糖皮质激素及环磷酰胺冲击治疗对中重度急性百草枯中毒患者可能有益，注意监测可能的不良反应如骨质疏松、股骨头坏死、继发感染、消化道出血等。

5. 自由基清除剂的应用与吸氧　及早按医嘱给予自由基清除剂，如维生素 C、维生素 E、还原性谷胱甘肽、茶多酚等，对百草枯中毒有改善作用。高浓度氧气吸入会加重肺损伤，故仅在氧分压<40 mmHg 或出现 ARDS 时才使用浓度大于 21% 的氧气吸入，或使用呼气末正压通气给氧。

6. 对症及支持治疗　应用质子泵抑制药保护消化道黏膜。保护肝、肾、心脏功能，防止肺水肿，积极控制感染。加强对口腔溃疡、炎症的护理，可应用冰硼散、珍珠粉等喷洒于口腔创面，促进愈合，减少感染机会。除早期有消化道穿孔的患者外，均应给予流质饮食，防止食管粘连、缩窄。出现中毒性肝病、肾衰竭时，提示预后差，应积极给予相应的治疗措施。

三、一氧化碳中毒

一氧化碳（carbon monoxide，CO）是含碳物质燃烧不完全而产生的有毒气体。CO 为无色、无味、无刺激性气味的剧毒气体，比空气略轻（相对密度为 0.967），几乎不溶于水，易溶于氨水，通常在空气中含量甚少，仅为 0.002%，吸入过量可发生急性一氧化碳中毒，也称煤气中毒。若空气中一氧化碳含量达到 12.5%，遇明火可发生爆炸。这种情况往往发生在煤矿、坑道内，称瓦斯爆炸。

（一）病因与中毒机制

1. 病因

（1）职业性中毒：比如在冶炼工业、炼焦、烧窑等行业，如果煤气制造、贮存、运输、使用以及废气排放过程中，由于设备破损、使用不当、操作失误或不遵守规章制度，往往会造成 CO 泄漏或蓄积，从而造成人员中毒；在交通运输业中，各种车辆、轮船、飞机的内燃机所排放的废气中含 CO 高达 4%~7%，如果在通风不良环境中修理内燃机可发生中毒。

（2）生活性中毒：居民家庭使用煤炭、家用煤气、石油液化气、煤油、柴油、沼气、柴草、木炭等作为燃料用于烹调、取暖，或在浴室内使用燃气热水器，常因通风不良、烟囱堵塞、漏气、倒风等情况发生 CO 中毒；另外，少数人利用煤气自杀或他杀等。

2. 中毒机制

(1)与血红蛋白(Hb)结合：CO 吸入体内后，立即与血液中 Hb 结合形成碳氧血红蛋白(COHb)，由于 CO 与 Hb 的亲和力比氧与 Hb 的亲和力大 240~300 倍。同时，COHb 一旦形成其解离的速度又比氧合血红蛋白(HbO_2)慢 3600 倍，且 COHb 的存在还抑制 HbO_2 的解离，阻碍氧的释放和传递，从而导致低氧血症，引起组织缺血。

(2)与肌球蛋白结合：影响细胞内氧弥散，使线粒体因缺氧而能量代谢受阻，能量产生减少。

(3)与细胞色素 a3 结合：细胞色素氧化酶是细胞色素 a1、a3 的络合物，是线粒体上呼吸链最后一环节的酶，它将电子传递给氧分子，完成生物氧化过程。而部分 CO 能弥散进入细胞内与细胞色素 a3 结合，破坏细胞色素氧化酶传递电子的功能，阻碍生物氧化过程及能量代谢，从而使细胞能量(ATP)产生减少或停顿。

(4)引起一氧化氮(NO)减少和内皮素(ET)增多：目前已有实验证明，CO 中毒时，血管内皮细胞(VEC)受缺氧的刺激而引起 NO 减少和内皮素增多，从而导致血管平滑肌收缩，动脉、静脉、毛细血管特别是微小动脉和毛细血管痉挛，血小板的聚集和黏附性增强，中性粒细胞的黏附和浸润加强，最终引起组织缺血和损伤。

(5)细胞内 Ca^{2+} 超载(Ca^{2+}增高)：急性 CO 中毒时，可造成以下几种情况。①细胞生物膜通透性增强、Ca^{2+} 通道开放，细胞外和肌浆网、内质网的 Ca^{2+} 进入胞浆内；②细胞内的 Na^+ 与细胞外的 Ca^{2+} 交换，Ca^{2+} 进入细胞内；③细胞生物膜上的 Ca^{2+} 泵因能量匮乏而失活，不能将胞浆内的 Ca^{2+} 转移到细胞外和细胞器内。上述结果最终引起细胞内 Ca^{2+} 超载。

(6)直接毒性作用：CO 是细胞原浆性毒物，可对全身细胞有直接毒性作用。

(二)病情评估

1. 病史　一般有明确的 CO 吸入史。要注意了解中毒所处的环境、停留时间及突发昏迷的情况。

2. 临床表现　急性一氧化碳中毒可以分为轻、中、重三种类型。临床表现与碳氧血红蛋白(COHb)浓度有关。

(1)轻度中毒：血液中 COHb 占 10%~20%。患者出现头重感、嗜睡、淡漠、感光能力差、头痛、眩晕、乏力、恶心、呕吐、心悸等，甚至有短暂的晕厥。如患者能脱离中毒现场，呼吸新鲜空气和(或)氧气后症状可迅速消失。

(2)中度中毒：血液中 COHb 占 30%~40%。除上述症状加重外，患者面色潮红，口唇呈樱桃红色，出汗多，心率增快，烦躁，昏睡，常有昏迷与虚脱。初期血压升高，后期下降；可伴有肌肉震颤、步态不稳。如能及时抢救，脱离中毒现场和吸入新鲜空气或氧气后亦能苏醒，数日后症状可消失。

(3)重度中毒：血液中 COHb 占 40%~60%。除上述症状外，患者迅速进入昏迷状态，反射消失，大小便失禁，四肢厥冷，面色呈樱桃红色(也可呈苍白或发绀)，全身大汗，体温升高，呼吸深快，脉快而弱，血压下降，四肢软瘫或有阵发性强直或抽搐，瞳孔缩小或散大。重度患者常有并发症，如吸入性肺炎和肺水肿、心肌损害(ST-T 改变，室性期前收缩、传导阻滞)。

少数中、重度中毒(老年者居多)患者经抢救复苏后经 2~60 天的假愈期,可出现迟发性脑病的症状。其机制尚未阐明,一般认为与大脑深部间质包括半卵圆中心脑室周围大片脱髓鞘病变及脑局部缺血、软化、坏死有关。主要表现有:①精神及意识障碍,如定向力损失、反应迟钝、表情淡漠、智力及记忆力减退,或出现幻觉、幻想、语无伦次、兴奋躁动、狂喊乱叫、打人毁物,或出现再度昏迷、谵妄、去大脑强直等。②锥体外系障碍,以帕金森综合征为多,少数出现舞蹈症。③锥体系损害,如一侧或双侧瘫痪、运动性失语、假性延髓性麻痹、皮质性失明,继发癫痫、顶叶综合征(失认、失用、失写或失算)等;④脑神经、脊神经损害,如视神经萎缩、前庭蜗神经(听神经)损害及周围神经病等。

3. 实验室检查

(1)血液 COHb 测定:定性检查阳性(8 小时内)。

(2)动脉血气分析:动脉血氧分压降低,但血氧饱和度和血 pH 降低或正常;CO_2 分压代偿性降低。

(3)脑电图检查:一般轻度中毒患者脑电图主要为正常脑电图,或广泛轻度异常(慢波略多);中、重度中毒患者慢波增多,呈广泛中度或重度异常,有时以局部(额叶多见)慢波增多为主。脑电图异常的程度与病情无明显关系,与迟发脑病的发生也无明显的关系。

(4)头颅 CT 检查:显示脑内有病理性的灶性分布低密度区,以皮质和内囊区多见;迟发脑病者更为常见。

(三)救治与护理

1. 防止 CO 继续吸入及现场急救　迅速打开门窗进行通风,断绝煤气来源并迅速转移患者至空气清新的地方,解开患者衣服,松开腰带,保持呼吸道通畅,有条件立即给予氧疗。呼吸、心跳已停止者,应立即进行 CPR,并立刻送医院继续救治,途中应加强监护。

2. 促进已吸收 CO 的排出　氧疗可纠正缺氧和促使 COHb 解离。

(1)面罩给氧:神志清醒患者应用面罩吸氧,氧流量 5~10 L/min。通常持续吸氧 2 天才能使血液中的 COHb 浓度下降 15%;症状缓解和血液 COHb 浓度降至 5% 可停止吸氧。

(2)高压氧治疗:高压氧治疗能增加血液中物理溶解氧的含量,提高总体氧含量,COHb 解离速度较正常吸氧时快 4~5 倍。高压氧治疗不但可降低病死率,缩短病程,且可减少或防止迟发性脑病的发生;同时也可改善脑缺氧、脑水肿,改善心肌缺氧和减轻酸中毒。故对中重度 CO 中毒患者应尽早采取高压氧治疗,一般高压氧治疗每次 1~2 小时,1~2 次/天。

3. 对症及支持治疗　昏迷期间要加强护理,保持呼吸道通畅,加强对症处理及支持治疗,防止肺部感染、褥疮的发生,特别是应着重加强防治脑水肿和促进脑细胞功能的恢复。

（1）防治脑水肿。严重 CO 中毒后 2~4 小时，即可出现脑水肿，24~48 小时达高峰，并持续多天。可快速滴注 20% 甘露醇，也可使用呋塞米快速利尿达到脱水效果。另外可用糖皮质激素治疗，如地塞米松 10~20 mg/天，疗程 3~5 天。脱水过程中应注意水、电解质平衡，适当补钾。对昏迷时间较长（10~20 小时以上），伴高热和频繁抽搐者，应给予头部降温为主的亚低温疗法。

（2）促进脑细胞功能的恢复。可适当补充三磷酸腺苷、细胞色素 C、辅酶 A、大剂量维生素 C 等。

四、急性灭鼠剂中毒

灭鼠剂（rodenticide）是指一类可杀死啮齿类动物的化合物。大多数灭鼠剂对人、畜、家禽均有较强的毒性。灭鼠剂制成的毒饵易被婴幼儿误食，亦有成年人故意服毒或投毒的情况发生。

我国常用的灭鼠剂有 10 多种，按其作用速度大体上可分为两大类：

（1）急性灭鼠剂：指鼠进食后，在数小时至一日内毒性发作而死亡的灭鼠剂，比如毒鼠强、氟乙酰胺等。

（2）慢性灭鼠剂：指鼠进食数日后毒性方发作的灭鼠剂，如抗凝血类灭鼠剂敌鼠钠、溴敌隆等。

按其化学特性灭鼠剂可分为三类：

（1）无机灭鼠剂：包括磷化锌、磷化铝、硫酸锌、碳酸钡等。

（2）有机灭鼠剂：包括茚满二酮类如敌鼠、敌鼠钠、华法林（杀鼠灵）等。

（3）熏蒸类灭鼠剂：包括磷化氢、氯化苦、二硫化碳等。

临床上常根据主要毒理作用灭鼠剂可分为以下几种：

（1）毒鼠强。

（2）有机氟类（主要有氟乙酰胺和氟乙酸钠）。

（3）抗凝血类灭鼠剂：包括第一代抗凝血灭鼠剂（敌鼠、敌鼠钠、氯敌鼠、华法林、杀鼠迷等），第二代抗凝血灭鼠剂（溴敌隆、溴鼠隆和杀它仗等）。

（4）磷化锌。

（5）安妥。

（6）有机磷酸酯类（毒鼠磷、溴代毒鼠磷）。

（7）灭鼠优。

（8）鼠立死。

（一）病因与中毒机制

1. 病因　主要是生活性中毒，特别是婴幼儿误食较为常见。

2. 发病机制

（1）有机氟类灭鼠剂：氟乙酰胺（或氟乙酸钠）进入人体后即脱胺（钠）而生成氟乙酸，干扰正常的三羧酸循环，并导致柠檬酸的堆积和丙酮酸代谢受阻，最终使器官（如心肌、脑、肝、肾等）的细胞产生难以逆转的病理改变。病理组织学形态变化主要为心肌、肝、肾近曲小管细胞的变性、坏死，可导致心律失常，严重时发生室颤，并常有明显的脑水肿、肺水肿出现。我国已明令禁止使用该类灭鼠剂。

（2）毒鼠强：毒鼠强为一种中枢神经兴奋剂，具有强烈的致惊厥作用。致惊厥作用可能是拮抗 γ-氨基丁酸（GABA）的结果。GABA 是脊椎动物中枢神经系统的抑制性物质，对中枢神经有强有力而广泛的抑制作用。GABA 的作用被毒鼠强抑制后中枢神经呈现过度的兴奋而导致惊厥。国内外已严格限制生产和使用该类灭鼠剂。

（3）抗凝血类灭鼠剂：此类药物的中毒机制都是干扰肝脏对维生素 K 的利用，抑制凝血因子 Ⅱ、Ⅳ、Ⅸ、Ⅹ 及影响凝血酶原合成，使凝血时间延长。此外，分解产物中的苄叉丙酮还有破坏毛细血管壁的作用。这类灭鼠剂是我国最常用的合法鼠药。

（4）磷化锌：磷化锌吸入后在胃内遇酸能快速地分解产生磷化氢及氯化锌，磷化氢参与抑制细胞色素氯化酶而影响神经系统的细胞内呼吸功能；氯化锌则具有强烈的腐蚀性，刺激胃黏膜，引起溃疡和出血，使其表面呈现急性充血性炎性改变；吸入性中毒者可致肺充血和水肿；此外磷化锌对循环、内分泌及肝肾都有一定的损害。

（二）病情评估

1. 病史　有灭鼠剂接触史，了解中毒的途径、毒物种类和量、具体时间、有无服用其他药物。注意收集残留毒物。

2. 临床表现　几乎所有灭鼠剂对胃肠道都有刺激，口服后出现不同程度的恶心、呕吐、腹痛等，同时不同灭鼠剂又有其不同特点。

（1）中枢神经系统症状：为中枢神经系统兴奋性灭鼠剂中毒的特征。临床表现除胃肠道症状外，出现头痛、头晕、乏力、视力模糊、抽搐、强直性惊厥及昏迷，以抽搐、惊厥症状最为突出，此类灭鼠剂有毒鼠强、氟乙酰胺、毒鼠碱和鼠立死，前两种多见且临床表现相近，区别在于潜伏期的长短，毒鼠强口服后迅速吸收，于数分钟至 1 小时内发病，氟乙酰胺口服后有 1~15 小时的潜伏期，但严重者短于 1 小时。后两种较少见但临床表现有相对特征性，毒鼠碱口服后症状出现快，开始是颈部肌肉僵硬感、肌颤、吞咽困难、反射亢进，继而发生强直性惊厥，表现面部肌肉挛缩、牙关紧闭、角弓反张；轻微刺激可诱使其发作，最后因呼吸衰竭而死亡；服毒后恶心、呕吐、腹痛不明显。鼠立死中毒表现为先兴奋不安，继之强直性痉挛，反复发作阵发性抽搐，可伴呼吸困难、体温上升和意识障碍，对维生素 B_6 治疗反应好。

（2）出血倾向：为抗凝血类灭鼠剂中毒的特征。一般抗凝血类灭鼠剂中毒后有 3~10 天的潜伏期，大量接触时也可在数小时内发病，临床除胃肠道表现外，还出现精神不振、低热及广泛性出血，轻者出现针刺部位及刷牙后的齿龈面渗血、创伤部位出血，重者出现淡红色到深紫蓝色压之不褪色的皮肤紫癜、鼻出血、齿龈或口咽部出血、月经延长，甚至咯血、呕血、黑便或血便、血尿、子宫阴道及其他重要脏器出血，可并发休克，常死于脑出血、心肌出血。

（3）多个脏器功能损伤：为磷化锌与安妥中毒的特征。磷化锌口服后多在 48 小时内发病，首先表现为恶心、呕吐、腹痛、上消化道出血，逐渐出现烦躁不安、四肢无力麻木、口渴，最后严重者出现黄疸、谷丙转氨酶（ALT）升高、心肌损伤、蛋白尿、无尿、脑水肿、肺水肿等肝、心、肾、脑、肺损害的表现，呼气及呕吐物有特殊的大蒜样臭味(磷化氢的气味)。安妥中毒后除胃肠道症状外，还可出现口渴、吞咽困难，重者出现胸膜炎、胸腔积液、肺水肿，表现为特征性的呼吸困难、发绀、抽搐、昏迷并可有肝肾功能损伤。

(4)其他有机磷杀虫剂中毒的症状：首先考虑有机磷类灭鼠剂中毒。可出现流涎、流泪、多汗、瞳孔缩小和肺水肿等毒蕈碱样症状，也可伴有肌震颤、肌无力等烟碱样症状及痉挛、昏迷等中枢症状。

(5)血糖升高：为灭鼠优中毒的特征。中毒后除恶心、呕吐、腹痛外，还可出现 1 型糖尿病的表现，有多尿、口渴、多饮，易伴发酮症酸中毒；另因其抑制烟酸的代谢，神经毒性症状会逐渐加重，在 2~7 天达到高峰，表现为乏力、嗜睡、震颤、抽搐，严重者可因呼吸麻痹或心脏损伤而死亡。

3. 实验室检查

(1)血、尿、洗胃液、呕吐物检测亦可检测出相应的毒物。

(2)心电图、脑电图等检查，比如毒鼠强中毒时脑电图有类似癫痫样改变，磷化锌中毒时心电图显示心肌损害，灭鼠优中毒时脑电图亦可异常。

(3)出凝血时间测定。抗凝血类灭鼠剂中毒时出血时间、凝血和凝血酶原时间延长。

(4)其他有关指标的测定。有机氟类杀虫剂中毒时血和尿中的氟以及柠檬酸增高，血酮水平上升，血钙下降；磷化锌中毒时，血磷增高、血钙降低；有机磷酸酯类中毒时，全血胆碱酯酶下降；灭鼠优中毒时，血糖、尿糖、血清淀粉酶和脂肪酶活性增高。

(三)救治与护理

1. 立即终止接触毒物　皮肤接触者用肥皂水或清水冲洗。

2. 清除胃肠道内尚未吸收的毒物　尽早清除毒物是中毒治疗的基础，故鼠药中毒的患者应尽早催吐、洗胃、导泻。

3. 促进已吸收的毒物排出　血液净化特别是血液灌流可加速毒鼠强的排出，减轻中毒症状，缩短病程。

4. 特异解毒剂的应用

(1)有机氟类灭鼠剂的特异解毒剂是乙酰胺，该药进入体内后水解成乙酸并与氯乙酸产生竞争性作用，从而限制氟柠檬酸的生成，可有效地减少毒物对三羧酸循环的恶性影响。但该药不能立即控制抽搐，可用苯巴比妥钠、地西泮联用控制抽搐。

(2)毒鼠强和磷化锌中毒目前仍无特效解毒药，其治疗主要是对症治疗。

(3)抗凝血类灭鼠剂的特异解毒药为维生素 K_1，应用维生素 K_1 的护理注意点如下：

1)严密观察出血情况，监测凝血酶原时间及凝血酶原活动度，发现异常变化及时向医生反映。

2)出血现象好转、凝血酶原时间及凝血酶原活动度正常后再逐渐减量，应用 3~7 天后停药，可减少出血复发。

3)维生素 K_1、K_4 对此类抗凝血剂中毒所致出血无效。

4)静脉给药或肌注时要轻柔，做到一次成功，拔针后相对延长按压止血时间，以防针孔渗血。

5. 对症及支持治疗

（1）多种灭鼠剂中毒均可出现抽搐和惊厥，须将患者安置在安静的环境下以减少外界刺激，并给予镇静抗惊厥药物，如注射苯巴比妥钠和地西泮，根据病情确定剂量，重复多次注射至抽搐控制为止。毒鼠强中毒时抗惊厥治疗一般要持续 1~3 天，重症者甚至需要维持一个月。

（2）因中毒本身和较大剂量镇静抗惊厥药均可引起呼吸抑制，病程中要密切注意呼吸变化，定期复查动脉血气分析，随时准备气管插管和辅助通气，中枢神经兴奋性灭鼠剂中毒主张早期气管插管。

（3）综合治疗措施包括吸氧、保护心肌、监测并治疗心律失常、防治脑水肿、预防并发感染、维持水电解质酸碱平衡等。

（4）抗凝血类灭鼠剂中毒时要严密观察皮肤及内脏出血情况，特别警惕脑出血等险症，肾上腺糖皮质激素可以减少毛细血管通透性、保护血小板和凝血因子、促进止血，可酌情使用，并同时给予大剂量维生素 C。

五、急性酒精中毒

酒精（alcohol）又称乙醇（ethanol），是一种无色、透明的液体，易挥发，能与水以任意比混溶。工业上广泛用于溶剂、防冻剂和燃料，医药上用于消毒剂，生活中用于酿造各种酒类饮料。过量饮酒后引起以神经精神症状为主的急症，称为酒精中毒。

（一）病因与中毒机制

1. 病因　急性中毒者多系饮酒过量所致，以饮白酒多见。职业中毒少见，在含有乙醇的空气中工作可因吸入乙醇中毒，偶有婴幼儿物理降温时使用大量乙醇擦浴而导致中毒。

2. 发病机制　乙醇可以通过消化道、呼吸道、皮肤吸收进入人体，进入消化道的乙醇主要由胃和小肠吸收。乙醇属于微毒类，但麻醉作用大，对中枢神经系统有抑制作用，首先作用于大脑皮质，继而影响皮质下中枢，可引起延髓血管运动中枢和呼吸中枢麻痹。乙醇在体内经脱氢酶的作用氧化为乙醛，进一步氧化为乙酸，最后氧化为二氧化碳和水排出体外。其氧化代谢较快，毒性不具有蓄积性。长期饮酒者体内可诱导产生肝微粒体酶，对乙醇的耐受性增强。

（二）病情评估

1. 病史　有接触大量乙醇蒸气或酗酒史，比如过量饮用含有乙醇的饮料、酒类，短期内吸入高浓度蒸气，或皮肤直接接触较大量乙醇。

2. 临床表现　对乙醇的反应和饮酒后中毒症状出现的迟早是因人而异的。临床上可分为三期：兴奋期、共济失调期和昏睡期。

（1）兴奋期：血中乙醇浓度>500 mg/L 时，患者出现头晕乏力、自控力丧失、欣快感、语言增多、情绪不稳、易感情用事，颜面潮红，呼气有酒精味。

（2）共济失调期：血中乙醇浓度达>1500 mg/L 时，患者动作不协调、步态蹒跚、语无伦次、眼球震颤、躁动、恶心、呕吐、疲倦。

（3）昏睡期：血中乙醇浓度>2500 mg/L 时，患者进入昏迷状态，颜面苍白、皮肤湿冷、口唇发绀、瞳孔散大或正常、呼吸缓慢而有鼾声、脉搏快速、血压下降。严重者出现呼吸麻痹，因呼吸循环衰竭而死亡。

3. 实验室检查　血清或呼出气体中乙醇浓度测定：对诊断急性酒精中毒、判断中毒轻重及评估预后有参考价值。

（三）救治与护理

对于轻症患者一般无需特殊治疗，吸入乙醇蒸气者立即脱离现场，可卧床休息，注意保暖，维持脏器功能，严重中毒患者的救治如下。

1. 防止继续摄入酒精　对于已经出现急性酒精中毒症状的患者，要及时阻止患者再次饮入酒精。

2. 清除胃肠道内尚未吸收的酒精　对于饮入大量乙醇及酒类，仍清醒能合作者，可饮温水后催吐，尽快温水洗胃，洗胃时应防止误吸引起的并发症。

3. 促进已吸收的酒精排出　危重患者尽早采取血液透析治疗，促进乙醇排出。尤其是血乙醇浓度>5000 mg/L，伴有酸中毒或同时服用其他可疑药物者，应尽早血液透析。

4. 药物治疗

（1）纳洛酮：目前尚无针对乙醇受体的特异解毒剂，但已有报道纳洛酮对乙醇中毒昏迷患者有一定唤醒作用。急性乙醇中毒昏迷或呼吸状态不佳患者可给予纳洛酮。

（2）地西泮：对烦躁不安或过度兴奋者，禁用吗啡、氯丙嗪和苯巴比妥类镇静药，以免引起呼吸抑制，应遵医嘱给予小剂量地西泮，使用时注意推注速度不宜过快，不与其他药物混合。

（3）其他：葡萄糖溶液、维生素 B_1、维生素 B_6 等，可促进乙醇氧化为醋酸，达到解毒目的。

5. 对症及支持治疗　对于出现脑水肿患者可酌情使用脱水剂、利尿药、糖皮质激素等；防止呕吐物吸入，引起吸入性肺炎；注意保暖以预防上呼吸道感染或并发大叶性肺炎；酒醒后可给予无刺激性流质饮食及对症治疗；应用胃黏膜保护剂，可给予质子泵抑制药。

第三节　中暑

预习案例

　　患者，男，20岁，因"高热、意识障碍30分钟"急诊入院。患者30分钟前在军训站军姿演练过程中突然晕倒，体格检查：T 39.3℃，P 136次/分，R 30次/分，BP 93/45 mmHg；患者昏迷，双侧瞳孔等大等圆，直径3 mm，双肺呼吸音清，未闻及干湿啰音，心律齐，腹软，皮肤裸漏处发红，家属代诉既往体健，否认药物服用及慢性病史。

思考
1. 该患者最可能发生了什么？
2. 针对该患者的处理措施有哪些？
3. 可采取哪些降温措施？降温时应注意什么？

一、概述

　　中暑（heat illness）是常发生在高温环境下，以体温调节中枢发生障碍、汗腺功能衰竭和水电解质丢失过多为特征的疾病。根据症状轻重，通常将中暑分为先兆中暑、轻症中暑和重症中暑。重症中暑又包括热痉挛（heat cramp）、热衰竭（heat exhaustion）和热射病（heat stroke）。

（一）病因

　　在烈日暴晒下，或在高温（日平均气温>30℃）、高湿（相对湿度>73%）环境中，从事长时间的工作、运动等，又无防暑措施，常易发生中暑。常见的诱发因素有：①在高温环境下，气压低、风力小、空间小或通风不良影响机体的散热；②运动强度大，劳动时间长导致产热过多；③老年体弱者、过胖过瘦者，饥饿时、饮酒后，其体温调节功能下降者；④患有慢性疾病者，如先天性汗腺缺乏、糖尿病、心血管病；⑤服用某些药物，如应用阿托品后汗腺分泌受抑制。

（二）发病机制

　　人体正常体温保持在37℃左右、皮肤温度保持在32℃左右，主要通过传导、对流、辐射以及水分蒸发等方式和外界进行热量交换。随着气温的升高，以传导、对流、辐射方式的散热逐渐减少，以汗液蒸发方式的散热逐渐增加，当外界气温高于32℃时，大部分热量要通过汗液蒸发的方式交换。当外界温度过高，达到35℃以上，加上劳动强度大，体内产生的热量远远大于机体散热的能力，就会引起体内热量蓄积，产生高热，导致组织损伤和器官功能障碍。

在高温环境下，机体过量出汗，丢失大量钠离子又未能及时补充，可引起神经肌肉兴奋性增高，肌张力增高、肌肉痉挛、抽搐，称为热痉挛；在高温环境下，大量出汗又未及时补充水盐，使机体有效容量减少，同时外周血管的扩张、皮肤血流量的增加，必然使内脏血管收缩，供血减少，结果导致各脏器功能衰竭，尤其是循环功能、中枢功能的衰竭，称为热衰竭；在高热作用下，体温急剧升高达40℃以上，脑组织充血、水肿、散在出血，脑细胞变性、坏死，中枢神经系统功能严重紊乱，称为热射病。

二、病情评估

（一）确定中暑原因

了解发病季节、现场的环境，包括环境温度与湿度、通风情况、持续时间、动作强度、身体状况及个体适应能力等，尽快确定是否中暑，以利采取有效措施。

（二）评估中暑程度

1. 先兆中暑　有乏力、头昏、注意力不集中、眼花、耳鸣、胸闷、心悸、恶心、大汗、肢体发麻等症状，体温正常或稍高。如及时处理，短时间内可恢复。

2. 轻症中暑　除上述症状外，还出现体温升高至38℃以上，面色潮红、胸闷、皮肤灼热，或见面色苍白、皮肤湿冷、脉搏细弱、血压偏低、躁动不安或表情淡漠等循环衰竭的早期表现。如及时处理，一般数小时内可恢复。

3. 重症中暑　在上述表现的基础上，病情进一步加重，出现晕厥、昏迷、痉挛、高热等症状，如救治不及时可危及生命，典型的有热痉挛、热衰竭和热射病三种类型。

（1）热痉挛：是大量电解质丢失引起的肌痉挛，患者出现肠绞痛、腹壁痛、四肢肌肉痛、小腿腓肠肌的痉挛性疼痛最常见，多呈对称性、发作性，严重者呼吸肌痉挛可危及生命，此型患者体温多正常或稍升高，皮肤多湿冷。

（2）热衰竭：此类患者多为老年体弱、患有慢性病者或孕妇等热调节能力较差者，易出现面色苍白、大汗淋漓、脉细速，血压下降、神志恍惚等循环衰竭、休克表现，此型口渴明显，体温轻度升高。

（3）热射病：是因高温引起的人体体温调节功能失调，体内热量过量蓄积，从而引发神经器官受损。该病死亡率较高，是中暑最严重的类型。该病以高热、无汗、意识障碍为典型表现：直肠温度可超过41℃，甚至高达43℃；患者可出现狂躁、谵妄、昏迷、手足抽搐、瞳孔缩小、大小便失禁等中枢神经系统功能严重紊乱表现，还可出现心衰、肺水肿、肾衰等多器官功能衰竭。热射病还可分为经典型和劳累型。经典型症状在数天时间内慢慢递增，多见于湿热环境或老年、小孩、慢性病患者；劳累型症状可迅速发生，多为青壮年，在高温、高湿环境下重体力劳动导致。

三、现场救护

一旦发生中暑又得不到及时治疗，病情往往发展很快，一些患者可在1小时内就从先兆中暑发展到重症中暑，而且可导致其他疾病的发生或加重，甚至死亡。因此采取快速有效的救护是极其重要的。

（一）降低环境温度

将患者移到阴凉通风处，避免阳光直射，喝适量凉水，先兆中暑经此处理，一般休息数分钟或几十分钟可恢复正常。遇轻症或重症中暑患者，有条件时用空调或冰块将室内温度降至25℃以下，使室内空气流通，保证患者安静休息，有利于病情的恢复。

（二）补充水分、电解质

轻者口服含盐饮料即可。对病情较重者，应立即转送医院治疗。

（三）降低体温

体温升高者可用凉水擦洗全身，但水的温度要逐步降低，在降温操作过程中要注意患者的反应，如有不适则应改变方法，或去医院做进一步处理。

四、院内救护

1. 保持有效降温　迅速降温是抢救重症中暑的关键。降温目标：使体温在10～40分钟内迅速下降至39℃以下，2小时降至38.5℃以下。为避免体温过低，达到正常体温时停止降温。

（1）物理降温：可采用环境降温、体表降温（全身降温和局部降温）和体内降温，如使用冰帽、冰毯，冷水擦拭等方法。

（2）药物降温：如使用氯丙嗪调节体温中枢、扩张血管、松弛肌肉、降低氧耗。

2. 维持循环功能　热痉挛应及时补充氯化钠，可予以生理盐水或5%葡萄糖盐水静脉滴注；热衰竭应及时补充血容量，除输注生理盐水或5%葡萄糖盐水外，还应适当补充血浆。热射病可行液体复苏：①首选晶体液，如生理盐水、林格液，输液时监测尿量，速度控制在尿量200～300 mL/h。②第一个24小时输液总量可达6～10 L，监测血压、脉搏和尿量，调节输液速度。③利尿：充分扩容后，尿量仍不达标者，可给予呋塞米静推，监测电解质，必要时补钾。④碱化尿液：补充碳酸氢钠，使尿液的pH>6.5。

3. 密切观察病情变化　注意监测生命体征、神志、瞳孔、尿量、尿色、尿比重、动脉血气、凝血酶原时间、血小板计数、纤维蛋白原等，及时防治急性肾功能衰竭、心功能不全、脑水肿、DIC等并发症。

4. 血液净化　体温持续高于40℃、持续无尿、尿毒症、多器官功能衰竭者可采用血液透析治疗。

5. 对症治疗　脑水肿时予以脱水、激素及头部低温治疗；保持呼吸道通畅，必要时行气管插管，并进行机械通气；高热患者加强口腔护理，以防止口腔感染与溃疡；高热大汗者及时更换汗湿的衣裤及床单位,保持皮肤清洁干燥,定时翻身,预防压疮;高热惊厥者应防止坠床和碰伤,并注意防止舌咬伤。

第四节　淹溺

预习案例

> 患者,男,31 岁,因"溺水后意识模糊 30 分钟"急诊入院。患者 30 分钟前因游泳意外发生淹溺,被人发现后救起。入院时患者持续性呛咳,吐粉红色泡沫痰,查体:T 36.1℃,P 149 次/分,R 29 次/分,BP 92/55 mmHg。双侧瞳孔等大等圆,口唇发绀,双肺呼吸音急促,布满湿啰音。
>
> 思考
>
> 1.院内救护时应采取哪些措施?
> 2.针对该患者的护理要点包括哪些?

一、概述

淹溺(drowning)又称溺水,是人淹没于水中或其他液体中,由于液体、污泥、杂草等物堵塞呼吸道,或反射性喉痉挛,导致窒息和缺氧的过程。淹溺导致的窒息死亡称为溺亡,以儿童及青少年发生最多,淹溺是儿童意外伤害死亡的首位原因。

(一)原因

(1)意外落水又无游泳能力者。

(2)在游泳过程中发生意外,如时间过长致体力耗竭,或因冷刺激发生肢体抽搐,或被植物缠身,或被动物咬伤等原因淹没于水中。

(3)违规游泳,如入水前过量饮酒、服用镇静药等,或患有心、肺、脑及癫痫等疾病不能胜任游泳者入水游泳。

(4)水上运动过程中发生意外:游泳、潜水、跳水、冲浪、划船、钓鱼时。

(二)发病机制

1.淡水淹溺　淡水是指江、河、湖、池的水,只含极少量电解质,渗透压较血浆或其他体液渗透压低。当低渗液进入肺泡后,迅速渗入肺毛细血管而进入血液循环,使血容量剧增、血液稀释,导致低钠、低氯、低钙血症及低蛋白血症。血容量增加使心脏前负荷加大,可引起心力衰竭;血液稀释后血浆渗透压降低,导致水分渗入红细胞使其肿胀、破裂,发生溶血,造成高钾血症和血红蛋白尿。过量的血红蛋白可堵塞肾小管导致急性肾功能衰竭,而高血钾可导致心脏骤停而死亡。

2.海水淹溺　　海水约含有 3.5% 的氯化钠和大量的钙盐、镁盐，与体液相比为高渗性液体。当海水进入肺泡后，使肺毛细血管内的水分渗入肺泡内，加上海水对呼吸道的化学性刺激，损伤呼吸道上皮细胞，可致急性肺水肿而死亡。此外，高渗海水使血液浓缩可出现高钠血症，血容量降低可致循环衰竭。海水中的钙盐吸收引起的高钙血症可使心跳缓慢、心律失常、房室传导阻滞，甚至心跳停止。镁盐吸收引起的高镁血症可抑制中枢和周围神经，扩张血管和降低血压。

二、病情评估

根据淹溺持续时间、器官损害的程度等不同，淹溺可有不同程度的临床表现：轻者落水片刻，神志清，血压升高，心率增快，面色苍白，口唇青紫，恐惧；若溺水时间长，患者将出现口鼻充满泡沫、污物或外溢血性泡沫，颜面肿胀，皮肤苍白，眼结膜充血，四肢厥冷、寒战，脉搏细弱，呼吸浅快或不规则、呼吸困难、发绀，可伴有剧烈咳嗽，咳粉红色泡沫痰，上腹部膨胀等；更危重者出现意识丧失，或伴有抽搐，呼吸、心跳停止。

三、现场救护

（一）自救

落水后要镇静不慌，此时千万不要紧张，不要将手臂上举乱扑动，否则会使身体下沉更快。不熟悉水性者，除呼救外，取仰卧位，头后仰，可使鼻子露出水面呼吸。呼气要浅，吸气要深，使人浮起，等人来救。

若游泳时发生抽筋一定要保持镇静，不要惊慌，在浅水区或离岸较近时应立即上岸，在深水区或离岸较远时，应一面呼救，一面根据不同部位采取相应解痉措施自救。脚趾抽筋时，将腿屈曲，用力将足趾拉开、扳直。脚掌抽筋时，迅速用手扳起脚尖，使足背屈起，另一手用力按揉脚掌抽筋部位。小腿抽筋，最常见，可先吸一口气，仰浮在水面上，用抽筋腿对侧之手握住抽筋腿的脚趾，并将其向身体方向拉，同时用另一手掌压在抽筋腿的膝盖上，帮助小腿伸直，促使抽筋缓解，也可以将足跟向前用力蹬直，同时用一手握住抽筋腿的拇趾并朝足背方向扳拉，另一手轻轻按揉抽筋的小腿肌肉。大腿抽筋，应取仰卧并立即举起抽筋之腿，使其与身体成直角，然后双手抱住小腿，用力屈膝，使抽筋大腿贴在胸部，再以手按揉大腿抽筋处肌肉，并将腿慢慢向前伸直，抽筋即可缓解。上臂抽筋，应将抽筋手握拳，并尽量屈肘关节，然后用力伸直，反复数次，直到缓解。腹肌抽筋，较少见，但危险性极大，应立即呼救，并赶快上岸，并仰卧位，伸直躯干。

（二）他救

施救者在营救过程中也易发生意外，因此除非非常必要，否则千万不要妄自下水，尤其是不熟悉水性的施救者。下水营救时，施救者应尽可能脱去衣裤鞋袜，迅速游到淹溺者附近，观察清楚位置后，从其一侧后方入手，抓住对侧腋窝施救，或拖住淹溺者的头，仰泳至岸边。施救者要防止被淹溺者紧紧抱住，影响施救和自身安全。不会游泳的施救者，应立即投入救生圈、长绳、长杆等，让落水者攀扶上岸。

（三）初步复苏

根据2016《淹溺急救专家共识》建议，淹溺患者上岸后应首先开放气道，及时清理口鼻内的泥沙水草，用5~10秒观察其胸腹部是否有呼吸，若没有呼吸或仅有濒死呼吸应尽快给予2~5次人工通气，每次吹气1秒，确保能看到胸廓有效的起伏运动。如果溺水者对初次通气无反应，接下来应置其于硬平面上开始胸外按压，按压与通气比遵循30：2。由于大多数溺水者在持续缺氧后会出现心脏骤停，因此仅实施胸外按压的CPR并无效果，应予以避免。在CPR开始后使用AED，将患者胸壁擦干，连上AED电极片，打开AED，按照AED提示进行电击。

由于大多数淹溺的患者吸入气道的水分并不多，而且这些水分会很快进入血液循环，没有必要清除气道中的水，因此不应为患者实施各种方法的控水措施，包括倒置躯体或海姆立克法，开放气道后应尽快进行人工呼吸和胸外按压。

经现场初步处理后尽快转送淹溺者至附近医院进一步救治，转运途中要注意保暖，严密监测病情，不中断救护。

四、院内救护

1. 维持呼吸功能　保持呼吸道通畅，给予高流量吸氧，根据情况配合行气管插管并予机械通气，必要时行气管切开。

2. 维持循环功能并纠正水、电解质和酸碱失衡　淹溺者恢复心跳后，常有血压不稳或低血压状态，应注意监测有无低血容量，并严格控制输液的速度和量。根据不同水源的淹溺给予静脉输注合适的液体，淡水淹溺者应适当限制入水量，及时给予输注脱水剂防治脑水肿，适量补充氯化钠溶液、白蛋白和浓缩血浆。海水淹溺者及时补充液体，可用葡萄糖溶液、低分子右旋糖酐、血浆等，注意控制氯化钠溶液，并及时纠正高钾血症和酸中毒。

3. 防治低体温及时复温　冷水淹溺者的预后非常重要。复温方式包括：①体表复温法。给患者覆盖保暖毯，用毛巾包裹热水袋放在腹股沟等部位，将其置于温暖环境中。②中心复温法。给予加温加湿给氧、加温静脉输液（43℃）等方式。复温速度要求安全、稳定。

4. 密切观察病情变化　密切观察意识、血压、心率（律）、脉搏、呼吸、尿量的变化。观察有无咳痰、痰的颜色、性质，听诊肺部啰音情况，积极防治脑水肿、感染、急性肾功能衰竭等并发症的发生。

5. 心理护理　对于淹溺者紧张、恐惧的心理给予适当的心理安慰。注意对淹溺者隐私的保护，对于有自杀倾向者予以心理干预，以防再次发生意外。

第五节　电击伤

预习案例

　　患者，男，52岁，2小时前在雨后爬上高压电线杆，被高压电（1万伏）击伤，当即昏迷，被急诊送入院。患者入院后神志已转清，胸、腹、双上肢及左大腿皮肤深度烧伤，查体：T 36.6℃，P 126次/分，R 28次/分，BP 91/60 mmHg。请问：

　　思考

1. 触电后应如何进行现场救护？
2. 电烧伤后患者可能发生什么并发症？
3. 应采取哪些院内救护措施？

一、概述

　　电击伤（electrical injury），俗称触电，是指一定强度的电流通过人体时，造成机体损伤和功能障碍，可出现全身性损伤和局限性损伤，重者发生心跳、呼吸停止。触电大多是因直接接触电源，或在高压或超高压的电场下，电流击穿空气或其他介质而产生的。

　　（一）原因

　　（1）不遵照安全用电规程操作，如不拉断开关和闸盒进行检修及安装电灯、电器等。

　　（2）缺乏安全用电常识，自行安装电器、灯头、插座等。

　　（3）意外事故：电线暴露接触人体，如暴雨、火灾、地震、房屋倒塌等使高压线断落地面而触电等；雷电击伤。

　　（4）电器故障：电器外壳没有接地、破损或故障等致部件带电。

　　（5）抢救触电者时，未用绝缘材料挑开电线，而用手直接牵拉伤员，从而使救护人员触电。

　　（二）损伤机制

　　触电时人体成为电路中的一部分，外界电流扰乱了机体正常的电生理活动，引起心律失常，严重者导致心室颤动或心脏停搏。交流电能导致肌肉持续抽搐，使接触者被"吸引"，触电时间变长。交流电比直流电更危险，尤其是50~60 Hz低压交流电最易导致室颤。

　　当电流通过有一定阻抗的机体组织时可产生热能，引起电击对组织的烧伤。烧伤程度与电流强度、电压高低、接触时间成正比，与触电部位的电阻成反比。人体血管、淋巴管、肌肉含水量大，神经导电性能好，这些组织的电阻小，通过的电流量大，极易受损。肌腱、脂肪、骨骼等组织电阻大，通过的电流量小，损伤相对较轻。干燥的皮肤电阻较大，损伤较轻，但直接与电源接触或电流进出机体的局部皮肤损伤较重。组织烧伤以深部的肌肉、血管、神经为主，深部烧伤程度重于浅部，而电火花烧伤首先累及皮肤，浅部烧伤程度重于深部，与普通热力烧伤相似，严重的组织烧伤可使组织"炭化"。

二、病情评估

(一)确定触电史

查看受伤者的触电现场，了解触电情况，包括触电原因、触电方式、时间、位置、电压等情况，以利急救。

(二)全身表现

(1)轻者出现精神紧张、表情呆滞、面色苍白、呼吸心跳加速、头晕等，敏感的人可发生短暂意识丧失，晕倒在地上，但一般很快恢复。恢复后可有肌肉疼痛、疲乏及神经兴奋等表现。

(2)重者在触电后即出现心跳呼吸的变化，初时呼吸浅快，脉搏细快、不齐，抽搐、昏迷。有些患者可转入假死状态：心跳、呼吸极其微弱或暂停，心电图呈现室颤，经过积极治疗，一般可恢复，或遗留有头晕、耳鸣、眼花、听觉或视力障碍等。重者如不及时脱离电源，很快会出现呼吸不规则甚至停止，数分钟后心脏停搏而死亡。

(三)局部表现

(1)低压电引起的烧伤，常有进、出两个伤口，伤口小，多呈椭圆形或圆形，皮肤表面呈灰白色或黄色斑点，与正常皮肤边界清楚，中心部位低陷、无痛、无炎性反应，创面干燥，偶可见水泡。

(2)高压电引起的严重烧伤，常见于电流进出部位，进口和出口可能都不止一个，烧伤部位组织焦化或炭化；有时皮肤创面小，而深部肌肉、血管、神经和骨骼损伤严重。

(3)触电可引起肌肉痉挛，如手紧紧抓住电线以致松不开，使局部烧伤和全身损伤加重。

三、现场救护

(一)尽快切断、脱离电源

(1)根据现场情况，采用最安全、最快、最有效的方法切断电源，如关闭电闸、电源。

(2)也可用绝缘物，如竹竿、木棍、扁担等，挑开接触触电者的电线，使触电者迅速脱离电源。若触电者仍在漏电的机器上，在无法立即关闭电源的情况下可用干燥的绝缘棉衣、棉被、木棍等将触电者推拉开,或用干燥的绳索套在触电者身上,将其拉离电源。

(3)如触电者在高处,要做好脱离电源后触电者坠落伤的防护措施。

(二)现场急救

(1)若确定为呼吸、心跳停止的重型触电者,应立即进行现场心肺复苏。

(2)保护创面,防止再损伤、再污染。包扎伤口时,一般不涂抹任何油膏或其他药物,用敷料保护好创面待进一步处理。

(3)对神志清楚,仅感心慌、乏力、四肢发麻的轻型触电者,给予消除恐惧等心理护理,并就地观察生命体征1~2小时,若仍无恢复或加重,做进一步处理。

(三)快速转运

病情许可的重型触电者尽快转运到附近医院,在转运途中注意严密观察,保持呼吸道通畅,对心跳、呼吸仍未恢复者边转送边进行心肺复苏。

四、院内救护

1.维持呼吸功能　保持呼吸道通畅,呼吸停止者立即配合行气管插管并予机械通气。

2.纠正心律失常　最严重的心律失常是心室颤动,一旦发生心室颤动则应尽早给予除颤。

3.用药护理　尽快建立静脉通路,对于低血容量性休克和组织严重电烧伤的患者,应迅速遵医嘱予以静脉补液,以恢复循环容量。应用抗生素预防和控制电击伤损害深部组织后所造成的厌氧菌感染,注射破伤风抗毒素预防发生破伤风。

4.创面处理　局部电烧伤与烧伤创面的处理相同。

5.筋膜松解术　截肢肢体因受高压电热灼伤使远端肢体发生缺血性坏死者,可请骨科会诊进行筋膜松解术,以改善肢体远端血液循环。严重者截肢治疗。

6.合并伤的处理　如触电后弹离电源或自高空跌下,可伴有颅脑损伤、气胸、血胸、内脏破裂、四肢与骨盆骨折等。搬运过程中注意有无头颈部损伤,颈部损伤者要予颈托保护,怀疑脊柱骨折者注意保护脊柱,配合医生做好抢救。

7.密切观察病情变化　密切监测神志、生命体征、肾功能、心律失常、心肌损伤等,及时抗休克,预防感染,防治脑水肿、急性肾功能衰竭,纠正水电解质紊乱等。

第六节　冻僵

预习案例

　　患者，女，50 岁，因服用镇静药物过量在 -7℃的气温下露宿 12 小时。入院体查：血压测不出，呼吸 13 次/分，肛温 26℃（监护仪体温探头测量），深昏迷，双侧瞳孔散大固定，双肺呼吸音粗，可闻及湿性啰音，心率 31 次/分，心音微弱，肠鸣音未闻及，双侧巴氏征未引出，四肢肌肉和关节僵硬皮肤苍白冰冷。

思考

1. 作为现场目击者应采取哪些救护措施？
2. 目前患者存在哪些护理诊断/问题？
3. 针对护理问题主要的护理措施有哪些？

一、概述

　　冻僵（frozen）又称意外低温，是寒冷环境引起体温过低所导致以神经系统和心血管损伤为主的严重的全身性疾病。当外界温度过低时，人的"体温调节中枢"可进行自我调节，一方面使体表毛细血管收缩，散失热量减少；另一方面分泌激素刺激细胞代谢，动员肝糖原使体内热量的产生增加，以维持人的恒定体温。但如果人长时间处于寒冷低温环境中，再加上饥饿疲劳，能量来源受限而消耗增加，就会使体温不断下降，全身新陈代谢机能受到抑制而发生全身性冻伤。伤员起初表现面色苍白、打寒战，继而感觉疲乏，打瞌睡，呼吸心跳变慢，反射迟钝，血压下降，体温逐渐降低，出现幻觉，若不及时救治就可危及生命。

二、发病机制

　　寒冷会刺激脑前视区的皮温和深温受体，再通过肾上腺素的分泌刺激交感神经使体表血管收缩以保持体温，同时通过运动神经增加肌肉张力和抖动来产生热量，但其增加的热量是有限的，仅比安静状态时增加 40%~60%。寒冷使耗氧量和心搏出量增加，在 5℃的环境中，耗氧量约增加 3 倍，心排出量增加 95%，寒冷影响意识和思维活动，会降低对外界的反应性和工作能力。当寒冷继续存在，体温下降到 35℃以下时称低温。低温影响脑和心脏功能，并妨碍葡萄糖等能量代谢。体温在 26℃~33℃时，寒冷直接作用于心肌，会出现心率减慢和心律失常；17℃~26℃时，血红蛋白与氧亲和力增高，氧释放量减少，使组织缺氧；12℃时，细胞膜钠通道阻断，钠离子不能进入细胞内，使肌纤维无应激反应，并出现感觉和运动神经麻痹，周围血管扩张而导致失热，进一步引起体温下降。倘若低温为时较短，体温回升时神经和肌肉的功能可以恢复。如果低温持续数小时，神经和肌肉发生退行性改变，即使体温恢复正常，其功能亦难以恢复。冻僵损伤血管内皮细胞，解冻后血管腔内易形成血栓和引起组织缺血性坏死。

冻伤是局部温度过低，致使局部血管先收缩、后扩张，毛细血管壁通透性增加，血浆渗出，组织水肿，血管内血液浓缩和血管壁损害形成血栓以致引起组织坏死，病变可仅限于皮肤，或累及深部组织，包括肌肉和骨骼。

三、临床表现

冻僵患者在受寒初期有头痛不安、四肢肌肉和关节僵硬、皮肤苍白冰冷、心跳和呼吸加快、血压增高等症状；体温低于33℃时，有嗜睡、记忆丧失、心跳和呼吸减慢、脉搏细弱、感觉和反应迟钝；体温低于26℃时，出现昏迷、心排出量减少、血压下降、心律失常，甚至发生心室颤动、肝细胞缺氧、影响葡萄糖代谢使血糖降低和血钾增高，且寒冷会影响肾小管水和钠的再吸收，使尿量增多，血容量减少；20℃时，心跳停止。低温还可引起胃黏膜糜烂和出血以及胰腺炎，冻僵恢复后可出现血栓和组织缺血坏死。

四、处理原则

（一）现场急救

尽快脱离寒冷环境，进行全身和局部复温，以减少组织冻结时间。搬动时要小心、轻放，避免碰撞后引起骨折。在未获得确切的死亡证据前必须积极抢救。

（二）复温

首先脱去湿冷衣服。患者体温在32℃～33℃时，可用毛毯或被褥包裹好身体，逐渐自行复温。体温<31℃时，应加用热风或用44℃热水袋温暖全身。更积极的方法是将患者浸泡于40℃～44℃或稍低温度的水浴中使其缓慢复温。心跳停止或有心室颤动的患者，立即进行胸外心脏按压或除颤。体温<12℃时，复温后肢体会出现红、肿、痛等现象，神经和肌肉的功能需要数周或数月后才能恢复，理疗可缩短恢复期。

（三）对症处理

复温后首先采用补液、血管活性药物、除颤等防治休克；保持呼吸道通畅、给氧和呼吸兴奋剂、防治肺部感染等维护呼吸功能；防治脑水肿和肾功能不全，积极纠正电解质酸碱平衡紊乱，预防血栓形成。

五、护理措施

(一) 保温、复温

保温、复温是冻僵救治的关键措施。尽快使伤员脱离寒冷环境，去除潮湿的衣服、鞋袜，尽早进行全身和局部复温。衣服、鞋袜等连同肢体冻结者，不可强行卸脱，应用温水 (40℃左右) 使冰冻融化后再脱下或剪开。轻度冻伤者一般置于室温下，加盖被服保暖；冻伤较重者，可置于30℃左右的暖室中；全身性冻僵患者出现寒战恢复知觉、肛温32℃时即可停止加温，用厚棉被包裹，使患者保持在温暖的环境中，待其体温自然回升。对年老、体幼及体弱者，可将伤员用棉被包裹，于20℃~25℃的室温中，使体温每小时上升0.6℃~1℃，直至正常。冻僵患者复温时，不可用冷水浸泡或用雪搓，否则不仅延误复温且会加重冻伤，但也不宜用火烤。能进食者可给予热饮料，如热牛奶、热豆浆、热菜汤等，但不可饮酒，以免增加散热。

(二) 妥善处理创面

伤员身体复温后，创面开始起水疱或血痂，不能剪破疱皮，在伤后48小时，将疱皮低位剪破并复位，对于已分离的污染疱皮应剪除，用无菌纱布将创面的渗出液、分泌物等吸净。创面清洁后行半暴露疗法，或外加敷料包扎，并提高患肢，以利水肿早消。对受冻肢体的后遗症，如肌肉痉挛、关节强直等，应尽早采用热敷、理疗、按摩等疗法，并结合自动与被动运动锻炼，促进肢体功能康复。

(三) 减轻疼痛

在复温过程中及复温后，冻伤肢体会出现剧烈疼痛，可口服或肌内注射镇痛剂等。

(四) 心理护理

对患者态度和蔼，耐心倾听重度冻伤患者对预后的担忧等不良感受，给予真诚的安慰和劝导，取得患者的信任；耐心解释病情，以消除顾虑，鼓励患者树立战胜疾病的信心。

(五) 并发症的预防

冻僵患者常见并发症有休克、多器官功能衰竭、室颤、心脏骤停等，护士应密切观察病情，监测生命体征，及时了解各脏器功能的情况，预防和处理并发症。具体措施如下。

(1) 保持呼吸道通畅，吸氧。

(2) 维持水电解质、酸碱平衡。

(3) 改善局部血液循环，遵医嘱予低分子右旋糖酐、肝素钠等避免血细胞凝集和血栓形成。

（4）给予维生素 C、白蛋白等，减少水肿、促进损伤细胞修复。

（5）必要时予抗生素、破伤风抗毒素或气性坏疽抗毒血清防治感染，并注意观察药物的不良反应。

（六）健康教育

加强宣传冻伤的预防知识，在寒冷环境中要注意防寒、防湿、防静，避免防湿冻伤。平时锻炼身体加强耐寒能力，补充营养，提高机体抵抗力。一旦发生冻伤，首先要脱离危险环境，积极采取复温措施，避免冻伤进一步加重。

课程思政

多年来，我国已经对极端恶劣天气作了较为深入的研究，并形成了一系列的理论体系，特别是对预防冻僵上开创了卓有成效的方法。作为大学生不但要记住我们中华民族在历史上取得的成就，还要培养自己适应极端寒冷恶劣天气的能力，切实增强预防冻僵的意识。

本章小结

急性中毒（acute poisoning）是指大量毒物短时间内经皮肤、黏膜、呼吸道、消化道等途径进入人体而造成组织、器官器质性或功能性损害。急性中毒发病急骤、症状凶险、变化迅速，如不及时救治，可危及生命。

中暑（heat illness）是常发生在高温环境下，以体温调节中枢发生障碍、汗腺功能衰竭和水电解质丢失过多为特征的疾病。根据症状轻重，通常将中暑分为先兆中暑、轻症中暑和重症中暑。重症中暑又包括热痉挛（heat cramp）、热衰竭（heat exhaustion）和热射病（heat stroke）。

淹溺（drowning）又称溺水，是人淹没于水中或其他液体中，由于液体、污泥、杂草等物堵塞呼吸道，或反射性喉痉挛，导致窒息和缺氧的过程。淹溺导致的窒息死亡称为溺亡，以儿童及青少年发生最多，淹溺是儿童意外伤害死亡的首位原因。

电击伤（electrical injury），俗称触电，是指一定强度的电流通过人体时，造成机体损伤和功能障碍，可出现全身性损伤和局限性损伤，重者发生心跳、呼吸停止。触电大多是因直接接触电源，或在高压或超高压的电场下，电流击穿空气或其他介质而产生的。

冻僵（frozen）又称意外低温，是寒冷环境引起体温过低所导致的以神经系统和心血管损伤为主的严重的全身性疾病。冻僵患者在受寒初期，有头痛不安、四肢肌肉和关节僵硬等症状；体温低于33℃时，有嗜睡、记忆丧失、感觉和反应迟钝等症状；体温低于26℃时，出现昏迷、心排出量减少、血压下降、心律失常，甚至发生心室颤动。根据病情及临床表现，采取相应处理原则与护理措施。处理原则有现场急救、复温及对症处理；护理措施有保温、复温、妥善处理创面、预防并发症等。

（甄莉　谢小鸽　高传英）

学习测验

第七章

创伤的救护

创伤的救护PPT

学习目标

识记：1. 创伤的收治与护理要点。
　　　2. 颅脑损伤、胸部创伤、腹部损伤的救治与护理要点。
理解：1. 创伤评分系统。
　　　2. 颅脑损伤的伤情评估内容。
　　　3. 胸部创伤、腹部损伤的临床表现。
运用：对不同创伤类型患者进行分类。

第一节 概述

预习案例

> 某医院 120 急救人员到达车祸事故现场后，发现受伤人员为小货车司机贾某，男，45 岁，嗜睡，对声音刺激有反应，能正确回答问题，并可按指令活动肢体。血压 85/50 mmHg，脉搏 116 次/分，呼吸浅快，频率 30 次/分；胸壁软组织挫伤，有明显压痛，骨盆、脊柱查体无异常，四肢有多处擦伤，但活动正常，毛细血管充盈迟缓。
>
> **思考**
> 1. 请应用 RTS 和 CRAMS 评分法分别对其进行评分。
> 2. 根据其伤情，下一步应如何处理？

创伤(trauma)有广义和狭义之分。广义的创伤，也称为损伤(injury)，指外界的某些物理性(如机械性、高热、电击等)、化学性(如强酸，强碱、农药及毒剂等)或生物性(虫、蛇等动物)致伤因素作用于机体后所出现的组织结构的破坏和(或)功能障碍。狭义的创伤是指机械性致伤因素作用于机体，造成组织结构完整性的破坏和(或)功能障碍。临床工作中常根据致伤因素、受伤部位、皮肤完整性以及伤情轻重来确定创伤类型。严重创伤是指危及生命或肢体的创伤，常为多部位、多脏器的多发伤，病情危重，伤情变化迅速，死亡率高。严重创伤可引起全身反应，局部表现有伤区疼痛、肿胀、压痛；骨折或关节脱位时有畸形及功能障碍，还可能导致致命性大出血、休克、窒息及意识障碍。急救时应先维持生命体征，防治休克，对伤口进行止血、包扎、固定伤肢，再将伤员安全、迅速地转送到医院进一步治疗。创伤护理是指在各类创伤急救中全面配合医生对院前、院内和创伤中心的伤员进行护理评估、诊断、计划、实施干预措施和评价。

创伤急救(trauma care)是急诊医学的重要组成部分，提高急救反应能力和救治水平可以改善伤员存活率，减少伤残率。创伤急救医疗体系由院前急救、院内急救、后续专科治疗三部分构成，需要通过建立畅通、快捷的信息系统和指挥中心，来指挥或调动所需要的急救人员到达现场急救，再由现场急救人员对伤员进行初级创伤生命支持，并转运伤员到相关医院。创伤的院内急救包括急诊抢救和后续相关专科治疗，主要目的是对伤员进行高级创伤生命支持，平稳生命体征，或同时由急诊科与创伤专科会诊决定是否进行手术治疗。

创伤结局除取决于创伤的严重程度外，还与院前复苏效果、院内手术时机与方式的选择、后续治疗是否恰当等密切相关。创伤发生后，早期、正确的处理最为关键，London 等提出伤后一小时是挽救生命、

3个创伤死亡高峰

减少致残的"黄金时间"。近年来，又提出"新黄金时间"，是指把重度创伤患者从院外转运至急诊科，到出现生理极限之前的一段时间，其终极目标是缩短创伤至手术时间或被送到 ICU 的时间，实现"早期确定性救治"。

因此，提高院前急救水平和规范院内救治流程是降低创伤死亡率的关键，积极开展创伤救治与预防是急救医学和急救护理学的重要任务。

一、创伤的分类

创伤涉及的范围很广，可累及各种组织和器官，遍及全身，故可以从不同角度对创伤进行分类。

(一)根据致伤原因分类

根据致伤原因，创伤可分为刺伤、坠落伤、火器伤、冷武器伤、挤压伤、挫伤、烧伤、冻伤、化学伤、放射损伤及多种因素所致的复合伤等。

(二)根据损伤类型分类

根据伤后皮肤或黏膜是否有伤口，创伤可分为开放性和闭合性创伤。

1.开放性创伤 是指皮肤或黏膜表面有伤口，伤口与外界相通。常见如擦伤、撕裂伤，切割伤、砍伤，刺伤、贯通伤(既有入口又有出口)、盲管伤(只有入口没有出口)、反跳伤(入口和出口在同一个点上)、开放性骨折、火器伤等。

2.闭合性创伤 是指皮肤或黏膜表面完整，无伤口。常见如挫伤、扭伤、挤压伤、震荡伤、关节脱位或半脱位、闭合性骨折、闭合性内脏伤等。

(三)根据损伤部位分类

根据损伤部位，创伤可分为颅脑伤、颌面颈部伤、胸部伤、腹部伤、骨盆部伤、脊柱脊髓伤、上肢伤、下肢伤、多发伤等。

(四)根据受伤组织与器官的多少分类

根据受伤组织与器官的多少，创伤可分为单发伤、多发伤。

(五)根据伤后伤情的轻重及是否需要紧急救治分类

1.轻伤 伤员意识清楚，无生命危险，暂时失去作业能力，但仍可坚持工作，在现场无需特殊处理，或只需小手术者，如轻微的撕裂伤、扭伤、闭合性四肢骨折、局部软组织伤等。

2.重伤 伤员暂无生命危险，生命体征基本平稳，应严密观察，需手术治疗，但有一定时间做术前准备及适当检查，力争在伤后 12 小时内手术者，如无呼吸衰竭的胸外伤、胸腹贯通伤而无大出血、一般的腹腔脏器伤、未发生休克的深部或广泛软组织伤、开放性四肢骨折、肢体挤压伤、颌面颈部伤未发生窒息等。

3.危重伤 伤情严重、有生命危险，需行紧急救命手术或治疗的伤情，以及治愈后有严重残疾者。分类核查表(triage checklist)中列出危及生命的条件包括:①收缩压<90 mmHg、脉搏>120 次/分和呼吸频率>30 次/分或<12 次/分。②头、颈、胸、腹或腹股沟部穿透伤。③意识不清。④腕或踝以上创伤性断肢。⑤连枷胸。⑥两处或两处以上长骨骨折。⑦3 米以上高空坠落伤。符合以上任意一项者即为危重伤。

二、创伤评分系统

创伤严重程度评分,简称创伤评分,是将患者的生理指标、解剖指标和诊断名称等作为参数并予以量化和权重处理,再经数学计算得出分值以显示患者全面伤情严重程度及预后的多种方案的总称。目前已建立的创伤评分系统,按其适用场合、范围和目的可分为院前评分和院内评分两大类,前者着重于患者的去向和现场处理;后者着重于指导治疗、估计患者的预后和评估救治质量。以下将介绍其中常用的几种创伤评分法。

(一)院前创伤评分

1. 创伤记分(trauma score,TS) 该记分方法由 Champion 等在 1981 年提出,根据呼吸次数、呼吸幅度、收缩压、毛细血管充盈、格拉斯哥昏迷评分 5 项指标来进行评定(表 7-1)。每项指标 0~5 分,5 项指标计分相加,总分 1~16 分。总分越少,伤情越重。TS 总分≤12 分为重伤,需送创伤中心或大医院救治。

表 7-1 创伤记分表

呼吸频率/(次·分⁻¹)	呼吸幅度	收缩压/mmHg	毛细血管充盈	GCS 分值	分值
0	浅或困难	0	不充盈	—	0
<10	正常	<50	迟缓	3~4	1
>35	—	50~69	正常	5~7	2
25~35	—	70~90	—	8~10	3
10~24	—	>90	—	11~13	4
—	—	—	—	14~15	5

2. 修正创伤评分(revised trauma score,RTS) RTS 是目前较常采用又简便的院前创伤严重程度评分。由于 TS 法中毛细血管充盈及呼吸幅度两项指标在现场观察时很难确认,尤其在夜间更加不易识别,因此,1989 年 Champion 废除了 TS 中的此两项指标而成为 RTS。RTS 由收缩压(systolic blood pressure,SBP)、呼吸频率(respiratory rate,RR)和格拉斯哥昏迷评分(GCS)三项指标构成,各赋予一定分值(0~4 分)。评分具体情况如表7-2 所示。三项指标值相加为 RTS 值,RTS 分值为 0~12 分,分值越低表示损伤越严重。RTS>11 分诊断为轻伤,RTS<11 分诊断为重伤,RTS<12 分应送到创伤中心,凡伤员:GCS≤13 分,收缩压<90 mmHg,呼吸>29 次/分或<10 次/分,具备 1 项者,即须送往医院抢救。与 TS 相比,RTS 更能反映脑损伤的严重度,以及生理功能紊乱程度,可用于创

伤结局预测。计算公式为 RTS=0.9368×GCS+0.7326×SBP+0.2908×RR。

表7-2 修正创伤评分表

呼吸频率/(次·分$^{-1}$)	收缩压/mmHg	GCS 分值	分值
10~29	>90	13~15	4
>29	76~89	9~12	3
6~9	50~75	6~8	2
1~5	<50	4~5	1
0	0	3	0

3. CRAMS 评分法　CRAMS 评分法也是比较常见的院前创伤评分系统,评定范围包括循环(circulation,C)、呼吸(respiration,R)、腹部(abdomen,A)、活动(motor,M)和语言(speech,S)五个方面,CRAMS 评分法按轻、中、重度异常分别赋值2、1 和0 分,其总分值为五个项目相加的总和。后经 Clemmer TP 等对其进行了修正(表7-3),使其准确度得到了提高。CRAMS 分值越低,死亡率越高。分值≥7 分属轻伤,死亡率为 0.15%;分值≤6 分为重伤,死亡率为 62%。在欧美等国家,根据创伤救治水平划分为三级创伤中心,级别越高,中心救治水平越高。评分≤4 分的重伤患者需要被送往 I 级创伤中心,经 I 级创伤中心救治的患者,其生存率明显增加。

表7-3 修正后的 CRAMS 评分

项目	分值		
	2	1	0
循环	毛细血管充盈正常和收缩压≥100 mmHg	毛细血管充盈迟缓或收缩压≤100 mmHg	无毛细血管充盈或收缩压≤85 mmHg
呼吸	正常	费力、浅或呼吸频率>35 次/分	无自主呼吸
胸腹	均无腹痛	胸或腹有压痛	连枷胸、板状腹或深的胸腹穿透伤
运动	正常(能按吩咐动作)	只对疼痛刺激有反应	无反应
言语	正常(对答切题)	言语错乱、语无伦次	发音听不懂或不能发音

(二)院内创伤评分

1. 简明创伤分级法(abbreviated injury scale,AIS)　AIS 计分形式为"×××××× .×"小数点前的 6 位数为损伤的诊断编码,小数点后的 1 位数为伤情评分(有效值1~6 分),若还包括损伤定位和损伤原因编码,则其完整编码是 15 位(图7-1)。左起第 1 位数表示身体区域，用1~9分别代表头部(颅和脑)、面部(包括眼和耳)、颈部、胸部、腹部及盆腔脏器、脊柱(颈、胸、腰)、上肢、下肢、骨盆和臀部、体表(皮肤)和热损伤及其他损伤。左起第2位数代表解剖结构类别，用1~6分别代表全区域、血管、神经、器官(包括肌肉/韧带)、骨骼及头部、意识丧失(loss of consciousness, LOC)。左起第3、4位数分别代表具体解剖结构或在体表损伤时表示具体的损伤性质，该区各个器官按照英文名词的第一个字母排序，序号为02~99。左起第5、6位数表示某一具体部位和解剖结构的损伤类型、性质或程度(按轻重顺序)，从02开始，用2位数字顺序编排以表示具体的损伤，同一器官或部位，数字越大代表伤势越重。左起第6位数起(即小数点后面一位)表示多发伤伤员的伤情严重性代码，共分为6级，AIS1为轻度伤，AIS2为中度伤，AIS3为较严重伤，AIS4为严重伤，AIS5为危重伤，AIS6为极重伤；而器官/部位不明确或资料不详的损伤编码为AIS9。

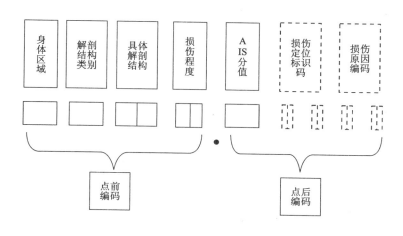

图7-1 AIS编码格式

2. 损伤严重度评分(injury severity score, ISS) ISS是以解剖损伤为基础的相对客观和容易计算的方法，适用于多部位、多发伤和复合伤者的伤情评估。其评分方法把人体分为6个区域(表7-4)，并进行编码，选择其中损伤最严重的3个区域，计算出每一区域之最高AIS值的平方，其值相加即为ISS值。ISS的有效范围为1~75分，ISS分值越高，则创伤越严重，死亡率越高。一般将ISS为16分时作为重伤的解剖标准，其死亡率约10%。ISS<16分，定为轻伤，死亡率较低；16~25分为重伤；>25分为严重伤。如某伤者头部有2处伤，伤情为1、2。胸部有两处伤，伤情为2、3。腹部有3处伤，伤情为1、3、4。那么，ISS即全身3处最严重创伤的AIS编码数的平方值相加，即$2^2+3^2+4^2=29$。但ISS不能反映患者的生理变化、年龄、伤前健康状况对损伤程度和预后的影响。

表 7-4　ISS 的区域编码

编码	ISS 身体区域	所包括的具体损伤范围
1	头部或颈部	包括脑或颈椎损伤、颅骨或颈椎骨折；窒息归入头部
2	面部	包括累及口、耳、眼、鼻和面部骨骼的操作
3	胸部	包括胸腔内的所有脏器损伤，膈肌、胸廓和胸椎的损伤，以及溺水
4	腹部或盆腔脏器	包括腹腔内的所有脏器损伤；腰椎损伤纳入腹部或盆腔区域
5	四肢或骨盆	四肢、骨盆肩胛带的损伤，包括扭伤、骨折、脱位和肢体离断，应除外脊柱、颅骨和胸廓
6	体表	包括任何部位体表的裂伤、挫伤、擦伤和烧伤；体温过低或高压电击伤归入体表

课程思政

新时代的"工匠精神"

新时代"工匠精神"的基本内涵，主要包括爱岗敬业的职业精神、精益求精的品质精神、协作共进的团队精神、追求卓越的创新精神这四个方面的内容。如果说"爱岗敬业的职业精神""精益求精的品质精神"是传统的"工匠精神"，那么"协作共进的团队精神"则体现的是新时代的"工匠精神"。护理服务活动由多个环节构成，一个人是不可能完成的，通常需要和多学科多团队人员的共同协作和密切配合，只有发扬"协作共进的团队精神"，才能保证护理目标的达成。在护理队伍中培养和发扬"协作共进的团队精神"是对每一个生命的尊重和热爱，也是提高护理质量，为患者提供更好护理服务的重要保障。

三、创伤患者救治与护理

本书在此重点介绍多发伤的救治与护理。

(一)病情的评估与判断

创伤伤员的初步处置应包括快速初级评估，稳定生命体征，再详细评估患者及初步确定治疗。这种初步评估与处置程序在院前急救阶段尤其为重要，是为了能够及早辨认出致命性的问题。因此，对急诊创伤伤员首先需要进行伤情评估和判断，根据伤情，给予不同的高级创伤生命支持(ATLS)措施，包括保持气道通畅、吸氧、建立静脉通道、快速补液等，使生命体征平稳，同时完成相关辅助检查，如血常规、心电图、床旁 B 超、X线检查等，并请相关专科到急诊科会诊，需要急诊手术时由专科医生进行手术，并收入专科病房。掌握创伤护理的基本知识和技能，能快速标准地对创伤伤员进行创伤评估是急诊护士必须具备的基本能力。高级创伤生命支持中创伤初始评估分为两个阶段，即初级评估和进一步评估。

1. 初级评估 指快速有序地对伤员进行体格检查，确认有无可致命的危重情况并及时实施干预。一般要求在2分钟内快速、有序地完成评估，只限处理危及伤者生命的问题，除处理气道阻塞或进行心肺复苏外，不应因处理其他伤害而停止检查。初级评估目的是确认是否存在致命性损伤并需要处理；明确潜在的损伤；判定处理伤员的优先次序；根据评估实施恰当的救护，以降低死亡率及伤残率，改善预后。初级评估应按ABCDE的顺序进行评估。

（1）A（airway）气道：维持呼吸道通畅及保护颈椎。

1）维持呼吸道通畅：首先评估呼吸道是否畅通，观察是否有造成呼吸道阻塞的可能，如口腔内异物、呕吐物、血液、食物或脱落牙齿，舌阻塞，口腔软组织水肿，脸部、下颚或气管、喉部骨折等，若有口咽部分泌物应立即吸出。如伤员昏迷，用仰头抬颏法或托颌法打开气道。必要时，可插入口咽或鼻咽通气管，也可行经口或经鼻气管插管或环甲膜切开。

2）保护颈椎：检查或打开气道时，应使伤员保持身体轴向稳定，并注意保持颈椎固定，保护颈椎，尽量避免颈部过度伸展、弯曲和转动。对疑有脊椎损伤者应立即予以制动，以免造成瘫痪，置颈托并检查颈托是否合适。

（2）B（breathing）呼吸：维持呼吸及换气功能。畅通呼吸道后必须维持适当的换气，确保伤者有效呼吸。因此在评估时应暴露伤者的胸部，观察有无自主呼吸、呼吸频率和形态、皮肤口唇有无发绀、有无胸廓移动，是否使用辅助呼吸肌以及双侧呼吸音、静脉怒张、气管移位和胸壁的完整性等情况。

（3）C（circulation）循环：通过检查大动脉搏动情况、测量血压、观察意识状态、外出血情况、皮肤颜色和温度、毛细血管再充盈等判断患者的循环状态。

（4）D（disability）神经系统：主要评价伤者的中枢神经系统情况，如伤者的意识状态、瞳孔大小和对光反应、有无偏瘫或截瘫等。通常可用AVPU法评估，即"清、声、痛、否"来快速判断伤者的意识状态。清（alert），清醒；声（voca），对声音刺激有反应；痛（painful），对疼痛刺激有反应；否（unresponsive），无任何反应。评估过程中应重视意识状态评估的连续性，发现有危及生命的颅内高压或脑疝形成时，应立即采取降低颅内压的措施。

（5）E（exposure）暴露：将伤者完全暴露以便无遗漏地全面检查伤情及评估，尤其是主要伤情。情况紧急时，可直接剪开衣袖或裤腿，以赢得时间和减少意外创伤。但暴露检查时应注意为伤员保温，避免过低体温引发凝血障碍、心律失常、昏迷和心排出量降低等情况。伤员脱掉的衣裤和鞋袜有可能作为司法证据，要妥善保存。

2. 进一步评估 在初级评估（ABCDE）完成、复苏建立及伤者的生命体征稳定后才开始进一步评估，即次级评估。创伤患者的次级评估是"从头到脚趾"的彻底检查评估，包括完整的病史、理学检查以及所有生命体征的再次评估。

（1）头面部评估：观察并检查头皮及头部有无出血、血肿、撕裂伤、挫伤、骨折等；

再次检查视力、瞳孔大小、对光反应、有无结膜及眼底出血、穿刺伤、是否有外来物或穿刺异物等；有无耳、鼻或口腔出血或脑脊液漏，有无眼眶周围瘀血、耳后乳突区瘀血、耳膜血肿等颅底骨折征象；牙齿、下颚和上颌骨是否松动。

（2）颈椎及颈部评估：颈部检查要观察及触诊颈部，有无颈椎压痛、皮下气肿、气管偏移、出血、肿胀以及喉管骨折等；在检查过程中应固定颈椎直到所有颈椎的检查完成。

（3）胸部评估：检查胸廓外形、胸壁有无伤口、出血或畸形，胸廓呼吸运动是否对称，有无疼痛、呼吸困难或低血氧等特征，有无胸廓挤压痛，有无肋骨骨折；听诊双侧呼吸音是否对称存在、消失、降低或异常。

（4）腹部评估：观察腹部外形、轮廓，检查有无腹胀、腹痛、反跳痛、腹肌紧张等，注意评估腹痛和腹胀、腹膜炎的范围与程度；检查有无开放性伤口、出血、皮下血肿、瘀血、脏器外露，骨盆是否完整，肠蠕动是否正常，叩诊是否存在移动性浊音等。

（5）骨盆及外生殖器评估：观察及触诊骨盆及外生殖器，查看是否有外伤、出血、异物、大小便失禁；观察尿道口是否出血，骨盆是否完整，骨盆挤压和分离实验是否阳性。骨盆骨折本身容易导致低血压、出血性休克，且当伴有腹内脏器损伤、膀胱破裂、尿道、直肠损伤等更会加重休克，评估时应该加以重视。

（6）四肢评估：观察及触诊四肢及各关节形状轮廓，是否有畸形、肿胀、压痛、出血、异物、骨擦音，判断四肢肌力、活动度及其神经血管情况，触诊双侧股动脉、腘窝动脉、足背动脉、肱动脉及桡动脉搏动情况。

（7）检查后背部：三名医护人员对患者使用轴线翻身，翻身过程中应避免将患者翻至已知可见损伤侧，以防加重患者的疼痛及对受伤侧肢体造成二次损伤；查看后背部、双侧季肋区及臀部、大腿后部是否有裂伤、擦伤、撕裂伤、挫伤、水肿及瘢痕等；触诊脊柱后背部是否有畸形、肿胀和压痛。

（二）救治与护理

严重创伤，尤其多发伤病情一般都比较危重，其处理是否及时和正确直接关系到伤员的生命安全和功能恢复。因此，必须十分重视创伤的早期救治与护理。

1. 救治原则和程序　在处理复杂伤情时，应优先解除危及伤员生命的情况，使伤情得到初步控制，然后再进行后续处理，目的是挽救生命。急救时先按初级评估中 ABCDE 的步骤进行伤情评估与判断，同时或然后按 VIPCO 程序进行抢救，VIPCO 抢救程序如下。

（1）V（ventilation）：保持呼吸道通畅、通气和充分给氧。如颅脑外伤昏迷应清除口腔异物，置侧卧位，必要时用呼吸机辅助呼吸；面、颈部外伤，早期做气管切开术；胸部外伤致血气胸、张力性气胸应做胸腔穿刺或闭式引流，必要时做气管插管或气管切开。

（2）I（infusion）：迅速建立 2~3 条静脉通路，保证输液、输血、扩充血容量等抗休克治疗、液体复苏。

（3）P（pulsation）：监测心电和血压，及时发现和处理休克。如发现心搏、呼吸骤停者，应立即心肺复苏，针对病因给予胸腔闭式引流、心包穿刺以及控制输液量或应用血管活性药等措施。

（4）C（control bleeding）：控制出血。对于体表的活动性出血，可抬高伤肢并给予敷料加压包扎止血；对大血管损伤经压迫止血后应迅速进行手术止血。一旦明确胸腔、腹腔内存在活动性出血，应创造条件尽快行手术探查止血。

（5）O（operation）：急诊手术治疗。手术控制出血是最有效的止血措施，严重多发伤行手术处理是创伤治疗中的决定性措施。危重伤员应抢在伤后的黄金时间（伤后1小时内）尽早手术治疗。

　　2. 护理措施　　面对大量伤情复杂且严重的伤员首先要采取急救措施，有多发伤时要先抢救危及生命的损伤，包括心搏及呼吸骤停、大出血、呼吸道梗阻、张力性气胸、休克、脑疝等。对多发伤伤员的抢救和护理，应遵循"危重者优先、救命第一；先救命，后治伤"的原则。

（1）现场救护。

1）尽快脱离危险环境，放置合适体位：应使伤员迅速、安全地脱离危险环境，转移到通风、安全、防雨的地方进行急救。搬运伤员时动作要轻稳，切记勿将伤肢从重物下硬拉出来，造成继发性损伤。在不影响急救处理的情况下，护士要协助患者，将其安置于舒适、安全的体位，即平卧位头偏向一侧，或屈膝侧卧位。放置好患者体位后，要注意给予保暖。如无必要，不要对清醒患者反复提问，要尽量使患者能安静休息并减轻心理压力。

2）解除呼吸道梗阻：呼吸道梗阻或窒息是伤员死亡的主要原因。应及时清除口咽部的血块、呕吐物、稠痰及分泌物，牵出后坠的舌或托起下颌，置伤员于侧卧位，或头转向一侧，以保持呼吸道通畅。

3）处理活动性出血：控制明显的外出血是减少现场死亡的最重要的措施。最有效的紧急止血法是加压于出血处，压迫出血伤口或肢体近端的主要血管，然后在伤口处用敷料加压包扎，并将伤部抬高，以控制出血。

4）伤口处理：伤口用无菌敷料覆盖，如无现成的无菌敷料，也可暂时用洁净的布类物品代替以覆盖创面，外用绷带或布条包扎。创面中外露的骨折端、肌肉、内脏、脑组织都禁忌回纳入伤口内，以免加重损伤或将污染物带入伤口深部。伤口内异物或血凝块不要随意去除，以免再度发生大出血。

5）保存好离断肢体：伤员断离的肢体应用无菌巾或干净布包好，外套塑料袋，周围置冰块低温干燥保存，以减慢组织的变性和防止细菌生长繁殖。冷藏时防止冰水侵入断离创面或血管腔内，切忌将断离肢体浸泡在任何液体中。断肢应随同伤员送往医院，以备再植手术。

6）建立有效的静脉通路：对于所有需要建立静脉通路的院外急救患者，尽可能选择应用静脉留置针。

7）现场观察：其目的是了解伤因、暴力情况、受伤的详细时间、受伤时体位、神志、出血量等，以便向接收救治人员提供伤情记录，帮助伤情判断以指导治疗。

（2）转运和途中的救护：对伤员进行认真检查和初步急救护理后，必须迅速转送到医院，做进一步检查和尽早接受专科医生的治疗。可根据伤情的轻重缓急有计划地进行转运，危重伤员有望存活者首先转送。决定伤员转运的基本条件是在搬动及运送途中，确保伤员不会因此而危及生命或使病情急剧恶化。在转运过程中，做好必要的呼吸循环功能监测是安全转运的必要条件，包括心电监护、血压监测等。转送前要与相关医院联系，告知病情及院前急救情况，以便接收医院做相应的安排。转送途中要密切注意病情变化，若病情恶化，应立即停车做相应的抢救。转送伤员搬运要轻快，方法要正确，尽量不要加重伤员的痛苦，防止增加医源性损伤。

（3）急诊科救护：经现场急救被送到医院急诊科后，应尽快对伤情进行进一步判断和分类，迅速采取针对性的措施进行救治。手术原则是应在抢救生命、保存脏器和肢体的基础上尽可能地维持功能。

首先按 CRASE PLAN 顺序检诊，即系统检查循环（cardiac）、呼吸及胸部（respiration）、腹部（abdomen）、脊柱脊髓（spinal）、头（head）、骨盆（pelvis）、四肢（limb）、动脉（arteries）和神经（nerve）等多系统、多部位。其次做好伤情评估，重点是气道、呼吸和循环等威胁生命的损伤，以及身体各部位明显的损伤。初期处置及紧急手术，通常按 VIPCO 程序，即保证患者气道通畅，能正常通气和给氧（ventilation）；保持良好的灌注，在纠正缺氧时快速建立多条液体通道（infusion）；维护心脏功能（pulsation），监护心脏搏动；控制出血（control bleeding）和手术（operation）。护士应做到：①通畅气道，清理口腔异物或呕吐物，但要尽量避免刺激呕吐；头颈部轴线制动，徒手盲探或喉镜引导插入；必要时采用气管插管（经口、经鼻）、环甲膜穿刺或环甲膜切开术，甚至气管切开术建立创伤气道。②快速建立多条液体通道，一般选择上肢静脉、颈静脉，在有腹部伤时忌用下肢静脉通道。根据出血控制与否迅速补充血容量，以防休克发生和恶化。③协助医生进行初期处置包扎止血。④做好术前准备，如抽取血标本等。

第二节　颅脑损伤

颅脑损伤是一种常见的损伤，其发生率占全身各部位创伤的 9%～21%，但病死率、病残率却处于第一位，而且在战争时期发生率更高。随着社会经济水平的不断提高，高速交通工具的应用更为普及、建筑业高速发展，颅脑损伤的发生率呈持续上升的趋势。颅脑损伤的发生率高，伤后很多伤员康复困难，遗留残疾，即使全力抢救得以保全生命，但多数伤者痊愈后却难以融入社会，给社会、家庭增加了严重的经济和精神负担。颅脑损伤合并其他部位损伤时，伤情更加复杂，容易漏诊，处理不当会加剧脑损伤的程度，病死率、病残率极高。颅脑损伤伤员的现场急救、早期处理和严密观察是防治继发性损伤和并发症，改善脑损伤伤员预后的重要环节之一。

颅脑损伤常见的死亡原因有颅内出血和脑挫裂伤，二者相互关联，均会发展形成脑疝。脑疝是由于脑组织受伤后出血或水肿而肿胀，脑组织被限制在颅骨腔内，肿胀的脑组织及血肿压迫脑干，使神经中枢失去功能，产生的极为严重的后果。

颅脑损伤根据脑组织是否暴露，分为开放性损伤和闭合性损伤；根据损伤部位，分为头皮损伤、颅骨损伤、脑损伤三种；根据脑损伤病理改变的先后，分为原发性脑损伤和继发性脑损伤，前者是指暴力作用于头部后立即发生的脑损伤，如脑震荡和脑挫裂伤等,后者是指头部受伤一段时间后出现的脑受损病变,如脑水肿和颅内血肿等。

一、伤情评估

1.生命体征变化　定时测量脉搏、呼吸、血压和体温,对急性颅脑损伤伤情判断极为重要。生命体征改变常与意识障碍的程度相一致。生命体征正常或仅有轻微变化,表示伤情稳定;生命体征变化明显则表示伤情严重。头伤后立即出现血压降低,脉搏细弱快速,呼吸浅慢,可于短期内恢复,多为创伤性休克或脑功能障碍。头伤后逐渐出现脉搏缓而有力,伴血压进行性升高,特别是收缩压升高,呼吸深慢,即"两慢一高",为急性颅内压增高的一种临床表现,是脑受压引起的代偿反应,多见于颅内继发性血肿、严重脑水肿或脑挫裂伤。头伤后呼吸变慢或出现中枢性呼吸障碍,多为脑干器质性损伤。

2.意识障碍　意识障碍的程度及持续时间的长短往往可反应脑损伤的严重程度和预后。头伤后无意识障碍,一般无原发性脑损伤。头伤后有意识障碍,应考虑有原发性脑损伤,如脑震荡或脑挫裂伤。头伤后立即发生的昏迷,称为原发性昏迷,持续时间短,在半小时以内者,多为脑震荡;持续时间超过半小时者,多为脑挫裂伤。头伤后原发昏迷持续时间长,昏迷程度深,多为广泛脑挫裂伤、脑干损伤、视丘下部损伤或脑室内出血。目前临床上应用较为广泛的判断意识状态的方法为国际通用的格拉斯哥昏迷评定量表(Glasgow coma score, GCS),通过评定睁眼、语言及运动三方面的反应,将三者得分相加,具体见表7-5。GCS评分最低3分,最高15分。评估时选择患者的最好反应计分,即注意运动评分时左侧、右侧可能不同,用较高的分数进行评分。总分在8分以下表示昏迷。对于头部外伤患者,13~15分表示轻度外伤;9~12分表示中度外伤;3~8分表示重度外伤。

表7-5　Glasgow 昏迷评定量表

项目	状态	分数
睁眼反应	自发性睁眼	4
	声音刺激有睁眼反应	3
	疼痛刺激有睁眼反应	2
	任何刺激均无睁眼反应	1
语言反应	对人物、时间、地点等定向问题清楚	5
	对话混淆不清,不能准确回答有关人物、时间、地点等定向问题	4
	言语不当,但字意可辩	3
	言语模糊不清,字意难辩	2
	任何刺激均无语言反应	1

续表7-5

项目	状态	分数
运动反应	可按指令动作	6
	能确定疼痛部位	5
	对疼痛刺激有肢体退缩反应	4
	疼痛刺激时肢体过屈(去皮质强直)	3
	疼痛刺激时肢体过伸(去大脑强直)	2
	疼痛刺激时无反应	1

3. 瞳孔变化　瞳孔变化对颅脑损伤的判断具有十分重要的临床意义。应特别注意评估对比两侧瞳孔的形状、大小、对光反射是否对称;必须反复对比检查,并做记录,才能在早期发现其轻微改变。检查前,应注意全身或局部是否用过影响瞳孔的药物,如吗啡、氯丙嗪、毒扁豆碱等药物,使瞳孔缩小;阿托品、后马托品、去氧肾上腺素、麻黄碱等药物,使瞳孔散大。正常双侧瞳孔为圆形,等大,介于直径 2~6mm 之间,直接与间接对光反射灵敏度相等。双侧瞳孔大小相差 1mm 以上为异常。瞳孔大小多变,位置不对称,常为中脑平面脑干损伤;双侧瞳孔缩小,表示蛛网膜下隙出血或脑桥损伤;一侧瞳孔进行性散大,伴脑受压综合征,多为天幕裂孔疝;双侧孔散大、固定、深昏迷,为脑疝晚期,病情危重;伤后即出现一侧瞳孔扩大,直接与间接对光反射迟钝或消失,多为动眼神经损伤;直接对光反射消失,间接对光反射存在,为视神经损伤。

4. 肢体运动　观察有无不受主观意志支配的或强制性的动作,即不自主运动,注意其部位、种类、频率、时间及程度等。常见的不自主运动有痉挛、抽搐、震颤、舞蹈动作等。同时还要检查伤者的自主运动。检查时,注意对比伤员肢体的主动运动和检查者所加阻力的运动,注意运动的幅度、力量大小和速度。对于清醒的伤员,可嘱其由远端至近端作肢体关节的屈伸运动,做对抗检查者阻力的屈伸运动,或做肢体平伸试验,以了解有无瘫痪。对于昏迷伤员,应特别仔细观察肢体的每一个自发动作,或给予刺激(压眶上神经、针刺皮肤)时,观察两肢体的活动情况,加以比较,或对肢体的位置进行观察,往往可以发现瘫痪侧的肢体自主运动和接受刺激时的活动均减少或消失。

5. 头痛　头痛是颅脑损伤的主要症状,常伴有头昏、恶心、呕吐。如出现颅内压增高,则头痛剧烈,常伴有喷射性呕吐。

6. 辅助检查　颅脑损伤可通过骨 X 线摄片、CT 平扫、MRI 及腰穿、脑电图、同位素等检查确诊。颅脑损伤后首选 CT 检查。CT 平扫对出血性损伤很敏感,如脑挫裂伤、颅内出血等,其他病变如脑损伤所致的脑组织移位、脑水肿及脑积水等,亦能清楚地显示。

二、救治与护理

急性颅脑损伤后,迅速有效的急救不仅能消除或缓解某些立即致命的威胁,而且还能为进一步治疗创造必要和有利的条件。现场处理时要迅速、有重点地检查生命体征、意识状态、瞳孔变化、肢体运动及反射等重要项目。在现场只能依靠临床判断,有以下情况应考虑诊断脑损伤：①有意识障碍或头痛、呕吐；②头部有伤口、血肿或骨折，甚至有脑脊液、脑组织外溢；③有口鼻及外耳道流血；④有瞳孔散大、偏瘫、失语、癫痫等神经功能障碍的表现；⑤有血压升高、呼吸和脉搏减慢等生命体征改变，即库欣反应。

对颅脑损伤的现场急救处理，应遵循急救的 ABCD 原则，即 A（airway）保持呼吸道通畅；B（breathing）维持呼吸；C（circulation）维持有效的循环；D（drugs）使用必要的药物。

颅脑损伤伤员转送到急诊室后，需进行全面系统的查体，完善头部 CT 等各项检查，以明确诊断，同时还应了解有无合并伤；及时对患者进行病情评估，分类处理。对有呼吸障碍、循环衰竭、脑疝、严重开放性颅脑损伤和癫痫持续状态等需要紧急救治者，应立即抢救治疗，并转重症监护治疗或紧急手术治疗。

（一）保持呼吸道通畅

严重的颅脑损伤患者，由于昏迷、舌后坠、呕吐物、血块等阻塞咽喉部，引起呼吸道不畅，以致加重脑组织的缺氧，甚至可导致窒息死亡。无论是脑损伤后的立即窒息，或者是昏迷、呼吸道梗阻所致的窒息，都是颅脑损伤后可能立即致命的威胁，而解除呼吸道梗阻，保持呼吸道通畅，是颅脑损伤急救处理的首要环节。对颅脑损伤后立即出现窒息的伤员，在现场就应给予及时、有效的人工呼吸，可改善患者的预后。颅脑伤后应及时清理口腔及鼻咽部的异物、呕吐物、血凝块、分泌物，以防堵塞气道，导致气道不通，出现呼吸窘迫或发绀，必要时需使用吸引器抽吸清除，并将伤员置于俯卧或侧俯卧位，以助口、鼻和气道积存的液体自动排出，但需注意避免俯卧位对胸廓活动度和呼吸的不利影响。舌后坠伤员应拉出舌头，并取侧卧位。有呼吸道梗阻者立即行气管插管，如气道梗阻仍不能有效解除，应作气管切开，以保证气道通畅。

（二）维持呼吸

对有缺氧、呼吸衰竭表现者，行气管插管或气管切开后给予呼吸机辅助呼吸，如无条件可以用呼吸球囊人工呼吸，充分给氧，改善和减轻脑缺氧损害。行气管插管者，应及时进行气道内吸痰和供氧。

（三）维持有效的循环

有休克表现者，应迅速开通静脉通道，快速输入平衡液补充血容量，同时测定血型、配血、输血，必要时输入代血浆、升压药维持血压，以纠正休克。

（四）使用必要的药物

有明显颅内高压、怀疑有脑疝者，使用 20% 甘露醇 250 mL 每 6~8 小时快速静脉滴注脱水，降低颅内压，紧急情况下可加量，病情危急时可加呋塞米 20~40 mg 静脉注射，肾功能障碍时可改用 10% 甘油果糖 250~500 mL，每日 2~3 次。对癫痫持续状态者给予安定注射液 10~20 mg 静脉注射，15 分钟后如复发可重复给药。

（五）伤口的处理

对开放性的伤口要进行初步止血和包扎，对插入颅内的异物不要盲目拔出。尽快将患者转送至附近具备条件的医院救治。头部损伤有严重出血时，可用压迫法止血，盖上消毒纱布后加压包扎；有脑膨出者，须用消毒器皿覆盖后包扎；头皮撕脱伤创口可用消毒纱布加压包扎，并将撕脱的头皮用清洁布包好后一同转送医院。

（六）脑脊液漏的护理

有脑脊液耳漏、鼻漏的伤员切忌用水冲洗或用棉球填塞，以免逆行引起颅内感染。一般采用顺位引流，注意保持局部的清洁或头下垫已消毒的敷料。脑脊液耳漏、鼻漏者在2周~1月后骨痂形成即可自愈。

（七）严密观察病情变化

颅脑损伤患者应连续监测生命体征、神经系统体征变化，并进行血气、血及脑脊液生化监测以及重要脏器功能的监测，以及时发现异常情况，采取相应措施。

（八）体位

头部抬高15°，身体自然倾斜，避免颈部扭曲，以利于颅内静脉回流，从而减轻脑水肿，降低颅内压。

（九）监测颅内压

颅内压是颅脑损伤患者最基本的监测指标。颅内压正常值：成人为 $70 \sim 200\ mmH_2O$（$0.7 \sim 2.0\ kPa$）；儿童 $50 \sim 100\ mmH_2O$（$0.4 \sim 1.0\ kPa$）。成人颅内压超过 $200\ mmH_2O$ 称为颅内压增高。

（十）躁动的护理

颅脑损伤患者常出现躁动，可能的原因有尿潴留导致膀胱过度充盈、呼吸道不通畅引起的缺氧、颅内压增高及冷热或饥饿刺激等。应认真观察并寻找引起躁动的原因，若脑损伤患者由安静变为躁动或由躁动变为安静，常提示有病情变化。可适当加以保护以防意外，但不能盲目使用约束带或镇静剂，以免使颅内压增高。

（十一）降温

颅脑损伤伴有高热者应行物理降温，如冰帽、冰袋、冰毯、自控颅脑降温仪等。体温过高，物理降温无效时，需采用冬眠疗法，保持体温在 $31℃ \sim 34℃$。

（十二）营养支持

颅脑损伤后应及时、有效地补充能量和蛋白质，以减少机体损耗。不能进食的患者早期可采用肠外营养支持，肠蠕动恢复后，可逐步过渡至肠内营养支持。

第三节　胸部创伤

由于胸部占体表面积的15%，是心、肺及大血管等重要脏器所在，受伤机会多。车祸伤、高空坠落、塌方挤压、枪伤或刺伤等因素均可造成胸部创伤，创伤后容易发生呼吸和循环功能障碍。无论平时或战时，胸部创伤均为较常见的创伤。在战时以开放性创伤多见，占伤员总数的7%~12%，在平时多为闭合性创伤，占6.79%~9.46%，而交通伤中胸部创伤占44.5%。胸部创伤导致的死亡占创伤死亡的25%，其引起的并发症与另外25%的死亡有关，更是伤后数分钟到数小时内早期死亡的主要原因，及时处理可望使部分患者获救，也是建全创伤救治体系、提高创伤救治水平面临的重大挑战之一。

胸部创伤按致伤原因和伤情可分为：①闭合性胸部损伤，它是胸部受暴力撞击或挤压所致的胸部组织和脏器损伤，但胸膜腔与外界大气不直接相通。常见的致伤原因有挤压伤、钝器打击伤、高压坠落伤、爆震伤等；②开放性胸部损伤。该类损伤穿破胸膜，使胸膜腔与外界相通，造成气胸、血胸或血气胸，有时还可穿破膈肌或伤及腹内脏器。

严重胸部损伤主要出现的病理生理变化有两方面：①胸廓的完整性受损及其活动受限；②胸膜腔的生理功能受影响，负压消失。这两方面的改变都将直接影响呼吸、循环功能。

一、主要临床表现

(一)胸痛

胸痛是胸部损伤的主要症状，常位于受伤处，伴有压痛，呼吸时加剧。

(二)呼吸困难

胸部损伤后，疼痛可引起胸部活动受限、呼吸浅快。肺挫伤导致肺水肿、出血或淤血；气胸、血胸致肺膨胀不全等，均可导致呼吸困难。

(三)咯血

大支气管损伤者，咯血量较多，且出现较早。小支气管或肺泡破裂，出现肺水肿及毛细血管出血者，多咳出泡沫样血痰。

(四)休克

胸内大出血将引起血容量急剧下降；大量积气特别是张力性气胸，影响肺功能，阻碍静脉血液回流；心包腔内出血引起心脏压塞等，均可致患者陷入休克状态。

(五)其他

胸部创伤的其他体征包括发绀、胸壁挫伤、连枷胸、开放性伤口、颈静脉怒张、气管移位、皮下气肿等。尽快完成胸部体检，包括胸部听诊有无呼吸音和两侧呼吸音是否对称，对抢救极为重要，否则伤员将很快死亡。

二、救治和护理

(一)一般紧急处理原则

1. 保持呼吸道通畅　及时清除口咽、气管、支气管中异物和分泌物,防止窒息。必要时可作气管插管或气管切开。心脏骤停者立即行心肺复苏术,如合并多发肋骨骨折、胸骨骨折,可开胸行心肺复苏术。

2. 供氧　给伤员吸氧,存在呼吸衰竭者,立即行气管内插管并机械通气。

3. 补充血容量,纠正休克　对有失血性休克表现的患者,迅速建立两条以上静脉通道,快速补液纠正休克。

4. 对症治疗　吸氧、补充血容量、止血、镇痛、抗感染等对症支持治疗。

(二)常见胸部创伤的紧急处理措施

1. 肋骨骨折　单根肋骨骨折无须特殊处理,一般予以胸带固定。疼痛明显者可用局部封闭、肋间神经阻滞等方法止痛。多根多处肋骨骨折,可采用局部加压包扎,予以胸壁外固定或手术进行肋骨骨折复位固定。多根多处肋骨骨折时,会出现反常呼吸,必要时行气管插管,用呼吸机辅助呼吸。

2. 闭合性气胸　小量气胸,可卧床休息,严密观察,不需特殊处理;中量及大量气胸,尽早放置胸腔闭式引流。

3. 开放性气胸　现场急救时,在患者用力呼气末,立即用大块凡士林纱布或无菌不透气敷料覆盖封闭伤口,变开放性气胸为闭合性气胸,保持呼吸道通畅,充分给氧。经初步处理后,立即转运至医院。到医院后,行清创、缝合胸壁伤口后放置胸腔闭式引流管,术后给予破伤风抗毒素肌内注射预防破伤风、抗生素预防感染,鼓励患者咳嗽排痰,促进肺复张。

4. 张力性气胸　在紧急情况下立即用粗针头在第2或第3肋间穿刺排气减压,排出胸腔内高压气体,并外接单向活瓣装置。保持呼吸道通畅,吸入高浓度氧气。经急救处理后,应于局麻下在锁骨中线第2或第3肋间隙行胸腔闭式引流术排气。若胸腔闭式引流持续漏气,疑有严重肺裂伤或支气管断裂时,应尽早行剖胸探查。

5. 创伤性血胸　血胸的治疗主要是防治休克,对活动性出血进行止血,尽早清除胸膜腔内积血,防治感染,处理血胸的并发症。少量血胸(积血量<500 mL)可暂时观察或穿刺抽液;中量血胸(积血量在500~1000 mL)和大量血胸(积血量>1500 mL),应首先开通静脉通道,补充足够血容量,同时行胸腔穿刺术或胸腔闭式引流,根据引流血量和速度决定是否需要进一步手术治疗。进行性血胸提示有活动性出血者应及早剖胸探查、止血,并保持呼吸道通畅,吸氧。

6. 创伤性窒息　无其他部位严重损伤的单纯创伤性窒息,可在严密观察下,采取对症治疗。患者卧床休息鼓励咳嗽、排痰,必要时给予镇静、止痛及氧气吸入。皮肤黏膜出血点及瘀斑一般在2~3周吸收,少数患者在压力突然移除后可发生心跳、呼吸停止,应充分做好准备工作。

第四节 腹部创伤

腹部创伤在平时和战时都较为常见，其发生率在平时占各种损伤的 0.4%~1.8%，在战时占 5%~8%，平时多见于交通事故、工伤、坠落、斗殴、灾难事故等。腹部创伤分为闭合性创伤和开放性创伤。前者系挤压、碰撞等钝性暴力所致，导致腹腔内实质脏器或空腔脏器破裂；后者多见于火器、利器造成的穿透伤（有腹膜破损）或非穿透伤（无腹膜破损）。

无论是开放性腹部创伤还是闭合性腹部创伤，均可导致腹腔内脏器损伤。腹内实质性脏器或大血管破裂者可因大出血而危及生命，而空腔脏器破裂者可因发生严重的腹腔感染而死亡，因此，早期、正确的诊断和及时、合理的处理，是降低腹部创伤死亡率的关键。

常见受损内脏器官在开放性损伤中依次是肝、小肠、胃、结肠、大血管等，在闭合性损伤中依次是脾、肾、小肠、肝、肠系膜等。其他脏器，如胰腺、十二指肠、膈、直肠等，由于解剖位置较深，损伤发生率较低。

一、腹部创伤的主要临床表现

（一）腹痛

腹痛是腹部创伤的主要症状。腹痛呈进行性加重是内脏创伤的重要表现。一般来说，最先疼痛和疼痛最重的部位常是内脏损伤的部位。胃、肠、胆囊、膀胱等空腔脏器穿透伤，导致胃液、肠液、胆汁、尿液等流入腹膜腔，立即引起剧烈腹痛，且伴有腹肌紧张、压痛、反跳痛等腹膜刺激征。胰腺损伤、胰液漏出，也可引起明显的腹痛和腹膜刺激征。肝、脾、胰、肾等实质脏器或大血管损伤，腹痛呈持续性，一般不很剧烈，腹膜刺激征也不明显，可有腹胀，临床表现主要为内出血导致的面色苍白、脉快而弱、血压下降等失血性休克表现。

（二）恶心、呕吐

空腔脏器、实质性脏器创伤均可刺激腹膜，引起反射性恶心呕吐；腹膜炎可引起麻痹性肠梗阻，导致持续性呕吐，可呕出肠内容物。

（三）胃肠道出血

如果出现呕血或便血，应考虑消化道损伤。呕血常见于胃十二指肠损伤，呕吐物混有胃液、胆汁和食物残渣；伤后便出鲜血，说明结肠或直肠有损伤。

（四）腹膜刺激征

腹部压痛、反跳痛和腹肌紧张称为腹膜刺激征，是腹部创伤的重要体征。压痛最明显的部位常是受伤脏器所在。但腹内多个脏器同时损伤或损伤时间较长，出现全腹积血或弥漫性腹膜炎时，全腹均有压痛、反跳痛和肌紧张。空腔脏器破裂导致胆汁、胰液等消化液流入腹腔，对腹膜造成强烈刺激，腹肌可出现木板样强直，称为板状腹。

(五)腹胀

创伤后短期内出现进行性加重的腹胀，表明腹腔内出血(血腹)或积气(气腹)。血腹提示有实质性脏器或血管破裂伤；气腹则提示有胃或结肠破裂；膀胱破裂可产生尿性腹水；腹膜炎可造成麻痹性肠梗阻。

(六)移动性浊音

腹内大量出血或液体过多者，腹部有移动性浊音。但移动性浊音属于晚期体征，对早期诊断帮助不大。严重休克或多发伤的伤员不宜检查移动性浊音。

二、腹部创伤的救治和护理

对已诊断明确的轻度、单纯、实质性脏器损伤，生命体征稳定或仅有轻度变化者，可进行非手术治疗。高度怀疑或已明确诊断的腹内脏器损伤患者，应做好紧急术前准备，力争早期手术治疗。

(一)全身检查

伤情复杂者应迅速进行全身检查，先处理对生命威胁最大的损伤。

(二)保持气道通畅

解除呼吸道梗阻，充分给氧，迅速控制明显的外出血，尽快恢复循环血量，控制休克的发展，纠正呼吸及循环功能紊乱。

(三)积极抗休克治疗

腹部创伤的患者很容易发生休克，对于严重创伤的患者，应迅速采血进行血型交叉试验配血，并建立多条静脉通道进行快速补液，及时输入全血，合理补充血容量，监测中心静脉压。经积极抗休克治疗仍不能有效纠正休克者，应考虑腹腔内进行性大出血的可能，应在抗休克的同时迅速剖腹探查。

(四)伤口处理

对于腹内脏器损伤，一般来说，应首先处理实质性脏器的损伤，后处理空腔脏器的损伤。腹部有伤口时，应立即予以无菌包扎。对内脏脱出者，不可回纳以免污染腹腔。可用无菌纱布覆盖，扣上清洁容器，外面再加以包扎。但如果脱出的肠管有绞窄可能，可将伤口扩大，将内脏送回腹腔；如果腹壁大块缺损，脱出脏器较多，在急救时应将内脏送回腹腔，以免因暴露而加重休克。

（五）观察病情变化

非手术治疗的伤员，均应密切观察病情变化，观察的内容包括：①每15~30分钟测定一次脉率、血压和呼吸；②每30分钟检查一次腹部体征，注意腹膜刺激征的轻重及范围的改变；③每30~60分钟测定一次红细胞计数、血红蛋白和血细胞比容。观察期间应注意尽量不要随意搬动患者，以免加重伤情；④禁用或慎用镇痛药，以免掩盖症状；⑤暂禁食，疑有空腔脏器破裂穿孔者或有明显腹胀者还应进行胃肠减压；⑥加强营养支持。

（六）防治感染

在急救处理的同时，应注射广谱抗生素以预防或治疗可能存在的腹内感染。

（七）对症处理

有手术指征者，积极做好术前准备，及早行手术治疗；疑有空脏器破裂或有明显腹胀时，应留置胃管，抽净胃内容物，持续胃肠减压，观察胃内有无出血；意识不清，伤情严重者应留置尿管，记录尿量；对于诊断明确者，可给予镇静药或镇痛药。

第五节 四肢损伤和骨盆损伤

预习案例

患者，男，51岁，因高处坠落致胸腹部、腰背部、臀部等多处疼痛急诊入院。查体：血压85/50 mmHg，心率118次/分，神清，面色苍白，右上臂肿胀、畸形、有压痛，腹膨隆，会阴部及阴囊青紫肿胀，骨盆挤压分离实验（+）。

思考
1. 上述案例中患者危及生命的问题是什么？
2. 作为一名护士，应立即做好哪些急救准备？

一、四肢损伤

人体的四肢结构精细，活动灵巧，功能完善，是我们在日常生活和工作中使用频率最高的部位，因此，四肢损伤在人体各部位损伤中，发生率占首位。四肢伤包括皮肤完整性破坏，骨折，骨膜、韧带、肌腱、肌肉、血管、神经等组织的损伤，可单独发生也可多种伤情同时出现。四肢损伤一般只引起疼痛、出血、局部肿胀、功能障碍等局部症状，严重时可导致休克等全身性反应。在现场急救中，最严重的是四肢骨折与四肢血管开放性损伤。

（一）四肢骨折及急救处理

1. 锁骨骨折　较常见，占全身骨折的5%~10%，多发生于儿童与青壮年。锁骨骨折多发生在锁骨的中外 1/3 交界处。受伤后患者常处一手托着患侧肘部,头向患侧倾斜,下颌偏向健侧的姿势。锁骨局部肿胀、疼痛,骨折有移位时可见畸形。合并锁骨下血管损伤患者,桡动脉搏动减弱或消失。合并臂丛神经损伤患者,患肢麻木,感觉及反射均减弱并出现相应神经损伤症状。现场急救处理时,可用敷料或毛巾垫于两腋前上方,将三角巾折叠成带状,两端分别绕两肩呈"8"字形,拉紧三角巾的两头在背后打结,尽量使两肩后张,也可于背后放一"T"字形夹板,然后在两肩及背部用绷带包扎固定(图 7-2)。如仅一侧锁骨骨折,用三角巾把患侧手臂兜在胸前,限制上肢活动即可。

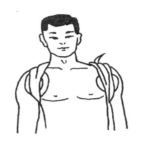
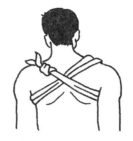

图 7-2　锁骨骨折固定

　　2. 肱骨骨折　　多见于成人,常发生于肱骨干中 1/3 和中下 1/3 交界处。上臂局部有明显疼痛、肿胀和功能障碍。上臂常有短缩和成角畸形,并有异常活动和骨擦音。现场急救处理时,可用长短两块夹板,长夹板放于上臂的后外侧,短夹板置于前内侧,在骨折部位上下两端固定,将肘关节屈曲 90°,使前臂呈中立位,再用三角巾将上肢悬吊,固定于胸前(图 7-3)。

　　3. 前臂骨折　　伤后局部肿胀、疼痛、压痛明显,前臂旋转功能丧失。完全骨折时多有成角畸形、骨擦音和异常活动;儿童青枝骨折仅见成角畸形。若同时出现桡、尺骨骨折称为前臂双骨折。协助患者屈肘 90°,拇指向上,取两块合适的夹板,其长度超过肘关节至腕关节的长度,分别置于前臂的内、外侧,然后用绷带于两端固定牢,再用三角巾将前臂悬吊于胸前,置于功能位(图 7-4)。

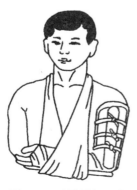
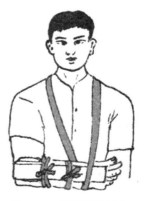

图 7-3　肱骨骨折固定　　　　　　　　　图 7-4　前臂骨折固定

4.股骨骨折　股骨骨折可分为股骨颈骨折和股骨干骨折。股骨颈骨折多见于中老年人，与骨质疏松导致的骨质量下降有关。股骨干骨折多为强大暴力所致，常见于青壮年体力劳动者。现场处理可将患腿呈伸直位后，用两块夹板，其中放在大腿外侧的夹板，上端应达腋窝，下端过足跟，放在大腿内侧的夹板，上端应达大腿根部，下端应过足跟，关节与空隙部位加棉垫，再用绷带或三角巾缠绕固定两夹板(图7-5)。

5.胫腓骨骨折　患者有明确的外伤史，伤后小腿严重肿胀、疼痛，有功能障碍。检查时见小腿成角、短缩、旋转畸形，有异常活动及骨擦音。现场处理可将伤侧下肢呈伸直位，取长短相等的夹板两块，长度从足跟至大腿，分别放在伤腿的内、外侧，后用绷带分段扎牢(图7-6)。紧急情况下无夹板时，可将伤员两下肢并紧，两脚对齐，然后将健侧肢体与伤侧肢体分段绷扎在一起，注意在关节和两小腿之间的空隙处垫以毛巾、纱布或其他软布，以防包扎后骨折部弯曲。

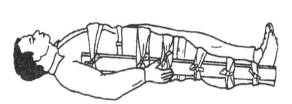

图7-5　股骨骨折固定

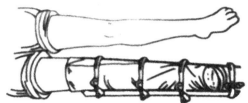

图7-6　胫腓骨骨折固定

(二)四肢血管开放性损伤

四肢血管开放性损伤是一种严重损伤，处理不当可造成明显的功能障碍，甚至肢体坏死，严重的可能危及生命。血管损伤有不同类型，大多数为切割伤、刺伤、枪伤、撕裂伤等开放性损伤，闭合性损伤较少见，但也不可忽视。四肢主要血管的断裂或破损均有较大量的出血。开放性动脉伤出血呈鲜红色，多为喷射状或搏动性出血，如损伤血管位置较深，可见大量血液从创口涌出，远端脉搏减弱或无脉，出血量大时可出现失血性休克。

四肢血管开放性损伤的现场救护关键是止血，常用的止血技术如下。

1.压迫止血　主要用于较小伤口出血。将敷料直接放在伤口上，直接用力按压伤口起到止血的效果。伤口内如有沙土或其他微小污染物，应先冲洗干净再压迫。90%以上的外出血都可以用。

2.指压止血　主要用于中等量出血。用手掌或手指压迫伤口近心端的血管，使血管压扁，血流中断，以达到止血的目的。肱动脉压迫法用于前臂的出血，尺、桡动脉压迫法用于手部的出血，股动脉压迫法用于大腿以下的出血，腘动脉压迫法用于小腿以下部位的出血，足背、胫后动脉压迫法用于足部。

3.加压包扎止血　用于一般的伤口出血。用无菌敷料覆盖伤口，然后用纱布、棉垫等做成垫子放到无菌敷料上，用绷带或三角巾加压包扎。

4.止血带止血　用于其他止血方法不能控制的四肢动脉出血。垫好衬垫，用左手的拇指、食指和中指持止血带的头端，将长的一段绕肢体一圈后压住头端，再绕肢体一圈后用食指、中指夹住尾端后，将其尾端从止血带下拉出，将另一端穿过后系成一个活结（图 7-7）。上肢扎在上臂的上 1/3 处，下肢扎在大腿的中、下 1/3 处。以出血停止，摸不到动脉搏动为度。连续阻断血流时间不得超过 1 小时，且每一小时要慢慢松开 1~2 分钟。记录上止血带的部位及时间，如为单人操作，使用止血带之前，指导伤员用健肢协助指压止血。

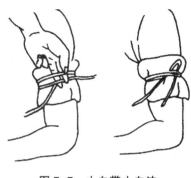

图 7-7　止血带止血法

橡胶止血带止血操作细则

二、骨盆损伤

骨盆损伤约占全身骨骼损伤的 3%，多因强大直接暴力引起，如被车辆碾扎或倒塌的重物挤压等；少数可因间接暴力造成，因肌肉突然收缩发生骨盆边缘肌附着点的撕脱性骨折，或侧方挤压而发生耻骨骨折。骨盆损伤的严重性，取决于骨盆的破坏程度及是否伴有盆腔脏器、血管、神经损伤，严重损伤时常可伤及盆腔内脏器或血管神经，尤其是大量出血致休克，危及生命。

（一）病情评估

根据致伤机制判断有无骨盆损伤的可能，尤其是交通事故、高处坠落等高能量损伤患者，表现为骶髂关节及髂骨处肿胀、疼痛、活动受限，不能翻身坐立，严重者疼痛剧烈，患者可出现盆腔区的肿胀、瘀斑及出血，双侧肢体不等长，双侧髂前上棘不等高，会阴、阴囊血肿等体征。骨盆损伤患者常有严重合并症：①腹膜后血肿。血管损伤所致，出现失血性休克，是伤后患者死亡的主要原因。②内脏损伤。可导致尿道、膀胱、阴道、直肠破裂，出现尿滴血、排尿困难、尿外渗、下腹痛、大便里急后重、腹膜刺激征等。

（二）急救处理

1. 严密观察病情　密切关注患者生命体征，每 15 分钟判断意识、体温、脉搏、呼吸和血压一次。收缩压 < 90 mmHg，心率 > 120 次/分，并存在皮肤湿冷、毛细血管充盈减少为血流动力学不稳定表现。患者常因休克出现不同程度低氧血症，可给予吸氧。留置导尿，观察尿液量及性状。

2.控制出血　患者如有明显外出血,应用无菌敷料立即压迫止血。对无外出血但初步筛查怀疑骨盆损伤的患者,通过骨盆带或布单包裹进行无创骨盆外压迫,是早期稳定骨盆及减少骨盆出血的重要措施,但对于妊妇及老年人使用骨盆带要谨慎。有条件的情况下,可在局麻下进行骨盆外固定术。

3.稳定血流动力学状态　失血性休克是骨盆损伤最严重的并发症,应尽快开始液体复苏。优先选择上肢的外周静脉2~3条建立静脉通路,补充患者有效血容量,必要时及时进行输血治疗。抗休克治疗后,血压不升或上升后又下降,说明患者仍有活动性出血,应及时进行手术探查。

4.搬运　为避免出现二次损伤,必须在进行骨盆紧缚固定的基础上方可进行搬运。搬运过程中动作要轻柔,一人双手分别放在患者的头颈部和腰部,第二人双手分别放在患者的臀部上方和下方,第三人的双手分别放在患者膝关节上方和踝关节处,在多人配合下平托患者,转移到担架或病床上(图7-8)。

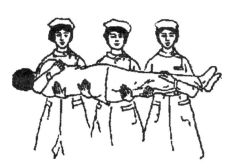

图7-8　骨盆损伤三人搬运法

第六节　脊柱骨折

预习案例

患者,男,35岁,入院前4小时自3 m高处摔下,臀部着地,伤后胸背部痛。查体 T_{10} 处明显肿胀、压痛,后突畸形,双下肢肌力0级,为软瘫,无感觉存在,损伤平面下无反射。

思考

1.上述伤者身体可能出现了什么问题?

2.作为一名现场救护人员,该进行哪些紧急处理?

脊柱骨折是指暴力直接或间接作用于脊柱造成脊柱骨折或半脱位,是一种可伤及脊髓导致瘫痪,甚至危及生命的常见的严重损伤。脊柱骨折包括颈椎、胸椎、胸腰段及腰椎的骨折,占全身骨折的5%~6%,胸腰椎脊柱(T_{10}~L_2)处于两个生理弧度的交汇处,是应力集中之处,因此该段骨折最多见。椎骨由椎体与附件两部分组成。整个脊柱分成前、中、后三柱,中、后柱组成椎管,容纳脊髓和马尾神经,该区损伤可累及神经系统。

一、病因及发病机制

暴力是引起胸腰椎骨折的主要原因,如交通事故、高空坠落、重物撞击腰背部、塌方事件等。根据暴力的方向与作用力，可分为颈椎骨折和胸腰椎骨折两大类。颈椎骨折按照患者受伤时颈椎所处的位置可分为屈曲型损伤、垂直压缩型损伤、过伸损伤、齿状突骨折。胸腰椎骨折按稳定性可分为稳定性骨折和不稳定性骨折，按骨折形态可分压缩骨折、爆裂骨折、Chance 骨折、骨折—脱位。

二、伤情评估

在急救现场时，正确判断伤者伤情是脊柱损伤早期救护的关键。只有早期判断伤者伤情并使伤者的脊柱得到足够的保护，才能避免脊髓损伤或加重损伤。

1. 局部症状　单纯脊柱骨折或脱位，表现为伤后局部疼痛、肿胀，脊柱屈伸、旋转、侧屈功能障碍。屈曲型可见脊柱后突畸形，颈椎骨折可见头颈倾斜，常用两手托住头部，检查时棘突有明显压痛，棘突间距离改变，局部有瘀斑。腰椎骨折可由于腹膜后血肿刺激，伴有腹胀、腹痛，甚至肠麻痹症状。

2. 四肢运动功能　颈椎骨折伴颈髓损伤可导致四肢瘫痪，胸腰椎骨折伴胸腰脊髓及马尾神经损伤可导致下肢瘫痪。如伤者清醒应询问伤者四肢有无无力、麻木，并让伤者活动四肢或手脚趾，昏迷伤者应检查四肢的肌张力和反射。现场不能排除有脊柱脊髓损伤者，都按脊柱脊髓损伤的方法进行处理。

脊髓损伤的分级

三、救护措施

对于急性脊柱损伤的伤者必须就地处理，避免不必要的搬动和检查，应优先保障呼吸循环、抢救生命。

（1）迅速将伤者撤离可能再次发生意外的环境，避免再次发生伤害。如伤者被压在重物下，不要硬拉暴露在外面的肢体，应立即将压在伤者身上的东西移走，不要任意翻身、扭曲躯体，防止损伤加重。

（2）密切观察生命体征，确保呼吸道通畅并吸氧，必要时吸痰，防止窒息。对伴有呼吸功能障碍的患者立即行气管插管，但如有颈椎骨折，最好做鼻腔气管插管。

（3）脊柱骨折者从受伤现场运送至医院内的急救搬运方式至关重要，不恰当的搬运方法可能将碎骨片挤入椎管内，加重脊髓的损伤。正确的方法是先使伤员平卧，双下肢伸直，双上肢置于身体两侧，将硬质担架放在伤员身体一侧，急救员一人在伤者头部，双手抓握伤者双肩、前臂夹住头部使头与肩保持一致（"头肩锁"手法），另两至三人在伤员同侧水平托起患者躯干及下肢，轻轻放在担架上，动作要轻、稳和准，同步协调完成。伤者头部和颈部必须与躯体纵轴一致，要平抬平放。

（4）运途中要将伤者全身固定在担架上，有颈椎损伤者要用颈托固定，头部两侧用头部固定器或沙袋、衣物等固定，使头部不能左右转动。

第七节　多发伤

预习案例

> 患者，女，40 岁，汽车撞伤，伤后 10 分钟入院。昏迷，左侧瞳孔扩大，面色苍白，血压测不到，呼吸慢，心跳微弱。诊断：腹腔内出血、骨盆骨折、阴道出血。
>
> 思考
>
> 1.上述伤者身体可能出现了什么问题？
>
> 2.作为一名现场救护人员，该进行哪些紧急处理？

随着社会交通运输及建筑业等的发展，意外事故日益增多，创伤已经成为危害人类健康的一大公害。在现代创伤中多发性创伤的发生率高，伤情复杂、严重，变化快，并发症多，严重威胁着人们的健康，已成为急诊医疗中常见的急症之一。

多发伤是指在同一致伤因素作用下，人体同时或相继有两个以上的解剖部位或器官受到创伤，且至少有一处是危及生命的损伤。其特点可以概括为：①不同器官可以相互影响，加重损伤反应；②伤情较单一损伤严重、复杂；③伤情变化快，死亡率高；④休克发生率高；⑤容易漏诊和误诊；⑥并发症发生率高；⑦在抢救时各部位创伤的治疗方法往往发生矛盾。

多发伤的概念有别于多处伤、复合伤、联合伤。多处伤是指同一解剖部位或脏器有两处以上的损伤；复合伤是指两种以上的致伤因素同时或相继作用于人体所造成的损伤；联合伤是指创伤造成膈肌破裂，既有胸部伤，又有腹部伤，又称胸腹联合伤。

一、病情评估

（一）病史

多发伤无特定的病史，一般发生在交通、建筑、煤矿、隧道等现场，根据现场情况比较容易判断。

（二）症状体征

凡因同一致伤因素导致下列两条以上伤情者定为多发伤。

1. 颅脑损伤　颅骨骨折伴有昏迷的颅内血肿、脑挫伤、颌面部骨折。
2. 颈部损伤　颈部外伤伴有大血管损伤、血肿、颈椎损伤。
3. 胸部损伤　多发性肋骨骨折，血气胸，肺挫伤，纵隔、心、大血管和气管损伤。
4. 腹部损伤　腹内出血、内脏损伤、腹膜后大血肿。
5. 泌尿生殖系统损伤　肾破裂、膀胱破裂、尿道断裂、阴道破裂、子宫破裂。

6. 骨盆骨折伴有休克

7. 脊椎骨折伴有神经系统损伤

8. 上肢肩胛骨、长骨干骨折

9. 下肢长骨干骨折

10. 四肢广泛撕脱伤

（三）病情判断

根据病情评估并参考相关评估方案对伤情做出及时准确的判断，以确定损伤救治的先后顺序。在严重多发伤的早期，主要判断有无危及生命的症状体征，有无致命伤，要注意伤员的神志、面色、呼吸、血压、脉搏及出血情况等，迅速确定以下几点。

1. 气道情况　　检查气道，同时保护颈椎，观察有无气道不畅或阻塞，如口腔内有分泌物应立即吸出。

2. 呼吸情况　　是否通气不良、有无鼻翼扇动、胸廓运动是否对称、呼吸音是否减弱，特别注意有无张力性气胸、开放性气胸及连枷胸。

3. 循环情况　　掌握出血量，观察血压和脉搏，以判断是否休克。

4. 中枢神经系统情况　　意识状态、瞳孔大小、对光反射、有无躯体运动障碍。

（四）辅助检查

在进行紧急处理后，生命体征稳定的情况下，应详细采集病史，了解受伤原因和经过，及时进行全身检查，有条件时可进行各种特殊实验室检查和影像诊断，如 X 线、CT、磁共振等。

二、急救与护理

（一）紧急措施

1. 迅速脱离危险环境　　应使伤员迅速安全脱离危险环境，排除可能继续造成伤害的原因，如将伤员从倒塌的建筑物中迅速抢救出来，转移到通风、安全、保暖、防雨雪的地方进行急救，搬运伤员时动作要轻稳，切忌将伤肢从重物下硬拉出来，避免再次损伤或造成继发性损伤。

2. 保持呼吸道通畅　　呼吸道梗阻或窒息是伤员死亡的主要原因，应立即松开领带、衣扣，置伤员于侧卧位或头转向一侧，以保持呼吸道通畅，迅速清除口、鼻、咽、喉部的异物、血块、呕吐物、痰液及分泌物等。对颅脑损伤且有深昏迷及舌后坠的伤员，可牵出后坠的舌，托起下颌；对下颌骨骨折而无颈椎损伤的伤员可将颈项部托起，头后仰，使气道开放；对喉部损伤所致呼吸不畅者，可做环甲膜穿刺或环甲膜切开；对心脏骤停伤员做心肺复苏的同时应尽快做气管插管，以保证呼吸道通畅及充分供氧，以利于循环复苏。

3. 迅速止血　　迅速止血是减少现场死亡的最重要措施，特别是对于大出血的伤员。最有效的紧急止血法是在出血处加压，压住出血伤口或肢体近端的主要血管，然后在伤口处用敷料加压包扎，并将伤部抬高，以控制出血。慎用止血带，但对出血不止的四肢，则可用橡皮止血带或充气止血带，须衬以布料。记录上带时间，每30~60分钟松解一次，解开止血带时不可突然松开，应同时压住出血伤口以防大出血造成休克。对较大的活动性出血应迅速用钳夹止血，对内脏大出血则应进行手术处理。

4. 抗休克　现场抢救的主要措施为迅速进行临时止血、输液和应用抗休克裤。尽快建立静脉输液通道，至少两条，可加压输注平衡液、低分子右旋糖酐、血浆、全血等，用以补充有效循环血量。

5. 严重创伤的处理　伤口内污物要随时去除；如创面中有外露的骨折断端、肌肉、内脏，严禁将其回纳入伤口；有骨折的伤员要进行临时固定；对张力性气胸伤员，应尽快于伤侧锁骨中线第2肋间插入带有活瓣的穿刺针排气减压，能迅速改善危象；对于开放性气胸伤员，应尽快用无菌敷料垫封闭伤口，变开放性气胸为闭合性气胸；对血、气胸要行闭式引流，必要时行开胸手术；对胸壁软化伴有反常呼吸者应固定浮动胸壁；有颅脑损伤者，应注意防止脑水肿，给予脱水利尿处理，必要时迅速钻孔减压或行手术治疗；腹部内脏损伤如疑有腹腔内出血时，应立即行腹腔穿刺术，并尽快输血防止休克发生，条件允许时尽早剖腹探查。

6. 保存好离断肢体　对于有肢体离断的伤员，除迅速止血防止休克外，还应将离断的肢体保管好。离断肢体应用无菌巾或干净布包好，外套塑料袋，周围置冰块低温保存，以减慢组织的变性和防止细菌滋生繁殖，冷藏时应防止冰水浸入离断创面或血管腔内，切忌将离断的肢体浸泡在任何液体中，并将断肢随同伤员送往医院，以备再植手术。

（二）一般护理

1. 体位　伤员在转运途中的体位应根据伤情做出选择。一般创伤伤员取仰卧位；颅脑伤、颌面部伤应侧卧位或头偏向一侧，以防舌后坠或分泌物阻塞呼吸道；胸部伤取半卧位或伤侧向下的斜坡卧位，以减轻呼吸困难；腹部伤取仰卧位，膝下垫高使腹壁松弛；休克患者取仰卧中凹位。用担架、轮船、机动车运送时，伤员头部在后，下肢在前，注意速度，尽量减少颠簸；飞机转运时，体位应横放，以防飞机起落时头部缺血。

2. 搬运方法　根据患者伤情合理选择搬运方式，原则是避免加重损伤或产生继发性损伤。脊柱骨折的伤员应多人同时搬动，保持头、颈、躯干成直线位置，防止造成继发性脊髓损伤，尤其是颈椎损伤可造成突然死亡。

3. 病情观察　加强现场及途中运送的观察，可以帮助进行伤情判断并指导治疗。观察内容包括受伤原因和时间、受伤时的体位、出血量、神志、意识、瞳孔对光反射、生命体征、面色、肢端循环等，如有异常及时做出处理，并保持输液通畅，留置导尿管观察尿量，评估病情，特别注意是否有休克发生。

4. 心理护理　由于病情发生较急，特别是伤情较重的情况下，伤员易出现烦躁、紧张、恐惧等表现，甚至不配合抢救和治疗。应在配合抢救治疗的同时，积极做好伤者的思想工作。

本章小结

创伤急救(trauma care)是急诊医学的重要组成部分,提高急救反应能力和救治水平可以改善伤员存活率,减少伤残率。创伤急救医疗体系由院前急救、院内急救、后续专科治疗三部分构成,需要通过建立畅通、快捷的信息系统和指挥中心,来指挥或调动所需要的急救人员到达现场急救,再由现场急救人员对伤员进行初级创伤生命支持,并转运伤员到相关医院。创伤的院内急救包括急诊抢救和后续相关专科治疗,主要目的是对伤员进行高级创伤生命支持,平稳生命体征,或同时由急诊科与创伤专科会诊决定是否进行手术治疗。

创伤结局除取决于创伤的严重程度外,还与院前复苏效果、院内手术时机与方式的选择、后续治疗是否恰当等密切相关。创伤发生后,早期、正确的处理最为关键。

(王艳书 李青)

学习测验

第八章

ICU 的建设与管理

ICU的建设与管理PPT

学习目标

识记：1. ICU 床护比、ICU 护士的基本要求。

2. ICU 的收治对象、救治特点。

3. 器械相关感染的预防和控制措施。

理解：1. 医院感染的相关概念。

2. ICU 的布局管理、规章制度、医务人员的管理、患者的管理、探视人员的管理要求。

运用：呼吸机相关性肺炎、中央导管感染、导尿管相关尿路感染的预防和控制措施。

第一节　概述

一、概念

ICU 是医院集中监护和救治重症患者的专业病房，可为因各种原因导致一个或多个器官与系统功能障碍、危及生命或具有潜在高危因素的患者，及时提供系统、高质量的医学监护和救治技术。

二、ICU 的模式

我国现有 ICU 的模式包括以下几种。

(1)综合 ICU 收治全院的危重患者，为跨科室的全院性 ICU，是医院的一个独立科室。

(2)部分综合 ICU 介于综合 ICU 与专科 ICU 之间，主要收治相应的各个专科或术后的危重患者，如外科 ICU、内科 ICU 等。

(3)专科 ICU 收治某个专科的危重患者，如神经内科 ICU、神经外科 ICU、呼吸内科 ICU、心内科 ICU、儿科 ICU 等。

三、ICU 的救治特点

(一)患者病情危重

ICU 的收治对象决定了 ICU 是病情危重患者的集中之地。ICU 的收治对象包括以下几种。

(1)急性、可逆、已经危及生命的器官或者系统功能衰竭，经过严密监护和加强治疗短期内可能得到恢复的患者。

(2)存在各种高危因素，具有潜在生命危险，经过严密监护和有效治疗可能减少死亡风险的患者。

(3)在慢性器官或者系统功能不全的基础上，出现急性加重且危及生命，经过严密监护和治疗可能恢复到原来状态或接近原来状态的患者。

(4)其他适合在重症医学科进行监护和治疗的患者。慢性消耗性疾病及肿瘤的终末状态、不可逆性疾病和不能从加强监测治疗中获益的患者，一般不是 ICU 的收治范围。

(二)多学科合作

入住 ICU 的患者往往是以某一系统功能障碍为主，但人体是一个有机整体，器官之间相互影响，故重大的医疗决策常需要多个学科共同协商决定。因此 ICU 医生、护士必须接受多个学科的培训，在实施监护和治疗时必须具有全面的观念。

(三)配有高尖端科技设备仪器和专门的医疗护理技术人员队伍

危重患者往往病情变化迅速，病程变化多样，具有明显的差异性。因此，必须对入住 ICU 的患者进行全面细致的临床观察，并利用先进的监测技术对病情进行连续动态观察，以对病情的发展作出预测，并及时采取积极的干预措施，阻断危重患者的病理生理发展过程。为了能对重症患者进行更加准确的监测及有效的支持，ICU 应用了很多监护仪器对危重患者进行密切及连续性的监护。ICU 的医务工作人员必须熟练掌握这些设备仪器的性能和使用。

(四)注重团队合作

ICU 内涉及人员较多，需要做好相互之间的团结和配合，任何的疏漏都可能威胁到患者的生命安全，一个配合良好的 ICU 专业队伍是至关重要的。

第二节 ICU 的建设与管理

一、病房建设

(一) ICU 的布局

1. ICU 病房位置的选择 ICU 病房位置特殊，应选择在接近主要服务对象的病区。例如所建的 ICU 是要接收很多手术术后患者的，ICU 病房应设在手术室附近；如果 ICU 的设立是要接收很多严重创伤的患者的，ICU 病房可以设立于急诊附近。同时 ICU 的病房位置选择也要考虑到患者检查、治疗等因素，应选择在方便转运，临近影像学科、输血科等相关科室附近。

2. 医疗区域 病室主要为开放式病床和单间病房。每个 ICU 中的正压和负压隔离病房的设立，可根据患者专科来源和行政部门的要求决定，通常配备负压隔离病房 1~2 间；鼓励在人力资源充足的条件下，多设单间或分隔式病房。

3. ICU 基本的辅助区域 包括中央工作站、治疗室、配药室、仪器室、库房、清洁室、污废物处理室、办公区域、工作人员休息室、更衣室、通道等。辅助用房面积与病房面积之比应达到 1.5∶1 以上。

(1) 中央工作站：设置在医疗区域的中心位置，病室以中央工作站为中心呈圆形、扇形或 T 形分布。

(2) 仪器室：有条件的 ICU 应配置仪器室，方便仪器设备的放置和维护。

(3) 洁污分开：ICU 的布局应该以洁污分开为原则，使医疗区域、医疗辅助区域、污物处理区域及医务人员生活辅助区域有相对独立性，要有合理的包括人员流动和物流在内的医疗流向。有条件的医院可以设置不同的进出通道，以减少彼此之间的干扰并有利于感染的控制。

(二)病室的设置

1. **ICU 的床位数**　ICU 床位数量应符合医院功能和实际收治重症患者的需要，三级综合医院 ICU 的床位数为医院病床总数的 2%~8%。床位使用率以 75% 为宜，全年床位使用率超过 85% 时，应该扩大规模。ICU 每天至少应保留 1 张空床以备应急使用。

2. **占地面积**　ICU 开放式病床的占地面积为不少于 15 m²，床间距应大于 1 m；单间病房，面积不少于 18 m²。

3. **环境要求**　病区应具备良好的通风、采光条件；医疗区域内的温度维持在 (24±1.5)℃，相对湿度应维持在 30%~60%；装饰应遵循不产尘、耐腐蚀、防潮防霉、防静电、容易清洁和消毒的原则，不应在室内摆放干花、鲜花或盆栽植物。

4. **手卫生设施**　需配备足够的非手触式洗手设施和速干手消毒剂，洗手设施与床位比例不低于 1:2，单间病房应每床一套；应使用一次性包装皂液；每床应配备手消毒剂。

(三)ICU 的基本设备

1. **电源气源设备**　每床配备完善的功能设备带或功能架，提供电、氧气、压缩空气和负压吸引等功能支持。每张监护病床装配电源插座 12 个以上，氧气接口 2 个以上，压缩空气接口 2 个和负压吸引接口 2 个以上。医疗用电和生活照明用电线路分开。每个床位的电源应该是独立的反馈电路供应。ICU 应有备用的不间断电力系统(UPS)和漏电保护装置；每个电路插座都应在主面板上有独立的电路短路器。

2. **监护设备**　每床配备床旁监护系统，进行心电、血压、脉搏血氧饱和度、有创压力监测等监护。为便于安全转运患者，每个重症加强治疗单元至少配备 1 台便携式监护仪。

3. **呼吸支持设备**　三级综合医院的 ICU 原则上应该每床配备 1 台呼吸机，二级综合医院的重症医学科可根据实际需要配备适当数量的呼吸机。每床配备简易呼吸器。为便于安全转运患者，每个重症加强治疗单元至少应有 1 台便携式呼吸机。

4. **输注设备**　每床均应配备输液泵和微量注射泵，其中微量注射泵原则上每床 4 台以上；另配备一定数量的肠内营养输注泵。

5. **其他必配设备**　应配备适合的病床，配备防压疮床垫、心电图机、血气分析仪、除颤仪、心肺复苏抢救装备车(车上备有喉镜、气管导管、各种管道接头、急救药品以及其他抢救用具等)、纤维支气管镜、升降温设备等。三级医院必须配置血液净化装置、血流动力学与氧代谢监测设备。

二、ICU 的人员配备

(一) 医务人员的配备

ICU 必须配备足够数量、受过专门训练、掌握重症医学的基本理念、基础知识和基本操作技术，具备独立工作能力的医护人员。其中医生人数与床位数之比应为 0.8:1 以上，护士人数与床位数之比应为 3:1 以上；可以根据需要配备适当数量的医疗辅助人员，有条件的医院还可配备相关的设备技术与维修人员。

（二）ICU 护士的基本要求

1. 重症监护的专业技术　掌握各系统疾病重症患者的护理、ICU 的医院感染预防与控制、重症患者的疼痛管理、心理护理等；掌握危重症患者抢救配合技术、外科各类导管的护理，给氧治疗、气道管理和人工呼吸机监护技术，循环系统血流动力学监测，心电监测及除颤技术，血液净化技术，水、电解质及酸碱平衡监测技术，胸部物理治疗技术，重症患者营养支持技术，输液泵的临床应用和护理等；经过严格的专业理论和技术培训并考核合格。

2. 应具备以下专业素质　具有良好的慎独精神、敏锐的观察能力和应变能力；良好的沟通能力、心理疏导能力；良好的团队协作精神和奉献精神。

三、ICU 的管理

（一）组织领导

ICU 实行医院领导下的科室主任负责制，科室主任负责科室的全面工作，护士长负责 ICU 的护理管理工作。

（二）定期评估

医院应定期评估 ICU 科室医生和护士具备适宜的技术操作能力。

（三）管理制度

ICU 应当建立健全各项规章制度、岗位职责和相关技术规范、操作规程，并严格遵守执行，保证医疗服务质量；加强质量控制和管理，指定专（兼）职人员负责医疗质量和安全管理。对 ICU 的医疗质量管理与评价，医疗、护理、医院感染等管理部门应履行日常监管职能。

（四）患者的管理

ICU 的患者由重症医学科医生负责管理，患者病情治疗需要时，其他专科医生应及时提供会诊。

（五）仪器和设备管理

ICU 仪器设备必须保持随时启用状态，定期进行质量控制，由专人负责维护和消毒，抢救物品有固定的存放地点。

（六）ICU 的质量指标

质量指标管理是常见的 ICU 质量管理形式，能动态地反映 ICU 医疗、护理质量水平。

重症医学专业医疗质量控制指标包括：①ICU 患者收治率和 ICU 患者收治床日率；②急性生理与慢性健康评分（APACHE Ⅱ评分）≥15 分患者收治率（入 ICU24 小时内）；③感染性休克 3 小时集束化治疗（bundle）完成率；④感染性休克 6 小时集束化治疗（bundle）完成率；⑤ICU 深静脉血栓（DVT）预防率；⑥ICU 患者预计病死率；⑦ICU 患者标化病死指数；⑧ICU 非计划气管插管拔管率；⑨ICU 气管插管拔管后 48 小时内再插管率；⑩转出 ICU 后 48 小时内重返率，以及感染控制相关的质控指标 ICU 抗菌药物治疗前病原学送检率、ICU 呼吸机相关性肺炎（VAP）发病率、ICU 血管内导管相关血流感染（CRBSI）发病率、ICU 导尿管相关泌尿系感染（CAUTI）发病率等。

第三节　ICU 的感染监控

一、相关概念

（一）院内感染

院内感染是指住院患者在医院内获得的感染，包括在住院期间发生的感染和在医院内获得并于出院后发生的感染，但不包括入院前已开始或者入院时已处于潜伏期的感染。医院工作人员在医院内获得的感染也属医院感染。

（二）器械相关感染

器械相关感染是指患者在使用某种相关器械期间或在停止使用某种器械（如呼吸机、导尿管、血管导管等)48 小时内出现的与该器械相关的感染。如果停止使用相关器械期间超过 48 小时后出现了相关感染，应有证据表明此次感染与该器械使用相关，但对器械最短使用时间没有要求。

（三）呼吸机相关肺炎

呼吸机相关肺炎是指建立人工气道（气管插管或气管切开）并接受机械通气时所发生的肺炎，包括发生肺炎 48 小时内曾经使用人工气道进行机械通气者。

（四）导尿管相关尿路感染

导尿管相关尿路感染是指患者留置导尿管期间或拔除导尿管后 48 小时内发生的尿路感染。

（五）中央导管相关血流感染

中央导管是指末端位于或接近于心脏或下列大血管之一的，用于输液、输血、采血、血流动力学监测的血管导管。这些大血管包括：主动脉、肺动脉、上腔静脉、下腔静脉、头臂静脉、颈内静脉、锁骨下静脉、髂外静脉、股静脉。患者留置中央导管期间或拔除中央导管 48 小时内发生的原发性且与其他部位存在的感染无关的血流感染为中央导管相关血流感染。

二、院内感染防控

(一)简介

我国 ICU 发生的院内感染率约为 3.27%，例次感染率约为 4.92%。院内感染中呼吸道感染占首位，约 58%。其次为血流感染，约占 18%，尿路感染约占 15%，其他约占 9%。器械相关感染发病率为：呼吸机相关性肺炎约 23.12‰，中央导管相关血流感染约 5.26‰，导尿管相关尿路感染约 2.38‰。ICU 收治的患者病情危重，自身抵抗力较低，抗药性细菌增加，病室内人流较多，环境容易污染，以及患者经常需要接受各项创伤性治疗及监测，使得患者容易发生医院感染。医院感染的发生不仅增加了患者医疗费用及住院时间，还有可能导致患者发生菌血症、器官功能衰竭，以致病死率增加。因此 ICU 院内感染的防控非常重要。

(二)医院感染的管理

1. 布局的管理　详见第八章第二节 ICU 的建设与管理。

2. 规章制度　制定并不断完善 ICU 医院感染管理相关规章制度，并落实于治疗、护理工作实践中。ICU 建立由科主任、护士长及兼职感控人员等组成的医院感染管理小组，全面负责科室医院感染管理工作。

3. 医务人员管理　所有 ICU 的医务工作者及外来的医务工作者，如进修人员、学习人员等，均要参加医院感染控制的相关培训，掌握医院感染预防与控制的知识和技能。限制 ICU 人员流动，进入 ICU 的人员必须更换专用的工作服、换鞋(或戴鞋套)、戴口罩、洗手等。需外出的 ICU 医务工作者必须更换外出衣。所有工作人员都必须严格执行消毒隔离措施。护理多重耐药菌感染或定植患者时，宜分组进行，人员相对固定。患有感染性疾病的医务人员，避免直接接触患者。

4. 患者的管理　严格掌握患者出入 ICU 的指征，缩短住 ICU 的天数。感染患者、疑似感染与非感染患者及免疫低下患者应分开放置；在标准预防的基础上，根据疾病的传播途径，采取相应的隔离与预防措施。多重耐药、泛耐药菌感染或定植者，宜单间隔离；如条件限制，可将同种同源的耐药菌感染或定植患者集中安置，并设醒目的标识。

5. 探视人员管理　明确探视时间，限制探视者人数；探视服专床专用，探视结束后清洗消毒；探视有呼吸道感染患者时，探视者应做好相应的防护；谢绝患有呼吸道感染性疾病的探视人员。

6. 抗生素的使用　医生严格遵循抗生素的使用规范，依据相关用药要求，合理使用抗生素。

7. 环境清洁消毒方法与要求

(1)物体表面的清洁消毒。

1)物体表面应保持清洁，被患者血液、体液、排泄物、分泌物等污染时，随时清洁并消毒。

2）医疗区域的物体表面每天清洁消毒 1~2 次。

3）计算机键盘宜使用键盘保护膜覆盖，表面每天清洁消毒 1~2 次。

4）一般性诊疗器械(如听诊器、叩诊锤、手电筒等)宜专床专用，如交叉使用，一用一消毒。

5）普通患者持续使用的医疗设备(如监护仪、输液泵等)表面，每天清洁消毒 1~2 次。

6）普通患者交叉持续使用的医疗设备(如超声诊断仪、除颤仪等)表面，直接接触患者的部分在每位患者使用后立即消毒，不直接接触患者的部分，每周清洁消毒 1~2 次。

7）多重耐药菌感染或定植患者使用的医疗器械、设备应专人专用，或一用一消毒。

(2)地面消毒：地面每天清洁消毒 1~2 次。

(3)空气净化系统的消毒：装空气净化系统的 ICU，空气净化系统出、回风口，每周消毒 1~2 次，定期更换过滤网。

(4)呼吸机及附属物品的清洁消毒。

1）呼吸机外壳及底板每天消毒 1~2 次。

2）呼吸机外部管路及配件应一人一用一消毒或灭菌，长期使用者每周更换。

3）呼吸机内部管路的消毒按照厂家说明书进行。

(5)床单元的清洁与消毒。

1）床栏、床旁桌等每天清洁消毒 1~2 次。

2）床单、被套、枕套、隔帘等保持清洁，定期更换，如有体液、血液等污染随时更换，有条件的可选择防水床垫、枕头，被子选可直接清洗的空调被。

(6)便器的清洗与消毒：便器、尿壶应专人专用，每天清洗、消毒；腹泻患者的便盆应一用一消毒。

(7)空气的消毒：空气消毒可采用以下方法之一，并符合相应的要求。

1）医疗区域定时开窗通风。

2）安装具备空气净化消毒装置的集中空调通风系统。

3）使用空气洁净技术，做好洁净设备的维护与监测，保持洁净设备的有效性。

4）空气消毒器应符合《消毒管理办法》要求，正确使用、定期维护，保证消毒效果。

5）紫外线灯照射消毒。

8.医院感染的监测　常规监测 ICU 患者医院感染发病率、感染部位构成比、病原微生物等，做好医院感染相关信息记录。

9.医院感染早期识别与干预

(1)按照医院感染暴发报告制度，医院感染暴发或疑似暴发时应及时报告相关部门。

(2)通过搜集病例资料、流行病学调查、微生物检验等分析确定可能的传播途径，据此制定并采取相应的控制措施。

(3)对疑有某种微生物感染的聚集性发生时，宜做菌种的同源性鉴定，确定是否暴发。

10.定时监测　每季度对物体表面、医务人员手和空气进行消毒效果监测，当怀疑医院感染暴发、ICU 新建或改建以及病室环境消毒方法改变时，随时进行监测。对定时监测的资料进行汇总、分析医院感染发病趋势、相关危险因素和防控工作存在的问题，及时采取积极的预防和控制措施。

11.器械相关感染的预防和控制措施

（1）呼吸机相关肺炎的预防和控制措施。

1）每天评估镇静药使用的必要性，尽早停用。

2）每天评估呼吸机及气管插管的必要性，尽早脱机或拔管。

3）若无禁忌证应将患者头胸部抬高 30°~45°，协助患者翻身拍背及震动排痰。

4）进行与气道相关操作时严格遵守无菌技术操作规程。

5）宜选择经口气管插管。

6）保持气管切开部位的清洁、干燥。

7）宜使用气囊上方带侧腔的气管插管，及时清除声门下分泌物，气囊放气或拔出气管插管前确认气囊上方的分泌物已被清除。

8）使用有消毒作用的口腔含漱液进行口腔护理，6~8 小时一次。

9）呼吸机管路湿化液使用无菌水。

10）呼吸机内外管路做好消毒。

（2）中央导管感染的预防和控制措施。

1）严格掌握中央导管留置指征，每日评估留置导管的必要性，尽早拔除导管。

2）操作时严格遵守无菌技术操作规程，采取最大无菌屏障。

3）宜使用有效含量≥2 g/L 氯己定—乙醇（70%体积分数）溶液进行皮肤消毒。

4）根据患者病情尽可能使用腔数较少的导管。

5）置管部位不宜选择股静脉。

6）保持穿刺点干燥，密切观察穿刺部位有无感染征象。

7）无感染征象时，不宜常规更换导管，不宜定期对穿刺点涂抹送微生物检测。

8）当怀疑中央导管相关性血流感染时，如无禁忌，立即拔管，导管尖端送微生物检测，同时送静脉血进行微生物检测。

（3）导尿管相关尿路感染的预防和防控措施。

1）应严格掌握留置导尿指征，每日评估留置导尿管的必要性，尽早拔除导尿管。

2）进行相关操作时严格遵守手卫生及无菌技术操作规程。

3）保持尿液引流系统的密闭性，不应常规进行膀胱冲洗。

4）做好导尿管的日常护理，保持尿道口、会阴部清洁。

5）妥善固定导尿管，避免滑动和牵拉导尿管；避免打折、保持引流通畅。

6）保持集尿袋低于膀胱水平；及时清空尿液，搬运及更换卧位时应夹闭尿管，防止尿液返流。

7）长期留置导尿的患者，不宜频繁更换尿管。如发生尿管脱出、阻塞、留置导尿装置密闭性、无菌性被破坏时应及时更换。

课程思政

　　这场突如其来的疫情，是一场没有硝烟的战争。84 岁的钟南山院士，再次披上战袍，奔赴抗疫一线，数以万计的医护人员，紧跟着前辈的步伐，坚定信念，主动为国担当。这里面自然少不了专业的 ICU 医护人员，因为他们知道 ICU 是与病魔生死搏斗的主战场，是守护人民群众生命安全的重要防线！所以他们毫不犹豫地成为"逆行者"。这个信念就是爱国主义。在社会主义核心价值观体系之中，最深层、最根本、最永恒的是爱国主义。爱国主义始终是激励中华民族坚强团结、自强不息的磅礴力量。

本章小结

　　ICU 是医院集中监护和救治重症患者的专业病房，为各种原因导致一个或多个器官与系统功能障碍、危及生命或具有潜在高危因素的患者及时提供系统的、高质量的医学监护和救治技术。ICU 的建立和发展经历了从无到有、从低配置到高要求的过程。随着医学的不断发展，ICU 的建设和管理逐步完善，有了严格的建设标准和管理要求，为危重患者的救治保驾护航。ICU 的救治水平往往反映一个医院的医疗水平。

　　医院感染的发生不仅增加了患者的医疗费用及住院时间，还有可能导致患者发生菌血症、器官功能衰竭以致病死率增加。ICU 感染的监控是 ICU 建设和管理的重要组成部分。在 ICU 感染的监控中，我们要从 ICU 的布局管理、规章制度、医务人员的管理、患者的管理、探视人员的管理、抗生素的使用、环境的清洁消毒方法和要求、医院感染的监测、早期识别医院感染暴发、实施有效干预、器械相关感染的预防和控制等方面进行积极干预。

（魏红云）

学习测验

第九章

危重症监测与护理

危重症监测与护理PPT

学习目标

识记：循环、呼吸、神经、消化、泌尿、内分泌系统危重症、MODS 的临床表现和护理措施。

理解：1. 循环、呼吸、神经、消化、泌尿、内分泌系统危重症、MODS 的病因、分类、病理生理。

2. 循环、呼吸、神经、消化、泌尿、内分泌系统危重症、MODS 的治疗要点。

3. 中心静脉压的概念及对输液的指导作用。

运用：1. 正确实施循环、呼吸、神经、消化、泌尿、内分泌系统危重症、MODS 的病情评估。

2. 正确实施循环、呼吸、神经、消化、泌尿、内分泌系统危重症、MODS 的护理程序。

3. 正确实施休克患者的病情观察及使用血管活性药物。

　　危重患者的病情严重，随时可能变化，如果抢救及时，护理得当，患者可能转危为安，反之，即可发生生命危险。因此对危重患者的护理是一项非常重要且严肃的工作，是争分夺秒的战斗。本章介绍了人体循环、呼吸、神经、消化系统病情评估与判断、临床表现和护理措施等内容。

第一节　循环系统危重症监测与护理

预习案例

　　患者，男，50 岁，高血压病史 4 年。近 1 年来，出现 3 次心前区压迫感，与饱餐或过度激动有关，休息片刻即缓解，未在意，未坚持服用降压药。近日因工作忙碌，休息较少，2 小时前患者突然感到头痛、心悸、恶心、呕吐，并逐渐加重，出现烦躁，并有视物模糊，急诊入院。查体：T 37℃，P 100 次/分，R 18 次/分，BP 210/130 mmHg，身高 175 cm，体重 85 kg。患者平时因工作原因生活不规律，经常喝酒，吸烟 20 支/日。

　　思考

1. 患者发生了什么情况？

2. 应采取哪些护理措施？

3. 如何进行健康教育？

4. 上述案例中体现的护理研究特点有哪些？

一、循环系统解剖生理及功能监测

　　循环系统由心脏、血管和调节血液循环的神经体液组成。其功能是为全身各组织器官运输血液，将氧、营养物质输送到组织，并在内分泌腺和靶器官之间传递激素，同时将组织代谢产生的废物和二氧化碳运走，以保证人体新陈代谢的正常进行，维持机体内部理化环境的相对稳定。

　　1. 心脏

　　(1) 心脏的结构。心脏是一个由肌肉构成的圆锥形、中空的器官，分四个腔室，即左心房、左心室、右心房、右心室。左、右心房之间，左、右心室之间各有肌性的房间隔和室间隔相隔，左右心腔之间互不相通。左心房、左心室之间有二尖瓣，左心房、心室间通过二尖瓣相通，右心房、右心室之间有三尖瓣，右心房、右心室间通过三尖瓣相通，左、右心房室瓣均有腱索与心室乳头肌相连；左心室与主动脉之间有主动脉瓣，左心室和主动脉通过主动脉瓣相通，右心室与肺动脉之间有肺动脉瓣，右心室和肺动脉通过肺动脉瓣相通；心瓣膜具有防止心房和心室在收缩或舒张时出现血液反流的功能。

　　心脏壁分为 3 层，由外向内依次为心外膜、肌层、心内膜，心外膜即心包的脏层，紧贴于心脏表面，与心包壁层形成心包腔，腔内含少量浆液起润滑作用。

（2）冠状动脉是营养心脏的血管，起源于主动脉根部，有左、右两支，围绕在心脏的表面并穿透到心肌内。左冠状动脉又分成前降支和回旋支，主要负责左心房、左心室前壁、侧壁及室间隔前 2/3 部位心肌的血液供应；右冠状动脉主要供给右心房、右心室、左心室后壁、室间隔后 1/3 部位的心肌和窦房结、房室交界区等处。

（3）心脏在心脏内传导系统的作用下，进行着有节律的收缩和舒张活动，具有驱动血液流动的泵血功能。心脏传导系统包括窦房结、结间束、房室结、希氏束、左右束支及其分支和浦肯野纤维，负责心脏正常冲动的形成和传导。

（4）心动周期与心率：心脏一次收缩和舒张，构成一个机械活动周期，称为心动周期（cardiac cycle）。由于心室在心脏泵血中起主要作用，所以有时也依据心室活动将心动周期分为心缩期和心舒期。

（5）心脏泵血的过程和机制：①心房收缩期；②心室等容收缩期；③射血期；④心室等容舒张期；⑤心室充盈期。

（6）心音和心音图：心动周期中，心肌收缩、瓣膜启闭、血液流速的改变对心血管壁可以产生压力作用并引起心血管壁发生机械振动，这些机械振动可通过心血管的周围组织传递到胸壁。如将听诊器放在胸壁某些部位，就可听到"扑—通"声音，称为心音（heart sound）。第一心音又称收缩音。第二心音又称舒张音，声调尖（频率高达 60~100 Hz）、历时短（0.08 秒），由半月瓣关闭引起，标志心室舒张开始。第三心音出现在快速充盈期末，频率低、振幅低，持续时间约为 0.1 秒，是因血流速度发生变化产生的涡流振动心室壁和瓣膜造成的。第四心音很弱，仅能于心音图上见到，是心房收缩推动血液挤进心室冲击心室壁引起振动造成的，故又称心房音。听诊时，多数情况下只能听到第一和第二心音。

（7）心脏泵血功能的评定：①每搏输出量是指一次心跳一侧心室射出的血液量，简称搏出量；②每分输出量是指每分钟由一侧心室射出的血液量，又称心排出量；③射血分数是指搏出量占心室舒张末期容积的百分比；④心指数是指在静息、空腹情况下，动物单位体表面积的心排出量；⑤心做功量，心室每收缩一次所做的功称为每搏功。与心排出量相比，心做功量是评定心脏泵血功能更为全面的指标。

2. 血管　循环系统的血管分为动脉、静脉、毛细血管。动脉是引导血液流出心脏的管道，主要功能是输送血液到组织器官，动脉管壁有肌纤维和弹力纤维，能在各种血管活性物质的作用下收缩和舒张，改变外周血管的阻力，又称"阻力血管"；静脉的主要功能是汇集从毛细血管来的血液，将血液送回心脏的管道，其容量大，机体的血液有 60%~70% 存在于静脉中，又称"容量血管"；毛细血管位于小动脉与小静脉之间，呈网状分布，其管壁由单层的内皮细胞和基膜组成，是血液与组织液进行物质交换的场所，又称"功能血管"。

3. 调节循环系统的神经体液　调节循环系统的神经是交感神经和副交感神经。交感神经兴奋时，心率加快、心肌收缩力增强、外周血管收缩、血管阻力增加、血压升高；副交感神经兴奋时，心率减慢、心肌收缩力减弱、外周血管扩张、血管阻力减小、血压下降。

调节循环系统的体液因素有肾素、血管紧张素、醛固酮系统,对调节钠钾平衡、血容量和血压起重要作用。电解质、某些激素等也是调节循环系统的体液因素。另外,研究发现心肌细胞和血管内皮细胞也具有内分泌功能,能分泌心钠肽、内皮素、内皮舒张因子等活性物质;心肌细胞还具有受体和信号转达功能,在调节心、血管的运动和功能方面有重要作用。

二、循环系统危重症的护理

(一)心脏骤停

心脏骤停(cardiac arrest)是指心脏泵血功能的突然停止。导致心脏骤停的病理生理机制最常见为室性快速性心律失常(室颤和室速),其次为缓慢性心律失常或心室停顿,较少见的是无脉性电活动(PEA),即电—机械分离。心脏骤停发生后,由于脑血流的突然中断,10秒左右患者即可出现意识丧失,经及时救治可获存活,否则将发生生物学死亡,罕见自发逆转者。心脏骤停常是心脏性猝死的直接原因和最常见的形式。

猝死(sudden death)是指外表健康或非预期死亡的人在外因或无外因的作用下,突然意外地发生非暴力性死亡。导致猝死的病因很多,包括心血管疾病、呼吸系统疾病、中枢神经系统疾病、药物或毒物中毒、过敏、精神应激、水电解质和代谢紊乱、严重感染等,还有一些原因不明的猝死。

心肺复苏(cardiopulmonary resuscitation, CPR)是心肺复苏技术的简称,是针对心跳、呼吸停止所采取的抢救措施,即用心脏按压或其他方法形成暂时的人工循环并恢复心脏自主搏动和血液循环,用人工呼吸代替自主呼吸并恢复自主呼吸,达到恢复苏醒和挽救生命的目的。

1.心脏骤停的病因　心脏骤停的病因颇多,一般分为两大类,即由心脏本身的病变引起的心源性心脏骤停和由其他因素和病变引起的非心源性心脏骤停。

(1)心源性心脏骤停:心血管疾病是心脏骤停最常见且最重要的原因,其中以冠心病最为常见。心源性心脏骤停中至少80%是由冠心病及其并发症所致;其余20%是由其他心血管疾病所引起,如先天性冠状动脉异常、马方综合征、心肌病、心肌炎、心脏瓣膜损害等。

(2)非心源性心脏骤停。

1)严重电解质紊乱和酸碱平衡失调:严重的钾代谢紊乱易导致心律失常的发生而引起心脏骤停。高血钾(血清钾>6.5 mmol/L)时,可抑制心肌收缩力和心脏自律性,引起心室内传导阻滞、心室自主心律或缓慢的心室颤动(VF)而发生心脏骤停。严重低血钾可引起多源性室早,反复发作的短阵性心动过速、心室扑动和颤动,均可致心脏骤停。血钠过低和血钙过低可加重高血钾的影响。酸中毒时细胞内钾外移,使血钾增高,也可发生心脏骤停。严重的高钙血症也可导致房室和室内传导阻滞;严重的高镁血症也可引起心脏骤停,低镁血症可以加重低钾血症的表现。

2)其他因素:①严重创伤、窒息、中毒、药物过量、脑卒中等致呼吸衰竭甚至呼吸停止；②各种原因的休克、药物过敏反应等；③手术、治疗操作和麻醉意外等；④突发意外事件如雷击、触电、溺水等。

2. 心脏骤停的诊断

心脏骤停的临床过程：可分为 4 个时期：前驱期、发病期、心脏停搏期和生物学死亡期。不同患者各期表现有明显的差异。

1）前驱期：许多患者在发生心脏骤停前有数天或数周，甚至数月的前驱症状，如心绞痛、气急或心悸的加重，易于疲劳，以及其他主诉。前驱症状仅提示有发生心血管病的危险，部分患者可无前驱症状，即发生心脏骤停。

2）发病期：又称终末事件期，是指心血管状态出现急剧变化到心脏骤停发生前的一段时间。由于猝死的病因不同，发病期的临床表现也各异。典型的表现包括：严重胸痛、急性呼吸困难、突然心悸、持续心动过速或头晕目眩等。若心脏骤停瞬间发生，事先无预兆，则绝大部分是心源性。

3）心脏停搏期：意识完全丧失为该期的特征。如不立即抢救，一般在数分钟内进入死亡期。罕有自发逆转者。心脏骤停的症状和体征依次出现如下：①心音消失；②脉搏扪不到，血压测不出；③意识突然丧失或伴有短阵抽搐，抽搐常为全身性，多发生于心脏停搏后 10 秒内，有时伴眼球偏斜；④呼吸断续，呈叹息样，以后即停止，多发生在心脏停搏后 20~30 秒内；⑤昏迷，多发生于心脏停搏 30 秒后；⑥瞳孔散大，多在心脏停搏后 30~60 秒出现。但此期尚未到生物学死亡，如予及时恰当的抢救，有复苏的可能。其复苏成功率取决于：①复苏开始的迟早；②心脏骤停发生的场所；③心电活动失常的类型（VF、VT、PEA 或心室停顿）；④在心脏骤停前患者的临床表现。

4）生物学死亡期：从心脏骤停至发生生物学死亡时间的长短取决于原发病的性质以及心脏骤停至复苏开始的时间。心脏骤停发生后，大部分患者将在 4~6 分钟内开始发生不可逆脑损害，随后经数分钟过渡到生物学死亡。心脏骤停发生后立即实施 CPR 和尽早电除颤，是避免发生生物学死亡的关键。心脏复苏成功后死亡最常见的原因是中枢神经系统的损伤。

3. 心脏骤停时心电图表现

心脏骤停时，心脏虽丧失了泵血功能，但并非心电和心脏活动完全停止。根据心电图表现可分为下列三种类型：

（1）心室颤动（VF）：在心脏骤停的早期最常见，约占 80%，复苏成功率最高。

（2）心室停顿：心室完全丧失了收缩功能，呈静止状态，心电图呈直线无心室波或仅可见心房波，多在心脏骤停 3~5 分钟时出现。复苏成功率远较 VF 者低。

（3）无脉性电活动：即电—机械分离。心脏有持续的电活动，但无有效的机械收缩功能，常规方法不能测出血压和脉搏。

4. 心肺复苏过程中药物的应用

药物治疗是心肺复苏术的重要组成部分，是心脏停搏期心律失常的主要治疗手段。如能适时合理的心脏起搏和电除颤/复律技术配合应用，则能有效地恢复和建立稳定的自主循环，但药物滥用也可能增加心肺复苏的难度，甚至降低复苏的成功率。因此，在心肺复苏时，要及时建立肘前静脉或颈外静脉通路，而不要浪费时间反复穿刺末梢浅静脉。

（1）在心肺复苏期间静脉注射利多卡因有利于保持心电的稳定性。在缺乏或尚未建立静脉内或气管内给药途径时可采用心内注射肾上腺素。有研究表明血管升压素对促进心脏骤停患者恢复自主循环的效果强于肾上腺素，故可替代肾上腺素。如上述处理失败，可改用其他抗心律失常药物，对电击后难治性室性心动过速和心室颤动，首选胺碘酮。急性高钾血症引起的顽固性心室颤动、低血钙或钙通道阻滞药中毒者，可给予 10% 葡萄糖酸钙 5~10 mL 静脉注射。必须注意，在心肺复苏期间不应常规使用钙剂。

（2）缓慢性心律失常或心搏停顿、无脉搏性电活动的处理不同于心室颤动。在给予患者基本生命支持下，应尽力恢复稳定的自主心律，或人工起搏心脏。常用药物为肾上腺素和阿托品静脉注射。亦可用异丙肾上腺素静脉滴注，但效果有限。在未建立静脉通道时，可由心内注入肾上腺素。若有条件，应争取施行临时性人工心脏起搏，例如体外心脏起搏、床边经左锁骨下静脉心内膜起搏等。注意：肾上腺素和异丙肾上腺素不可同时使用，否则可引起严重心律失常。

（3）经过心肺复苏使心脏节律恢复后，随之应着重维持稳定的心电与血流动力学状态。利多卡因或普鲁卡因胺持续静脉滴注有助维持心电稳定性。儿茶酚胺不仅能较好地稳定心脏电活动，而且具有良好的正性肌力和外周血管作用。其中肾上腺素为首选药。去甲肾上腺素明显减少肾和肠系膜血流，已较少应用。当不需要肾上腺素的变时效应时，可考虑使用正性肌力作用较强的多巴胺或多巴酚丁胺。异丙肾上腺素可用于治疗原发性或电除颤后的心动过缓，以提高心率，增加心排血量。无脉搏性电活动应用儿茶酚胺类后仍不奏效，有时可试用氯化钙，但其疗效并不确定。

（4）心肺复苏时，临床常用补碱原则是"宁酸勿碱"，即补碱应适度，不宜过量。

注意以下几点：①低氧性乳酸性酸中毒或高碳酸性酸中毒（如心脏骤停、心肺复苏而未行气管插管和有效人工通气时）应用碳酸氢钠可增加复苏的危险性。②心脏骤停和心肺复苏初期不提倡常规使用碳酸氢钠。心脏骤停和复苏初期的组织酸中毒和酸血症是由于组织低灌注和不充分通气所致，充足的通气和有效的胸外按压可减少 CO_2 的蓄积，增加重要器官的供氧。因此，通过增加 CO_2 的排出足以纠正短暂心脏骤停患者的组织乳酸堆积和酸血症。③过早、过量应用碳酸氢钠对心脏自主循环恢复和脑复苏有危害作用。

5. 护理措施

（1）进行连续心电监护，每 15~30 分钟监测 1 次生命体征，严密观察意识、瞳孔等变化，出现异常立即通知医生处理。

（2）持续吸氧，密切观察呼吸频率、节律的变化。行气管插管术和使用呼吸机者，严密监测呼吸频率、深度、皮肤色泽、血气分析、血氧饱和度等。

（3）保持呼吸道通畅。气管插管者定时湿化气道和气管，及时抽吸气道及口腔内分泌物，防止呼吸道阻塞。吸痰过程中严格无菌操作，气管切开者按气管切开护理常规护理。

（4）高热者按高热护理常规护理。

（5）保护脑组织、及早使用冰帽。遵医嘱给予脱水剂、激素、促进脑细胞代谢等药物，从而减轻脑缺氧，降低颅内压，防止脑水肿。

（6）记录24小时出入水量，注意每小时尿量变化。

（7）做好各项基础护理，预防压疮、肺部感染等并发症，做好各项记录。

（8）备好各种抢救用物，做好心脏骤停复发的抢救。

（二）心绞痛

心绞痛（angina pectoris）是由于冠状动脉供血不足，导致心肌急剧的暂时缺血与缺氧所引起的临床综合征，以发作性胸痛或胸部不适为主要症状。

1. 病因　冠状动脉病变或冠状动脉微血管病变均可引起心绞痛发作。冠状动脉粥样硬化是引起心绞痛的最常见原因，部分心绞痛与冠状动脉粥样硬化病变无关，如血管内皮功能异常、冠状动脉痉挛、先天性冠状动脉异常、主动脉瓣狭窄、二尖瓣狭窄伴有严重右室高压、肺动脉高压、肥厚性心肌病或控制不良的高血压患者均可发生心绞痛。主动脉反流、二尖瓣脱垂、扩张型心肌病、梅毒性心脏病患者也可偶发心绞痛。此外，严重贫血、心动过速、甲亢及发热时也可发生心绞痛。

2. 发病机制　冠状动脉供血不足引起心肌缺血或心肌耗氧量增加导致心肌缺氧时，代谢产物的过多积聚刺激心脏内的自主神经末梢引起疼痛或不适。冠状动脉粥样斑块引起固定狭窄或斑块破裂时局部血管痉挛、血栓形成均可使冠状动脉血流减少。如冠状动脉小血管代偿性扩张或有充分的侧支循环形成，能保证充分的血液供应则不发生心绞痛。通常心肌缺血后30秒产生心绞痛症状，一支主要冠状动脉的病变大于直径的50%或超过冠状动脉横断面积的70%、左主干病变超过直径的50%时可出现劳力性心绞痛，如存在良好的侧支循环，病变更严重时才会发生心绞痛。

（1）心肌耗氧量增加引起心绞痛：尽管患者存在冠状动脉病变，但在安静状态下冠状动脉血流仍能维持心肌对氧的需求，不产生心肌缺血症状。当劳力、心脏负荷增加或存在其他使心肌耗氧量增加的因素存在时，冠状动脉储备能力难以满足心肌对氧的需求时则发生心绞痛，称劳力性心绞痛。心率、心肌收缩力及心肌收缩时的室壁张力均可影响心肌耗氧量，其中心率是最重要的影响因素。

（2）心肌供氧减少引起心绞痛：由一过性冠状动脉痉挛引起冠状动脉狭窄或堵塞，冠状动脉供血减少引起心绞痛发作，称自发性心绞痛。此类心绞痛常在静息状态发生，多发生在有粥样硬化斑块的部位，也可发生于冠状动脉痉挛或冠状动脉正常患者。研究发现，心肌的氧供取决于血液的携氧能力和冠状动脉血流，冠状动脉微血管病变和动脉粥样硬化斑块所致的主要冠状动脉病变均可引起冠状动脉血流减少。

（3）心肌耗氧量增加和心肌供氧减少共同引起心绞痛：在冠状动脉固定病变的基础上发生冠状动脉痉挛或存在微血管病变，患者心绞痛的发作与心肌耗氧量增加和供氧量减少均有关，称混合性心绞痛。

3. 病理　冠状动脉造影显示稳定型心绞痛的患者，有1、2或3支动脉直径减少大于70%的病变者分别各有25%左右，5%~10%有左冠状动脉主干狭窄，其余约15%的患者无显著狭窄。后者提示患者的心肌血供和氧供不足，可能是冠状动脉痉挛、冠状循环的小动脉病变、血红蛋白和氧的离解异常、交感神经过度活动、儿茶酚胺分泌过多或心肌代谢异常等所致。

4.病理生理　患者在心绞痛发作之前，常有血压增高、心率增快、肺动脉压和肺毛细血管压增高的变化，反映心脏和肺的顺应性减低。发作时可有左心室收缩力和收缩速度降低、射血速度减慢、左心室收缩压下降、心搏量和心排血量降低、左心室舒张末期压和血容量增加等左心室收缩和舒张功能障碍的病理生理变化。左心室壁可呈收缩不协调或部分心室壁有收缩减弱的现象。

5.临床表现　对胸痛患者根据症状可区分为典型心绞痛、不典型心绞痛和非心脏性胸痛。应重视对胸痛症状的询问，典型症状对冠心病的诊断至关重要。

（1）典型症状。

1）诱因：常因体力活动、寒冷刺激、精神紧张、情绪激动、饱餐诱发。

2）部位及范围：常位于胸骨后，部分为胸骨左缘，可波及心前区，并向左肩、左臂内侧及无名指、小指放射，也可累及颈、后背、喉部、下颌、上腹，范围有拳头或巴掌大小。

3）性质：为钝痛或不适感，呈压迫、紧缩、憋闷、窒息、堵塞、沉重或烧灼感。很少表现为尖锐痛。

4）持续时间：发作由轻渐重，10～20秒可达高峰，全过程数分钟，重者可达10~15分钟，很少超过30分钟。

5）缓解方式：含服硝酸甘油1~5分钟或停止诱发症状的活动数分钟内可缓解。

（2）非典型症状：部分患者尤其是老年人的心肌缺血症状不典型，可无胸部不适症状，而表现为恶心、呕吐、上腹的不适、出汗、乏力，或仅有颈、肩、下颌、牙齿、上肢不适。应重视与劳力密切相关、休息或含硝酸甘油缓解的呼吸困难、乏力等症状。

根据疾病的特点和发生事件的风险将心绞痛进一步分为稳定型和不稳定型心绞痛，如果疼痛特点60天内无变化则为稳定型心绞痛。不稳定型心绞痛又分为初发心绞痛、静息心绞痛和恶化心绞痛，而发生急性冠状动脉事件的风险远高于稳定型心绞痛患者。

6.体征　可无体征，部分患者症状发作时可有出汗、血压升高、心率增快、期前收缩、肺部湿啰音，甚至出现二尖瓣收缩期杂音等。

7.辅助检查

（1）心电图。

1）静息心电图：心绞痛发作时约半数患者的心电图正常，部分患者出现ST段水平或下斜型下移0.1 mV或ST段抬高0.1 mV，其他的变化包括T波改变、异常Q波、束支传导阻滞、各种房室传导阻滞及各种心律失常。部分患者静息心电

异常心电图的识别

图即存在ST段、T波改变，静息时即存在心电图异常比心电图正常者更具风险。部分患者原有T波倒置，心绞痛发作时T波变为直立，这种现象可能是由于严重缺血引起室壁运动障碍所致，应引起重视。ST段下移及T波改变提示心内膜下心肌缺血，ST段抬高提示存在透壁心肌缺血。左前分支传导阻滞、右束支传导阻滞、左束支传导阻滞的存在提示冠状动脉多支病变，但缺乏特异性。

2)运动心电图：运动心电图检查的目的在于筛选症状不典型或静息状态心电图正常的患者有无心肌缺血，或对患者进行危险度分层以决定进一步治疗方法。应根据运动时的症状、运动耐量、血流动力学变化及心电图改变等综合判断结果，最具诊断价值的是运动中或运动后即刻出现 ST 段压低或抬高 0.1 mV。ST 段下降越多，持续时间越长，出现 ST 段下降的导联数越多，提示缺血程度越重或范围越广泛。

运动心电图的高危指征：①出现≥2.0 mm 的 ST 段压低；②在低运动负荷时出现≥1.0 mm 的 ST 段压低；运动后 ST 段压低的恢复时间超过 5 分钟；④运动负荷量低于 4 METs；⑤异常的血压反应，如运动时血压降低；⑥运动时出现室速。

3)动态心电图冠心病患者在日常生活中存在一过性心肌缺血，此时多无症状。12 导联动态心电图有助于持续监测心肌缺血发作的频率、持续时间，并有助于发现无症状心肌缺血、检出心肌缺血相关的各种心律失常。动态心电图对判断急性冠状动脉综合征、稳定型心绞痛患者的预后有重要价值。

（2）放射性核素运动心肌灌注显像：心肌灌注显像部分患者静息时无心肌缺血，心肌影像可无异常表现，当患者运动时心脏做功增加，已有病变的冠状动脉不能有效地增加灌注区的血流量，产生心肌缺血，使心肌灌注影像上该区域出现放射性减低、缺损区。运动负荷时心肌灌注影像出现局限性放射性减低、缺损区，静息影像减低缺损区消失或接近消失，称可逆性灌注缺损，为心肌缺血的特征性表现。负荷心肌灌注显像诊断冠心病的敏感性为 71%~98%，特异性为 43%~92%，优于心电图负荷试验。此外，检测单支血管病变运动心肌灌注显像比运动心电图更敏感。

（3）超声心动图：左室顺应性降低及左室舒张末压升高。运动超声心动图监测冠心病的准确性与运动核素心肌灌注显像相似，优于运动心电图。

超声负荷心动图的高危指征：①多处可逆的室壁运动异常；②严重和广泛的心脏异常及可逆的心室扩张；③静息状态、使用小剂量多巴酚丁胺或心率小于 120 次/分即出现左室收缩功能异常。

（4）药物负荷试验：对不能接受运动负荷试验患者，如年老体弱、活动受限、患有关节炎、肺部疾患、周围血管疾病等，可行药物负荷试验。常用双嘧达莫、腺苷和多巴酚丁胺等药物。

（5）冠状动脉 CT：电子束 X 线断层显像（EBCT），亦称超高速 CT，是近年迅速发展的无创冠状动脉成像技术，对判断冠状动脉病变的部位、严重程度及识别钙化病变有其独特价值，随着技术的成熟有可能成为识别冠状动脉病变的筛查手段。目前，对存在冠状动脉钙化病变的患者难以准确判断病变的程度。EBCT 敏感性为 80%，特异性为 40%，预测准确性为 60%。发展迅速的多排螺旋 X 线断层显像（MSCT）能建立冠状动脉三维成像以显示其主要分支，在冠状动脉的无创性显像领域显示出很好的发展前景。

（6）心脏磁共振成像（MRI）：对人体辐射小，作为无创检查探测心肌缺血、观察室壁运动都有其特殊意义。经注射显影剂后观察心肌灌注影像以及冠状动脉血管成像技术均取得重大进展，有可能成为冠状动脉疾病的重要检查手段。

（7）冠状动脉造影：仍然是冠心病诊断最可靠的方法，可准确了解冠状动脉病变部位、狭窄程度、病变形态及侧支循环情况。冠状动脉造影为冠心病的临床诊断、治疗方法的选择、预后判定提供了可靠的依据。高危患者应尽早行冠状动脉造影检查，对可疑心肌缺血所致的胸痛、不能进行相关无创检查或有特殊需要时可直接行冠状动脉造影。一些肥胖、慢性阻塞性肺部疾病、心衰患者运动困难且难以获得理想无创影像时，冠状动脉造影也提供准确的诊断。

8.诊断　心绞痛的诊断主要依靠症状，如果症状典型，心绞痛的诊断即可成立。主要通过详细询问病史，了解疼痛特点、伴随症状，并认真进行体检，结合必要辅助检查来进行。

9.心绞痛分型

(1)劳力性心绞痛：特点是疼痛由体力活动或其他增加心肌耗氧量的情况诱发，为心肌需氧量增加超过病变冠状动脉供血能力时发生的心绞痛。进一步分为：

1)初发劳力性心绞痛。既往无心绞痛病史，在1个月内新出现的劳力性心绞痛。这种心绞痛病情常不稳定，有加重倾向，如不及时治疗，易发生心肌梗死及猝死。多为冠状动脉病变急剧进展、破溃、出血，血小板聚集或部分血栓形成导致冠状动脉管腔不完全闭塞。

2)稳定劳力性心绞痛。简称稳定型心绞痛，亦称普通型心绞痛，是最常见的心绞痛。心绞痛在2个月以上，发作的诱因、疼痛的严重程度、发作频率、疼痛持续时间、硝酸甘油服用量稳定不变者。可为单支或多支严重冠状动脉病变，病变常较稳定或已形成充分侧支循环。

3)恶化劳力性心绞痛。原为稳定劳力性心绞痛，近期内心绞痛发作次数较前增加、持续时间延长、疼痛程度加重、硝酸甘油用量增加，心绞痛域值显著下降，轻度活动甚至休息状态下也可出现心绞痛，但心电图及血心肌酶检查不支持急性心肌梗死。多在原有病变的基础上发生病变进展，使原有病变更重或伴有冠状动脉痉挛。

(2)自发性心绞痛：是由于冠状动脉痉挛引起冠状动脉动力性狭窄、冠状动脉供血减少导致心肌缺血，心绞痛发作与心肌需氧量的增加无明显关系。与劳力性心绞痛相比，疼痛持续时间较长、程度较重、发作时心电图可呈ST段压低或T波变化，某些自发性心绞痛患者在发作时出现暂时性ST段抬高，常称为变异型心绞痛。

(3)混合性心绞痛：劳力或休息时均可发生心绞痛，患者多在冠状动脉固定病变的基础上有冠状动脉痉挛因素参与。习惯上将心绞痛分为稳定型、不稳定型心绞痛及变异型心绞痛，以根据不同的冠状动脉病理特点、发病机制，判定预后并决定进一步治疗原则，具有重要的临床指导意义。

不稳定型心绞痛是介于心绞痛和心肌梗死之间的缺血状态，易发展成急性心肌梗死或发生猝死，应引起高度重视。初发劳力性心绞痛、恶化劳力性心绞痛及自发性心绞痛常统称为不稳定型心绞痛。频繁发作的餐后心绞痛、卧位心绞痛也属于不稳定型心绞痛。不稳定型心绞痛患者的冠状动脉病变多为不规则、复杂病变，病变处于活动或进展状态，伴有斑块破裂、出血、溃疡、血栓形成或痉挛，部分患者为多支或左主干病变。

10.劳力性心绞痛分级

Ⅰ级：一般日常活动不引起心绞痛发作，费力大、速度快、时间长的体力活动可引起发作。

Ⅱ级：日常体力活动受限制，在饭后、受凉、情绪波动时更明显。

Ⅲ级：日常体力活动显著受限，以一般速度平地步行一个街区，或上一层楼即可引起心绞痛发作。

Ⅳ级：轻微活动可引起心绞痛，甚至休息时也有发作。

11.治疗与护理

(1)稳定劳力性心绞痛的治疗。

1)一般治疗：①向患者解释病情，解除思想负担，以取得患者的配合治疗；②控制冠心病的危险因素如高血压、高脂血症、糖尿病、痛风、肥胖，吸烟者应力劝戒烟、鼓励患者少量饮酒；③避免过度劳累及精神紧张，培养健康的生活方式，养成良好的饮食习惯，保持生活规律，保证充分休息，根据病情安排适当的体力活动及工作；④治疗可诱发心绞痛的其他系统疾病，如胆囊疾病、溃疡病、颈椎病、食管炎等。

2)药物治疗：目标是降低死亡率、发病率，并减轻心绞痛和相关症状。药物主要有以下几种。①抗血小板聚集药物。阿司匹林：如无禁忌证，无论有无症状，急性或慢性心肌缺血的患者均应常规服用阿司匹林。氯吡格雷：对不能使用阿司匹林的患者可口服氯吡格雷替代，高危患者可合用氯吡格雷治疗。②β受体拮抗药对运动诱发的心绞痛、改善运动耐量、减少有症状和无症状的心肌缺血发作均有明显疗效。美托洛尔：为心脏选择性的脂溶性β受体拮抗药，对劳力性心绞痛的疗效明确，为临床常用治疗劳力性心绞痛的药物。比索洛尔：为高选择性、水溶性、长作用的β受体拮抗药。β受体拮抗药常和二硝酸异山梨酯、硝酸甘油联合应用，既可增强疗效又可减轻各自的不良反应，不宜用于支气管哮喘、病窦综合征、房室传导阻滞、低血压和急性心衰患者。③血管紧张素转换酶抑制药(ACEI)及受体拮抗药(ARB)目前是欧美指南推荐的治疗冠状动脉疾患、心绞痛的基本药物。ACEI可改善内皮功能、增加冠状动脉血流，改善心肌氧供平衡并抑制交感神经活性，减少心室肥厚、血管增厚，抑制动脉粥样硬化斑块进展，防止斑块破裂及血栓形成，减少心肌梗死发生及心绞痛发作。常用的ACEI类药物包括培哚普利。对ACEI药物的选择应考虑其半衰期、代谢特点以及排泄途径，达到有效治疗剂量。对不能耐受ACEI的患者可考虑换用ARB，如氯沙坦、坎地沙坦、伊贝沙坦、替米沙坦等。④硝酸酯类药物通过扩张静脉、减少回心血量而降低心脏的前负荷，大剂量时通过扩张动脉降低周围血管阻力而降低后负荷；直接扩张冠状动脉、增加侧支循环而增加心肌灌注，可有效地减轻心绞痛症状，改善生活质量，但缺乏长期服用降低死亡率、改善预后的循证医学证据。舌下含服硝酸甘油起效迅速(3~5分钟内)，常在心绞痛发作时用。一般可含服0.5~1.0 mg。重度发作有时需含服1.5 mg以上。硝酸甘油也可预防性应用，在可引起心绞痛而不能避免的活动前如骑车、上楼、排便等，可事先含服硝酸甘油，预防心绞痛发作。异山梨酯(消心痛)舌下含服1~3分钟起效，口服15~20分钟起效，1小时达高峰，作用时间可达4~6小时，较硝酸甘油长，对重度发作患者可每4~6

小时服用 1 次,每次 10~40 mg,剂量应个体化。对一般患者,为避免硝酸酯耐药性,可白天应用,晚上不用,或发作频繁的时间段使用。单硝酸异山梨酯无首过效应,生物利用度高,作用时间长达 8 小时,可减少服药次数。长时间大剂量使用硝酸酯类药物易导致耐药,不同硝酸酯类有交叉耐药现象,应尽量使用小剂量、间断使用或夜间停止用药,以避免耐药性发生。⑤钙通道阻滞药通过抑制钙离子进入心肌及平滑肌细胞抑制钙依赖性电机械偶联过程,对心脏有直接负性肌力作用,并可松弛血管平滑肌,通过抑制心肌收缩、扩张冠状动脉及外周动脉缓解冠状动脉痉挛、降低动脉压、减轻心脏负荷,使心肌耗氧量降低、氧供增加。可使患者心绞痛发作次数减少、运动耐力增加、硝酸酯类用量减少。分为二氢吡啶类(如硝苯地平、氨氯地平、非洛地平)和非二氢吡啶类(如地尔硫䓬、维拉帕米)。⑥调脂治疗所有高危、极高危患者应强化降脂治疗,宜首选他汀类药物,如辛伐他汀、洛伐他汀、普伐他汀、阿托伐他汀、氟伐他汀等。⑦经皮腔内冠状动脉介入治疗(PCI)及冠状动脉旁路移植术(CABG,冠状动脉搭桥术)心绞痛患者如无禁忌证,均应考虑行冠状动脉造影以决定进一步治疗方案。大部分病变行 PCI 可有效改善心肌缺血、缓解心绞痛症状。但对部分 PCI 的高风险或再狭窄率高的病变如左主干病变、多支血管弥漫病变需根据患者的病变特点、伴随疾病、整体身体及经济状况决定是否可以进行 PCI 治疗。原则上,对左主干病变、多支血管开口病变、糖尿病的多支血管病、同时需行室壁瘤修补或换瓣手术、反复支架内再狭窄的患者仍应首选 CABG。

(2)不稳定型心绞痛的治疗。

1)一般治疗:不稳定型心绞痛患者需住院观察治疗,医生应解除其紧张、恐惧情绪,使身体及精神得到休息。同时给予吸氧,心电监护,观察心电图、心肌酶如 TNI、TnT、CK-MB 等变化以早期发现心肌梗死。

2)药物治疗。①抗血小板、抗凝治疗:鉴于血小板在不稳定型心绞痛发病机制中的关键作用,抗血小板药物应早期应用。②β 受体拮抗药:应用 β 受体拮抗药治疗不稳定型心绞痛,掌握适当剂量及给药时间是取得满意疗效的保证。可根据休息时的心率和血压调整剂量,使心率保持在 60 次/分左右、血压在正常范围。不稳定型心绞痛可能合并肺淤血,其机制为心肌缺血使心肌顺应性下降或收缩功能下降所致。β 受体拮抗药过度抑制心肌收缩力也可诱发心衰,易发生于心脏明显扩大的患者,禁用于急性心功能不全患者。心绞痛发作时有一过性 ST 段抬高,β 受体拮抗药疗效不佳,提示冠状动脉痉挛是其主要发病机制,宜及时应用钙通道阻滞药或硝酸酯类治疗。③ACEI/ARB:大规模临床试验结果表明 ACEI 可降低死亡率及事件率,改善近期、远期预后,推荐作为心绞痛的基本治疗药物,如无禁忌证应尽早加用并达到有效负荷剂量。ARB 尚缺乏足够循证医学证据,但对不能耐受 ACEI 的患者可考虑服用。④硝酸酯类可作为缓解心绞痛的有效药物。心绞痛发作时可含服硝酸甘油 0.5~1.5 mg,对发作频繁的患者应用静脉途径给药,多数患者心绞痛症状可显著减轻或得到控制。⑤钙通道阻滞药对冠心病患者预后的改善与否需临床试验进一步评估,但可减少心绞痛发作、提高患者生活质量,可作为心绞痛反复发作、其他药物疗效不佳时的合并用药。⑥调脂治疗可改善不稳定型心绞痛近期、远期预后,降低死亡率及冠状动脉事件率。如无禁忌,应尽早加用并进行强化降脂治疗。

(三)急性心肌梗死

急性心肌梗死(acute myocardial infarction,AMI)是由于冠状动脉供血急剧减少或中断,使相应心肌出现严重而持久的急性缺血导致心肌急性坏死。临床上可有胸痛,严重时可伴有严重心律失常、心力衰竭或休克,有反映心肌急性缺血、损伤和坏死一系列特征性的心电图演变以及血清心肌酶和心肌结构蛋白的变化。

1.病因与发病机制　基本病因是冠状动脉粥样硬化。冠状动脉粥样硬化病变富含脂质的易损斑块破裂、出血、血管腔内血栓形成,动脉内膜下出血或动脉持续性痉挛,使管腔迅速发生持久而完全的闭塞,该动脉所供应的心肌严重持久缺血0.5~1.0小时以上即致心肌坏死。另外,出血、休克或严重心律失常可致心排血量骤降、冠状动脉灌注量锐减;重度体力活动、情绪过分激动、血压骤升,或用力大便可致左室负荷骤增,也可使心肌严重持久缺血,引起心肌坏死;饱餐后血脂增高,血液黏稠度增高,引起局部血流缓慢,血小板易于聚集而致血栓形成;睡眠时迷走神经张力增高,使冠状动脉痉挛;介入性诊治时操作损伤,均可加重心肌缺血而致坏死。此外,AMI也可因冠状动脉栓塞、炎症、先天性畸形、主动脉夹层累及冠状动脉开口或冠状动脉痉挛所致。

2.病理

(1)冠状动脉病变:绝大多数AMI患者冠状动脉内可见在粥样斑块的基础上有血栓形成使管腔闭塞,但是由冠状动脉痉挛引起管腔闭塞的患者中,个别可无严重粥样硬化病变。此外,梗死的发生与原来冠状动脉受粥样硬化病变累及的支数及其所造成管腔狭窄程度之间未必呈平行关系。

(2)心肌病变:冠状动脉闭塞后20~30分钟,接受其供血的心肌即有少数坏死,开始了AMI的病理过程。1~2小时之间绝大部分心肌呈凝固性坏死,心肌间质充血、水肿,伴多量炎症细胞浸润。以后,坏死的心肌纤维逐渐溶解,形成肌溶灶,随后渐有肉芽组织形成。

3.病理生理　主要出现左心室舒张和收缩功能障碍的一些血流动力学变化,其严重程度和持续时间取决于梗死的部位、程度和范围。心脏收缩力减弱、顺应性减低、心肌收缩不协调,左心室压力曲线最大上升速度减低,左心室舒张末期压增高、舒张和收缩末期容量增多。射血分数减低、心搏量和心排血量下降、心率增快或有心律失常、血压下降、病情严重者,动脉血氧含量降低。急性大面积心肌梗死者,可发生泵衰竭—心源性休克或急性肺水肿。

右心室梗死较少见,其主要病理生理改变是急性右心衰竭的血流动力学变化,右心房压力增高,高于左心室舒张末期压,心排血量减低,血压下降。

4.临床表现

(1)诱发因素:本病在春冬季发病较多,与气候寒冷、气温变化大有关,常在清晨及上午发病较多。约半数患者有诱发因素,如剧烈运动、过重的体力劳动、创伤、情绪激动、精神紧张或饱餐、急性失血、出血性或感染性休克、发热、心动过速等引起心肌氧耗增加的诱因。另外,冠状动脉持续痉挛也可引起急性心肌梗死。

（2）病史：有 1/2～2/3 病例在出现明显的 AMI 症状前，先有前驱（先兆）症状，其中以新发生的心绞痛（初发型心绞痛）或原有的心绞痛加重（恶化型心绞痛）为最多见。原为稳定型劳力性心绞痛患者，出现胸痛发作较以往频繁、性质加剧、持续较久、硝酸甘油疗效差、诱发因素不明显；疼痛时伴有恶心、呕吐、大汗、头昏和心悸者；发作时伴血压剧增或骤降或伴有心律失常或左心功能不全者；疼痛伴 ST 段一过性明显抬高（变异性心绞痛）或压低、T 波冠状倒置或增高者（假性正常化），均应考虑近期内有发生 AMI 的可能。

（3）症状：多数患者以急性缺血所引起的疼痛为主要症状，少数出现休克或急性左心衰竭的症状，亦有以胃肠道症状或心律失常、栓塞以及其他并发症为主要症状表现。

1）疼痛：是 AMI 最常见和最早出现的症状。疼痛的部位、性质、放射区域均与心绞痛相似，但多无明显诱因，常发生在休息时。疼痛时间较长，通常超过 30 分钟，休息和舌下含硝酸甘油不易使疼痛缓解，常伴有烦躁不安，出冷汗、恐惧感或濒死感。少数患者无疼痛发生，此为无痛型 AMI，常见于老年人。

2）全身症状：发热多数在起病 24 小时开始，一般在 38℃左右，很少超过 39℃，持续 1 周左右。

3）胃肠道症状：发病早期常伴有恶心、呕吐、腹胀和呃逆，与迷走神经受坏死心肌刺激和心排血量降低、组织灌注不足等有关。

4）心律失常：见于 75%～95% 的患者，多发于起病 1～2 周内，且以 24 小时内最多见。各种心律失常中以室性心律失常最多，尤其是室性期前收缩，房室传导阻滞和束支传导阻滞也较常见，严重房室传导阻滞可为完全性。室上性心律失常则较少，多发生在心力衰竭者。前壁心肌梗死如发生房室传导阻滞表明梗死范围广泛，病情严重。

5）心力衰竭：主要是急性左心衰竭，可在起病最初几天内发生，或在疼痛、休克好转阶段出现，为梗死后心脏收缩力显著减弱或不协调所致，发生率为 32%～48%。出现呼吸困难、咳嗽、发绀、烦躁等症状，严重者可发生肺水肿，继后可发生颈静脉怒张、肝大、水肿等右心衰竭表现。右心室心肌梗死者，一开始即可出现右心衰竭的表现。

6）低血压和休克：疼痛时血压下降常见，不一定是休克。如疼痛缓解而收缩压仍低于 80 mmHg，有烦躁不安、面色苍白、皮肤湿冷、脉细而快、大汗淋漓、尿量减少（小于 20 mL/h），神志迟钝甚至晕厥者，则为休克表现。休克多在起病后数小时至 1 周内发生，主要是心源性，为心肌广泛（40% 以上）坏死、心排血量急剧下降所致。神经反射引起的周围血管扩张及血容量不足的因素亦可参与。右心室梗死患者常有低血压、右心衰竭的表现。

5.辅助检查

（1）实验室检查。

1）白细胞计数和红细胞沉降率起病 1～2 天后白细胞可增高至（10～20）×10^9/L，中性粒细胞增多，数日后降至正常。红细胞沉降率增快，常在白细胞计数和体温正常后持续 2～3 周。

2）血清肌钙蛋白测定血清肌钙蛋白 T 和心肌肌钙蛋白 I 测定是诊断心肌梗死最特

异和敏感的标志物,可反映微型梗死。

3)血清心肌酶学及其他生化检查。①肌酸磷酸激酶(CK):心肌梗死后4~8小时开始升高,24小时达峰值,72小时后降至正常。CK有3种同工酶:CK-BB、CK-MB、CK-MM。其中CK-MB为心肌特有,对诊断AMI有高度敏感性和特异性。根据CK-MB定量有助于推算梗死范围及判断预后。②血清天门冬酸氨基转移酶(AST,称谷草转氨酶):梗死后6~12小时开始升高,1~2天达高峰,7天后恢复正常。③乳酸脱氢酶(LDH):梗死后24~48小时开始升高,3~6天达高峰,持续1~2周恢复正常。④血和尿肌红蛋白(Mb)测定:尿肌红蛋白排泄和血清肌红蛋白含量测定,也有助于诊断AMI。尿肌红蛋白在梗死后5~40小时开始排泄,平均持续达83小时。血清肌红蛋白的升高出现时间较肌钙蛋白和CK-MB均略早,高峰消失较快,多数24小时即恢复正常。

(2)心电图检查。

1)急性Q波性心肌梗死。

特征性改变。在面向透壁心肌坏死区的导联上出现:①宽而深的Q波(病理性Q波);②ST段抬高呈弓背向上型;③T波倒置,往往宽而深,两支对称。在背向心肌梗死区的导联上则出现相反的改变,即R波增高,ST段压低和T波直立并增高。

动态性改变。①起病数小时内,可尚无异常,或出现异常高大、两肢不对称的T波。②数小时后,ST段明显抬高,弓背向上,与直立的T波连接,形成单向曲线(又称ST段抬高型心肌梗死),数小时到2天内出现病理性Q波,同时R波减低,为急性期改变。Q波在3~4天内稳定不变,以后70%~80%永久存在。③如不进行干预治疗,ST段抬高持续数日至2周左右,逐渐回到基础水平,T波则变为平坦或倒置,为亚急性期改变。④数周至数月以后,T波呈V形倒置,两肢对称,波谷尖锐,为慢性期改变。T波倒置可永久存在,也可在数月到数年内逐渐恢复,合并束支阻滞尤其左束支阻滞时,或在原来部位再次发生AMI时,心电图表现多不典型,不一定能反映AMI表现。

2)急性非Q波性心肌梗死。

特征性改变:不出现病理性Q波,持续发生ST段压低≥0.1 mV,但aVR导联(有时还有V导联)ST段抬高,或有对称性T波倒置,又称非ST段抬高型心肌梗死。

动态性改变:显示ST段普遍压低或ST段轻度抬高,继而显示T波倒置,但始终不出现Q波,相应导联的R波电压进行性降低,ST段和T波的改变常持续存在。

3)局灶性心肌梗死:梗死范围较小,分布于心室壁的一处或多处,心电图上无ST段抬高也无Q波,诊断只能靠测定血中心肌坏死的标志物的升高而确立。

(3)超声心动图检查:AMI后,二维超声心动图显示的局部和总体射血分数以及区域性室壁运动异常可能是最早的表现。心肌梗死患者做二维超声心动图检查有助于判断以下方面。①室壁运动异常,包括过度活动、活动减弱、活动消失、反常运动及不协调。②室壁厚度异常,AMI时可出现舒张期增厚而收缩期反而减薄的现象;陈旧性心肌梗死则常见梗死部位心肌变薄。③心室室壁瘤。④检测右心室心肌梗死。⑤检测AMI的并发症:室间隔穿孔、乳头肌功能不全和心室内附壁血栓。⑥显示冠状动脉。性能良好的二维超声心动图可将冠状动脉内粥样斑的回声显示,从而可了解冠状动脉的狭窄程度。

⑦检测心肌缺血。正常人在负荷试验中无舒张末期容积的改变和异常心室活动的出现，若负荷试验诱发心肌缺血，可发现心室壁、室间隔有异常活动，左室舒张末容积增加，左室收缩末期容积减少较不明显，导致左室射血分数减少。

（4）选择性冠状动脉造影和左心室造影：需施行冠状动脉介入性治疗时，可通过冠状动脉造影了解冠状动脉病变的部位和程度，制订治疗方案，给予相应的介入治疗。冠状动脉造影无阻塞性改变的原因可能是冠状动脉痉挛或冠状动脉内血栓再通。

6. 诊断　根据典型的临床表现，特征性的心电图改变以及血清肌钙蛋白和肌酸磷酸激酶水平等动态改变，诊断本病并不困难，3 项中具备 2 项即可确诊。对老年患者、突然发生严重心律失常、休克、心力衰竭而原因未明，或突然发生较重而持久的胸闷或胸痛者，都应考虑本病的可能，宜先按 AMI 处理，并进行心电图和血清肌钙蛋白或心肌酶测定，动态观察以确定诊断。无病理性 Q 波的非透壁性心肌梗死、小灶透壁性心肌梗死，血清肌钙蛋白和心肌酶测定的诊断价值更大。

7. 治疗与护理　对 AMI，强调及早发现，及早住院，并加强住院前的就地处理。治疗原则是尽快恢复心肌的血液灌注（到达医院后 30 分钟内开始溶栓或 90 分钟内开始介入治疗）以挽救濒死的心肌、防止梗死扩大或缩小心肌缺血范围，保护和维持心脏功能，及时处理严重心律失常、泵衰竭和各种并发症，防止猝死，使患者不但能渡过急性期，且康复后还能保持尽可能多的有功能的心肌。

（1）监护和一般治疗。

1）休息：急性期卧床休息，保持环境安静。减少探视，防止不良刺激，解除焦虑。

2）监测：在冠心病监护室进行心电图、血压和呼吸的监测，除颤仪应随时处于备用状态。对严重泵衰竭者还应监测肺毛细血管压和静脉压。密切观察心律、心率、血压和心功能的变化，为适时作出治疗措施、避免猝死提供客观资料。

3）吸氧：对有呼吸困难和血氧饱和度降低者，最初几日间断或持续通过鼻管面罩吸氧。

4）护理：急性期 12 小时卧床休息，若无并发症，24 小时内应鼓励患者在床上行肢体活动，若无低血压，第 3 天就可在病房内走动；梗死后第 4~5 天，逐步增加活动直至每天进行 3 次步行活动，每次走 100~150 米。

5）建立静脉通道，保持给药途径畅通。

6）阿司匹林无禁忌证者可服水溶性阿司匹林或嚼服肠溶阿司匹林。

（2）解除疼痛。可选用下列药物尽快解除疼痛：①哌替啶 50~100 mg 肌内注射或吗啡 5~10 mg 皮下注射，必要时 1~2 小时后再注射一次，以后每 4~6 小时可重复应用，注意防止对呼吸功能的抑制；②胸痛较轻者可用可待因或罂粟碱 0.03~0.06 g 肌内注射或口服；③或再试用硝酸甘油或硝酸异山梨酯 5~10 mg 舌下含用或静脉滴注，要注意心率增快和血压降低。心肌再灌注疗法可极有效地解除疼痛。

（3）再灌注心肌：起病 3~6 小时，最多在 12 小时内，使闭塞的冠状动脉再通，心肌得到再灌注，濒临坏死的心肌可能得以存活或使坏死范围缩小。减轻梗死后心肌重塑，预后改善，是一种积极的治疗措施。

1)介入治疗:具备施行介入治疗条件的医院,在患者抵达急诊室明确诊断之后,对需要施行经皮冠状动脉内支架置入术(PCI)者给予常规治疗的同时,还应做好术前准备。适应证:①ST 段抬高和新出现左束支传导阻滞(影响 ST 段的分析)的 MI;②ST 段抬高型 MI 并发心源性休克;③适合再灌注治疗而有溶栓治疗禁忌证者;④非 ST 段抬高型 MI,但梗死相关动脉严重狭窄。

PCI术后患者的健康教育

2)溶栓疗法:无条件施行介入治疗或因就诊延误,如果转送患者到可施行介入治疗的单位将会错过再灌注时机者,如无禁忌证应立即(接诊患者后 30 分钟内)行本法治疗。

适应证:①两个或两个以上相邻导联 ST 段抬高(胸导联 ≥ 0.2 mV,肢导联 ≥0.1 mV),或病史提示 AMI 伴左束支传导阻滞,起病时间< 12 小时,患者年龄<75 岁;②ST 段显著抬高的 MI 患者年龄>75 岁,权衡利弊仍可考虑;③ST 段抬高型 MI,发病时间已达 12~24 小时,但如仍有进行性缺血性胸痛、广泛 ST 段抬高者也可考虑。

禁忌证:①既往发生过出血性脑卒中,1 年内发生过缺血性脑卒中或脑血管事件;②颅内肿瘤;③近期(2~4 周)有活动性内脏出血;④未排除主动脉夹层;⑤入院时严重且有未控制的高血压(>180/110 mmHg)或慢性严重高血压病史;⑥目前正在使用治疗剂量的抗凝药或已知有出血倾向;⑦近期(2~4 周)创伤史,包括头部外伤、创伤性心肺复苏或较长时间(>10 分钟)的心肺复苏;⑧近期(<3 周)外科大手术;⑨近期(<2 周)曾有在不能压迫部位的大血管行穿刺术。

3)溶栓药物的应用:以纤维蛋白溶酶原激活剂激活血栓中的纤维蛋白溶酶原,使其转变为纤维蛋白溶酶而溶解冠状动脉内的血栓。

(4)消除心律失常:心律失常必须及时消除,以免演变为严重心律失常甚至猝死。

1)发生心室颤动或持续多形性室性心动过速时,尽快采用非同步直流电除颤或同步直流电复律。单形性室性心动过速药物疗效不满意时也应及早用同步直流电复律。

2)一旦发现室性期前收缩或室性心动过速,立即用利多卡因 50~100 mg 静脉注射,每 5~10 分钟重复 1 次,至期前收缩消失或总量已达 300 mg,继以 1~3 mg/分钟的速度静脉滴注维持(100 mg 加入 5% 葡萄糖液 100 mL,滴注 1~3 mL/min)。如室性心律失常反复,可用胺碘酮治疗。

3)对缓慢性心律失常可用阿托品 0.5~1 mg 肌内或静脉注射。

4)房室传导阻滞发展到第二度或第三度,伴有血流动力学障碍者宜用人工心脏起搏器做临时的经静脉心内膜右心室起搏治疗,待传导阻滞消失后撤除。

5)室上性快速心律失常选用维拉帕米、地尔硫䓬、美托洛尔、洋地黄制剂或胺碘酮等药物治疗不能控制时,可考虑用同步直流电复律治疗。

(5)控制休克:根据休克纯属心源性,抑或还有周围血管舒缩障碍或血容量不足等因素存在,而分别处理。

1)补充血容量:估计有血容量不足,或中心静脉压和肺动脉楔压低者,用右旋糖酐

40 或 5%~10% 葡萄糖注射液静脉滴注，输液后如中心静脉压上升> 18 cmH$_2$O，肺小动脉楔压> 15~18 mmHg，则应停止。右心室梗死时，中心静脉压的升高则未必是补充血容量的禁忌。

2）应用升压药：补充血容量后血压仍不升，而肺小动脉楔压和心排血量正常时，提示周围血管张力不足，可用多巴胺或去甲肾上腺素，亦可选用多巴酚丁胺静脉滴注。

3）应用血管扩张药：经上述处理血压仍不升，而肺动脉楔压（PCWP）增高，心排血量低或周围血管显著收缩以致四肢厥冷并有发绀时，硝普钠以每分钟 0.5 μg/kg（体重）开始静脉滴注，每 5 分钟逐渐增量，至 PCWP 降至 15~18 mmHg；硝酸甘油以每分钟 10~20 μg 开始静脉滴注，每 5~10 分钟增加 5~10 μg，直至左室充盈压下降。

4）治疗休克的其他措施：包括纠正酸中毒、避免脑缺血、保护肾功能，必要时应用洋地黄制剂等。为了降低心源性休克的病死率，有条件的医院考虑用主动脉内球囊反搏术进行辅助循环，然后做选择性冠状动脉造影，随即施行介入治疗或主动脉—冠状动脉旁路移植手术，可挽救一些患者的生命。

（6）治疗心力衰竭：主要是治疗急性左心衰竭，以应用吗啡（或哌替啶）和利尿药为主，亦可选用血管扩张剂减轻左心室的负荷，或用多巴酚丁胺静脉滴注，或用短效血管紧张素转换酶抑制药从小剂量开始治疗。洋地黄制剂可能引起室性心律失常，宜慎用。由于最早期出现的心力衰竭主要是坏死心肌间质充血、水肿引起顺应性下降所致，而左心室舒张末期容量尚不增大，因此在梗死发生后 24 小时内宜尽量避免使用洋地黄制剂。有右心室梗死的患者应慎用利尿药。

（7）其他治疗：下列疗法可能有助于挽救濒死心肌，防止梗死扩大，缩小缺血范围，加快愈合，有些尚未完全成熟或疗效尚有争论，可根据患者具体情况考虑选用。

1）β 受体拮抗药和钙通道阻滞药在起病的早期，如无禁忌证可尽早使用美托洛尔、阿替洛尔等 β 受体拮抗药，钙通道阻滞药中的地尔硫䓬可能有类似效果，如 β 受体拮抗药禁忌者可考虑应用。

2）血管紧张素转换酶抑制药和血管紧张素受体拮抗药在起病早期应用，从低剂量开始，有助于改善恢复期心肌的重塑，降低心力衰竭的发生率，从而降低病死率。

3）极化液疗法：氯化钾 1.5 g、胰岛素 10 U 加入 500 mL 10% 葡萄糖注射液中，静脉滴注，1~2 次/天，7~14 天为一疗程。可促进心肌摄取和代谢葡萄糖，使钾离子进入细胞内，恢复细胞膜的极化状态，以利心脏的正常收缩、减少心律失常，并促使心电图上抬高的 ST 段回到等电位线。

4）抗凝疗法 目前多用在溶解血栓疗法之后，单独应用者少。在梗死范围较广、复发性梗死或有梗死先兆者可考虑应用。有出血、出血倾向或出血既往史、严重肝肾功能不全、活动性消化性溃疡、血压过高、新近手术而创口未愈者禁用。

（四）急性病毒性心肌炎

急性病毒性心肌炎（acute viral myocarditis）是指嗜心性病毒感染引起的、以心肌及其间质非特异性炎症为主,伴有心肌细胞变性、溶解或坏死病变的心肌炎症,病变可累及心脏起搏和传导系统,亦可累及心包膜。近年来,发病率似有逐年增多的趋势,成为危害人们健康的常见病和多发病。

1. 病因 很多病毒都可能引起心肌炎,其中以肠道病毒包括柯萨奇 A、B 组病毒、ECHO 病毒、脊髓灰质炎病毒等最为常见,尤其是柯萨奇 B 组病毒占 30% ~ 50%。此外,人类腺病毒、流感、风疹、单纯疱疹、脑炎、肝炎(A、B、C 型)病毒及 HIV 等都能引起心肌炎。

病毒性心肌炎的发病机制为病毒的直接作用,包括急性病毒感染及持续病毒感染对心肌的损害;病毒介导的免疫损伤作用,主要是 T 细胞免疫;以及多种细胞因子和一氧化氮等介导的心肌损害和微血管损伤。这些变化均可损害心脏功能和结构。

2. 病理 病毒性心肌炎有心肌病变为主的实质性病变和以间质为主的间质性病变。典型改变是心肌间质增生、水肿及充血,内有多量炎性细胞浸润等。按病变范围有弥漫性和局灶性之分。随临床病情的轻重不同,心肌病理改变的程度也轻重不一。心内膜心肌活检可以提供心肌病变的证据,但有取材局限性和伪差的因素存在,因而影响诊断的准确率。

3. 临床表现 病情轻重取决于病变部位、范围及程度,差异甚大。轻者可无症状,重者可致急性心力衰竭、严重心律失常,甚至猝死。老幼均可发病,但以年轻人较易发病,男性多于女性。

(1)病毒感染:有 10% ~ 80% 的病例在发病前 1~3 周有上呼吸道或肠道感染的病史,表现为发热、咽痛、全身酸痛、乏力、易出汗、腹痛腹泻等症状。部分病例上述症状轻微,常被忽略。少数患者心脏症状与病毒感染症状同时出现。

(2)心脏受累表现:患者有心悸、胸闷、心前区隐痛等症状。临床上诊断的心肌炎中,90% 左右以心律失常为主诉或首见症状,其中少数患者可由此发生晕厥或阿—斯综合征。极少数患者起病后发展迅速,出现心力衰竭或心源性休克。体检可见:①心律失常为极常见;②心脏扩大;③心率改变;④心音改变;⑤杂音。

4. 实验室检查

(1)血液常规及生化检查:可有血沉增快和白细胞计数增高。C 反应蛋白可呈阳性。急性期或心肌炎活动期血清肌酸激酶(CK)及其同工酶(CK-MB)、门冬氨酸氨基转移酶(AST)、乳酸脱氢酶(LDH)及其同工酶(LDH)可升高,但其敏感性、特异性均较差,现认为对心肌炎的诊断作用不大。血清肌钙蛋白 T、心肌肌钙蛋白 I 亦可明显升高,二者对心肌损伤的诊断具有较高的特异性和敏感性,有助于损伤范围和预后的判断。

(2)免疫学检查:应用间接放射免疫分析、酶联免疫吸附试验等技术检测血清中柯萨奇病毒 IgM 抗体,可用于早期诊断。

(3)病原学诊断:近年来,采用分子生物学检测技术检测病毒基因,以证实心肌炎患者存在的病毒感染。一般检测柯萨奇病毒为主的肠道病毒。

(4)心电图检查:对心肌炎诊断的敏感性高,但特异性低,往往呈一过性。最常见的心电图变化是 ST 段改变和 T 波异常,但也常出现房性、特别是室性心律失常(如室性期前收缩)。

(5)X 线:心脏可正常大小,也可有不同程度的扩大,心脏搏动减弱。严重病例可有肺淤血或肺水肿征象。

(6)超声心动图检查:常见的超声心动图表现有室壁厚度增加、心脏普遍性增大、室壁运动普遍性减弱、心脏收缩功能或(和)舒张功能减弱。

5.诊断胸闷、心悸　常可提示心脏受累,心脏扩大、心律失常或心力衰竭为心脏明显受损的表现,心电图 ST-T 改变与异位心律或传导障碍反映心肌病变的存在。病毒感染的证据是:①有前驱上呼吸道或肠道感染的症状及病史;②有病毒分离的阳性结果或血清中和抗体滴度升高 4 倍以上。

6.病毒性心肌炎的治疗目标　提高治愈率,减少心肌炎后遗症,降低扩张型心肌病的发生率。目前对病毒性心肌炎尚无特效疗法,大多数治疗是经验性的。主要是根据病情采取综合治疗措施,包括以下几个方面:

(1)一般治疗。

1)休息:急性期应尽早卧床休息,这是非常重要的措施,可以减轻心脏的负荷。有严重心律失常、心力衰竭的患者,休息 3 个月以上,6 个月内不参加体力劳动。无心脏形态功能改变者,休息半月,3 个月内不参加重体力活动。对于是运动员的患者,应在 6 个月的恢复期内禁止各项运动,直到心脏大小和功能恢复正常。

2)饮食:进易消化、富含维生素和蛋白质的食物。

3)吸氧。

(2)抗病毒治疗:在病程早期,如确定有病毒感染,可考虑抗病毒治疗。利巴韦林通过阻断病毒的一些酶活性,抑制病毒核酸的合成,对阻断病毒复制有一定疗效。干扰素具有免疫调节作用,还可在转录和翻译水平抑制病毒复制,其直接抗病毒活性主要通过诱导细胞产生抗病毒蛋白而干扰病毒复制。

(3)抗菌治疗:因为细菌感染往往是诱发病毒感染的条件因子,而病毒感染后又常继发细菌感染,所以在治疗初期多主张常规应用抗生素如青霉素防治细菌感染。

(4)促进心肌营养和代谢。

1)维生素 C:大剂量维生素具有抗病毒、促进心肌代谢、加速心肌修复的有益作用。

2)极化液疗法:氯化钾 1.5 g、胰岛素 10 U 加入 500 mL 10% 葡萄糖注射液中,静脉滴注。

3)其他药物:能量合剂、维生素 B 及 B_2、细胞色素 C、辅酶 Q 等,均可选用。

(5)肾上腺皮质激素及其他免疫抑制药:对急性暴发性心肌炎出现心源性休克、多器官功能障碍等严重并发症者可以短期应用糖皮质激素。对某些慢性炎症性心肌病患者,其免疫系统持续活化,临床症状进行性加重,对目前的标准治疗无效者,可试用免疫抑制药治疗。

(6)对症治疗:心力衰竭时可按常规使用利尿药、血管扩张药、血管紧张素转换酶抑制药等，而洋地黄的用量要偏小，可酌情选用快速型制剂如毛花苷丙。对顽固性心衰患者可选用多巴酚丁胺、米力农等非洋地黄类正性肌力药物。心律失常时根据情况选择抗心律失常药物。对于室性期前收缩、心房颤动等快速型心律失常可选用 β 受体拮抗药、胺碘酮等。持续性室性心动过速、心室扑动、心室颤动时，首选直流电复律或除颤。对于高度房室传导阻滞，尤其是有脑供血不足甚或有阿斯综合征发作者，应及时安装临时起搏器。

（7）免疫球蛋白：心肌炎和急性心肌病干预研究显示，免疫球蛋白未能改善 LVEF、降低病死率。但对儿童患者，经静脉给予大剂量免疫球蛋白似乎可使左室功能更快得到改善以及提高存活率。

7.预防和预后　生活起居规律、增强体质、防止受凉感冒、防止过度劳累可以降低病毒性心肌炎的发病率。

因病情不同，急性病毒性心肌炎的预后差异很大。国外发现，在数周至数月内，大多数由天花疫苗接种引起的心肌炎临床表现和实验室检查很快缓解，小部分患者病情不缓解。病毒性心肌炎病程各阶段的时间划分比较困难。一般认为，病程在 3 个月以内定为急性期，病程 3 个月至 1 年为恢复期，1 年以上为慢性期。患者在急性期可因严重心律失常、心力衰竭和心源性休克而死亡。部分患者经过数周至数月后病情可趋稳定，但可留有一定程度

病毒性心肌炎临床路径

的心脏扩大、心功能减退、伴或不伴有心律失常或心电图异常等，经久不愈，形成慢性心肌炎。部分患者病情进行性发展，心腔扩大和心力衰竭致死。成人病毒性心肌炎急性期死亡率低，大部分病例预后良好。

（五）主动脉夹层

主动脉夹层（aortic dissection，AD）是指主动脉内的血液经内膜撕裂口流入囊样变性的中层，形成夹层血肿，随血流压力的驱动，逐渐在主动脉中层内扩展，是主动脉中层的解

马方综合征

离过程。临床特点为急性起病，突发剧烈疼痛、休克和血肿压迫相应的主动脉分支血管时出现的脏器缺血症状。本病起病凶险，死亡率极高。但如能及时诊断，尽早积极治疗，特别是近十余年来采用主动脉内支架植入术，挽救了大量患者的生命，使本病预后大为改观。

1.病因　主动脉夹层是指在内因和（或）外力作用下造成主动脉内膜破裂，血液通过内膜的破口渗入主动脉壁的中层，并沿其纵轴延伸剥离形成夹层血肿，主动脉呈瘤样扩张。根据发病的急缓，主动脉夹层可分为急性夹层（发病在 2 周内）和慢性夹层（无急性病史或发病超过 2 周以上）。

主动脉夹层急救流程

正常成人的主动脉壁耐受压力颇强，使壁内裂开约需 500 mmHg 以上的压力，因此，

造成夹层裂开的先决条件是动脉壁尤其中层的先天或后天性缺陷。一般而言，除外伤之外，主动脉层的主要病理基础是血管中层肌肉的退行性变或是弹性纤维的缺少。高血压、动脉粥样硬化、马方综合征、大动脉炎、动脉中层囊性坏死、主动脉缩窄、外伤及梅毒、妊娠等都能使主动脉壁发生结构或功能缺陷，成为主动脉夹层的病因。其中在临床病例中，西方国家以高血压为主，而国内既往认为青壮年病例多为先天性主动脉中层发育不良如马方综合征等，但近年来以高血压、动脉粥样硬化为病因的发病比例逐渐增高。

2. 病理　目前认为本病的基础病理变化是遗传或代谢性异常导致主动脉中层囊样退行性变，部分患者为伴有结缔组织异常的遗传性先天性心血管病，但大多数患者基本病因并不清楚。在马方综合征患者中并发本病者约为40%。先天性二叶主动脉瓣患者并发本病占5%。研究资料认为囊性中层退行性变是结缔组织的遗传性缺损，原纤维基因突变，使弹性硬蛋白在主动脉壁沉积，进而使主动脉僵硬扩张，致中层弹力纤维断裂、平滑肌局灶性丧失和中层空泡变性并充满黏液样物质。

3. 分型　根据夹层的起源及受累的部位分为三型。

Ⅰ型：夹层起源于升主动脉，扩展超过主动脉弓到降主动脉，甚至腹主动脉，此型最多见。

Ⅱ型：夹层起源并局限于升主动脉。

Ⅲ型：病变起源于降主动脉左锁骨下动脉开口远端，并向远端扩展，可直至腹主动脉。

4. 临床表现　由于夹层累及部位、范围和程度的不同，加之不同基础疾病的影响，该症的临床表现多种多样。

(1)疼痛：突发剧烈的疼痛为发病时最常见的症状，发生于70%~90%的患者。疼痛的强度比其部位更具有特征性，从一开始发作即十分剧烈，难以忍受，呈撕裂或刀割样性质，并伴有烦躁不安、焦虑、恐惧和濒死感，且为持续性，镇痛药物难以缓解。本症的疼痛还有一个重要特点，即当夹层分离沿主动脉伸展时，疼痛具有沿着夹层分离的走向逐步向其他部位转移的趋势，这样的转移性疼痛可在70%的病例中见到。

(2)休克：主动脉夹层急性期约有1/3的患者出现面色苍白、大汗淋漓、四肢皮肤湿冷、脉搏快而弱等休克现象，但血压常不低甚至部分病例反而有所增高，这可能与肾缺血、主动脉腔不完全阻塞、剧痛反应或主动脉减压神经受损等有关。

(3)其他系统症状：除疼痛与休克表现外，主动脉夹层可能还表现为夹层分离累及主动脉大的分支时所引起相应脏器的供血不足表现，夹层血肿压迫周围组织所出现相应的压迫症状，以及夹层血肿向外膜破裂穿孔所具有的相应征象。

5. 辅助检查

(1)实验室检查：多数患者血、尿常规正常。部分患者发病急性期可出现白细胞升高，中性粒细胞增加，如血液从主动脉漏出，常有轻度贫血。部分病例尿常规检查尿蛋白阳性，也可出现管型及红细胞。

由于假腔内的血液溶血，血清乳酸脱氢酶（LDH）浓度可升高。从左胸膜腔抽出血液为夹层破入胸膜腔的重要线索。

平滑肌肌凝蛋白重链单克隆抗体的免疫分析是一个诊断主动脉夹层的新方法，在发病12小时内，其诊断敏感性和特异性分别为90%和97%。更为重要的是，此方法能准确地鉴别心肌梗死和主动脉夹层。

（2）影像学检查。

1）心电图：主动脉夹层的心电图结果是非特异性的，1/3的心电图变化与左心室肥大一致，但由于以下两点理由，获取心电图在诊断上是重要的：①主动脉夹层分离患者出现非特异性胸痛，心电图无缺血性ST-T变化，会成为除外心肌缺血的理由，并提示其他胸痛综合征；②近端主动脉夹层，当夹层分离内膜片累及冠状动脉时，心电图可显示急性心肌梗死。

2）X线胸片：胸部X线平片后前位和侧位显示胸部动脉增宽，占病例的80%~90%。局限性的膨出往往出现于病变起始部位。部分患者在胸主动脉夹层走行区域可见钙化斑点或片状钙化阴影，并在透视下显示扩张性搏动。胸片检查正常并不能排除主动脉夹层。

3）超声心动图：经胸超声心动图（TTE）能显示分离的内膜、真腔、假腔以及附壁血栓，如为假性动脉瘤，则可以显示假性动脉瘤的破口、瘤腔以及附壁血栓。对累及升主动脉的夹层血肿其敏感性高达78%~100%，但对累及降主动脉的夹层，敏感性只有36%~55%。该检查操作快捷，整个过程都能在床旁完成，是目前临床上开展较多的无创性检查，尤其对于诊断孕期主动脉夹层可能是最为有效、安全的检查方法。

4）计算机X线断层扫描（CT）：CT检查能显示血管夹层的部位、大小及范围。近年应用超高速CT和螺旋CT用于诊断胸主动脉夹层，进行二维、三维重建可以显示夹层血肿与周围组织的毗邻，清晰识别头臂干血管情况，特别是对于降主动脉夹层逆行撕裂累及左侧锁骨下动脉的患者。

5）磁共振成像（MRI）：传统MRI采用心电门控自旋回波加权像，多平面多相位成像，受患者呼吸活动的影响，图像质量较差。

6）主动脉造影：主动脉造影可以显主动脉夹层分离的真假腔、内膜破口，以及主动脉分支受累范围和主动脉瓣关闭不全，诊断准确率在95%以上。

6. *治疗与护理*　主动脉夹层的治疗目的是阻止夹层血肿的扩展，因为主动脉夹层的致命危险不是来自内膜撕裂本身，而是随后主动脉夹层发展过程中的并发症如血管损伤、主动脉破裂等。因此，对于急性主动脉夹层，一经诊断，应立即进行监护治疗，应尽量少搬动患者，良好的休息对减少夹层扩展至关重要。在严密监测下采取有效干预措施如降压或纠正休克，使生命指征包括血压、心率及心律等稳定，并监测中心静脉压及尿量，根据需要可测量肺毛细血管楔压和心排出量。病情一旦稳定，要不失时机做进一步检查，明确病变的类型与范围，为随后的治疗提供必要的信息。一旦出现威胁生命的合并症如主动脉破裂的先兆或剥离、侵及冠状动脉的先兆、急性主动脉瓣关闭不全、心脏压塞或损害了生命器官的血循环等,应立即考虑手术治疗。

(1)内科药物治疗:药物治疗起先只用于病情严重、无法耐受手术的患者。由于夹层撕裂后最初数小时死亡率最高,而动脉高压和增快的左室收缩速率是夹层发生、发展及溃破的最主要因素。因此,几乎所有患者在明确诊断之前都应先接受药物治疗,主要包括镇痛和降压,以降低动脉压和减慢左室收缩速率,控制内膜剥离。血压下降和疼痛缓解是主动脉夹层分离停止发展和治疗有效的重要指征。对一些患者、特别是远端夹层分离的患者,药物治疗是长期治疗的首选方法。急性主动脉夹层分离是忌用抗凝和溶栓治疗的。溶栓治疗可促使主动脉夹层患者的主动脉破裂出血;抗凝治疗不利于夹层假腔内血栓形成,而后者对阻止血肿扩大、防治主动脉破裂均具有重要意义。

1)镇痛:本身可以加重高血压和心动过速,一般对剧痛者可静脉使用较大剂量的吗啡或哌替啶,但应注意两药的降低血压和抑制呼吸等不良反应。

2)控制血压及左室收缩速率:硝普钠对紧急降低动脉血压十分有效,但单纯使用可使心率增快,而同时使用 β 受体拮抗药则可对抗硝普钠的这种不良作用。

3)纠正休克:若患者处于休克状态,血压明显降低,提示不可能存在心脏压塞或主动脉破裂,需快速扩容。必须仔细排除假性低血压(是由于测量了夹层累及的肢体动脉的血压引起的)的可能性。若迫切需要用升压药时,最好选用去甲肾上腺素和去氧肾上腺素,而不用多巴胺。

4)心脏压塞的处理:急性近端主动脉夹层常可伴有心脏压塞,这是此类患者死亡的最常见原因之一。当主动脉夹层患者出现心脏压塞而病情相对稳定时,心包穿刺的危险性可能超过得益。应尽快送手术室直接修补主动脉并进行术中心包血引流。然而当患者表现电—机械分离或显著低血压时,行心包穿刺以抢救生命是合理的,但谨慎的做法是只抽出少量液体使血压上升至能保证组织器官血液供给的最低水平即可。

(2)外科治疗:手术目的是预防主动脉破裂、心脏压塞和减轻主动脉反流。手术指征:①急性近端主动脉夹层;②急性远端主动脉夹层并发下列情况时需手术治疗,重要脏器进行性损害,动脉破裂或接近破裂(如囊状动脉瘤形成),主动脉瓣反流(罕见),逆行发展至升主动脉,马方综合征患者发生的主动脉夹层。

对于 I 、II 型主动脉夹层分离,特别是合并主动脉关闭不全者,手术原则是切除内膜撕裂的部分主动脉,修复两端的剥离内膜,用人工血管移植接通主动脉管道,合并主动脉瓣关闭不全时,使用人工瓣膜置换。

对于Ⅲ型主动脉夹层的治疗,可采用降主动脉人工血管移植术,有相应器官受累时,应考虑血运重建,如肋间动脉、肾动脉或肠系膜上动脉重建术。对于破口局限者,可采用破口修复降主动脉成形术。

第二节　呼吸系统危重症监测与护理

预习案例

> 患者，男，78 岁，反复咳嗽、咳痰 50 年，心悸、气促 10 年，再发 10 天。吸烟 40 年，30 支/日。查体：T 36.0℃，P 120 次/分，R 32 次/分，BP 135/80 mmHg，SpO_2 87%（吸氧）。发绀，桶状胸，肋间隙增宽，两侧呼吸运动对称，出现嗜睡、淡漠、扑翼样震颤，触觉语颤减低，胸部叩诊呈过清音，双肺呼吸音减弱，双肺可闻及细湿啰音和少量哮鸣音。动脉血气分析示 pH 7.328，PaO_2 50.4 mmHg，$PaCO_2$ 56.8 mmHg。肺功能检查：FEV1 占预计值 27%，FEV1/FVC 34%。
>
> 思考
> 1. 患者的医疗诊断是什么？
> 2. 应采取哪些护理措施？

一、呼吸功能监测

呼吸系统疾病是严重危害人民健康的常见病、多发病，已经构成影响公共健康的重大问题。全国第三次居民死因调查报告表明，呼吸系统疾病（不包括肺癌、慢性肺源性心脏病和肺结核）在城市的死亡原因中占第四位（10.54%），在农村占第四位（14.96%）。慢性阻塞性肺疾病（chronic obstructive pulmonary disease，COPD）患病率居高不下（40 岁以上人群中超过 8%）。呼吸系统疾病不仅发病率高，许多疾病起病隐袭，肺功能逐渐损害，致残率也高，给社会和国民经济带来沉重负担。

1. 呼吸系统的结构功能特点

呼吸系统与体外环境相通，成人在静息状态下，每天约有 10000 L 的气体进出呼吸道。吸入氧气，排出二氧化碳，这种气体交换是肺最重要的功能。肺具有广泛的呼吸面积，成人的总呼吸面积约有 100 m^2。在呼吸过程中，外界环境中的有机或无机粉尘，包括各种微生物、蛋白变应原、有害气体等，皆可进入呼吸道及肺，引起各种疾病，因而呼吸系统的防御功能至关重要。

呼吸系统的防御功能包括物理防御功能（鼻部加温过滤、喷嚏、咳嗽、支气管收缩、黏液纤毛运输系统）、化学防御功能（溶菌酶、乳铁蛋白、蛋白酶抑制药、抗氧化的谷胱甘肽等）、细胞吞噬（肺泡巨噬细胞、多形核粒细胞）及免疫防御功能等。当各种原因引起防御功能下降或外界的刺激过强均可引起呼吸系统的损伤或病变。此外，肺对某些生理活性物质、脂质及蛋白质、活性氧等物质有代谢功能。肺还有神经内分泌功能，起源于肺组织内某种具有特殊功能细胞的恶性或良性肿瘤，常表现为"异位"神经—内分泌功能，引起皮质醇增多症等。

2.呼吸系统疾病的诊断

疾病的临床诊断是建立在医学知识和临床经验的基础之上，并通过对患者进行必要的医学检查，对疾病的表现进行辩证逻辑思维所做出的结论。在呼吸系统疾病的诊断中，详细的病史和体格检查是基础，影像学检查，如普通 X 线检查和胸部 CT 检查对肺部疾病的诊断具有特殊的重要意义。同时，还应结合常规化验及其他特殊检查结果，进行全面综合分析，去伪存真、由表及里地获得客观准确的结论。

（1）病史：了解与肺部传染性疾病患者（如活动性肺结核）的密切接触史，对诊断十分重要。

（2）症状：呼吸系统的局部症状主要有咳嗽、咳痰、咯血、气促（急）、喘鸣和胸痛等，在不同的肺部疾病中，他们有各自的特点。

1）咳嗽：急性发作的刺激性干咳伴有发热、声嘶，常为急性喉、气管、支气管炎。常年咳嗽，秋冬季加重提示慢阻肺。急性发作的咳嗽伴胸痛，可能是肺炎。发作性干咳，且夜间多发者，可能是咳嗽变异性哮喘。高亢的干咳伴有呼吸困难可能是支气管肺癌累及气管或主支气管。持续而逐渐加重的刺激性干咳伴有气促则考虑特发性肺纤维化或支气管肺泡癌。

2）咳痰：痰的性状、量及气味对诊断有一定的帮助。痰由白色泡沫或黏液状转为脓性多为细菌性感染，大量黄脓痰常见于肺脓肿或支气管扩张，铁锈样痰可能是肺炎链球菌感染，红棕色胶冻样痰可能是肺炎克雷伯杆菌感染。大肠埃希菌感染时，脓痰有恶臭，肺阿米巴病呈咖啡样痰，肺吸虫病为果酱样痰。痰量的增减反映感染的加剧或炎症的缓解，若痰量突然减少，且出现体温升高，可能与支气管引流不畅有关。肺水肿时，则可能咳粉红色稀薄泡沫痰。

3）咯血：痰中经常带血是肺结核、肺癌的常见症状。咯鲜血多见于支气管扩张，也可见于肺结核、急性支气管炎、肺炎和肺血栓栓塞症。二尖瓣狭窄可引起各种不同程度的咯血。

4）呼吸困难：可表现在呼吸频率、深度及节律改变等方面。按其发作快慢分为急性、慢性和反复发作性。突发胸痛后出现气促应考虑气胸，若再有咯血则要警惕肺梗死。夜间发作性呼吸困难、端坐呼吸提示左心衰竭或支气管哮喘发作。数日或数周内出现的渐进性呼吸困难伴有一侧胸闷，要注意大量胸腔积液。慢性进行性呼吸困难多见于慢阻肺和弥漫性肺纤维化。反复发作性呼吸困难且伴有哮鸣音主要见于支气管哮喘。在分析呼吸困难时还应注意是吸气性还是呼气性呼吸困难，前者见于肿瘤或异物堵塞引起的大气道狭窄、喉头水肿、喉—气管炎症等；后者主要见于支气管哮喘、慢性支气管炎、肺气肿等。大量气胸、大量胸腔积液及胸廓限制性疾病则表现为混合型呼吸困难。

5）胸痛：外伤、炎症、肿瘤等都可能引起胸痛。胸膜炎、肺部炎症、肿瘤和肺梗死是呼吸系统疾病引起胸痛最常见的病因。自发性气胸是由于胸膜粘连处撕裂产生的突发性胸痛。肋间神经痛、肋软骨炎、带状疱疹、柯萨奇病毒感染引起的胸痛常表现为胸壁表浅部位的疼痛。非呼吸系统疾病引起的胸痛中，最重要的是心绞痛和心肌梗死，其特点是胸骨后或左前胸部位的胸痛，可放射至左肩。

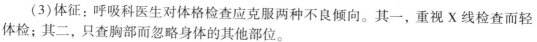

（3）体征：呼吸科医生对体格检查应克服两种不良倾向。其一，重视 X 线检查而轻体检；其二，只查胸部而忽略身体的其他部位。

（4）实验室和辅助检查。

1）血液检查：呼吸系统感染时，中性粒细胞增加，有时还伴有中毒颗粒；嗜酸性粒细胞增加提示过敏性因素、曲霉菌或寄生虫感染；其他血清学抗体试验，如荧光抗体、免疫电泳、酶联免疫吸附测定等，对病毒、支原体和细菌感染的诊断均有一定价值。

2）抗原皮肤试验：哮喘的变应原皮肤试验阳性有助于变应性体质的确定和相应抗原的脱敏治疗。对结核和真菌呈阳性的皮肤反应仅说明已受感染，但并不能确定患病。

3）痰液检查：痰涂片在每个低倍镜视野里上皮细胞<10 个，白细胞>25 个或白细胞/上皮细胞>2.5 个为合格的痰标本。定量培养$\geqslant 10^7 cuf/mL$ 可判定为致病菌。经环甲膜穿刺气管吸引或经纤维支气管镜防污染毛刷采样获得的痰标本得到的结果可信度更高。痰标本中培养出结核杆菌是确诊肺结核最可靠的证据。

4）胸腔积液检查和胸膜活检：常规胸液检查可明确是渗出性还是漏出性胸液。检查胸液的溶菌酶、腺苷脱氨酶、癌胚抗原及进行染色体分析，有助于结核性与恶性胸液的鉴别。脱落细胞和胸膜病理活检对明确肿瘤或结核有诊断价值。

5）影像学检查：胸部 X 线检查和 CT 检查对明确肺部病变部位、性质以及有关气管、支气管通畅程度有重要价值。造影增强 CT 对淋巴结肿大、肺栓塞、肺内占位性病变均有重要的诊断和鉴别诊断意义。磁共振成像（MRI）对纵隔疾病和肺血栓栓塞症有较大帮助。

6）支气管镜和胸腔镜：纤支镜能弯曲自如、深入到亚段支气管，能直视病变，还能做黏膜刷检和活检、经支气管镜肺活检、经纤支镜对纵隔肿块穿刺针吸活检、经纤支镜支气管肺泡灌洗等。对取得的组织及回收的灌洗液进行检查分析，有助于明确疾病的诊断。还可以结合支气管内超声（EBUS）完成对纵隔肿块的穿刺针吸活检，提高检查的成功率并减少风险。纤支镜还能发挥治疗作用，可通过它取出异物、止血，用高频电刀、激光、微波及药物注射治疗良、恶性肿瘤。借助纤支镜的引导还可以作气管插管。胸腔镜已广泛用于胸膜活检、肺活检。

7）放射性核素扫描：应用放射性核素做肺通气/灌注显像检查，对肺栓塞和血管病变的诊断价值较高，对肺部肿瘤及其骨转移、弥漫性肺部病变的诊断也有较高的参考价值。正电子发射型计算机断层显像对呼吸系统疾病的诊断有一定辅助价值。

8）肺活体组织检查：是确诊疾病的重要方法。获取活组织标本的方法主要有以下几种：①经纤支镜、胸腔镜或纵隔镜等内镜的方法，适用于病变位于肺深部或纵隔者；②在 X 线、CT 引导下进行经皮肺活检，适用于非邻近心血管的肺内病变；③在 B 超引导下进行经皮肺活检，适用于病变部位贴近胸膜者；④开胸肺活检或电视辅助胸腔镜肺活检，适用于其他方法检查未能确诊又有很强指征者。

9）呼吸功能测定：通过其测定可了解呼吸系统疾病对肺功能损害的性质及程度，对某些肺部疾病的早期诊断具有重要价值。弥散功能测定有助于明确换气功能损害的情况。

二、呼吸系统危重症的护理

(一)急性呼吸窘迫综合征

急性呼吸窘迫综合征(acute respiratory distress syndrome，ARDS)是指由各种肺内和肺外致病因素所导致的急性弥漫性肺损伤进而发展的急性呼吸衰竭。其主要病理特征是炎症导致的肺微血管通透性增高，肺泡腔渗出富含蛋白质的液体，进而导致肺水肿及透明膜形成，常伴肺泡出血。其主要病理生理改变是肺容积减少、肺顺应性降低和严重通气/血流比例失调，临床表现为呼吸窘迫、顽固性低氧血症和呼吸衰竭，肺部影像学表现为双肺渗出性病变。

1.病因和发病机制

(1)病因：引起 ARDS 的原因或危险因素很多，可以分为肺内因素(直接因素)和肺外因素(间接因素)，但是这些因素及其引起的炎症反应、影像改变及病理生理反应常常相互重叠。

(2)发病机制：ARDS 的发病机制尚未完全阐明。尽管有些致病因素可以对肺泡膜造成直接损伤，但是 ARDS 的本质是多种炎症细胞(巨噬细胞、中性粒细胞、血管内皮细胞、血小板)及其释放的炎症介质和细胞因子间接介导的肺脏炎症反应。ARDS 是系统性炎症反应综合征(SIRS)的肺部表现。炎症细胞和炎症介质是启动早期炎症反应与维持炎症反应的两个主要因素，在 ARDS 的发生发展中起关键作用。

2.病理　ARDS 的病理改变为弥漫性肺泡损伤，主要表现为肺广泛性充血水肿和肺泡腔内透明膜形成。病理过程可分为三个阶段：渗出期、增生期和纤维化期。三个阶段常重叠存在。ARDS 肺脏大体表现为暗红色或暗紫红色的肝样变，重量明显增加，可见水肿、出血，切面有液体渗出，故有"湿肺"之称。显微镜下可见肺微血管充血、出血、微血栓形成，肺间质和肺泡腔内有富含蛋白质的水肿液及炎症细胞浸润。经过约 72 小时后，由凝结的血浆蛋白、细胞碎片、纤维素及残余的肺表面活性物质混合形成透明膜，伴灶性或大面积肺泡萎陷。

3.病理生理　由于肺毛细血管内皮细胞和肺泡上皮细胞损伤，肺泡膜通透性增加，引起肺间质和肺泡水肿；肺表面活性物质减少，导致小气道陷闭和肺泡萎陷不张。呼吸窘迫的发生机制主要有：①低氧血症刺激颈动脉体和主动脉体化学感受器，反射性刺激呼吸中枢，产生过度通气；②肺充血、水肿刺激毛细血管旁感受器，反射性使呼吸加深、加快，导致呼吸窘迫。由于呼吸的代偿，$PaCO_2$ 最初可以降低或正常。极端严重者，由于肺通气量减少以及呼吸窘迫加重呼吸肌疲劳，可发生高碳酸血症。

4.临床表现　ARDS 大多数于原发病起病后 72 小时内发生，几乎不超过 7 天。除原发病的相应症状和体征外，最早出现的症状是呼吸增快，并呈进行性加重的呼吸困难、发绀，常伴有烦躁、焦虑、出汗等。其呼吸困难的特点是呼吸深快、费力，患者常感到胸廓紧束、严重憋气，即呼吸窘迫，不能用通常的吸氧疗法改善，亦不能用其他原发心肺疾病(如气胸、肺气肿、肺不张、肺炎、心力衰竭)解释。早期体征可无异常，或仅在双肺闻及少量细湿啰音；后期多可闻及水泡音，可有管状呼吸音。

5. 影像及实验室检查

（1）X 线胸片：早期可无异常，或呈轻度间质改变，表现为边缘模糊的肺纹理增多，继之出现斑片状以至融合成大片状磨玻璃或实变浸润影。其演变过程符合肺水肿的特点，快速多变，后期可出现肺间质纤维化的改变。

（2）动脉血气分析：典型的改变为 PaO_2 降低，$PaCO_2$ 降低，pH 升高。根据动脉血气分析和吸入氧浓度可计算肺氧合功能指标，如肺泡—动脉氧分压差、肺内分流、呼吸指数、氧合指数等指标，对建立诊断、严重性分级和疗效评价等均有重要意义。早期由于过度通气而出现呼碱，pH 可高于正常，$PaCO_2$ 低于正常。后期若出现呼吸肌疲劳或合并代谢性酸中毒，则 pH 可低于正常，甚至出现 $PaCO_2$ 高于正常。

（3）床边呼吸功能监测：ARDS 时血管外肺水增加、肺顺应性降低、出现明显的肺内右向左分流，但无呼吸气流受限。

（4）心脏超声和 Swan-Ganz 导管检查：有助于明确心脏情况和指导治疗。通过置入 Swan-Ganz 导管可测定肺动脉楔压（PAWP），这是反映左心房压较为可靠的指标。PAWP 一般 <12 mmHg，若 >18 mmHg 则支持左心衰竭的诊断。考虑到心源性肺水肿和 ARDS 有合并存在的可能性，目前认为 PAWP>18 mmHg 并非 ARDS 的排除标准，如果呼吸衰竭的临床表现不能完全用左心衰竭解释时，应考虑 ARDS 诊断。

6. 诊断　根据 ARDS 柏林诊断标准的定义，满足如下 4 项条件方可诊断为 ARDS。

（1）明确诱因下 1 周内出现的急性或进展性呼吸困难。

（2）胸部 X 线平片/胸部 CT 显示双肺浸润影，不能完全用胸腔积液、肺叶/全肺不张和结节影解释。

（3）呼吸衰竭不能完全用心力衰竭和液体负荷过重解释。如果临床没有危险因素，需要用客观检查（如超声心动图）来评价心源性肺水肿。

ARDS柏林诊断标准

（4）低氧血症根据 PaO_2/FiO_2 确立 ARDS 诊断，并将其按严重程度分为轻度、中度和重度 3 种。需要注意的是上述氧合指数中 PaO_2 的监测都是在机械通气参数 PEEP/CPAP 不低于 5 cmH_2O 的条件下测得。所在地海拔超过 1000 m 时，需对 PaO_2/FiO_2 进行校正，校正后的 $PaO_2/FiO_2 = (PaO_2/FiO_2) \times ($所在地大气压值$/760)$。

轻度：200 mmHg<PaO_2/FiO_2≤300 mmHg；

中度：100 mmHg<PaO_2/FiO_2≤200 mmHg；

重度：PaO_2/FiO_2≤100 mmHg。

7. 治疗与护理　治疗原则与一般急性呼吸衰竭相同。主要治疗措施包括：积极治疗原发病、氧疗、机械通气以及调节液体平衡等。

（1）原发病的治疗：应积极寻找原发病并予以彻底治疗。感染是 ARDS 的常见原因，也是 ARDS 的首位高危因素，而 ARDS 又易并发感染，所以对所有患者都应怀疑感染的可能，除非有明确的其他导致 ARDS 的原因存在。治疗上宜选择广谱抗生素。

（2）纠正缺氧：采取有效措施尽快提高 PaO_2。一般需高浓度给氧，使 PaO_2≥60 mmHg 或 SaO_2≥90%。轻症者可使用面罩给氧，但多数患者需使用机械通气。

（3）机械通气：尽管 ARDS 机械通气的指征尚无统一标准，多数学者认为一旦诊断为 ARDS，应尽早进行机械通气。轻度 ARDS 患者可试用无创正压通气，无效或病情加重时，尽快气管插管行有创机械通气。机械通气的目的是维持充分的通气和氧合，以支持脏器功能。ARDS 机械通气的关键在于复张萎陷的肺泡并使其维持开放状态，以增加肺容积和改善氧合，同时避免肺泡过度扩张和反复开闭所造成的损伤。目前，ARDS 的机械通气推荐采用肺保护性通气策略，主要措施包括合适水平的 PEEP 和小潮气量。

(4)液体管理：为减轻肺水肿，应合理限制液体入量，以可允许的较低循环容量来维持有效循环，保持肺脏处于相对"干"的状态。在血压稳定和保证脏器组织灌注前提下，液体出入量宜轻度负平衡，可使用利尿药促进水肿的消退。

(5)营养支持与监护：ARDS 患者机体处于高代谢状态，应补充足够的营养。静脉营养可引起感染和血栓形成等并发症，应提倡全胃肠营养，不仅可避免静脉营养的不足，而且能够保护胃肠黏膜，防止肠道菌群异位。ARDS 患者应入住 ICU，动态监测呼吸、循环、水电解质、酸碱平衡及其他重要脏器的功能，以便及时调整治疗方案。

8.预后　预后与原发病和疾病严重程度明显相关。继发于感染中毒症或免疫功能低下患者并发条件致病菌引起的肺炎患者预后极差。ARDS 单纯死于呼吸衰竭者仅占 16%，49% 的患者死于 MODS。ARDS 存活者大部分肺脏能完全恢复，部分遗留肺纤维化，但多不影响生活质量。

(二)呼吸衰竭

呼吸衰竭(respiratory failure)是指各种原因引起的肺通气和(或)换气功能严重障碍，使静息状态下亦不能维持足够的气体交换，导致低氧血症伴(或不伴)高碳酸血症，进而引起一系列病理生理改变和相应临床表现的综合征。其临床表现缺乏特异性，明确诊断有赖于动脉血气分析：在海平面、静息状态、呼吸空气条件下，动脉血氧分压(PaO_2)< 60 mmHg，伴或不伴二氧化碳分压($PaCO_2$)>50 mmHg，可诊断为呼吸衰竭。

1.病因　完整的呼吸过程由相互衔接且同时进行的外呼吸、气体运输和内呼吸三个环节组成。参与外呼吸(即肺通气和肺换气)任何一个环节的严重病变都可导致呼吸衰竭。

(1)气道阻塞性病变：气管—支气管的炎症、痉挛、肿瘤、异物、纤维化瘢痕等均可引起气道阻塞。如慢阻肺、哮喘急性加重时可引起气道痉挛、炎性水肿、分泌物阻塞气道等，导致肺通气不足或通气/血流比例失调，发生缺氧和(或)CO_2潴留，甚至呼吸衰竭。

(2)肺组织病变：各种累及肺泡和(或)肺间质的病变，如肺炎、肺气肿、严重肺结核、弥漫性肺纤维化、肺水肿、硅沉着病等，均可使有效弥散面积减少、肺顺应性降低、通气/血流比例失调，导致缺氧或合并 CO_2 潴留。

(3)肺血管疾病：肺栓塞、肺血管炎等可引起通气/血流比例失调，或部分静脉血未经氧合直接流入肺静脉，导致呼吸衰竭。

(4)心脏疾病：各种缺血性心脏疾病、严重心瓣膜疾病、心肌病、心包疾病、严重心律失常等均可导致通气和换气功能障碍，从而导致缺氧和(或)CO_2潴留。

(5)胸廓与胸膜病变：胸部外伤所致的连枷胸、严重的自发性或外伤性气胸、严重的脊柱畸形、大量胸腔积液、胸膜肥厚与粘连、强直性脊柱炎等，均可限制胸廓活动和肺扩张，导致通气不足及吸入气体分布不均，从而发生呼吸衰竭。

（6）神经肌肉疾病：脑血管疾病、颅脑外伤、脑炎以及镇静催眠剂中毒可直接或间接抑制呼吸中枢。脊髓颈段或高位胸段损伤（肿瘤或外伤）、脊髓灰质炎、多发性神经炎、重症肌无力、有机磷中毒、破伤风以及严重的钾代谢紊乱等均可累及呼吸肌，造成呼吸肌无力、疲劳、麻痹，因呼吸动力下降而发生肺通气不足。

2. 分类　在临床实践中，通常按动脉血气、发病急缓及发病机制进行分类。

（1）按照动脉血气分类：

1）Ⅰ型呼吸衰竭，即低氧性呼吸衰竭，血气分析特点是 $PaO_2 < 60$ mmHg，$PaCO_2$ 降低或正常。主要见于肺换气功能障碍，如严重肺部感染性疾病、间质性肺疾病、急性肺栓塞等。

2）Ⅱ型呼吸衰竭，即高碳酸性呼吸衰竭，血气分析特点是 $PaO_2 < 60$ mmHg，同时伴有 $PaCO_2 > 50$ mmHg。系肺泡通气不足所致。单纯通气不足，低氧血症和高碳酸血症的程度是平行的，若伴有换气功能障碍，则低氧血症更为严重，如慢阻肺。

（2）按照发病机制分类：可分为通气性呼吸衰竭和换气性呼吸衰竭，也可分为泵衰竭（pump failure）和肺衰竭（lung failure）。驱动或调控呼吸运动的中枢神经系统、外周神经系统、神经肌肉组织（包括神经—肌肉接头和呼吸肌）以及胸廓统称为呼吸泵，这些部位的功能障碍引起的呼吸衰竭称为泵衰竭。通常泵衰竭主要引起通气功能障碍，表现为Ⅱ型呼吸衰竭。气道阻塞、肺组织和肺血管病变造成的呼吸衰竭称为肺衰竭。肺实质和肺血管病变常引起换气功能障碍，表现为Ⅰ型呼吸衰竭。

3. 发病机制和病理生理

（1）低氧血症和高碳酸血症的发生机制：各种病因通过肺泡通气不足、弥散障碍、通气/血流比例失调、肺内动—静脉解剖分流增加、氧耗量增加五个主要机制，使通气和（或）换气过程发生障碍，导致呼吸衰竭。临床上单一机制引起的呼吸衰竭很少见，往往是多种机制并存或随着病情的发展先后参与发挥作用。

1）肺泡通气不足（alveolar hypoventilation）：正常成人在静息状态下有效肺泡通气量约为 4 L/min 才能维持正常的肺泡氧分压（PAO_2）和肺泡二氧化碳分压（$PACO_2$）。肺泡通气量减少会引起 PAO_2 下降和 $PACO_2$ 上升，从而发生缺氧和 CO_2 潴留。

2）弥散障碍（diffusion abnormality）：系指 O_2、CO_2 等气体通过肺泡膜进行交换的物理弥散过程发生障碍。气体弥散的速度取决于肺泡膜两侧气体分压差、气体弥散系数、肺泡膜的弥散面积、厚度和通透性，同时气体弥散量还受血液与肺泡接触时间以及心排血量、血红蛋白含量、通气/血流比例的影响。

3）通气/血流比例失调（ventilation-perfusion mismatch）：血液流经肺泡时能否保证血液动脉化，即得到充足的 O_2 并充分排出 CO_2，除需有正常的肺通气功能和良好的肺泡膜弥散功能外，还取决于肺泡通气量与血流量之间的正常比例。正常成人静息状态下，通气/血流比值约为 0.8。

4）肺内动—静脉解剖分流增加：肺动脉内的静脉血未经氧合直接流入肺静脉，导致 PaO_2 降低，是通气/血流比例失调的特例，常见于肺动—静脉瘘。这种情况下，提高吸氧浓度并不能提高分流静脉血的血氧分压。分流量越大,吸氧后提高动脉血氧分压的效果越差,若分流量超过30%,吸氧并不能明显提高PaO_2。

5)氧耗量增加:发热、寒战、呼吸困难和抽搐均增加氧耗量。寒战时耗氧量可达500 mL/min;严重哮喘时,呼吸肌做功增加,氧耗量可达正常的十几倍。氧耗量增加导致肺泡氧分压下降时,正常人可通过增加通气量来防止缺氧的发生。所以,若氧耗量增加的患者同时伴有通气功能障碍,则会出现严重的低氧血症。

(2)低氧血症和高碳酸血症对机体的影响:低氧血症和高碳酸血症能够影响全身各系统脏器的代谢、功能甚至使组织结构发生变化。在呼吸衰竭的初始阶段,各系统脏器的功能和代谢可发生一系列代偿性反应,以改善组织供氧、调节酸碱平衡、适应内环境的变化。当呼吸衰竭进入严重阶段时,则出现代偿不全,表现为各系统脏器严重的功能和代谢紊乱,直至衰竭。

1)对中枢神经系统的影响:脑组织的耗氧量很大,占全身耗氧量的20%~25%。大脑皮质的神经元细胞对缺氧最为敏感,通常完全停止供氧4~5分钟即可引起不可逆性脑损害。低氧对中枢神经系统影响的程度与缺氧发生的速度和程度有关。

2)对循环系统的影响:一定程度的PaO_2降低和$PaCO_2$升高,可使心率反射性增快、心肌收缩力增强、心排血量增加;缺氧和CO_2潴留时,交感神经兴奋使皮肤和腹腔脏器血管收缩,而冠状动脉血管由于主要受局部代谢产物的影响发生扩张,其血流量是增加的。严重的缺氧和CO_2潴留可直接抑制心血管中枢,造成心脏活动抑制和血管扩张、血压下降、心律失常等严重后果。

3)对呼吸系统的影响:呼吸衰竭患者的呼吸变化受到PaO_2降低和$PaCO_2$升高所引起的反射活动及原发疾病的影响,因此实际的呼吸活动需要视诸多因素综合而定。

4)对肾功能的影响:呼吸衰竭的患者常常合并肾功能不全,若及时治疗,随着外呼吸功能的好转,肾功能可以恢复。

5)对消化系统的影响:呼吸衰竭的患者常合并消化道功能障碍,表现为消化不良、食欲不振,甚至出现胃肠黏膜糜烂、坏死、溃疡和出血。缺氧可直接或间接损害肝细胞,使丙氨酸氨基转移酶升高,若缺氧能够得到及时纠正,肝功能可逐渐恢复正常。

4.临床表现　呼吸性酸中毒及电解质紊乱呼吸功能障碍导致$PaCO_2$增高(>45 mmHg)、pH下降(<7.35)、H^+浓度升高(>45 mmol/L),发生呼吸性酸中毒。早期可出现血压增高,中枢神经系统受累,表现为躁动、嗜睡、精神错乱、扑翼样震颤等。

(三)急性呼吸衰竭

1.病因　呼吸系统疾病如严重呼吸系统感染、急性呼吸道阻塞性病变、重度或危重哮喘、各种原因引起的急性肺水肿、肺血管疾病、胸廓外伤或手术损伤、自发性气胸和急剧增加的胸腔积液等,导致肺通气或(和)换气障碍;急性颅内感染、颅脑外伤、脑血管病变(脑出血、脑梗死)等可直接或间接抑制呼吸中枢;脊髓灰质炎、重症肌无力、有机磷中毒及颈椎外伤等可损伤神经—肌肉传导系统,引起肺通气不足。上述各种原因均可造成急性呼吸衰竭。

2.临床表现　急性呼吸衰竭的临床表现主要是低氧血症所致的呼吸困难和多脏器功

能障碍。

（1）呼吸困难：呼吸困难是呼吸衰竭最早出现的症状。多数患者有明显的呼吸困难，可表现为频率、节律和幅度的改变。较早表现为呼吸频率增快，病情加重时出现呼吸困难，辅助呼吸肌活动加强，如三凹征。中枢性疾病或中枢神经抑制性药物所致的呼吸衰竭，表现为呼吸节律改变，如潮式呼吸、比奥呼吸等。

（2）发绀：发绀是缺氧的典型表现，当动脉血氧饱和度低于90%时，可在口唇、指甲等处出现发绀。另应注意，因发绀的程度与还原型血红蛋白含量相关，所以红细胞增多者发绀更明显，贫血者则不明显或不出现发绀。因严重休克等引起末梢循环障碍的患者，即使动脉血氧分压尚正常，也可出现发绀，称作外周性发绀；而真正由于动脉血氧饱和度降低引起的发绀，称作中央性发绀。发绀还受皮肤色素及心功能的影响。

（3）精神神经症状：急性缺氧可出现精神错乱、躁狂、昏迷、抽搐等症状。如合并急性 CO_2 潴留，可出现嗜睡、淡漠、扑翼样震颤，甚至呼吸骤停。

（4）循环系统表现：多数患者有心动过速；严重低氧血症和酸中毒可导致心肌损害，亦可引起周围循环衰竭、血压下降、心律失常、心搏停止。

（5）消化和泌尿系统表现：严重呼吸衰竭对肝、肾功能都有影响，部分病例可出现丙氨酸氨基转移酶与血浆尿素氮升高，个别病例尿中可出现蛋白、红细胞和管型。因胃肠道黏膜屏障功能受损，导致胃肠道黏膜充血水肿、糜烂渗血或发生应激性溃疡，引起上消化道出血。

3.诊断　除原发疾病、低氧血症及 CO_2 潴留所致的临床表现外，呼吸衰竭的诊断主要依靠血气分析。而结合肺功能、胸部影像学和纤维支气管镜等检查对明确呼吸衰竭的原因至关重要。

（1）动脉血气分析：对判断呼吸衰竭和酸碱失衡的严重程度及指导治疗均具有重要意义。pH 可反映机体的代偿状况，有助于鉴别急性或慢性呼吸衰竭。当 $PaCO_2$ 升高、pH 正常时，称为代偿性呼吸性酸中毒；若 $PaCO_2$ 升高、pH<7.35，则称为失代偿性呼吸性酸中毒。

（2）肺功能检测：尽管某些重症患者肺功能检测受到限制，但我们能通过肺功能判断通气功能障碍的性质（阻塞性、限制性或混合性）及是否合并换气功能障碍，并对通气和换气功能障碍的严重程度进行判断。呼吸肌功能测试能够提示呼吸肌无力的原因和严重程度。

（3）胸部影像学检查：包括普通 X 线胸片、胸部 CT 和放射性核素肺通气/灌注扫描、肺血管造影及超声检查等。

（4）纤维支气管镜检查：对明确气道疾病和获取病理学证据具有重要意义。

4.治疗　呼吸衰竭的总体治疗原则是：加强呼吸支持，包括保持呼吸道通畅、纠正缺氧和改善通气等；呼吸衰竭病因和诱因的治疗；加强一般支持治疗以及对其他重要脏器功能的监测与支持。

（1）保持呼吸道通畅：对任何类型的呼吸衰竭，保持呼吸道通畅是最基本、最重要的治疗措施。呼吸道不畅使呼吸阻力增加，呼吸功耗增多，会加重呼吸肌疲劳；呼吸道阻塞致分泌物排出困难将加重感染，同时也可能发生肺不张，使气体交换面积减少；呼吸道如发生急性完全阻塞，会发生窒息，短时间内致患者死亡。

保持呼吸道通畅的方法主要有：①若患者昏迷，应使其处于仰卧位，头后仰，托起下颌并将口打开；②清除呼吸道内分泌物及异物；③若以上方法不能奏效，必要时应建立人工气道。人工气道的建立一般有三种方法，即简便人工气道、气管插管及气管切开，后两者属气管内导管。

若患者有支气管痉挛，需积极使用支气管扩张药物，可选用 β_2 肾上腺素受体激动剂、抗胆碱药、糖皮质激素或茶碱类药物等。在急性呼吸衰竭时，主要经静脉给药。

（2）氧疗：通过增加吸入氧浓度来纠正患者缺氧状态的治疗方法即为氧疗。对急性呼吸衰竭患者，应给予氧疗。

无创正压通气急诊临床
实践专家共识（2018）

1）吸氧浓度。确定吸氧浓度的原则是在保证 PaO_2 迅速提高到 60 mmHg 或脉搏容积血氧饱和度（SpO_2）达 90% 以上的前提下，尽量降低吸氧浓度。Ⅰ型呼吸衰竭的主要问题为氧合功能障碍而通气功能基本正常，较高浓度（>35%）给氧可以迅速缓解低氧血症而不会引起 CO_2 潴留。对伴有高碳酸血症的急性呼吸衰竭患者，往往需要将给氧浓度设定为达到上述氧合目标的最低值。

2）吸氧装置。①鼻导管或鼻塞：主要优点为简单、方便，不影响患者咳痰、进食；缺点为氧浓度不恒定，易受患者呼吸的影响。高流量时对局部鼻黏膜有刺激，氧流量不能大于 7 L/min。吸入氧浓度与氧流量的关系：吸入氧浓度（%）= 21+4×氧流量（L/min）。②面罩：主要包括简单面罩、带储气囊无重复呼吸面罩和文丘里面罩。主要优点为吸氧浓度相对稳定，可按需调节，且对鼻黏膜刺激小；缺点为在一定程度上影响患者咳痰、进食。

（3）增加通气量、改善 CO_2 潴留。

1）呼吸兴奋药的使用原则：必须保持呼吸道通畅，否则会引起呼吸肌疲劳，加重 CO_2 潴留；脑缺氧、脑水肿未纠正而出现频繁抽搐者慎用；患者的呼吸肌功能基本正常；不可突然停药。主要适用于以中枢抑制为主、通气量不足引起的呼吸衰竭，不宜用于以肺换气功能障碍为主所致的呼吸衰竭。常用的药物有尼可刹米和洛贝林，用量过大可引起不良反应。

2）机械通气：当机体出现严重的通气和（或）换气功能障碍时，以人工辅助通气装置（有创或无创呼吸机）来改善通气和（或）换气功能，即为机械通气。呼吸衰竭时应用机械通气能维持必要的肺泡通气量，降低 $PaCO_2$；改善肺的气体交换效能；使呼吸肌得以休息，有利于恢复呼吸肌功能。

气管插管的指征因病而异。当急性呼吸衰竭患者昏迷逐渐加深，呼吸不规则或出现暂停，呼吸道分泌物增多，咳嗽和吞咽反射明显减弱甚至消失时，应行气管插管使用机械通气。机械通气过程中应根据血气分析和临床资料调整呼吸机参数。机械通气的主要并发症包括：通气过度，造成呼吸性碱中毒；

无创呼吸机

通气不足，加重原有的呼吸性酸中毒和低氧血症；血压下降、心排出量下降、脉搏增快等循环功能障碍；气道压力过高或潮气量过大导致气压伤，如气胸、纵隔气肿或间质性肺气肿；人工气道长期存在可并发呼吸机相关肺炎（ventilator associated pneumonia，VAP）。

近年来，无创正压通气（non-invasive positive possure ventilation，NIPPV）用于急性呼吸衰竭的治疗已取得了良好效果。经鼻/面罩行无创正压通气，无需建立有创人工气道，简便易行，与机械通气相关的严重并发症发生率低。但患者应具备以下基本条件：①清醒能够合作；②血流动力学稳定；③不需要气管插管保护（即患者无误吸、严重消化道出血、气道分泌物过多且排痰不利等情况）；④无影响使用鼻/面罩的面部创伤；⑤能够耐受鼻/面罩。

（4）病因治疗：如前所述，引起急性呼吸衰竭的原发疾病多种多样，在解决呼吸衰竭本身所致危害的前提下，针对不同病因采取适当的治疗措施十分必要，也是治疗呼吸衰竭的根本所在。

（5）一般支持疗法：电解质紊乱和酸碱平衡失调的存在，可以进一步加重呼吸系统乃至其他系统脏器的功能障碍并干扰呼吸衰竭的治疗效果，因此应及时加以纠正。加强液体管理，防止血容量不足和液体负荷过大，保证血细胞比容在一定水平，对维持氧输送能力和防止肺水过多具有重要意义。呼吸衰竭患者由于摄入不足或代谢失衡，往往存在营养不良，需保证充足的营养及热量供给。

（6）其他重要脏器功能的监测与支持：呼吸衰竭往往会累及其他重要脏器，因此应及时将重症患者转入ICU，加强对重要脏器功能的监测与支持，预防和治疗肺动脉高压、肺源性心脏病、肺性脑病、肾功能不全、消化道功能障碍和弥散性血管内凝血（DIC）等疾病。特别要注意防治多脏器功能障碍综合征。

（四）慢性呼吸衰竭

1. 病因　慢性呼吸衰竭多由支气管—肺疾病引起，如慢阻肺、严重肺结核、肺间质纤维化、肺尘埃沉着症等。胸廓和神经肌肉病变，如胸部手术、外伤、广泛胸膜增厚、胸廓畸形、脊髓侧索硬化症等，亦可导致慢性呼吸衰竭。

2. 临床表现　慢性呼吸衰竭的临床表现与急性呼吸衰竭大致相似，但以下几个方面有所不同。

（1）呼吸困难：慢阻肺所致的呼吸困难，病情较轻时表现为呼吸费力伴呼气延长，严重时发展成浅快呼吸。若并发 CO_2 潴留，$PaCO_2$ 升高过快或显著升高以致发生 CO_2 麻醉时，患者可由呼吸过速转为浅慢呼吸或潮式呼吸。

（2）神经症状：慢性呼吸衰竭伴 CO_2 潴留时，随 $PaCO_2$ 升高可表现为先兴奋后抑制现象。兴奋症状包括失眠、烦躁、躁动、夜间失眠而白天嗜睡（昼夜颠倒现象）等，但此时切忌应用镇静或催眠药，以免加重 CO_2 潴留，诱发肺性脑病。肺性脑病主要表现为神志淡漠、肌肉震颤或扑翼样震颤、间歇抽搐、昏睡甚至昏迷等，亦可出现腱反射减弱或消失、锥体束征阳性等。此时应与合并脑部病变作鉴别。

（3）循环系统表现：CO_2 潴留使外周体表静脉充盈、皮肤充血、温暖多汗、血压升高、心排血量增多而致脉搏洪大；多数患者心率增快；因脑血管扩张产生搏动性头痛。

3. 诊断　慢性呼吸衰竭的血气分析诊断标准参见急性呼吸衰竭，但在临床上Ⅱ型呼吸衰竭患者还常见于另一种情况，即吸氧治疗后，$PaO_2>60$ mmHg，但 $PaCO_2$ 仍高于正常水平。

4.治疗　治疗原发病、保持气道通畅、恰当的氧疗等治疗原则与急性呼吸衰竭基本一致。

（1）氧疗：慢阻肺是导致慢性呼吸衰竭的常见呼吸系统疾病，患者常伴有 CO_2 潴留，氧疗时需注意保持低浓度吸氧，防止血氧含量过高。CO_2 潴留是通气功能不良的结果。慢性高碳酸血症患者呼吸中枢的化学感受器对 CO_2 反应性差，呼吸主要靠低氧血症对颈动脉体、主动脉体化学感受器的刺激来维持。若吸入高浓度氧，使血氧迅速上升，解除了低氧对外周化学感受器的刺激，便会抑制患者呼吸，造成通气状况进一步恶化，导致 CO_2 上升，严重时陷入 CO_2 麻醉状态。

（2）机械通气：根据病情选用无创机械通气或有创机械通气。慢阻肺急性加重早期及时应用无创机械通气可以防止呼吸功能不全加重，缓解呼吸肌疲劳，减少后期气管插管率，改善预后。

（3）抗感染：慢性呼吸衰竭急性加重的常见诱因是感染，一些非感染因素诱发的呼吸衰竭也容易继发感染。

（4）呼吸兴奋药：慢性呼吸衰竭患者在病情需要时可服用呼吸兴奋药。

（5）纠正酸碱平衡失调：慢性呼吸衰竭常有 CO_2 潴留，导致呼吸性酸中毒。当以机械通气等方法较为迅速地纠正呼吸性酸中毒时，原已增加的碱储备会使 pH 升高，对机体造成严重危害，故在纠正呼吸性酸中毒时，应注意同时纠正潜在的代谢性碱中毒，通常给予患者盐酸精氨酸和补充氯化钾。

（五）呼吸支持技术

1.氧疗　通过增加吸入氧浓度来纠正患者缺氧状态的治疗方法即为氧气疗法（简称氧疗）。合理的氧疗能使患者体内可利用氧明显增加，并减少呼吸做功，降低缺氧性肺动脉高压。

（1）适应证：一般而言，只要 PaO_2 低于正常即可氧疗，但临床实践中往往采用更严格的标准。对于成年患者，特别是慢性呼吸衰竭者，$PaO_2<60$ mmHg 是比较公认的氧疗指征。而对于急性呼吸衰竭患者，氧疗指征应适当放宽。

1）不伴 CO_2 潴留的低氧血症：此时患者的主要问题为氧合功能障碍，而通气功能基本正常，可予较高浓度吸氧（$\geqslant35\%$），使 PaO_2 提高到 60 mmHg 以上或 SaO_2 达 90% 以上。

2）伴明显 CO_2 潴留的低氧血症：对低氧血症伴有明显 CO_2 潴留者，应予低浓度（<35%）持续吸氧，控制 PaO_2 于 60 mmHg 或 SaO_2 于 90% 或略高。

（2）吸氧装置：其他氧疗方式还有机械通气氧疗、高压氧疗、气管内给氧或氦—氧混合气吸入等。除机械通气氧疗和高压氧疗外，其他方式在临床上使用相对较少。

（3）注意事项：①避免长时间高浓度吸氧（$FiO_2>0.5$），防止氧中毒；②注意吸入气体的温化和湿化；③吸氧装置需定期消毒；④注意防火。

2.人工气道的建立与管理　在危重症急救治疗工作中，保持呼吸道通畅，保证充分的通气和换气，防止呼吸道并发症及呼吸功能不全，是关系到重要脏器功能保障和救治能否成功的重要环节。

（1）建立人工气道的目的：①解除气道梗阻；②及时清除呼吸道内分泌物；③防止误吸；④严重低氧血症和高碳酸血症时实行正压通气治疗。

（2）建立人工气道的方法。

1）气道紧急处理：紧急情况下应首先保证患者有足够的通气及氧供，而不是一味强求气管插管。在某些情况下，一些简单的方法能起到重要作用，甚至能避免紧急气管插管，如迅速清除呼吸道和口咽部的分泌物或异物，头后仰，托起下颌，放置口咽通气道，用简易呼吸器经面罩加压给氧等。

2）人工气道建立方式的选择：气道的建立分为喉上途径和喉下途径。喉上途径主要指经口或经鼻气管插管，喉下途径指环甲膜穿刺或气管切开。

3）插管前的准备：喉镜、简易呼吸器、气管导管、负压吸引等设备。应先与家属交代清楚可能发生的意外，使其理解插管的必要性和危险性，取得一致认识。

4）插管操作方法：有经口腔和鼻腔的插管术。

5）插管过程的监测：监测基础生命体征，如呼吸状况、血压、心电图、SpO_2 及呼气末二氧化碳（$ETCO_2$）。$ETCO_2$ 对判断气管导管是否插入气管内有重要价值。

经口腔气管插管操作方法

（3）气管插管的并发症。

1）动作粗暴可致牙齿脱落或损伤口鼻腔和咽喉部黏膜，引起出血或造成下颌关节脱位。

2）浅麻醉下进行气管插管可引起剧烈咳嗽或喉、支气管痉挛；有时由于迷走神经过度兴奋而产生心动过缓、心律失常甚至心脏骤停；有时也会引起血压剧升。

3）导管过细使呼吸阻力增加，甚至因压迫、扭曲而使导管堵塞；导管过粗则容易引起喉头水肿。

4）导管插入过深误入一侧支气管内可引起另一侧肺不张。

（4）人工气道的管理：固定好插管，防止脱落移位。详细记录插管的日期和时间、插管型号、插管外露的长度、气囊的最佳充气量等。在拔管及气囊放气前必须清除气囊上的滞留物，以防止误吸、呛咳及窒息。对长期机械通气患者，需注意观察气囊有无漏气现象。每日定时口腔护理，以预防口腔病原菌所致的呼吸道感染。

3.机械通气　机械通气是在患者自然通气和（或）氧合功能出现障碍时，运用器械（主要是呼吸机）使患者恢复有效通气并改善氧合的技术方法。

（1）适应证：①通气功能障碍为主的疾病，包括阻塞性通气功能障碍（如慢阻肺急性加重、哮喘急性发作等）和限制性通气功能障碍（如神经肌肉疾病、间质性肺疾病、胸廓畸形等）；②换气功能障碍为主的疾病，如 ARDS、重症肺炎等。

（2）禁忌证：随着机械通气技术的进步，现代机械通气已无绝对禁忌证，相对禁忌证仅为气胸及纵隔气肿未行引流者。

（3）常用通气模式：常用的通气模式包括控制通气（CMV）、辅助通气（AMV）、辅助—控制通气（A-CV）、同步间歇指令通气（SIMV）、压力支持通气（PSV）、持续气道正压通气(CPAP)、呼吸末正压通气(PEEP)、双相气道正压通气(BIPAP)模式等。控制通气模式适用于无自主呼吸或自主呼吸极微弱的患者,辅助通气模式适用于有一定自主呼吸但尚不能满足需要的患者。

(4)并发症:机械通气的并发症主要与正压通气和人工气道有关。

1)呼吸机相关肺损伤(ventilator associated lung injury,VALI):包括气压—容积伤、剪切伤和生物伤。

2)血流动力学影响:胸腔内压力升高,心排出量减少,血压下降。

3)呼吸机相关肺炎(VAP)。

4)气囊压迫导致气管—食管瘘。

(5)撤机:由机械通气状态恢复到完全自主呼吸需要一个过渡阶段,此阶段即为撤机。撤机前应基本去除呼吸衰竭的病因,改善重要脏器的功能,纠正水、电解质、酸碱失衡。可以采用T型管、PSV、有创无创序贯通气等方式逐渐撤机。

(6)无创机械通气:近年来,无创正压通气已从传统的主要治疗阻塞型睡眠呼吸暂停低通气综合征(OSAHS)扩展为治疗多种急、慢性呼吸衰竭,其在慢阻肺急性加重早期、慢阻肺有创无创序贯通气、急性心源性肺水肿、免疫力低下患者、术后预防呼吸衰竭以及家庭康复(home care)等方面均有良好的治疗效果。具有双水平气道正压(BiPAP)功能的无创呼吸机性能可靠、操作简单,临床应用较多。

(7)其他通气技术高频通气(HFV)、液体通气(LV)、气管内吹气(TGI)、体外膜肺氧合(ECMO)等技术,亦可应用于急性呼吸衰竭的治疗。

第三节 神经系统危重症监测与护理

预习案例

患者,男,54岁,因"突发头晕、左侧肢体无力约2小时"入院。既往有高血压病、2型糖尿病病史。CT示右侧基底节区脑出血;当晚23:05患者出现意识模糊,双侧瞳孔对光反射迟钝等现象。

思考
1.应重点关注患者的哪些方面?应采取哪些护理措施?
2.如何对家属进行健康教育?

一、神经系统的基本组成

神经系统由中枢部分及其外周部分组成。神经系统的基本结构和功能单位是神经元(神经细胞),而神经元的活动和信息在神经系统中的传输则表现为一定的生物电变化及其传播。神经系统的功能活动十分复杂，但其基本活动方式是反射。反射是神经系统对内、外环境的刺激所做出的反应。

反射活动的形态基础是反射弧(reflex-arc)。反射弧的基本组成：感受器、传入神经、神经中枢、传出神经、效应器。反射弧中任何一个环节发生障碍，反射活动将减弱或消失。

(1)神经系统按部位可分为中枢神经系统和周围神经系统。

1)中枢神经系统：包括脑和脊髓。脑位于颅腔内，脊髓位于椎管内。

2)周围神经系统(外周神经系统)：包括与脑相连的 12 对脑神经和与脊髓相连的 31 对脊神经。

(2)外周神经系统又可分为躯体神经系统和内脏神经系统。

1)躯体神经系统：又称为动物神经系统，含有躯体感觉和躯体运动神经，主要分布于皮肤和运动系统(骨、骨连结和骨骼肌)，管理皮肤的感觉和运动器的感觉及运动。

2)内脏神经系统：又称自主神经系统、植物神经系统，主要分布于内脏、心血管和腺体，管理它们的感觉和运动。内脏神经系统包括内脏感觉(传入)神经和内脏运动(传出)神经，内脏运动神经又根据其功能分为交感神经和副交感神经。

二、神经系统危重症的护理

(一)癫痫持续状态

癫痫持续状态(status epilepticus)是神经科急危症，包括小发作持续状态、部分性癫痫发作持续状态，而以大发作持续状态为多见和严重。大发作持续状态是指强直阵挛发作的持续和频繁发作，发作间期意识不恢复；或者指一次癫痫发作持续 30 分钟以上。如不及时治疗，可因生命功能衰竭而死亡，或造成持久性及脑损害后遗症。

1.病因　长期服用抗癫痫药物过程中突然停药是引起癫痫持续状态的最常见原因，约占本症的 3%，其次为脑炎、脑膜炎。脑血管意外如脑出血、蛛网膜下隙出血、脑栓塞、动脉硬化性脑梗死，头颅外伤引起的颅内血肿、脑挫伤等，颅内肿瘤、脑囊虫病等颅内疾病也是常见的原因。此外，颅外感染的高热感染中毒状态、低血糖、低血钙、高钠血症、药物、食物中毒等也可引起癫痫持续状态。

2.病理生理　持续或反复惊厥发作可导致不可逆中枢神经系统及其他系统损害，可使大脑耗氧和耗糖量急剧增加，而脑组织几乎无氧和葡萄糖储备，低血糖、缺氧使神经元内 ATP 减少，导致离子泵功能障碍，钠、钙离子进入细胞内，钾离子由膜内到膜外。兴奋性氨基酸及神经毒性产物(如花生四烯酸、前列腺素、白三烯等)大量增加，导致神经元和轴突水肿死亡。缺氧使脑血流自动调节功能障碍，导致脑缺血，进一步加重脑损害。同时，其他系统代谢性并发症相继出现。如代谢性酸中毒、高热、低血糖、休克、高血钾、肌红蛋白尿等，继而发生心、肝、肾、肺多脏器功能衰竭，是患者常见的死因。

3.临床表现

癫痫大发作的特点为意识丧失及全身抽搐。患者突然意识丧失，跌倒在地，全身肌肉发生持续性收缩、头向后仰、上肢屈曲或伸直、两手握拳、拇指内收、下肢伸直、足内翻，称强直性抽搐期，持续约 20 秒；随后患者的肌肉呈强烈的屈伸运动，称阵挛性抽搐期，约 40 秒。在强直期至阵挛期间，可出现下列情况：开始时多有尖叫一声，是由于呼吸肌和声带肌同时收缩，肺内空气从变窄的声门挤出所致。由于呼吸肌强烈收缩，呼吸暂停，皮肤自苍白转为青紫，由于咀嚼肌收缩而咬破舌头，口吐带血泡沫。膀胱及腹壁肌肉强烈收缩可发生尿失禁。同时，在惊厥期中出现心率增快，血压升高，汗液、唾液和支气管分泌物增多，瞳孔散大、对光反射消失和深浅反射消失。此后由昏迷转为睡眠渐清醒，或先有短暂意识模糊后才清醒。自发作开始至意识恢复历时 5~15 分钟。如有延长性睡眠，可以数小时才清醒。

全面性强直阵挛发作（GTCS）在短时间内频繁发作，发作间期意识不清者，称为癫痫大发作持续状态。大发作持续状态超过 20 分钟，可使大脑皮质氧分压（PO_2）降低，也可引起脑水肿和选择性脑区细胞死亡。如果大发作持续状态超过 60 分钟，则可出现继发性代谢障碍合并症，乳酸增高，高血糖后的低血糖，脑脊液压力升高，高热、大汗、失水，继高血压后出现低血压，终至休克。

4. 诊断　根据典型病史及观察到的发作状态即可诊断，必要时可做脑电图检查以帮助诊断，进一步寻找病因。特发性癫痫的患者脑部并无可以导致症状的结构性变化或代谢异常，而与遗传因素有较密切的关系。对疑为症状性癫痫的患者，可选择颅脑 CT 或 MRI、脑电图、放射性核素脑扫描（SPECT）、脑血管造影、心电图及有关生化检查以助诊断。

5. 治疗与护理

（1）一般治疗。

1）使患者平卧，头偏向一侧，让分泌物流出，以免窒息；松解衣领、腰带，适当扶持而不是按压抽搐肢体，以免发生骨折或脱臼。

2）用裹上纱布的压舌板或毛巾、手帕塞入齿间，以防咬伤舌头。应取出义齿。

3）供给氧气，保持呼吸道通畅。

（2）药物治疗。在选用药物时，应考虑患者的年龄、全身情况、抽搐的严重程度以及引起持续状态的原因，以求尽快控制发作。

1）应用镇静药：地西泮（安定）。

2）联合用药：应用地西泮 2~3 次后症状不缓解者，可合并使用苯巴比妥或水合氯醛，常可奏效。

3）全身麻醉：经上述药物治疗仍不能控制发作且危及生命者，可考虑全身麻醉控制抽搐。

6. 并发症及其防治　治疗过程中应密切观察生命体征、维持正常呼吸、循环、体温，注意供给足够热量及液体，维持水、电解质平衡，纠正酸中毒，避免低血糖加重脑损害，防治肺部感染。

（1）呼吸衰竭：严重的癫痫持续状态以及某些抗癫痫药物可引起呼吸衰竭，吸入呕吐物或呼吸道分泌物可引起呼吸道阻塞，加重呼吸困难。保持呼吸道通畅，吸氧，适当应用呼吸中枢兴奋剂可改善呼吸功能，必要时可行气管切开或插管，应用人工呼吸机辅助呼吸。

（2）脑水肿：癫痫持续状态可引起严重的脑水肿，加重昏迷，并使抗癫痫药物难以进入脑组织，发作更难控制。可使用甘露醇、呋塞米（速尿），必要时可予肾上腺皮质激素以减轻脑水肿。

（3）其他：出现循环衰竭时予抗休克治疗；高热时物理降温及使用退热药，必要时予亚冬眠疗法。另应注意防褥疮及做好大小便护理，还可应用三磷腺苷（ATP）、辅酶 A、细胞色素 C 等以减轻或防止癫痫持续状态后的智力障碍。

（二）脑出血

脑出血（intra cerebral hemorrhage，ICH）是指原发性非外伤性脑实质内出血，多数发生于大脑半球，少数原发于脑桥和小脑，占全部脑卒中的 20%~30%。

1.病因与发病机制

（1）病因：大约半数脑出血病例是因高血压所致，以高血压合并小动脉硬化最常见；其他病因包括脑动脉粥样硬化、血液病、动脉瘤、动静脉畸形、脑动脉炎、硬膜静脉窦血栓形成、原发或转移性肿瘤、梗死性脑出血、抗凝或溶栓治疗等。

（2）发病机制：高血压性脑出血的发病机制并不完全清楚，目前多认为长期高血压可导致脑内小动脉或深穿支动脉壁纤维素样坏死或脂质透明变性、小动脉瘤或微夹层动脉瘤形成，当血压骤然升高时，血液自血管壁渗出或动脉瘤壁直接破裂，血液进入脑组织形成血肿。另外，高血压可引起远端血管痉挛，导致小血管缺氧、坏死及血栓形成，斑点状出血及脑水肿，出血融合成片即发生较大量出血，可能为子痫等高血压性脑出血的机制。

2.病理生理　检查可见，出血侧半球肿胀、充血，血液可流入蛛网膜下隙或破入脑室系统；出血灶呈大而不规则空腔，中心充满血液或紫色葡萄浆状血块，周围是坏死脑组织，并有瘀点状出血性软化带；血肿周围的脑组织受压，水肿明显，血肿较大时引起颅内压增高，可使脑组织和脑室移位变形，重者形成脑疝；幕上半球出血，血肿向下挤压下丘脑和脑干，使之移位、变形和继发出血，并常常出现小脑幕疝；如下丘脑和脑干等中线结构下移可形成中心疝；如颅内压增高极明显或小脑大量出血可发生枕大孔疝，脑疝是各类脑出血最常见的直接致死原因。急性期后血块溶解，吞噬细胞清除含铁血黄素和坏死的脑组织，胶质增生，小出血灶形成胶质瘢痕，大出血灶形成中风囊。

3.临床表现

脑出血常见于 50 岁以上的高血压者，多在体力活动或情绪激动时发病。急性期常见的主要表现有头痛、头晕、呕吐、意识障碍、肢体瘫痪、失语、大小便失禁等。发病时常有显著的血压升高，一般在 180/110 mmHg。

基底节区脑出血（内囊区）可分为轻症或重症。轻症患者多突然头痛、呕吐，意识障碍轻或无，出血灶对侧出现不同程度的中枢性偏瘫、面瘫和舌瘫，亦可以出现偏身感觉减退和偏盲。如优势半球出血，可出现失语。如出血量不大，也不继续出血，患者可幸存并可获相当程度的恢复。重症患者起病急，昏迷深，呼吸呈新声，反复呕吐，常有双侧瞳孔不等大，部分患者双眼向出血侧凝视。出血灶对侧偏瘫，肌张力降低，巴宾斯基征阳性，针刺瘫痪侧无反应。

脑叶出血是发生在脑叶皮质下的白质出血，多见于顶叶、颞叶、枕叶。昏迷发生率低，而头痛、呕吐多见，可出现偏瘫或轻偏瘫，病灶位于优势半球时可出现失语。临床症状与血肿所在的脑叶有关，预后相对较好。脑桥出血可出现出血侧面神经、展神经麻痹及对侧肢体瘫痪，CT 测量出血量少于 5 mL 者预后较好。重症脑桥出血时，患者昏迷、四肢瘫痪，双侧巴宾斯基征阳性，双侧瞳孔极度缩小呈"针尖样"，持续高热、呼吸节律改变，往往病情进展迅速而死亡。

小脑出血多发生于一侧小脑半球齿状核区，患者突起眩晕、频繁呕吐、枕部头痛、一侧肢体共济失调、眼球震颤。小脑出血量大时，血液破入第四脑室或压迫脑干，患者很快出现昏迷，眼球浮动，呼吸不规则，瞳孔往往先缩小而后扩大，可在数小时至几日内因急性枕骨大孔疝而死亡。

4.辅助检查

(1)CT 检查：是临床疑诊脑出血的首选检查。发病后 CT 即可显示新鲜血肿，为圆形或卵圆形均匀高密度区，边界清楚；可显示血肿部位、大小、形态，是否破入脑室，血肿周围有无低密度水肿带及占位效应、脑组织移位和梗阻性脑积水等，有助于确诊及指导治疗。脑室大量积血呈高密度铸型，脑室扩大。1 周后血肿周围有环形增强，血肿吸收后呈低密度或囊性变。对进展型脑出血病例应进行 CT 动态观察。

(2)MRI 检查：急性期对幕上及小脑出血的价值不如 CT，对脑干出血优于 CT，病程 4~5 周后 CT 不能辨认脑出血时，MRI 仍可明确分辨，故可区别陈旧性脑出血和脑梗死；可显示血管畸形的流空现象。MRI 较 CT 更易发现脑血管畸形、血管瘤及肿瘤等出血原因。血肿及周围脑组织 MRI 表现较复杂，主要受血肿所含血红蛋白量的变化影响。

(3)数字减影脑血管造影：怀疑脑血管畸形、血管炎等可行数字造影检查，尤其是血压正常的年轻患者应考虑，以查明病因，预防复发。

(4)脑脊液检查：脑压增高，脑脊液多呈洗肉水样均匀血性。因有诱发脑疝的危险，仅在不能进行头颅 CT 检查、且临床无明显颅内压增高表现时进行；怀疑小脑出血者禁行腰穿。

(5)还应进行血、尿、便常规及肝功、肾功、凝血功能、心电图检查，外周血白细胞可暂时增高，血糖、尿素氮等亦可短暂升高，凝血活酶时间和部分凝血活酶时间异常提示凝血功能障碍。

5.治疗与护理　防止出血加重、减轻脑水肿和控制过度高血压是脑出血急救治疗的主要环节，同时应注意改善脑缺氧，积极防治各种并发症。

(1)防止出血加重。

1)保持安静：尽量避免长途运送及过多搬动患者，注意保持呼吸道通畅，随时吸除口腔分泌物或呕吐物。适当供氧，在发病最初 4 小时内每小时测血压、脉搏和观察神志、呼吸、瞳孔各 1 次，以后渐改为每 2~4 小时观察 1 次，直到病情稳定。

2)降低过高的血压：血压过高或波动过大易致继续出血，选用适当药物使血压逐渐下降到脑出血前水平或 150/90 mHg 左右。口服降压药可选用血管紧张素转换酶抑制类如卡托普利等，或钙通道阻滞药类和 β 受体拮抗药等。血压过高时，应抬高床头 30°~45°；血压下降接近正常时，应将床头放平。如血压下降过低则需将床头放低。

（2）降低颅内压，减轻脑水肿：脑出血后脑水肿逐渐加重，常于 3～4 天达到高峰，可引起脑疝，危及生命。临床上常用的脱水剂是 20% 甘露醇、呋塞米等。必须根据患者颅内压增高的程度和心、肾功能情况来选择脱水剂及其剂量。如有心、肾功能不全者，常选用呋塞米等利尿药，慎用甘露醇。在使用脱水剂治疗过程中，应注意不可过度脱水，以防血容量不足、低血压和肾功能损害。同时应补钾，防止电解质平衡紊乱。若病情危重，可慎用地塞米松，每日 5～10 mg，或视病情而定。对于轻症脑出血患者，如意识障碍很轻，不宜用过强的脱水药物，以免干扰颅内压的稳定，也有利于止血。

（3）改善脑供氧，保持脑组织：包括间歇供氧，保持呼吸道通畅。呼吸道分泌物过多、呕吐者又出现呼吸困难时，应考虑气管切开。

（4）加强护理，防治合并症：脑出血患者除因急性中枢衰竭、脑疝死亡外，还有 1/3 患者死于肺炎、消化道出血、心肌梗死、呕吐后窒息、气管梗阻等并发症。护理上要注意以下几个方面。①头宜侧卧，以利口腔分泌物流出；清洁口腔，定期翻身拍背。②上消化道出血者，可经胃管注入冰盐水加去甲肾上腺素 4～8 mg；或将凝血酶 100～400 U，加入温生理盐水后经胃管注入；注射止血药如巴曲酶（立止血）、维生素 K 及 H_2 受体拮抗药如雷尼替丁、法莫替丁等，可制止胃酸分泌，控制消化道出血。③控制液体入量，每日 1500～2500 mL 为宜，保证足够营养，注意水、电解质平衡。起病后第三日如患者神志仍不清楚时可考虑鼻饲流质，神志清醒者宜尽早喂食。

（5）手术治疗：通过颅骨钻孔或骨瓣成形以清除血肿来治疗脑出血，在临床上虽已应用多年，但对其适应证和禁忌证尚未形成一致的认识。一般认为，下列情况适宜手术治疗：①小脑出血，可做 MRI 或 CT 扫描以确诊；②半球内出血，临床表现为进行性恶化，呈现颅内压增高或脑疝早期征象，如脉搏变缓、血压渐升、呼吸减慢、意识障碍加深或有一侧瞳孔开始扩大等；③脑出血后恢复缓慢，如经影像学检查显示有较大颅内血肿者，可考虑手术清除。如有以下情况，不宜或不应进行手术治疗：①高龄且有心脏或其他内脏疾患；②血压过高未得到控制；③生命体征很不稳定，如深度昏迷、瞳孔放大及血压、呼吸、脉搏不规则等；④出血部位在内囊深部、丘脑、脑干者。至于较小血肿、生命体征稳定者，不需手术治疗。

（三）脑栓塞

由于异物（固体、液体、气体）沿血液循环进入脑动脉或供应脑的颈部动脉，造成血管阻塞而致脑组织缺血、软化，称为脑栓塞。只要产生栓子的原因不消除，就有反复发作的可能，且大多在首次发病 1 年内。

1.病因　脑栓塞根据栓子来源不同，可分为两类。①心源性脑栓塞：最常见，占脑栓塞 60%～75%，脑栓塞通常是心脏病的重要表现之一，最常见的直接原因是慢性心房纤颤；风湿性心瓣膜病、心内膜炎赘生物及附壁血栓脱落等是栓子的主要来源。②非心源性脑栓塞：如动脉粥样硬化斑块的脱落、肺静脉血栓或血凝块、骨折或手术时脂肪柱和气栓等；颈动脉纤维肌肉发育不良是一种节段性非动脉粥样硬化性血管病变，多见于女性，也可发生脑栓塞；肺部感染、败血症可引起脑栓塞，肾病综合征高凝状态亦可发生脑栓塞。③来源不明：约 30% 的脑栓塞不能确定原因。

2. 病理 　脑栓塞最常见于颈内动脉系统，特别是大脑中动脉。脑栓塞的病理改变与脑血栓形成基本相同，但由于栓子常为多发且易破碎，具有移动性或可能带有细菌，故栓塞性脑梗死常为多灶性的，可伴发脑炎、脑脓肿、局限性动脉炎和细菌性动脉瘤等；脂肪和空气栓子多引起脑内多发性小栓塞，寄生虫性栓子在栓塞部位可发现虫体或虫卵。

3. 临床表现

（1）任何年龄均可发病，但以青壮年多见。多在活动中突然发病，常无前驱症状，局限性神经缺失症状多在数秒至数分钟内发展到高峰，是发病最急的脑卒中，且多表现为完全性卒中。

（2）大多数患者意识清楚或仅有轻度意识模糊，颈内动脉或大脑中动脉主干的大面积脑栓塞可发生严重脑水肿、颅内压增高、昏迷及抽搐发作，病情危重；椎基底动脉系统栓塞也可发生昏迷。

（3）局限性神经缺失症状与栓塞动脉供血区的功能相对应。约 4/5 脑栓塞累及 wills 环前部，多为大脑中动脉主干及其分支，出现失语、偏瘫、单瘫、偏身感觉障碍和局限性癫痫发作等，偏瘫多以面部和上肢为重，下肢较轻；约 1/5 发生在 Wills 环后部，即椎基底动脉系统，表现为眩晕、复视、共济失调、交叉瘫、四肢瘫、发音及吞咽困难等。

（4）大多数患者有栓子来源的原发疾病，如风湿性心脏病、冠心病和严重心律失常等；部分患者有心脏手术、长骨骨折、血管内治疗史等。

4. 辅助检查

（1）头颅 CT 及 MRI 可显示缺血性梗死或出血性梗死的改变。MRI 可发现颈动脉及主动脉狭窄程度，显示栓塞血管的部位。

（2）脑脊液压力正常，大面积栓塞性脑梗死可增高；出血性梗死者可呈血性或镜下可见红细胞；亚急性细菌性心内膜炎等感染性脑栓塞白细胞增高，早期以中性粒细胞为主，晚期以淋巴细胞为主；脂肪栓塞者可见脂肪球。

（3）脑电图在栓塞侧可有局限性慢波增多，但无定性意义。由于脑栓塞作为心肌梗死的第一个症状并不少见，且约 20% 心肌梗死是无症状性，所以心电图检查应作为常规。超声心动图检查可证实心源性栓子的存在。颈动脉超声检查可评价颈动脉管腔狭窄、血流及颈动脉斑块，对颈动脉源性脑栓塞有提示意义。

5. 治疗与护理

（1）预防心脏病是防治脑栓塞的一个重要环节。一旦发生脑栓塞，其治疗原则上与动脉硬化性脑梗死相同，并且对心脏病变应同时进行治疗。

（2）脂肪栓塞的治疗，有人主张用小剂量肝素、右旋糖酐 40.5% 碳酸氢钠注射液 250 mL 静脉滴注，每日 2 次，有助于脂肪颗粒的溶解。空气栓塞的治疗同心源性脑栓塞。

急性脑卒中患者
机械取栓术的影像学表现

（四）急性颅内压增高

急性颅内压增高是多种疾病共有的一种症候群。正常成人侧卧时颅内压力经腰椎穿刺测定为 7~18 cmH$_2$O，若超过 20 cmH$_2$O，则为颅内压增高。

1.病因　临床常见下列几种情况：①颅内容物的体积增加超过了机体生理代偿的限度，如颅内肿瘤、脓肿、急性脑水肿等；②颅内病变破坏了生理调节功能，如严重脑外伤、脑缺血、缺氧等；③病变发展过于迅速，使脑的代偿功能来不及发挥作用，如急性颅内大出血、急性颅脑外伤等；④病变引起脑脊液循环通路阻塞；⑤全身情况差使颅内压调节作用衰竭，如毒血症和缺氧状态。

2.病理生理　颅腔除了血管与外界相通外，基本上可看作是一个不可伸缩的容器，其总容积是不变的。颅腔内的 3 种内容物——脑、血液及脑脊液，它们都是不能被压缩的。但脑脊液与血液在一定范围内是可以被置换的。所以颅腔内任何一种内容物的体积增大，必然导致其他两种内容物的体积代偿性减少来相适应。颅内压的调节很大程度取决于机体本身的生理和病理情况。调节有一定的限度，超过这个限度就会引起颅内压增高。

3.临床表现　在极短的时间内发生的颅内压增高称为急性颅内压增高。主要临床症状：

（1）头痛：急性颅内压增高意识尚未丧失之前，头痛剧烈，常伴喷射性呕吐。头痛常在前额与双颞，头痛与病变部位常不相关。

（2）视盘水肿：急性颅内压增高可在数小时内见视盘水肿，视盘周围出血。

（3）意识障碍：是急性颅内压增高的重要症状之一，可以为嗜睡、昏迷等不同程度的意识障碍。

（4）脑疝：整个颅腔被大脑镰和天幕分成 3 个相通的腔，并以枕骨大孔与脊髓腔相通，当颅内某一分腔有占位病变时，压力高、体积大的部分就向其他分腔挤压、推移而形成脑疝。由于脑疝压迫，使血液循环及脑脊液循环受阻，进一步加剧颅内高压，最终危及生命。常见的脑疝有 2 类：小脑幕切迹疝及枕骨大孔疝。

脑疝的抢救流程

1）小脑幕切迹疝：通常是一侧大脑半球占位性病变所致，由于颞叶海马沟回疝入小脑幕切迹孔，压迫同侧动眼神经和中脑，患者呈进行性意识障碍，病变导致瞳孔扩大、对光反射消失，病情进一步恶化时双侧瞳孔散大、去大脑强直，最终呼吸、心跳停止。

2）枕骨大孔疝：主要见于颅后窝病变。由于小脑扁桃体疝入枕骨大孔，延髓受压。临床表现为突然昏迷、呼吸停止、双瞳孔散大，随后心跳停止而死亡。

（5）其他症状可有头晕、耳鸣、烦躁不安、展神经麻痹、复视、抽搐等。儿童患者常有头围增大、颅缝分离、头皮静脉怒张等。生命体征变化是颅内压增高的危险征象。

4.诊断　急性颅内压增高急性发病的头痛、呕吐、视盘水肿及很快出现意识障碍、抽搐等情况应考虑有急性颅内压增高，应详细询问病史并体检，做有关的实验室检查，同时做脑脊液检查，脑 CT、MRI、脑电图、脑血管造影等辅助检查可提供重要的诊断资料，从而采取相应的治疗措施。

5. 治疗与护理

（1）脱水治疗。

1）高渗性脱水：20%甘露醇为目前首选的降颅压药物。同时应限制液体入量和钠盐摄入量，并注意电解质平衡，有心功能不全者应预防因血容量突然增加而致急性左侧心力衰竭及肺水肿。

2）利尿药：可利尿脱水，常用呋塞米（速尿）和依他尼酸（利尿酸），其脱水作用不及高渗脱水剂，但与甘露醇合用可减少其用量。

3）血清白蛋白：每次 50 mL，每日 1 次，连续用 2~3 天。应注意心功能。

4）激素：主要在于改善血—脑屏障功能及降低毛细血管通透性。常用地塞米松，每日 10~20 mg，静脉滴注或肌注。

（2）减少脑脊液容量对阻塞性或交通性脑积水患者可做脑脊液分流手术，对紧急患者可做脑室穿刺引流术，暂时缓解颅内高压。

（3）其他对严重脑水肿伴躁动、发热、抽搐或去大脑强直者，可采用冬眠低温治疗，充分供氧，必要时可将气管切开以改善呼吸道阻力。有条件时可使用颅内压监护仪，有利于指导脱水剂的应用和及时抢救。

（4）当颅内高压危象改善后，应及时明确病因，以便进行病因治疗。

第四节　消化系统危重症监测与护理

预习案例

患者，男，25 岁，因左上腹疼痛伴恶心呕吐 12 小时就诊。该患者由于昨晚会餐饮酒，午夜出现上腹隐痛，2 小时后疼痛加剧，持续性呈刀割样，并向左腰背部放射，伴恶心，呕吐物为胃内容物及黄绿苦水，无虫体及咖啡样物，吐后疼痛仍不缓解。病来无发冷、发热，二便正常，曾于当地医院注射阿托品、阿尼利定（安痛定）各 1 支，症状不缓解而急诊来院。既往健康，护理体检：T 36.8℃，P 80 次/分，BP 75/120 mmHg，急性痛苦面容，辗转不安，大汗淋漓，皮肤巩膜无黄染，心肺检查正常，腹部平软，左上腹轻度压痛，无肌紧张及反跳痛，移动性浊音阴性，肠鸣音无亢进及减弱。辅助检查：血淀粉酶 512 μ（苏氏法）。

思考

1. 该患者最可能的医疗诊断是什么？

2. 主要护理诊断有哪些？

3. 针对疼痛的护理措施有哪些？

一、消化功能监测

消化系统由消化道和消化腺两部分组成。

消化道是一条起自口腔，延续咽、食道、胃、小肠、大肠到肛门的很长的肌性管道，其中经过的器官包括口腔、咽、食管、胃、小肠(十二指肠、空肠、回肠)及大肠(盲肠、结肠、直肠)等部。

消化腺有小消化腺和大消化腺两种。小消化腺散在消化管各部的管壁内，大消化腺有三对唾液腺(腮腺、下颌下腺、舌下腺)、肝脏和胰脏，它们均借助导管，将分泌物排入消化管内。

消化系统的基本生理功能是摄取、转运、消化食物和吸收营养、排泄废物，这些生理的完成有利于整个胃肠道协调的生理活动。食物的消化和吸收，供机体所需的物质和能量，食物中的营养物质除维生素、水和无机盐可以被机体直接吸收利用外，蛋白质、脂肪和糖类等物质均不能被机体直接吸收利用，需在消化管内被分解为结构简单的小分子物质，才能被吸收利用。

二、消化经系统危重症的护理

(一)急性胰腺炎

急性胰腺炎(acute pancreatitis，AP)为胰酶消化自身胰腺及其周围组织引起的化学性炎症，是急诊临床较常见的胰腺疾病，也是消化系统常见的急腹症之一。临床以急性上腹痛、恶心、呕吐、发热和血胰酶增高等为特点。根据临床表现与累及的脏器分为轻症急性胰腺炎与重症急性胰腺炎，其中重症急性胰腺炎占急性胰腺炎患者的10%~20%，病情危重，并发症多，预后不良，死亡率高达40%。

1.病因与发病机制　尽管导致急性胰腺炎的病因及确切发病机制迄今尚未完全阐明，但诸多因素可造成胰管梗阻或胰液逆流或各因素刺激十二指肠，产生大量促胰液素促使胰腺分泌增加，胰管内压力增高，致胰液外溢或血液循环障碍或胰腺防御机制受到破坏，致激活后的胰消化酶损害胰腺及其周围组织引起急性胰腺炎，部分患者也可合并细菌或真菌感染。临床可见较多的因素能引起急性胰腺炎，不仅是胰腺本身的管道或动脉血流发生障碍时可导致胰腺炎，而且胰腺邻近器官或脏器以及某些全身性疾病也能影响到胰腺，某些饮料、食物、药品亦能诱发胰腺炎。

2.病理　急性胰腺炎的病理变化一般分为两种类型。

(1)急性水肿型：大体上见胰腺肿大、水肿、分叶模糊、质脆，病变累及部分或整个胰腺，胰腺周围有少量脂肪坏死。组织学检查见间质水肿、充血和炎症细胞浸润，可见散在的点状脂肪坏死，无明显胰实质坏死和出血。

(2)急性坏死型：大体上表现为红褐色或灰褐色，并有新鲜出血区，分叶结构消失。有较大范围的脂肪坏死灶，散落在胰腺及胰腺周围的组织如大网膜，称为钙皂斑。由于胰液外溢和血管损害，部分患者可有化学性腹腔积液、胸腔积液和心包积液，并易继发细菌感染。发生急性呼吸窘迫综合征时可出现肺水肿、肺出血和肺透明膜形成，也可见肾小球病变、肾小管坏死、脂肪栓塞和弥散性血管内凝血等病理变化。

3. 临床表现　急性胰腺炎常在饱食、用餐或饮酒后发生。部分患者无诱因可查。其临床表现和病情轻重取决于病因、病理类型和诊治是否及时。

（1）症状。

1）腹痛：为本病的主要表现和首发症状，突然起病，程度轻重不一，可为钝痛、刀割样痛、钻痛或绞痛，呈持续性，可有阵发性加剧，一般胃肠解痉药不能缓解，进食可加剧。疼痛部位多在中上腹，可向腰背部呈带状放射，取弯腰抱膝位可减轻疼痛。水肿型腹痛 3~5 天即缓解。坏死型病情发展较快，腹部剧痛延续较长，由于渗液扩散，可引起全腹痛。

2）恶心、呕吐及腹胀：多在起病后出现，有时颇频繁，吐出食物和胆汁，呕吐后腹痛并不减轻。同时有腹胀，甚至出现麻痹性肠梗阻。

3）发热：多数患者有中度以上发热，持续 3~5 天。持续发热一周以上不退或逐日升高、白细胞升高者应怀疑有继发感染，如胰腺脓肿或胆道感染等。

4）低血压或休克：重症胰腺炎常发生。患者烦躁不安，皮肤苍白、湿冷等；有极少数休克可突然发生，甚至发生猝死。主要原因为有效血容量不足，缓激肽类物质致周围血管扩张，并发消化道出血。

5）水、电解质、酸碱平衡及代谢紊乱：多有轻重不等的脱水，低血钾，呕吐频繁可有代谢性碱中毒。重症者有明显脱水与代谢性酸中毒，低钙血症（<2 mmoL/L），部分伴血糖增高，偶可发生糖尿病酮症酸中毒或高渗性昏迷。

（2）体征。

1）轻症急性胰腺炎：患者腹部体征较轻，往往与主诉腹痛程度不十分相符，可有腹胀和肠鸣音减少，无肌紧张和反跳痛。

2）重症急性胰腺炎：患者上腹或全腹压痛明显，并有腹肌紧张，反跳痛。肠鸣音减弱或消失，可出现移动性浊音，并发脓肿时可扪及有明显压痛的肿块。伴麻痹性肠梗阻且有明显腹胀，腹水多呈血性，其中淀粉酶明显升高。少数患者因胰酶、坏死组织及出血沿腹膜间隙与肌层渗入腹壁下，致两侧腰腹部皮肤呈暗灰蓝色，称 Grey-Tumer 征；可致脐周围皮肤青紫，称 Cullen 征。在胆总管或壶腹部结石、胰头炎性水肿压迫胆总管时，可出现黄疸。后期出现黄疸应考虑并发胰腺脓肿或假囊肿压迫胆总管或由于肝细胞损害所致。

4. 并发症

（1）局部并发症：①胰腺脓肿，重症胰腺炎起病 2~3 周后，因胰腺及胰周坏死继发感染而形成脓肿，此时高热、腹痛，出现上腹肿块和中毒症状；②假性囊肿，常在病后3~4 周形成，系由胰液和液化的坏死组织在胰腺内或其周围包裹所致。

（2）全身并发症：重症胰腺炎常并发不同程度的多器官功能衰竭：①急性呼吸衰竭；②急性肾衰竭；③心力衰竭与心律失常；④消化道出血；⑤胰性脑病；⑥败血症及真菌感染；⑦高血糖；⑧慢性胰腺炎。

5. 实验室和其他检查

（1）白细胞计数多有白细胞增多及中性粒细胞核左移。

（2）血、尿淀粉酶测定：血清（胰）淀粉酶在起病后 6~12 小时开始升高，48 小时开始下降，持续 3~5 天。血清淀粉酶超过正常值 3 倍可确诊为本病。

（3）血清脂肪酶测定：血清脂肪酶常在起病后 24~72 小时开始上升，持续 7~10 天，对病后就诊较晚的急性胰腺炎患者有诊断价值，且特异性也较高。

（4）C-反应蛋白（CRP）：CRP 是组织损伤和炎症的非特异性标志物，有助于评估与监测急性胰腺炎的严重性，在胰腺坏死时 CRP 明显升高。

（5）生化检查：常见暂时性血糖升高，可能与胰岛素释放减少和胰高血糖素释放增加有关。持久的空腹血糖高于 10 mmol/L 则反映胰腺坏死，提示预后不良。高胆红素血症可见于少数患者，多于发病后 4~7 天恢复正常。血清 AST、LDH 可增加。暂时性低钙血症常见于重症急性胰腺炎，低血钙程度与临床严重程度平行，若血钙低于 1.5 mmol/L 以下，提示预后不良。

6. 影像学检查

（1）腹部平片：可排除其他急腹症，如内脏穿孔等。"哨兵样"和"结肠切割征"为胰腺炎的间接指征。

（2）腹部 B 超：应作为常规初筛检查。急性胰腺炎 B 超可见胰腺肿大，胰内及胰周围回声异常；亦可了解胆囊和胆道情况；后期对脓肿及假性囊肿有诊断意义。

（3）CT 显像：CT 根据胰腺组织的影像改变进行分级，对急性胰腺炎的诊断和鉴别诊断、评估其严重程度，特别是对鉴别轻、重症胰腺炎，以及附近器官是否累及具有重要价值。轻症可见胰腺非特异性增大和增厚，胰周围边缘不规则；重症可见胰周围区消失，网膜囊和网膜脂肪变性，密度增加，胸腹膜腔积液。增强 CT 是诊断胰腺坏死的最佳方法，疑有坏死合并感染者可行 CT 引导下穿刺。

中国急性胰腺炎诊治指南
（2021）

7. 治疗与护理　急性胰腺炎的治疗方法取决于其类型，大多数患者在严格监护、观察下，采用中西医结合的综合治疗措施可获好转或治愈；部分患者迅速进展为胰腺出血、坏死者或系胆源性急性胰腺炎或因其他手术后继发胰腺炎，可能需行外科手术进一步治疗。

（1）非手术治疗。

1）生命体征监护与密切观察病情变化：注意监测生命体征，尤其疑似或确诊的重症急性胰腺炎患者应在重症监护病房监测和治疗，观察患者的体温、血压、脉搏、呼吸、意识状态、尿量、血氧，必要时作动脉血气分析，经中心静脉压管或 Swan-Ganz 导管测量中心静脉压，每 6 小时 1 次。记录每日出入量，检测血常规、尿常规、血糖、肝肾功能等。

2）维持有效循环血容量：保护重要器官与支持治疗。补充血容量是早期治疗的重要措施之一，每日输入含有相应电解质能量的液体和胶体液，重症者补液量需参考每日出入量和监测中心静脉压及心功能状态予以补充和调整。早期予以吸氧提高患者的血氧浓度，防止和治疗急性呼吸窘迫综合征，短期应用肾上腺皮质类固醇可有益于预防 ARDS。

3）减少胰腺分泌与抑制胰酶活性：减少胰腺分泌，由于进餐后胃及十二指肠分泌大量胃液及十二指肠液，胃液含盐酸、促胃液素（胃泌素），十二指肠液含促胰液素（胰泌素)、促缩胆囊素。上述成分可促进胰腺外分泌增加,加之胰管在不十分通畅的情况下,更容易胀破胰管,不利于控制炎症,故禁食可减少胰腺外分泌。

4)抑制胰腺分泌:①抑制胃酸分泌,本类药物能抑制胃酸分泌,除有控制胰腺炎的作用外,对合并消化道出血者也有治疗作用;②生长抑素及类似物,常用的有奥曲肽、生长抑素、前列腺素。

5)胰酶活性抑制药:①抑肽酶,为多种蛋白酶抑制药,抗胰蛋白酶及抗微血管增渗酶,用本药前需做皮内过敏试验,阴性后方可用药,而且在急性胰腺炎早期应用较好,若在晚期用药则效果不佳;②5—氟尿嘧啶(5-Fu),能阻抑胰腺外分泌细胞的合成和抑制分泌胰淀粉酶、胰蛋白酶;③乌司他丁,稳定溶酶体膜、抑制溶酶体酶的释放,抑制心肌抑制因子产生和炎性介质的释放。

(2)对症治疗。

1)哌替啶(杜冷丁):系麻醉镇痛药,需确诊为急性胰腺炎,为控制剧烈腹痛症状时应用,也可与山莨菪碱(654-2)或阿托品联合使用。

2)应用抗生素控制感染性并发症:尤其重症急性胰腺炎并发感染时需选用广谱、足量而有效的抗生素。喹诺酮类和泰能效果较好,首选泰能、环丙沙星、氧氟沙星等。

3)控制高血糖症:约有 20% 急性胰腺炎患者暂时性血糖升高,需要监控并予以纠正,必要时酌情加用胰岛素治疗,尽量调控血糖接近正常值。

4)肾上腺糖皮质激素多不主张用。仅在中毒症状明显、休克难以纠正、ARDS 时短时应用 2~3 天。

(3)手术治疗:由于非手术综合治疗急性胰腺炎的疗效提高,近半个世纪以来,在重症急性胰腺炎的非手术和手术治疗方案、手术时机选择方面历经变革。尽管非手术治疗可治愈大部分重症急性胰腺炎,但若存在胰腺大片坏死,并有感染或胰周脓肿及腹膜后脓肿形成,尤其胆源性急性胰腺炎,存在严重胆道梗阻不能解除者,仍是手术治疗的适应证。

(二)上消化道出血

上消化道出血(upper gastrointestinal hemorrhage)常表现为急性大量出血,是临床常见急症。虽然近年来诊断及治疗水平已有很大提高,但在高龄、有严重伴随病患者中上消化道出血的病死率仍相当高,临床应予高度重视。

1.病因　上消化道疾病及全身性疾病均可引起上消化道出血。临床上最常见的病因是消化性溃疡、食管胃底静脉曲张破裂、急性糜烂出血性胃炎和胃癌。食管贲门黏膜撕裂综合征引起的出血亦不少见。血管异常诊断有时比较困难,值得注意。上消化道出血的病因列述如下:

(1)上消化道疾病。

1)食管疾病食管炎:食管癌,食管损伤(物理损伤,食管贲门黏膜撕裂综合征、器械检查、异物或放射性损伤;化学损伤,强酸、强碱或其他化学剂引起的损伤)。

2)胃十二指肠疾病消化性溃疡:胃泌素瘤、急性糜烂出血性胃炎、胃癌、胃血管异常、其他肿瘤、胃黏膜脱垂、急性胃扩张、胃扭转、膈裂孔疝、十二指肠憩室炎、急性糜烂性十二指肠炎、胃手术后病变及其他病变等。

3）门静脉高压引起的食管胃底静脉曲张破裂或门脉高压性胃病。

4）上消化道邻近器官或组织的疾病：①胆道出血，胆管或胆囊结石，胆道蛔虫病，胆囊或胆管癌，术后胆总管引流管造成的胆道受压坏死，肝癌、肝脓肿或肝血管瘤破入胆道；②胰腺疾病累及十二指肠胰腺癌，急性胰腺炎并发脓肿溃破；③主动脉瘤破入食管、胃或十二指肠；④纵隔肿瘤或脓肿破入食管。

（2）全身性疾病。

1）血管性疾病：过敏性紫癜、遗传性出血性毛细血管扩张、弹性假黄瘤、动脉粥样硬化等。

2）血液病：血友病、血小板减少性紫癜、白血病、弥散性血管内凝血及其他凝血机制障碍。

3）尿毒症。

4）结缔组织病，结节性多动脉炎，系统性红斑狼疮或其他血管炎。

5）急性感染流行性出血热，钩端螺旋体病等。

6）应激相关胃黏膜损伤：各种严重疾病引起的应激状态下产生的急性糜烂出血性胃炎乃至溃疡形成统称为应激相关胃黏膜损伤，可发生出血。发生大出血以溃疡形成时多见。

2.临床表现　上消化道出血的临床表现主要取决于出血量及出血速度。

（1）呕血与黑便是上消化道出血的特征性表现。上消化道大量出血之后，均有黑便。出血部位在幽门以上者常伴有呕血。

（2）失血性周围循环衰竭：急性大量失血由于循环血容量迅速减少而导致周围循环衰竭。一般表现为头昏、心慌、乏力，突然起立发生晕厥、肢体冷感、心率加快、血压偏低等。严重者呈休克状态。

（3）贫血和血象变化：急性大量出血后均有失血性贫血，但在出血的早期，血红蛋白浓度、红细胞计数与血细胞比容可无明显变化。在出血后，组织液渗入血管内，使血液稀释，一般须经3～4小时以上才出现贫血，出血后24～72小时血液稀释到最大限度。出血24小时内网织红细胞即见增高，出血停止后逐渐降至正常。上消化道大量出血2～5小时，白细胞计数轻至中度升高，血止后2～3天才恢复正常。但肝硬化患者，如同时有脾功能亢进，则白细胞计数可不增高。

（4）发热：上消化道大量出血后，多数患者在24小时内出现低热，持续3～5天后降至正常。引起发热的原因尚不清楚，可能与周围循环衰竭导致体温调节中枢的功能障碍等因素有关。

（5）氮质血症：在上消化道大量出血后，由于大量血液蛋白质的消化产物在肠道被吸收，血中尿素氮浓度可暂时增高，称为肠源性氮质血症。一般于一次出血后数小时血尿素氮开始上升，24～48小时可达高峰，3～4日后降至正常。

3.诊断

（1）上消化道出血诊断的确立：根据呕血、黑便和失血性周围循环衰竭的临床表现，呕吐物或黑便隐血试验呈强阳性，血红蛋白浓度、红细胞计数及血细胞比容下降的实验室证据可作出上消化道出血的诊断。

（2）判断是上消化道还是下消化道出血：呕血提示上消化道出血，黑便大多来自上消化道出血，而血便大多来自下消化道出血。但是，上消化道短时间内大量出血亦可表现为暗红色甚至鲜红色血便，此时如不伴呕血，常难与下消化道出血鉴别，应在病情稳定后即做急诊胃镜检查。

（3）出血严重程度的估计和周围循环状态的判断：据研究，成人每日消化道出血超过 5~10 mL 时粪便隐血试验出现阳性，每日出血量 50~100 mL 可出现黑便。胃内储积血量在 250~300 mL 可引起呕血。一次出血量不超过 400 mL 时，因轻度血容量减少可由组织液及脾脏贮血所补充，一般不引起全身症状。出血量超过 400~500 mL 可出现全身症状，如头昏、心慌、乏力等。短时间内出血量超过 1000 mL 可出现周围循环衰竭表现。如果患者由平卧位改为坐位时出现血压下降（下降幅度大于 15~20 mmHg）、心率加快（上升幅度大于 10 次/分），已提示血容量明显不足，是紧急输血的指征。如收缩压低于 90 mmHg、心率大于 120 次/分，伴有面色苍白、四肢湿冷、烦躁不安或神志不清，则已进入休克状态，属严重大量出血，需积极抢救。

（4）出血是否停止的判断：上消化道大出血经过恰当治疗，可于短时间内停止出血。由于肠道内积血需经数日（一般约 3 日）才能排尽，故不能以黑便作为继续出血的指标。临床上出现下列情况应考虑继续出血或再出血：①反复呕血，或黑便次数增多、粪质稀薄，伴有肠鸣音亢进；②周围循环衰竭的表现经充分补液输血而未见明显改善，或虽暂时好转而又恶化；③血红蛋白浓度、红细胞计数与血细胞比容继续下降，网织红细胞计数持续增高；④补液与尿量足够的情况下，血尿素氮持续或再次增高。

（5）出血的病因：过去病史、症状与体征可为出血的病因诊断提供重要线索，但确诊出血的原因与部位需要进行器械检查。

1）临床与实验室检查：慢性、周期性、节律性上腹痛多提示出血来自消化性溃疡，特别是在出血前疼痛加剧，出血后减轻或缓解，更有助于消化性溃疡的诊断。有服用非甾体抗炎药等损伤胃黏膜的药物或应激状态者，可能为急性糜烂出血性胃炎。过去有病毒性肝炎、血吸虫病或嗜酒病史，并有肝病与门静脉高压的临床表现者，可能是食管胃底静脉曲张破裂出血。还应指出，上消化道出血的患者即使确诊为肝硬化，不一定都是食管胃底静脉曲张破裂的出血，约有 1/3 的患者出血实系来自消化性溃疡、急性糜烂出血性胃炎或其他原因，故应做进一步检查，以确定病因诊断。此外，对中年以上的患者近期出现上腹痛，伴有厌食、消瘦者，应警惕胃癌的可能性。

2）胃镜检查：是目前诊断上消化道出血病因的首选检查方法。胃镜检查在直视下顺序观察食管、胃、十二指肠球部直至降段，从而判断出血病变的部位、病因及出血情况。多主张在出血后 24~48 小时内进行检查，称急诊胃镜检查。

3）X 线钡餐检查：X 线钡餐检查目前已多为胃镜检查所代替，故其主要适用于有胃镜检查禁忌证或不愿进行胃镜检查者，但对经胃镜检查出血原因未明，疑病变在十二指肠降段以下小肠段，则有特殊诊断价值。

4）其他检查：选择性腹腔动脉造影、放射性核素扫描、胶囊内镜及小肠镜检查等主要适用于不明原因消化道出血。

4.治疗与护理　上消化道大量出血病情急、变化快，严重者可危及生命，应采取积极措施进行抢救。抗休克、迅速补充血容量治疗应放在一切医疗措施的首位。

（1）一般急救措施：患者应卧位休息，保持呼吸道通畅，避免呕血时血液吸入引起窒息，必要时吸氧。活动性出血期间禁食，严密监测患者生命体征，如心率、血压、呼吸、尿量及神志变化；观察呕血与黑便情况；定期复查血红蛋白浓度、红细胞计数、血细胞比容与血尿素氮。

（2）积极补充血容量：尽快建立有效的静脉输液通道，尽快补充血容量。在配血过程中，可先输平衡液或葡萄糖盐水。改善急性失血性周围循环衰竭的关键是要输血，一般输浓缩红细胞，严重活动性大出血考虑输全血。输血量视患者周围循环动力学及贫血改善而定，尿量是有价值的参考指标。

（3）止血措施。

1）食管、胃底静脉曲张破裂大出血：本病往往出血量大、再出血率高、死亡率高，在止血措施上有其特殊性。药物止血：①血管升压素；②三甘氨酰赖氨酸加压素；③生长抑素。

2）气囊压迫止血：经鼻腔或口插入三腔二囊管，注气入胃囊（囊内压为 50~70 mmHg），向外加压牵引，用以压迫胃底；若未能止血，再注气入食管囊（囊内压为 35~45 mmHg），压迫食管曲张静脉。气囊压迫过久会导致黏膜糜烂，故持续压迫时间最长不应超过 24 小时，放气解除压迫一段时间后，必要时可重复充盈气囊恢复牵引。

3）内镜治疗：内镜直视下注射硬化剂或组织黏合剂至曲张的静脉，或用皮圈套扎曲张静脉，不但能达到止血目的，而且可有效防止早期再出血，是目前治疗食管胃底静脉曲张破裂出血的重要手段。

4）外科手术或经颈静脉肝内门体静脉分流术：急诊外科手术并发症多、死亡率高，因此应尽量避免。但在大量出血经上述方法治疗无效时，只有进行外科手术治疗。

5.非曲张静脉上消化道大出血　其中以消化性溃疡所致出血最为常见，止血措施主要有以下几种。

（1）抑制胃酸分泌的药物：对消化性溃疡和急性胃黏膜损害所引起的出血，常规予 H_2 受体拮抗药或质子泵抑制药，后者在提高及维持胃内 pH 的作用优于前者。

（2）内镜治疗：消化性溃疡出血约 80%，不经特殊处理可自行止血，其余部分患者则会持续出血或再出血。内镜如见有活动性出血或暴露血管的溃疡应进行内镜止血。

（3）手术治疗：内科积极治疗仍大量出血不止危及患者生命，须不失时机行手术治疗。

（4）介入治疗：患者严重消化道大出血在少数特殊情况下，既无法进行内镜治疗，又不能耐受手术，可考虑在选择性肠系膜动脉造影找到出血灶的同时进行血管栓塞治疗。

（三）肝性脑病

肝性脑病（hepatic encephalopathy，HE）是由严重肝病引起的以代谢紊乱为基础的，以意识障碍、行为失常和昏迷为主要表现的中枢神经系统功能失调综合征。既往曾称肝昏迷(hepatic coma)，目前认为肝昏迷是 HE 程度相当严重的第四期，但并不代表 HE 的全部。主要原因是肝细胞功能衰竭(肝细胞弥漫病变)和来自胃肠道未被肝细胞代谢去毒的物质经体循环(肝内外分流)至脑部引起。

1. 病因　各种严重的急性和慢性肝病(病毒性肝炎肝硬化最多见)均可伴发肝性脑病。急性肝病时肝性脑病是由于大量的肝细胞坏死，常为病毒性肝炎、药物或毒素引起的肝炎；也可由于大量肝细胞变性，如妊娠期脂肪肝等。慢性肝病，如肝硬化和重症慢性活动性肝炎的肝性脑病是由于有功能的肝细胞总数减少和肝血流改变；慢性肝性脑病的发病与

肝硬化肝性脑病诊疗指南
(2018年，北京)

广泛的门—体静脉分流有关。肝脏被恶性肿瘤细胞广泛浸润时，也可导致肝性脑病。

2. 诱因　许多因素可促发或加剧肝性脑病，此种情况在慢性肝病时尤为明显。常见诱因有：①上消化道出血；②利尿药使用不当或大量放腹水；③高蛋白饮食；④应用镇静安眠药以及麻醉药等；⑤给予含氨药物、含硫药物、输注库存血、富含芳香族氨基酸的复合氨基酸注射液以及水解蛋白等；⑥感染，如自发性细菌性腹膜炎、败血症、肺炎以及泌尿系感染等；⑦电解质紊乱与酸碱平衡失调，常见者为低钠、低钾、低氯、碱中毒；⑧功能性肾衰竭；⑨其他，手术创伤、便秘或腹泻。无诱因的自发性肝性脑病往往是肝硬化的终末期表现，患者肝脏大多缩小，肝功能严重损伤，黄疸深，腹水多，预后恶劣。

3. 病理生理　一般认为产生 HE 的病理生理基础是肝细胞功能衰竭和门腔静脉之间有自然形成或手术造成的侧支分流。主要是来自肠道的许多可影响神经活性的毒性产物，未被肝脏解毒和清除，经侧支进入体循环，透过血脑屏障而至脑部，引起大脑功能紊乱。虽然氨中毒学说在 HE 的发病机制中一直占有支配地位，但目前尚没有一种学说能完备的解释 HE 发病机制的全貌。由于肝脏是机体代谢的中枢，它所引起的代谢紊乱涉及多种环节和途径，因此 HE 的发病机制也是多因素综合作用的结果。

4. 病理　急性肝功能衰竭所致的 HE 患者脑部常无明显的解剖异常，主要是继发性脑水肿。慢性肝性脑病患者可能出现 Alzheimer Ⅱ 型星形细胞，病程较长者则大脑皮质变薄，神经元及神经纤维消失，皮质深部有片状坏死，甚至累及小脑和基底部，但这些变化与临床神经—精神表现的关系尚不清楚。

5. 临床表现　肝性脑病发生在严重肝病和(或)广泛门体分流的基础上，临床上主要表现为高级神经中枢的功能紊乱(如性格改变、智力下降、行为失常、意识障碍等)以及运动和反射异常(如扑翼样震颤、肌阵挛、反射亢进和病理反射等)。根据意识障碍程度、神经系统体征和脑电图改变，可将肝性脑病的临床过程分为四期。分期有助于早期诊断、预后估计及疗效判断。

一期(前驱期)：焦虑、欣快激动、淡漠、睡眠倒错、健忘等轻度精神异常，可有扑翼样震颤。此期临床表现不明显，易被忽略。

二期(昏迷前期)：嗜睡、行为异常(如衣冠不整或随地大小便)、言语不清、书写障碍及定向力障碍。肌张力增高、阵挛及 Babinski 征阳性等神经体征，有扑翼样震颤。

三期(昏睡期)：昏睡，但可唤醒，各种神经体征持续或加重，有扑翼样震颤，肌张

力高，腱反射亢进，锥体束征常阳性。

四期(昏迷期)：昏迷，不能唤醒。由于患者不能合作，扑翼样震颤无法引出。浅昏迷时，腱反射和肌张力仍亢进；深昏迷时，各种反射消失，肌张力降低。

6. 辅助检查

(1)实验室检查：因各类型肝病而异，急性 HE 患者常以血清胆红素、凝血酶原时间异常为主；慢性 HE 多伴有低白蛋白血症；各型严重肝病的 HE 大多有一种或数种电解质异常；血清尿素氮、肌酐在伴有肝肾综合征时升高。

(2)血氨测定：约 75%HE 患者的血氨浓度有不同程度的增加，以慢性 HE 患者多见。动脉血氨浓度增高比静脉血氨更有意义。

(3)血浆氨基酸测定：芳香氨基酸尤其色氨酸常呈明显增加，支链氨基酸浓度降低，二者比值常倒置。在慢性肝性脑病更明显。

(4)脑脊液检查：常规检查和压力均正常，谷氨酰胺、谷氨酸、色氨酸和氨浓度可增高。

(5)脑电图检查：早在生化异常或精神异常出现前，脑电图即已有异常，其变化对诊断与预后均有一定意义。

7. 诊断　本病的诊断以临床诊断为主，主要依据为：①严重肝病和(或)广泛门—体侧支循环分流；②精神错乱，昏睡或昏迷；③HE 的诱因；④明显肝功能损害或血氨增高。扑翼样震颤和典型的脑电图改变有重要参考价值。

8. 治疗与护理　去除 HE 发作的诱因、保护肝脏功能免受进一步损伤、治疗氨中毒及调节神经递质是治疗 HE 的主要措施。

(1)及早识别及去除 HE 发作的诱因。

1)慎用镇静药及损伤肝功能的药物：镇静、催眠、镇痛药及麻醉剂可诱发肝性脑病，在肝硬化特别是有严重肝功能减退时应尽量避免使用。当患者发生肝性脑病且出现烦躁、抽搐时禁用巴比妥类、苯二氮䓬类镇静药，可试用异丙嗪、氯苯那敏等抗组胺药。

2)纠正电解质和酸碱平衡紊乱：低钾性碱中毒是肝硬化患者在进食量减少、利尿过度及大量排放腹水后的内环境紊乱，是诱发或加重肝性脑病的常见原因之一。

3)止血和清除肠道积血：上消化道出血是肝性脑病的重要诱因之一。止血措施参见消化道出血章节。清除肠道积血可采取以下措施：乳果糖、乳梨醇或 25% 硫酸镁口服或鼻饲导泻，生理盐水或弱酸液(如稀醋酸溶液)清洁灌肠。

4)预防和控制感染：失代偿期肝硬化患者容易合并感染，特别是对肝硬化大量腹水或合并曲张静脉出血者应高度警惕，必要时予抗生素预防性治疗。一旦发现感染应积极控制感染，选用对肝损害小的广谱抗生素静脉给药。

5)其他：注意防治便秘，门体分流对蛋白不耐受者应避免大量蛋白质饮食。警惕低血糖并及时纠正。

(2)减少肠内复源性毒物的生成与吸收。

1)限制蛋白质饮食：起病数日内禁食蛋白质，神志清楚后每日摄入蛋白质量从 20 g 开始逐渐增加至 1 g/kg(体重)。以植物蛋白较好，因其含支链氨基酸较多，且所含非吸收性纤维被肠菌酵解产酸有利氨的排出。限制蛋白质饮食的同时应尽量保证热能供应和各种维生素补充。

2）清洁肠道：特别适用于上消化道出血或便秘患者，方法如前述。

3）乳果糖或乳梨醇：乳果糖是一种合成的双糖，口服后在小肠不会被分解，到达结肠后可被乳酸杆菌、粪肠球菌等细菌分解为乳酸、乙酸而降低肠道 pH。肠道酸化后对产尿酸酶的细菌生长不利，但有利于不产尿酸酶的乳酸杆菌的生长，使肠道细菌所产的氨减少。此外，酸性的肠道环境可减少氨的吸收，并促进血液中的氨渗入肠道排出。乳果糖的疗效确切，可用于各期肝性脑病及轻微肝性脑病的治疗。

4）口服抗生素：可抑制肠道产尿素酶的细菌，减少氨的生成。常用的抗生素有新霉素、甲硝唑等。

5）益生菌制剂：口服某些不产尿素酶的有益菌可抑制有害菌的生长，对减少氨的生成可能有一定作用。

（3）促进体内氨的代谢。

1）L-鸟氨酸-L-门冬氨酸（OA）：是一种鸟氨酸和门冬氨酸的混合制剂，能促进体内的尿素循环（鸟氨酸循环）而降低血氨。

2）鸟氨酸-α-酮戊二酸：其降氨机制与 OA 相同，但其疗效不如 OA。

3）其他：谷氨酸钠或钾、精氨酸等药物理论上具有降血氨作用，以往曾在临床上广泛应用，但至今尚无证据肯定其疗效，且这类药物对水电解质、酸碱平衡有较大影响，故近年来临床已很少使用。

（4）调节神经递质。

1）GABA/BZ 复合受体拮抗药：氟马西尼，可以拮抗内源性苯二氮䓬所致的神经抑制。对部分患者具有促醒作用。

2）减少或拮抗假神经递质：支链氨基酸（BCAA）制剂是一种以亮氨酸、异亮氨酸、缬氨酸等 BCAA 为主的复合氨基酸。

（5）人工肝：用分子吸附剂再循环系统（MARS）可清除肝性脑病患者血液中部分有毒物质、降低血胆红素浓度及改善凝血酶原时间，对肝性脑病有暂时的、一定程度的疗效，有可能为患者做肝移植赢取时间，尤适用于急性肝功能衰竭患者。生物人工肝的研究近年有一定进展，期望可在体外代替肝的部分生物功能。

（6）肝移植：肝移植是治疗各种终末期肝病的一种有效手段，严重和顽固性的肝性脑病有肝移植的指征。

（7）重症监护：重度肝性脑病特别是暴发性肝功能衰竭患者，常并发脑水肿和多器官功能衰竭，此时应置患者于重症监护病房，予严密监护并积极防治各种并发症；维护有效循环血容量、保证能量供应及避免缺氧；注意纠正严重的低血钠；保持呼吸道通畅，对深昏迷者，应作气管切开排痰给氧；用冰帽降低颅内温度，以减少能量消耗，保护脑细胞功能；也可静脉滴注高渗葡萄糖、甘露醇等脱水药以防治脑水肿。

第五节　泌尿系统危重症监测与护理

预习案例

患者，男，50 岁，不慎跌倒，右后腰部撞击于一个水泥坎上致伤，伤后患者感觉疼痛较严重，心慌，出汗，有旁人立即护送到医院。入院检查：急性面容，面色苍白，脉搏 108 次/分，血压 90/60 mmHg，右肾区饱满，压痛明显，无反跳痛及肌紧张，极度紧张和害怕。血常规检查示血红蛋白 9.4 g/L，血细胞数下降；尿常规检查示镜下血尿。B 超示右肾轮廓不清，肾周少量积液。临床诊断：右肾部分裂伤。目前采取非手术治疗。

思考

1. 该患者目前主要的护理问题有哪些？
2. 根据患者的主要护理问题，列出护理措施。
3. 上述案例中体现的护理研究特点有哪些？

一、肾脏功能监测

泌尿系统即为排泄系统的一部分，它是由肾、输尿管、膀胱、尿道组成的，主要的作用是维持机体水平衡和酸碱平衡以及内环境的稳定。尿的生成包括以下几个环节：肾小球的滤过作用、肾小管与集合管的重吸收作用以及分泌与排泄作用。肾在排泄的过程中起着重要的作用，现在从以下几个角度来展示泌尿系统。

（一）肾的构造

肾位于腹后间隙内，脊柱两旁，左、右各一，贴靠腹后壁的上部；形似蚕豆，可分为上、下两端，内、外两侧缘和前、后两面。其主要包括肾门、肾蒂、肾窦、纤维囊、肾乳头、肾柱、肾大盏、肾小盏、输尿管、肾皮质等。

（1）肾的基本功能单位是肾单位，肾单位分段的名称如下（图 9-1）。

（2）集合管可以分为弓状集合小管、直集合小管和乳头管集合管，有着重吸收和分泌以及浓缩尿的功能，在功能上与肾小管有着密切的联系。

（3）由于肾皮质的不同，肾单位可以分为皮质肾单位和髓旁肾单位。

（4）肾小球旁器的组成有肾旁细胞（合成、储存、释放肾素）、致密斑（感受小管液中 NaCl 含量的变化，传递信息，调节肾素的释放）和球外系膜细胞（吞噬作用）。

（5）肾的血液循环的途径：肾血液来自腹主动脉分出的左、右肾动脉，入肾后其分支经叶间动脉—弓形动脉—小叶间动脉—入球小动脉，进入肾小体内形成肾小球毛细血管网，再汇合成出球小动脉离开肾小体。

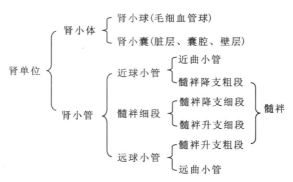

图 9-1 肾单位分段的名称

（6）肾血管特点：肾动脉直接来自腹主动脉，短而粗，故血流量大，流速快；肾内血管走行较直，血液能很快到达血管球；入球小动脉较出球小动脉口径粗大，血管球内的压力较高；两次形成毛细血管网，即入球小动脉分支形成肾小球毛细血管网，出球小动脉再分支形成肾小管周围毛细血管网。

（二）尿生成过程

1. 肾小球的滤过作用 血浆在肾小球毛细血管处的滤过，形成超滤液（原尿）。肾小球的滤过作用主要取决于滤过膜的通透性和有效滤过压。滤过膜包含三层结构分别为：毛细血管内皮细胞层、基膜层和肾小囊脏层上皮细胞层。不同物质通过肾小球滤过膜的能力是由被滤过物质的分子大小以及其所带电荷决定的。有效滤过压是肾小球滤过的动力，计算方式为：肾小球毛细血管血压－（血浆胶体渗透压＋囊内压）＝45－（25＋10）＝10 mmHg。当有效滤过压下降到零时，滤过停止，达到滤过平衡。

2. 肾小管与集合管的重吸收作用 超滤液在流经肾小管和集合管的过程中经过选择性重吸收。重吸收是指上皮细胞将物质从肾小管液中转运至血液中。正常情况下，近曲小管可重吸收全部或几乎全部原尿中的葡萄糖、氨基酸、蛋白质（小分子）、K^+、磷酸盐、维生素、Ca^{2+}、Mg^{2+}等，重吸收大部分的Na^+及水、Cl^-、HCO_3^-等。

3. 肾小管和集合管的分泌与排泄作用 肾小管和集合管的分泌是指上皮细胞将本身代谢或合成的物质分泌到小管液中的过程。排泄是指上皮细胞将管周血液中的某种物质排入小管液中的过程。主要有K^+的分泌、H^+的分泌、NH_3的分泌等。

4. 尿液的浓缩与稀释 体内缺水时，终尿渗透浓度大于血浆渗透浓度，称为浓缩尿；体内水过剩时，终尿渗透浓度小于血浆渗透浓度，称为稀释尿；终尿渗透浓度等于血浆渗透浓度，称为等渗尿。

5. 尿生成的调节 包括肾的自身调节和神经体液的调节。

（1）肾血流量的自身调节：是指在不依赖外来神经和体液因素的条件下，动脉压在80～180 mmHg范围内变化时，肾血流量保持不变，进而维持肾小球滤过率相对恒定。即在一般的血压波动范围内，肾脏功能以及水和电解质的排出能保持稳定。

渗透性利尿：如果小管液中溶质浓度高，渗透浓度也很大，就会妨碍肾小管特别是近曲小管对水的重吸收，小管液中的 Na^+ 被稀释而浓度下降，小管液中与细胞内的 Na^+ 浓度差变小，Na^+ 重吸收减少，$NaCl$ 排出增多，引起尿量增多。

球管平衡：不论肾小球滤过率增大或减小，近曲小管对溶质和水都是按固定比例进行重吸收，重吸收率始终为肾小球滤过率的 $65\% \sim 67\%$，这种平衡使尿中排出的溶质和水不致因肾小球滤过率的增减而出现大幅度的变动。

（2）神经调节：肾交感神经兴奋可使入球小动脉和出球小动脉收缩，影响肾小球的滤过率。同时还能刺激球旁细胞释放肾素，导致血中醛固酮含量增加，促进肾小管对 $NaCl$ 和水的重吸收。

（3）体液调节：抗利尿激素在下丘脑的视上核和室旁核合成，其分泌颗粒经下丘脑—神经垂体束运到神经垂体并贮存，在受到特异性的刺激后释放入血液循环。其作用为：提高远曲小管和集合管上皮细胞对水的通透性；增加髓袢升支粗段对 $NaCl$ 的主动重吸收和内髓部集合管对尿素的通透性。

影响抗利尿激素的因素有：血浆渗透浓度改变、循环血量改变、动脉血压升高可刺激颈动脉窦压力感受器，反射性地抑制 VP 释放；心房钠尿肽可抑制 VP 分泌；血管紧张素 II 则可刺激 VP 分泌。

醛固酮对尿液生成的调节主要作用是保 Na^+ 排 K^+，同时也能增加 Cl^- 的重吸收，促进 H^+ 的分泌。增加顶端膜 Na^+ 通道蛋白的合成，直接或间接促进小管液中 Na^+ 和 Cl^- 重吸收；增加基侧膜的 Na^+ 泵的合成和活性，有利于 Na^+ 的重吸收和 K^+ 分泌；增加顶端膜上 K^+ 通道，增强 K^+ 分泌；增加线粒体中 ATP 的合成；增加顶端膜 H^+-ATP 酶的活性；血 K^+ 浓度升高和血 Na^+ 浓度降低，也可直接刺激肾上腺皮质球状带增加醛固酮的分泌，导致保 Na^+ 排 K^+，从而维持血 K^+ 和血 Na^+ 浓度平衡。

6. 排尿及其调节　　输尿管上端与肾盂相连，下端从膀胱后下方斜行插入膀胱壁，开口于膀胱。分三层，由内向外为黏膜层、平滑肌层和外膜。促使尿液向膀胱运输，尿道从膀胱通往体外的管道，起自膀胱，止于尿道外口。膀胱为椎体形囊状肌性器官，位于盆腔的前方，膀胱壁由内向外为黏膜层、肌层和外膜。

膀胱和尿道均是受神经调节的，有盆神经、腹下神经、阴部神经。

排尿发射是一种正反馈调节，它使排尿反射一再加强，直至尿液排完为止。大脑皮层向下发放冲动，传至骶髓初级排尿中枢，引起盆神经传出纤维兴奋，同时抑制腹下神经和阴部神经，从而引起膀胱壁逼尿肌收缩，内、外括约肌舒张，将贮存在膀胱内的尿液排出。当脊髓受损，以致初级中枢与大脑皮质失去功能联系时，排尿便失去了意识控制，可出现尿失禁。

（三）实验室检查

肾脏是分泌尿液，排泄废物、毒物的重要器官，对人体起到调节人体电解质浓度、维持酸碱平衡的作用。肾功能受损或逐渐衰退，肾的排泄和调节功效也将会降低。肾功能损害严重时，还会发生尿毒症而危及性命。肾功能检查的临床意义用于急慢性肾炎、肾病、尿毒症、肾衰竭等疾病的检查。下面介绍临床最常用的四项肾功能检验项目。

肾功能检查分为四项，血肌酐、血尿酸、尿素氮和胱抑素 C。其中前三项在肾功能检查中具有重要意义。

1. 血肌酐 一般认为是内生血肌酐，内生血肌酐是人体肌肉代谢的产物。在肌肉中，肌酸主要通过不可逆的非酶脱水反应缓缓地形成肌酐，再释放到血液中，随尿排泄。因此血肌酐与体内肌肉总量关系密切，不易受饮食影响。肌酐是小分子物质，可通过肾小球滤过，在肾小管内很少吸收，每日体内产生的肌酐，几乎全部随尿排出，一般不受尿量影响。临床上检测血肌酐是常用的了解肾功能的主要方法之一。

正常男性血肌酐为 53~106 μmol/L，女性为 44.2~97.2 μmol/L。血肌酐增高：见于肢端肥大症、巨人症、糖尿病、感染、进食肉类、运动、摄入药物（如维生素 C、左旋多巴、甲基多巴等）、急性或慢性肾功能不全。血肌酐减低：见于重度充血性心力衰竭、贫血、肌营养不良、白血病、素食者，以及服用雄激素、噻嗪类利尿药等。

2. 血尿酸 血尿酸（UA）为体内核酸中嘌呤代谢的终末产物。血中尿酸除小部分被肝脏破坏外，大部分被肾小球过滤。

血尿酸正常值：男性为 0.21~0.44 mmol/dL（3.5~7.4 mg/dL）；女性为 0.15~0.39 mmol/dL（2.6~6.57 mg/dL）。

血尿酸增高：见于痛风、急性或慢性肾小球肾炎、肾结核、肾盂积水、子痫、慢性白血病、红细胞增多、摄入过多含核蛋白食物、尿毒症肾炎、肝脏疾患、氯仿和铅中毒、甲状腺功能减低、多发性骨髓瘤、白血病、妊娠合并红细胞增多症。

血尿酸减低：见于恶性贫血、Fanconi 综合征、使用阿司匹林、先天性黄嘌呤氧化酶和嘌呤核苷磷酸化酶缺乏等。

3. 尿素氮 尿素氮是肾功能主要指标之一，所以尿素氮的变化对非蛋白氮数值的影响较大。临床上常选用尿素氮的检测来代替非蛋白氮的测定。尿素氮的正常指标为 2.86~7.14 mmol/L，这是我们定义上的正常值，一旦超出这个范围，则表示尿素氮偏高。

肾功能不全时血尿素氮升高，但不是唯一的临床表现，还会出现血肌酐升高，同时还会有血压升高、食欲减退、牙龈出血、电解质紊乱、代谢性酸中毒、尿液检查异常等临床表现，所以说单凭尿素氮升高这一项不能说就是肾功能不全。

4. 胱抑素 C 胱抑素 C 是一种反映肾小球滤过率变化的重要指标。肾病专家指出传统习惯一般把血肌酐、尿素氮作为常规肾功能的检测项目，但因肾脏有强大的储备能力和代偿能力，在肾小球受损早期或轻度受损时，血肌酐、尿素氮仍可维持在正常水平，只有在严重肾小球损害，一般肾小球滤过率降低 50% 以下时，血肌酐、尿素氮浓度才明显升高。因此，血肌酐、尿素氮都不是评价肾功能的理想指标。胱抑素 C 的含量较稳定（正常值是 0.55~1.55 mg/L），不易受其他因素的影响。它的浓度不但不受年龄、性别、肌肉量等因素的影响，而且也不受大多数药物以及炎症的影响。因此，胱抑素 C 是早期评价肾功能的理想指标。

二、泌尿系统危重症的护理

(一)急性肾功能衰竭

急性肾功能衰竭(以下简称急性肾衰)是一组由多种原因使两肾排泄功能在短时间内急剧下降,导致氮质代谢产物积聚和水、电解质紊乱,从而出现急性尿毒症的临床综合征。本综合征如能早期诊断、及时抢救和合理治疗,多数患者可逆。

急性肾衰常伴少尿或无尿,但这并不是诊断的必要条件。近来已认识到,由于同时存在的肾小管功能损害程度变化很大,故尿量有很大不同。有很多急性肾衰患者仍能维持每日 1000~2000 mL 的尿量。

急性肾功能衰竭的治疗流程

1.病因　急性肾衰的病因很多,临床上分为肾前性、肾后性、肾性三大类。

(1)肾前性:任何病因引起的休克(超过 4 小时)或有效血容量剧烈减少,使肾脏严重缺血而导致的急性肾衰。常见的肾前性急性肾衰病因列举如下。

1)低血容量。体液丧失包括:①各种原因引起的大出血和休克;②剧烈呕吐、胃肠减压、各种因素引起的剧烈腹泻,致胃肠液丢失;③烧伤、创伤时大量渗液,过度出汗,脱水引起的大量体液丢失;④垂体或肾性尿崩症及利尿药过度应用。

失血或体液在体内局部积聚:各种原因引起的大出血,创伤后血肿、血胸、血腹等。败血症所致的循环血容量不足及休克。

2)心源性休克:严重心肌病和心肌梗死所致的泵衰竭,严重心律失常引起的血循环不良、心脏压塞等。

3)药物、麻醉、脊髓损伤诱发的低血压休克。

4)急性溶血:血型不合的输血,机械性溶血,挤压伤、烧伤时血红蛋白和肌红蛋白尿所致肾小管堵塞、坏死。

5)其他:如过敏性休克,失钠性肾炎,肾上腺皮质功能不全危象等。

(2)肾后性:肾后性急性肾衰比较少见,临床上常出现突然的尿闭。引起肾后性急性肾衰的常见原因如下。

1)尿道阻塞:尿道狭窄、膀胱颈阻塞、前列腺肥大。

2)神经性膀胱:神经病变、神经节阻滞药的使用。

3)输尿管阻塞:结石、血块、结晶(如磺胺、尿酸)、盆腔手术时无意结扎输尿管、腹膜后纤维化。

(3)肾性:直接或间接损害肾实质的各种肾脏疾病均可导致急性肾衰,是急性肾衰的常见病因。

1)肾小球肾炎:急性链球菌感染后肾炎、急进性肾炎、狼疮性肾炎、过敏性肾炎等。此类病例大都有原发病伴肾小球肾炎的临床表现。

2)肾血管病变:恶性高血压诱发的肾小动脉纤维素样坏死,常可导致急性肾功能恶化;弥散性血管内凝血可导致双肾皮质坏死,硬皮病如累及肾血管病变,可使肾脏供血急剧下降；肾动脉栓塞或血栓形成。

3)间质及小血管病变：急性肾盂肾炎常伴肾小管及间质炎症；病毒感染如流行性出血热、恶性疟疾及药物过敏反应所致急性间质性肾炎；肾移植后的排斥反应所致急性肾衰常见为间质和小血管病变。

4)肾乳头坏死：糖尿病或尿路梗阻伴有感染时，可发生双侧肾乳头坏死；镰形细胞贫血急性发作时，乳头部供血不足亦可出现双侧乳头坏死，导致急性肾衰。

5)药物：肾毒性药物、化学物质、药物过敏。

6)其他：妊娠高血压综合征、羊水栓塞、产后不明原因的急性肾衰；各种原因引起的急性溶血性贫血等。

2.病理 变化：肾脏外形肿大、水肿；皮质肿胀、苍白，髓质色深充血，有时伴小出血点。组织学检查，肾脏病变可随病因、病程分为三型。

(1)缺血型：在休克、创伤所致的急性肾衰早期，肾小球常无变化，近曲小管有空泡变性，其后小管上皮细胞纤毛脱落。病变严重则出现细胞坏死，一般呈灶性坏死，在坏死区周围有中性和嗜酸粒细胞、淋巴细胞及浆细胞浸润；肾小管管腔扩张，管腔中有管型，有溶血及肌肉溶解者可见色素管型。肾小管基底膜可因缺血而崩溃断裂，尿液流入间质，使间质发生水肿，进一步对肾小管产生压迫作用，因此患者出现少尿甚至无尿。由于肾小管管壁基底膜断裂，故上皮细胞再生复原较慢。

(2)中毒型：肾毒性物质进入人体时，由于血液中毒性物质经肾小球滤过到达肾小管后，首先抵达近曲小管，经浓缩后毒性增加，引起上皮细胞损伤，故肾小管细胞坏死主要在近曲小管。中毒型病变所致肾小管上皮细胞坏死一般仅伤害上皮细胞本身，小管基底膜仍完整，坏死发生3~4天后，可见上皮细胞再生。坏死的上皮细胞脱落，阻塞小管腔，患者出现少尿甚至无尿。肾间质有水肿及炎性细胞浸润，后者常累及血管，但肾小球则保持完整，不受毒物影响。坏死的肾小管上皮细胞通常在1周左右开始再生，2周左右复原。

(3)急性间质性炎症型：由细菌及其他感染和由药物过敏因素引起的急性肾衰大都属于此型。肾脏增大，肾间质明显水肿，有细胞浸润，包括中性粒细胞、浆细胞、嗜酸粒细胞及淋巴细胞等。肾小球、肾小管一般无改变，当炎症消退，肾脏可恢复正常或残留间质纤维化。

3.发病机理 急性肾小管坏死的发病主要是肾缺血和毒素两种因素综合作用的结果，它们的共同特点是有效血容量急剧减少，全身性微循环灌注显著降低，导致组织缺血、代谢障碍及各器官功能不全。尿量减少常被视为组织血流灌注不足的指征。当尿量持续减少，在 17 mL/h 以下时，提示肾缺血已引起肾实质损害。在组织持续缺血的情况下，内源性肾毒性逐渐增多，加重了肾损害，导致急性肾衰。通过临床和实验室进行的大量研究，认为急性肾小管坏死的发病机理可分为两个阶段。

(1)初发阶段：通过动物模型观察，各种诱发因素如休克、毒物、毒素作用于肾脏，首先发生血流动力学的改变，引起肾血流量下降、肾脏缺血，导致肾单位各部氧供应不足；缺氧时近曲小管的氧化磷酸化反应削弱，三磷酸腺苷（ATP）的生成速度下降，影响近曲小管对钠的重吸收，使尿液中钠浓度增加。在 ATP 生成减少的同时，核苷、核苷酸相对积聚,其中有刺激血管收缩的物质,使血管保持在收缩状态。

(2)持续阶段:在急性肾衰发生后,持续或继续发展,目前有多种学说。

1)持续血管痉挛学说:动物实验结果证明,肾单位血流灌注量的减少是由于入球动脉强烈收缩的结果,收缩的原因可能是通过致密斑、肾小球旁器和血管紧张素Ⅱ系统作用于肾内血管。肾脏内分泌研究的发展,让前列腺素在肾脏中的作用受到重视。前列腺素主要是在髓质肾间质细胞分泌,具有扩张肾血管等作用,在急性肾衰时由于肾小球滤过率下降,尿流缓慢,前列腺素到达球旁器的量减少,不受拮抗血管收缩物质的影响,导致血管持续痉挛。

2)管球反馈学说:这种学说认为肾小球的滤过功能是正常的或接近正常的。由于肾小管上皮的损伤,使肾小管失去完整性。同时,又由于肾小管周围的离子高渗状态,使肾小管内的滤液被吸收到肾小管周围间质。

支持这一学说的理由是:①早期的病理观察无论是缺血性还是肾毒性急性肾衰,其肾小球形态相对正常,而肾小管上皮则显示破坏性改变;②无论是汞还是缺血性急性肾衰的动物模型中,使用微穿刺的方法,可见在正常情况下不被重吸收的物质,在急性肾衰时不见了。

不支持的理由是:①用微穿刺方法可见菊糖仍存在于肾小管中;②在肾小管坏死恢复前,肾小球滤过已经恢复;③并非所有急性肾衰患者均有肾小管坏死。

3)内皮细胞肿胀学说在肾缺血的实验动物中,发现肾动脉阻塞解除后,肾脏血流供应并不完全好转,部分血管仍阻塞。在电镜下观察到肾小球毛细血管内皮细胞肿胀致使血管腔狭窄,肾脏血流量减少。注射高渗甘露醇,可使肿胀减轻,循环障碍解除,此为持续肾脏缺血原因之一。

4.病理生理　正常肾小球滤过率为 100 mL/min,即每分钟由肾小球滤出 100 mL 的原尿,24 小时滤出原尿为 100 mL×60×24 = 144000 mL。原尿经肾小管和集合管后,99% 的水被回吸收,仅有 1% 的水排出,故每 24 小时排尿量为 144000 mL×1% = 1440 mL(每日约排尿 1500 mL)。在急性肾小管坏死时,肾小球滤过率骤减至 1 mL/min,故 24 小时由肾小球滤出原尿仅为 1 mL×60×24 = 1440 mL。由于肾小管坏死,使其回吸收水的功能减退,由 99% 降至 80%,20% 的水排出,故 24 小时尿量为 1440 mL×20% = 288 mL(即少尿期)。由于肾小管浓缩功能减退,使尿比重降低,尿渗透压降低。少尿期后,肾小管功能逐渐恢复,但远较肾小球滤过功能恢复为慢。如肾小球滤过功能由 1 mL/min 恢复到 20 mL/min,则 24 小时滤出原尿为 20 mL×60×24 = 30000 mL,此时如肾小管对水的重吸收功能由 80% 恢复到 90%,则 24 小时排尿量为 30000 mL×10% = 3000 mL,即多尿期。

非少尿型急性肾衰与少尿型急性肾衰无本质区别,但肾小管病变较轻,肾小球滤过功能亦较好,肾小球滤过率可达 4 mL/min 以上,故每日滤出原尿为 4 mL×60×24 = 5760 mL;如此时肾小管水回吸收降至 85%,则 24 小时尿量为 5760 mL×0.15 = 864 mL,故不表现为少尿。由于肾小球滤过率仅为 4 mL/min,故仍出现血尿素氮升高,血肌酐升高及尿毒症表现。

5.临床表现　先驱症状可历时数小时或 1~2 天后出现典型的急性肾衰表现。按尿量可分为两型:少尿—无尿型和多尿型。

（1）少尿-无尿型：急性肾衰占大多数。少尿指每日尿量少于 400 mL，无尿指每日尿量少于 50 mL。完全无尿者应考虑有尿路梗阻。少尿型的病程可分为三期：少尿期、多尿期、恢复期。

1）少尿期：通常在原发病发生后一天内即可出现少尿，亦有尿量渐减者。少尿期平均每日尿量约在 150 mL，但在开始的 1~2 天，可能低于此值。这时由于肾小球滤过率骤然下降，体内水、电解质、有机酸和代谢废物排出障碍，其主要临床表现如下。

尿的实验室检查十分重要。尿量少，呈酸性，尿比重低，常固定于 1.010~1.012。尿蛋白（+~++）。尿沉渣显微镜检查可见数量不等的红细胞、白细胞和各种管型，如见到多数粗大的上皮细胞管型，更有诊断意义。由于肾小管对钠的回吸收功能受损，故尿钠的浓度较正常高（>30 mmol/L）。尿中尿素氮浓度下降，低于 10 g/L。尿素氮/血尿素氮比值小于 15。尿中肌酐的浓度亦降低。血常规检查因原发病而异，一般白细胞轻度增多，常有轻、中度贫血，血沉增快。血尿素氮、肌酐、钾、磷、镁离子增加。血 pH、二氧化碳结合力、血钠、钙离子降低。B 超示肾脏增大或正常大小。

电解质及酸碱平衡紊乱。①高钾血症：高钾血症是患者在第 1 周内死亡的最常见原因。主要由于肾脏排泄能力减低和大量钾离子从细胞内移至体液内两方面的因素造成的。当血钾浓度高于 6.5 mmol/L 及（或）心电图示高钾改变时，必须立即救治。②高镁血症：急性肾衰少尿期镁浓度常升高，严重高镁血症可影响神经肌肉系统的功能，出现反射迟钝，肌力减弱，甚至呼吸麻痹或心脏停搏，故少尿期要避免用含镁药物。③低钠血症：急性肾衰时常伴低钠血症，并常伴有低氯血症。低钠和低氯临床上除一般胃肠道症状外，常伴神经系统症状，无力、淡漠、嗜睡、视力模糊、抽搐、晕厥和昏迷。④酸中毒：急性肾小管坏死患者体内积聚酸性代谢产物。脂肪大量分解产生很多酮体，因此酸中毒出现较早，可在氮质血症显著升高前即已明显。临床上出现呼吸深或潮式呼吸，嗜睡以及昏迷，甚至出现心律失常。

在急性肾衰的病程中发生的水平衡失调，如水肿，大多数是由不注意出入液量的平衡，输入过多的液体引起的。病程中组织分解代谢增加，内生水生成增多亦为引起水平衡失调的原因之一。

少尿期可长可短，短者只持续几小时，亦有长达数周者，一般持续 1~2 周。如少尿期超过 4 周，则应重新考虑急性肾小管坏死之诊断。少尿期长者预后差，多尿期亦长；少尿期短者预后好，多尿期亦短。少尿期多死于高血钾、急性肺水肿、脑水肿或感染。

2）多尿期：患者度过少尿期后，尿量超过 400 mL/天即进入多尿期，这是肾功能开始恢复的信号。随着病程的发展，尿量可逐日成倍地增加，通常可达 4000~6000 mL/天。多尿期开始时，由于肾小球滤过率仍低，且由于氮质分解代谢增加，患者血肌酐和尿素氮并不下降，而且可继续增高。当肾小球滤过率增加时，这些指标可迅速下降，但不会很快恢复到正常水平。当血尿素氮降到正常时，也只是意味着 30% 的肾功能得以恢复。

随着尿量的增加，患者的水肿消退，血压、血肌酐、尿素氮及血钾逐渐趋于正常，尿毒症及酸中毒症状随之消除。多尿期一般持续 1~3 周。多尿期 4~5 天后，由于大量水分、钾、钠的丢失，患者可发生脱水、低血钾、低血钠症。患者出现四肢麻木、恶心、肌无力，甚至瘫痪。腹胀肠鸣音及肌腱反射减弱。心电图出现典型的低血钾表现，Q-T 间期延长，T波平坦、倒置或增宽，有U波出现，可引起心律失常，甚至停搏导致死亡。约有 1/4 患者死于多尿期。

3)恢复期：由于大量损耗，患者多软弱无力、消瘦、肌肉萎缩，多于半年内体力恢复，3~12 个月后患者的肾功能逐渐改善，绝大多数患者最终能恢复到正常健康人水平。约有 2/3 的患者在一年或更长时间内肾小球滤过率低于正常的 20%~40%，许多患者肾小管浓缩功能受损。老年患者恢复的情况较年轻人差。但经长期随诊，并未发现高血压的发生率增加。罕有发生进行性肾功能减退者。

(2)非少尿型：急性肾衰此型急性肾衰患者肾小管回吸收能力受损，远较肾小球滤过率降低为甚。因小球滤过液不能被小管大量回吸收，结果尿量反而增多或接近正常。但由于肾小球滤过率实际上是降低的，所以尿素氮等代谢产物仍然积聚在体内，产生氮质血症以至尿毒症。

既往报道急性肾小管坏死患者约 20% 为非少尿型。近年来发现急性肾衰患者尿量超过 400 mL/d 者占 30%~60%。原因为：①对本病的认识提高；②氨基糖类抗生素应用增多；③早期合理使用利尿药(如速尿)及血管扩张药(如多巴胺)；④纠正了由于严重外伤、大出血、失液引起的低血容量状态。

非少尿型急性肾衰的临床表现较少尿型者为轻。

6. 治疗和加强护理

(1)消除病因：治疗原发病。

(2)针对发病机理的主要环节：引起急性肾衰的主要环节是交感神经兴奋，儿茶酚胺大量释放，肾缺血，肾实质损害，最后发生肾功能衰竭。因此，预防措施应包括消除病因和控制发病环节。

1)及时纠正血容量：补足血容量、改善微循环。①快速补液试验后 1~2 小时内有尿量排出，而比重在 1.025 以上或尿渗透压在 660 kPa 以上时，应继续补液，直至尿量达到 40 mL/h 以上，尿比重降至 1.015~1.020。②经补液后测定中心静脉压，如仍在 6 cmH$_2$O 以下，则提示血容量不足，应继续补液。中心静脉压增高至 8~10 cmH$_2$O 之后，减慢补液速度。如中心静脉压不再下降，说明补液已足，应停止补液，以免导致心力衰竭及肺水肿。

2)解除肾血管痉挛：血管扩张药多巴胺(60~80 mg)或 654-2(10~20 mg)或罂粟碱(90 mg)或酚妥拉明(20~40 mg)加入 5% 葡萄糖注射液中缓慢静脉滴注。

3)解除肾小管阻塞：20% 甘露醇注射液 100~200 mL 静脉滴注，呋塞米 40~100 mg，每 4~6 小时一次静脉输入，可有利尿、冲刷肾小管及解除肾小管阻塞的作用。如血容量高时，可用速尿；但血容量低时，速尿可增加肾损害，应在补足血容量后再用，血容量高时用甘露醇易诱发急性左心衰竭，应慎用；血容量正常时，可速尿和甘露醇合用。

4)伴 DIC 者：应用肝素 625~1250 U 加入 10% 葡萄糖注射液内缓慢静脉滴注，每日一次，监测凝血时间，不宜超过 20 分钟。若急性肾小管坏死已经形成，则根据病情积极治疗。

(3)少尿期治疗：主要是调整体液平衡，避免高血钾症，积极防治尿毒症和代谢性酸中毒，治疗感染。

1)严格限制入液量：必须严格控制液体的摄入，量出为入，防止水中毒。每日入量 =

前一天液体排出量(包括尿量,大便量,呕吐物,创口渗出量等)+500 mL(为不显性失水减去代谢内生水量)。为判断每日入量正确与否,下列指数可供参考:①每日测量体重,若体重每日减轻0.2~0.5 kg,表示补液量适宜;②血钠保持在130~140 mmol/L;③水肿与血压增高,中心静脉压增高,颈静脉怒张等,表示水摄入已过量,应立即纠正。

2)饮食疗法:在急性肾衰时,必须注意饮食治疗,因适宜的饮食治疗,可以维持患者的营养,增强抵抗力,降低机体的分解代谢。胃肠道反应轻,无高分解代谢者,可给予低蛋白,每日入蛋白质量宜在0.5 g/kg以下,应给优质蛋白,足够热量,以减少负氧平衡;饮食耐受差,有恶心、呕吐、气胀等反应者,则采用静脉补给,每日至少给予葡萄糖100 g以上,以阻止发生酮症;烧伤、严重创伤、重症感染等高分解代谢者,应给予高热量,若进食不足,可用全静脉营养疗法。

3)防治高钾血症:含钾高的食物、药物和库血均应列为严格控制的项目。积极控制感染,纠正酸中毒,彻底清创,可减少钾离子的释出。当出现高钾血症时,可用下列液体静脉滴注:10%葡萄糖酸钙20 mL,5%碳酸氢钠200 mL,10%葡萄糖液500 mL加正规胰岛素12U。疗效可维持4~6小时,必要时可重复应用。严重高血钾应做透析治疗。

4)纠正酸中毒:供给足够的热量,控制蛋白质摄入以减少分解代谢,预防感染可防止酸中毒的发生。一般认为,只有当严重酸中毒出现明显症状,即二氧化碳(CO_2)结合力降至17 mmol/L时,才有必要输入适当的碱性药物。

5)积极治疗感染:一般不主张预防性应用抗生素,以避免在患者抵抗力低下时有抗药性细菌侵入繁殖,致治疗困难。感染发生时宜选用无肾毒性抗生素如青霉素、红霉素、克林霉素、氯霉素以及除头孢噻啶、头孢噻吩外的头孢菌素等。

6)早期预防性透析治疗:急性肾衰的病死率很高,第一次世界大战期间病死率达90%,自20世纪50年代起,血液透析方法应用于急性肾衰后,病死率降低,但仍高达25%~65%。早期预防性透析治疗是降低病死率、提高存活率、减少并发病的关键措施。早期预防性透析是指在出现并发症之前即开始透析,主要作用为:①尽早清除体内过多的水分,以免发生急性肺水肿或脑水肿;②尽早清除体内过多的代谢废物,使毒素所致的各种病理生理变化、组织细胞损伤减轻,以利于细胞修复;③治疗、预防高钾血症及酸中毒,稳定机体内环境;④在并发症出现之前做早期预防性透析,可以使治疗简单化。

持续性动—静脉血液滤过疗法是近年来治疗急性肾衰有严重水中毒、急性肺水肿、多脏器功能衰竭的新措施,脱水效果好。

(4)多尿期治疗:当24小时尿量超过400 mL时,即可认为开始多尿期,表示肾实质开始修复,肾小管上皮细胞开始再生,肾间质水肿开始消退,但并不表示脱离了危险。在利尿早期,因肾功能尚未恢复,部分患者病情反而加重,机体抵抗力极度降低,若放松警惕,不及时处理,仍可死亡。

1)加强营养:急性肾衰患者,在利尿期以前蛋白质的负平衡十分严重。至多尿期,营养失调相当显著。故此期应充分营养,给予高糖、高维生素、高热量饮食,并给予优质蛋白,必需氨基酸制剂等。一切营养尽可能经口摄入。

2)水及电解质平衡:入水量不应按出水量加不显性失水量来计算,否则会使多尿期延长。一般主张入水量为尿量的2/3,其中半量补充生理盐水,半量用5%~10%葡萄糖液。尿量超过 2000 mL/d 时应补充钾盐。经常监测血清钾、钠、CO_2 结合力、尿素氮及血肌酐等，并结合临床随时调整。

3）防治感染：此期由于蛋白质的负平衡，机体抵抗力差，极易遭受感染，故应鼓励患者早期下床活动，加强营养。感染时应尽量给予肾毒性低的抗生素。

（5）恢复期治疗：增强体质，加强营养，适当锻炼，以促进机体早日恢复，应尽量避免一切对肾脏有害的因素，如妊娠、手术、外伤及对肾脏有害的药物。定期查肾功能及尿常规，以观察肾脏恢复情况。一般休息半年可恢复原有体质，但少数患者，由于肾脏形成不可逆损害，转为慢性肾功能不全，则应按慢性肾功能不全予以处理。

（二）血液净化

在调节各种物质的排泄以维持正常血浓度方面，肾脏具有非凡的能力。当肾小球滤过率下降（低于 50% 时 BUN 才升高，内生肌酐清除率在 30~40 mL/min 以下时将出现氮质血症），发生肾功能不全时就会损害这种排泄能力。有毒物质（不少是可透析的）在体内积聚，引起尿毒症的一系列临床表现。人们长久以来一直在寻找尿毒症毒素，以更好了解尿毒症的病理生理特点，从而给予相应的治疗对策。但目前尚没有证据证明单一物质会引起尿毒症的全部症状，比较一致的认识是尿毒症毒素是由一组小分子、中分子及大分子量物质在体内积聚构成，血液净化技术主要目的是替代丧失功能的肾脏清除这些毒物。

血液净化技术主要用于治疗急、慢性肾功能衰竭。按其所应用的原理、装置和技术的不同，又可分为血液透析、单纯体外超滤、序贯透析、血液滤过、血液灌流、血浆置换和腹膜透析等。在这些血液净化技术治疗过程中，不仅能在一定程度上清除积聚在患者体内的代谢废物或毒物，而且也能部分地矫正这些患者所呈现的水、电解质和酸碱失衡，以保持机体内环境的相对稳定性。

1.血液透析　血液透析是根据膜平衡原理将患者血液与含一定化学成分的透析液同时引入透析器内，在透析膜两侧流过，分子透过半透膜做跨膜移动，达到动态平衡，使患者体内积累的小分子有害物质得到清除，人体所需的某些物质也可由透析液得到补充，所以血透能部分地代替正常肾脏功能，延长患者生命。

血液透析操作流程图

（1）血液透析的平衡原理。

1）血透中溶质的跨膜移动——扩散与对流。扩散是各种物质的分子或颗粒都呈无规律的热运动，称布朗运动。这些物质可由高浓度向低浓度方向移动，逐渐达到两处浓度相等。对流是溶质随着溶剂（水）的跨膜移动而移动，它的移动速度要比扩散快得多。为了提高扩散清除量，除改进膜的质量外，从流体动力学角度可采取以下措施减少附着层厚度以减少阻抗，提高膜的通透性。①提高透析液流量，达到一定值时可使阻抗减至零；②改进膜的支持结构，如平板透析器中以金字塔形和圆锥状结构代替 V 型沟结构，不仅扩大了有效透析面积，而且使透析液形成涡流而减少阻抗；③提高血流量，以减少血附着层的厚度来减少阻抗。

2）水的清除滤出——渗透与超滤。渗透是指依靠膜两侧的渗透压差，使水向高渗压方向转移。超滤则是人为地加大膜一侧液面压力，使膜两侧有流动差（跨膜压），加速分子从加压侧向不加压侧作跨膜移动，故渗透滤过水量＝超滤水量＋渗透滤过水量。超滤水量与跨膜压成正比，故临床上常在透析过程中用血泵增加膜内血压，同时增加透析液的负压，以促进水的清除。一般说来，小分子物质主要是通过扩散清除，而水与中分子物质则是通过超滤来清除。

3）操作技术。①血管通路的建立：建立合适的血管通路为大部分血液净化疗法所必需。根据不同要求常用的方法有外瘘、内瘘和直接静（动）脉穿刺法。②透析器的选择：多数选用空心纤维透析器及多层平板透析器。

（2）透析液选择：急性肾功能衰竭患者，选用碳酸氢盐进行常规透析较好。其优点为从代谢观点看比较符合生理的治疗，对心血管功能稳定性较好，血压控制较好，可以减少透析中及两次透析间的症状；缺点为透析液制备比较麻烦，需要新的附加设备，花费较大。碳酸氢盐透析适用于透析前有严重代谢性酸中毒、老年或心血管不稳定者、肝功能不全、存在与肺功能不全有关的缺氧时。

（3）肝素化方法：除少数透析膜制成的透析器可不用肝素外，大多数血液净化治疗时都要应用肝素抗凝，以保证血液在体外循环过程中不发生凝固。通常有全身肝素化及局部肝素化两法。全身肝素化法，通常在透析开始时给首剂肝素 0.5~0.8 mg/kg，以后每小时追加 6~8 mg，最后 1 小时不加，除非有出血倾向，一般不检测凝血时间。

（4）血液透析的适应证。

1）急性肾功能衰竭。

2）急性药物或毒物中毒：药物中毒用微囊活性炭进行直接血液灌流是有效的。治疗急性中毒的主要条件：①毒物能够通过透析膜而被析出，即毒物应是小分子量，未与组织蛋白结合，在体内分布比较均匀，未固定局限于某一部位；②毒性作用时间不能太快，以致来不及准备透析；③透析时间应争取在服毒后 8~16 小时。透析有效的中毒药物有：①镇痛药，如水杨酸盐、对乙酰氨基酚；②酒精，如乙醇、甲醇；③镇静药，如巴比妥盐、安宁；④抗生素，如青霉素、半合成青霉素、磺胺药、氯霉素、四环素、异烟肼；⑤其他，如地高辛、环磷酰胺、氨甲喋定。以上是可由透析去除的药物，但并不是说这些药物中毒时非得用透析治疗。上述任一种药物透析时，因药进入透析液将达不到有效的治疗浓度。

3）其他：①慢性肾功能衰竭；②肝脏疾病，如肝硬化腹水；③水电解质紊乱，顽固性心力衰竭、浮肿，利用透析单纯超滤、序贯透析疗法或滤过法可有效。

（5）血液透析相对禁忌证：①严重感染可引起播散；②出血；③严重心功能不全；④严重低血压或休克。

（6）血液透析技术故障所致的并发症：①透析膜破裂时需换用新的透析器。②凝血：可以加大肝素用量，如遇机器故障停转，应及时排除。如停电需用手摇代替血泵。③透析液温度过高时，立即停止透析，透析器内血液不能输回体内，病重者则需要输新鲜红细胞。④硬水综合征：应定期检查水软化的情况。硬水综合征是指因透析用水处理不当，在透析过程中引起以高钙和高镁血症为特征的急性透析并发症。可因透析用水未经软化，或因软化器过饱和而失效，或软化器控制监视部件故障引起。可发生于透析开始后1小时，透析中或透析后常见恶心、呕吐，血压增高且加大超滤率也不易控制。也可出现头痛、嗜睡、肌无力或感觉异常或皮肤烧灼感等症状，严重可致死。上述症状发生后，立即检查透析用水质量和测定血钙、血镁，并立即停止血透，改用低钙、低镁透析液重新透析至血钙、血镁浓度正常及症状缓解，出现高钙危象宜用依地酸二钠治疗。⑤空气栓塞：强调预防，一旦发生立即停止透析，夹住血液管路；左侧卧头低脚高位至少20分钟，使空气停留在右心房，逐渐扩散至肺部；吸氧（面罩给氧）；右心房穿刺抽气；注射脱水剂及地塞米松以减轻脑水肿。⑥发热：透析开始后立即出现者为管道污染；1小时出现者为致热源反应。⑦出血：动脉外瘘管脱落，连接血路及穿刺针松脱，都可以产生出血。⑧透析液成分错误：不同的成分错误产生不同并发症，如高血钠症、溶血。

（7）临床急性并发症。

1）失衡综合征：是新导入透析患者在透析中或透析结束后数小时出现的暂时性中枢神经系统及骨骼系统的急性医源性症状的总称。目前普遍认为主要是由于透析时血液中溶质浓度（主要是尿素）急速降低，而由于血脑屏障的作用，脑组织中的溶质浓度下较慢降使血液和脑组织间产生渗透压差，出现脑水肿等症状。血液pH的变化和HCO_3^-在血液与脑脊液间的浓度差也是不可忽视的原因。高效能透析器的使用，超滤量过大、过快等都是导致失衡综合征的因素。Port等人提出如下症状分级标准：

轻度：头痛、嗳气、呕吐、睡眠不安、肌肉挛缩。

中度：扑翼样震颤、间歇性肌肉痉挛、定向力丧失、嗜睡。

重度：精神异常、全身肌肉痉挛、昏迷。

这些症状可在短时间（30分钟）消失，也可持续24～30小时，也有死亡的报道。

2）透析性低血压：透析中出现显著血压下降以至休克，使透析不能充分进行。其原因为：①透析器血液导管的填充量太大，排水过多、过快，或透析膜破裂后漏血，使循环血量急剧减少；②由于低钠透析液及尿素等溶质的清除，血浆渗透压下降，或低蛋白血症引起的血浆胶体渗透压低下；③醋酸对心肌的抑制作用和扩张血管的作用；④血管收缩力下降或反应性低下；⑤透析器内残留消毒剂等。

防治方法：①选用适合于患者的低效率、小面积透析器，除水速度缓慢渐增，每天透析2～4小时，逐渐延长每次透析时间，减少透析次数；②采用体外超滤或序贯透析疗法，或应用透析液再循环方式进行透析；③采用HF、HDF或BD高钠透析，包括钠梯度透析和细胞洗涤透析方法；④使用血浆渗透压维持药可防止血容量急剧减少，目前常用安定治疗痉挛。

3）心律失常：主要是由于血清钾、钙的变化，其次是由于透析血压下降，冠状循环血流量减少。在透析中特别是老年患者常出现心律失常。其防治措施为：①稍提高透析液钾的浓度，减少其变动，缓解、纠正酸中毒；②防止急速除水导致的低血压，对冠状动脉硬化症及有心肌损害的患者应特别注意；③对有动脉硬化的患者，应给予扩张冠状动脉药物；④正在使用洋地黄的患者，必须相对地提高透析液中钾的浓度，同时注意洋地黄的体内积蓄量和使用量，出现心律失常时必须根据发生的原因及时准确地给予有效的处理。

2.血液滤过（hemofiltration，HF） 是血液净化的新技术。经过15年的临床实践，证实血液滤过在控制顽固性高血压、纠正心功能不全、清除过多液体、治疗期间副作用和心血管状态稳定性、中分子物质清除等方面均优于血液透析。目前公认血液滤过是治疗肾功能衰竭的一种完全有效的肾脏替代疗法。

(1)原理:血液滤过模仿肾单位的滤过重吸收原理设计,将患者的动脉血液引入具有良好的通透性并与肾小球滤过膜面积相当的半透膜滤过器中,当血液通过滤器时,血浆内的水分就被滤出(类似肾小球滤过),以达到清除潴留于血液中过多的水分和溶质的治疗目的。由于流经滤过器的血流仅有 200~300 mL/分钟(只占肾血流量的 1/6~1/4),故单独依靠动脉血压不可能滤出足够的液量,需在动脉端用血泵加压,以及在半透膜对侧由负压泵造成一定的跨膜压,一般限制在 66.66 kPa(500 mmHg)以内,使流过滤器的血浆液体有 35%~45%被滤过,滤过率达到 60~90 mL/分钟(为肾小球滤过率的 1/2~3/4)。血液滤过率的大小取决于滤过膜的面积、跨膜压和血流量,每次血滤总的滤液量需达到 20 L 左右才能达到较好的治疗效果。为了补偿被滤出的液体和电解质,保持机体内环境的平衡,需要在滤器后(前)补回相应的液量和电解质以代替肾小管的重吸收功能。

血滤与血透的主要区别在于:血透是依赖半透膜两侧的溶质浓度差所产生的弥散作用进行溶质清除,其清除效能很差。正常人肾小球对不同分子量的物质如肌酐和菊粉的清除率几乎都一样。血液滤过模仿正常肾小球清除溶质原理,以对流的方式滤过血液中的水分和溶质,其清除率与分子量大小无关,对肌酐和菊粉的清除率均为 100~120 mL/分钟。故血滤在清除中分子物质方面优于血透,与正常人肾小球相似。

(2)血液滤过的装置。

1)滤器:基本结构和透析器一样,有平板型和空心纤维型,滤过膜是用高分子聚合材料制成的非对称膜,即由微孔基础结构所支持的超薄膜,膜上各孔径大小和长度都相等,故血滤时溶质的清除率与其分子量无关。滤过膜特点:①由无毒、无致热原、具有与血液生物相容性好的材料制成;②截留分子量明确,使代谢产物(包括中分子物质)顺利通过,而大分子物质如蛋白质等仍留在血液内;③高滤过率;④不易吸收蛋白,以避免形成覆盖膜,影响滤过率;⑤物理性能高度稳定。

2)置换液成分:血滤时由于大量的血浆被滤出,故必须补充一定量置换液,其成分可因人因地而异(表 9-1)。由于血滤清除小分子物质如尿素氮、肌酐比血透差,故需要相当交换量才能达到治疗目的,但究竟每次需要多少,尚有争论。

表 9-1　通常置换液配方

成分	剂量	成分	剂量
Na^+	140~150 mmol/L	Mg^{2+}	0.5~1 mmol/L
K^+	0~2 mmol/L	乳酸钠	40~45 mmol/L
Cl^-	104~118 mmol/L	醋酸钠	35~40 mmol/L
Ca^{2+}	1.875~2.125 mmol/L	葡萄糖	0~2 g/L

3)交换量计算方法。①标准固定量:每周 3 次,每次 20 L,可达到治疗目的。②尿

素动力学计算法：此法可使蛋白质摄入量不同患者的尿素氮在每次治疗前维持理想水平。其计算法为：

$$每周交换量(L)=\frac{每日蛋白质摄入量(g)\times 0.12\times 7}{0.7(g/L)}$$

式中：0.12 为摄入每克蛋白质代谢所产生的尿素氮克数，7 为每周天数，0.7 为滤过液中平均尿素氮浓度③体重计算法：Baddrmns 等提出一个公式，要把尿素氮浓度降低一半，每次治疗量为 $V_{1/2}=0.47\times BW-3.03$。④残余肾功能计算法：使患者总的清除率维持在 5 mL/min 以上，因为 1 mL 的置换液等于 1 mL 滤过液的尿素清除率，如果患者残余肾功能是 0，那么每天需要 7.2 L 的置换量才能维持患者的清除率在 5 mL/分钟，即 5 mL/min×60×24＝7200 mL/d＝7.2 L/d

通常血滤治疗的交换量每周为 60～90 L，即相当于 6～9 mL/分钟的清除率，如果患者的残留肾功能是 5 mL/分钟，则血滤的清除率可达 10 mL/分钟以上。

为了减少大量输液带来的并发症，最近 Shaldon 采用溶水线(on-live system)输液系统，在血滤时直接用自来水经软化、炭滤、加热、反渗后制成清洁水，经比列泵与浓缩的置换液混合，再经双重过滤后直接用管道输入体内。其优点是：不需要用容器，减少污染，降低费用。

（3）血滤方法。

1）前稀释法：置换液在滤器前输入，其优点是血流阻力小，滤过稳定，残余血量少和不易形成蛋白覆盖层。但由于清除率低，要大量置换液(50～70 L/次)，目前已不使用。

2）后稀释法：置换液在滤器后输入，减少了置换液用量(20～30 L/次)，提高了清除率。目前普遍采用此法。

3）连续动—静脉血液滤过(CAVH)：CAVH 不用血泵和血滤机，直接与患者的动、静脉相接，利用动—静脉压力差和重力的作用产生超滤。

（4）适应证：基本上与血透相同，适用于急、慢性肾功能衰竭。但在下列情况下血滤优于血透。

1）高血容量所致心力衰竭：在血透时往往会加重心衰，被列为血透禁忌证，而血滤则可以治疗心衰。因为：①血滤能迅速清除过多水分，减轻心脏的前负荷；②不需使用醋酸盐透析液，因而避免了由此引起的血管扩张和抑制心肌收缩力；③血滤脱水过程中，虽然血容量减少，但外周血管阻力却升高，因此心搏出量下降，减轻了心脏负荷；④血滤时血浆中溶质浓度变动小，血浆渗透压基本不变，清除大量水分后，血浆蛋白浓度相对升高，有利于周围组织水分进入血管内，从而减轻水肿。

2）顽固性高血压：血透治疗的患者发生顽固性高血压可达 50%(高肾素型)，而血滤治疗时，可降至 1%，有的可停用降压药。血压下降原因除有效清除过量水、钠外，可能还有其他原因。有人曾反复测定血浆和滤液中血管紧张素 II，发现两者的浓度相近，表明血滤能清除血浆中的某些加压物质。另外，血滤时心血管系统及细胞外液容量均比较稳定，明显减少了对肾素—血管紧张素系统的刺激。

3）低血压和严重水、钠潴留：接受血滤治疗的患者，其心血管稳定性明显优于血透，血透治疗期间低血压发生率达 25%～50%，但在血滤治疗时低血压发生率可降至 5%。其原因为：①血滤时能较好地保留钠，在细胞外液中能保持较高水平的钠以维持细胞外液高渗状态，使细胞内液向细胞外转移，即使在总体水明显减少的情况下，仍能保持细胞外液容量稳定；②血滤时血容量减少，血浆中去甲基肾上腺素（NA）浓度升高，使周围血管阻力增加，保持了血压稳定，而血透时 NA 则不升高；③血滤时低氧血症不如血透时严重；④避免了醋酸盐的不良反应；⑤血滤时溶质浓度变动小，血浆渗透压较血透稳定；⑥血滤时滤过膜的生物相容性比常用透析膜好，故血滤能在短时间内去除体内大量水分，很少发生低血压，尤其对年老心血管功能不稳定的严重患者，血滤治疗较为完全；⑦血滤时返回体内的血液温度为 35℃，由于冷刺激自主神经，使 NA 分泌增加，而血液透析温度为 38℃，使周围血管扩张，阻力降低。

4）尿毒症心包炎：在持续血透患者中，尿毒症心包炎发病率达 20%～25%，原因未明。改做血滤后，发现心包炎治疗时间较血透短，可能是血滤脱水性能好，清除"中分子"毒性物质较好之故。

5）急性肾功能衰竭：持续或间歇的血滤是急性肾衰的有效措施。CAVH 对心血管功能不稳定、多脏器功能衰竭、病情危重的老年患者有独特的优点。

6）肝昏迷：许多学者认为血滤对肝昏迷治疗效果比血透好，但比血浆置换血液灌流差。

（5）常见并发症。

1）置换液污染：由于置换液输入量大，污染机会多，故有可能发生败血症。有一报告 800 人次血滤中有两例因液体污染发生败血症而死亡。

2）氨基酸与蛋白质丢失：氨基酸平均分子量为 140，Streicher 测出每次血滤治疗平均丢失 5～6 g 氨基酸，蛋白质丢失量各研究报告不一，有的为 3～14 g，也有的为 2～4 g。

3）激素丢失：滤液中发现有胃泌素、胰岛素、抑胃泌素、生长激素刺激素 B 和甲状旁腺素，但对血浆浓度影响不大。可能是血滤时可清除激素的降解产物，这些降解产物是干扰激素生物活性的物质。

4）血压下降：主要是液体平衡掌握不好，脱水速度过快所致。

3. 连续性动—静脉血液滤过　　连续性动—静脉血液滤过（continuous arterio-venous hemofiltration，CAVH）也称为自然连续性动—静脉血液滤过，是血液滤过的一种新方法。自 1977 年 Kramer 首先用于临床，它是利用动、静脉之间（如股动、静脉或前臂动、静脉）的正常血压梯度，将血液引入一通透性很高的小型血液滤过器，血浆不断滤出，借以清除体内水分及化学物质，依照对原发病的需要，补充一部分置换液。

（1）CAVH 的设备：较简单，不需要血泵和血液滤过机器，关键的备件是一个通透性很高的血液滤过器，目前常用的有聚砜膜和聚胺膜，两者均为粗孔膜。超滤液体与膜基质之间无相互作用，其滤过率仅是压力的函数，溶质的转运主要是通过对流作用。滤器的平均使用时间为 35～46 小时，若超滤量少于 200 mL/h，60% 的滤器会发生凝血。

（2）CAVH 的方法：利用前臂的动、静脉外瘘，或用改良的 Sddinger 穿刺技术做股动、静脉插管，长 7.4 cm、内径 0.3 cm 的动、静脉插管分别与血液管道及血液滤器相连。连接前先用肝素生理盐水冲洗血滤器及管道，每 1000 mL 盐水含肝素 10000U。连接后自动脉管道用泵连续注射肝素10U/(kg·h)。使静脉端凝血时间(试管法)维持在30~45分钟或全血凝血时间延长50%。在急性肾衰的少尿期滤过持续进行，直至进入多尿期为止，每小时固定超滤液量及化学成分，根据前1小时的超滤量补充置换液。置换液的成分：Na^+ 142 mmol/L、Cl^- 103 mmol/L、Ca^{2+} +2 mmol/L、Mg^{2+} +0.75 mmol/L、乳酸盐44.5 mmol/L。

当滤器的滤过率降低40%以下或发生凝血时便更换新的滤器，每个滤器平均使用时间为43小时。收集超滤液的容器应置于床旁最低位置，使其负压为3.92 kPa(40 cmH_2O)，这样使滤过率提高30%。

(3)CAVH的适应证：主要用于急性肾功能衰竭(ARF)，特别是多脏器损害者。在ARF时的适应证如下。

1)一般指征：①水潴留过多，并用大剂量利尿药治疗无效；②由于限制液体摄入，而不能应用全静脉营养者；③预防高钾血症和氮质血症。

2)特殊指征：①肺弥散功能障碍伴有循环衰竭；②高钠血症并用利钠药物无效者。

(4)CAVH的临床疗效。

1)纠正水电解质紊乱：CAVH的滤过率与动脉血流量相关，一般来说滤过率是血流速的25%；而动脉血流量又与平均动脉压相关，因此维持血压就能保持较高的滤过率；即使如此，在收缩压为22.67 kPa(70 mmHg)时，仍可有200~500 mL/h的滤过率。而正常人的血压降至此水平时，肾小球滤过已停止。这样的脱水量足以使无尿患者接受全静脉营养。脱水后中心静脉压、肺动脉压、容量性高血压和肺的弥散功能得到改善。

脱水时如输入置换液可发生高血钾症，大多数为血钾低于6 mmol/L者输入置换液；治疗高钾血症时，需输无钾置换液，其最低速率为500 mL/h。治疗高钠血症时可输入5%葡萄糖，其速率为100 mL/h即可。

2)肌酐与尿素清除：血液滤过的肌酐清除率相当于10 mL/min，此清除率受输入置换液量的影响，置换液输入速度为2.0~2.5 mL/min时，血清肌酐为839.8~875.2 μmol/L(9.5~9.9 mg/dL)；输入速度大于9 mL/min时，血清肌酐低于530.4 μmol/L(6.0 mg/dL)。此相互关系与血肌酐和肾小球滤过率(GFR)的相互关系相似。

3)对血流动力学的影响：Paganini等报告6例ARF患者用CAVH治疗，平均时间为14.1 h，平均超滤量为222.9 mL/h，无一例发生低血压，平均动脉压在治疗前为(10.50±2.63) kPa[(78.8±19.7) mmHg]，治疗后为(10.61±1.84) kPa[(79.6±13.80) mmHg]；心排血量轻度减低，治疗前为(4.77±1.48) L/min，治疗后为(4.68±1.05) L/min，可能反映了右心室负荷的减轻。

(5)CAVH的优缺点。

1)优点：治疗多脏器损伤伴ARF时具有独特的优点。①用于紧急的肾脏替代治疗，准备时间在30分钟内，不需要特殊设备及专职人员，在一般医院均可使用；②此种滤器不引起白细胞和补体降低；③CAVH连续地清除体内过多体液，并可根据每小时的超滤量及时调整液体平衡，由于循环参数的改变很小，因此不易发生心血管并发症；④计算尿素氮、钾等清除率的方法简单，如每日尿素氮的清除率等于血尿素氮(mg/dL)×24小时超滤液（dL），钾的清除率等于血钾（mmol/L）×24 小时超滤液（L）；⑤超滤液中尿素、肌酐、钠、钾、氯、磷酸根、乳酸根和葡萄糖的浓度与血浆相同，经常测超滤液中上述物质的含量即可反映病情变化，避免了反复抽血；⑥可自静脉管路输入高渗葡萄糖或全静脉营养液；⑦机体的液体与化学物质经过 48 小时的平衡期后，保持在稳定水平，而血透则处于波动状态，因此 CAVH 不会发生血透时出现的失衡综合征等并发症；⑧股动、静脉血栓的发生率很低，未发现肺栓塞，这与血管插管是特制的短导管和连续使用肝素有关；⑨出血并非 CAVH 的禁忌证，肝素用量很小，肝素用量为 10 U/（kg·h）时，注意监测体外及体内循环中的肝素浓度、部分凝血酶时间、凝血酶时间的数值；⑩价格较血透和血滤低。

2）缺点：滤过效果较低，出血发生率为 20%。

4.血液灌流

（1）血液灌流（HP）是一种新的血液净化系统，该系统采用动脉血液体外分流的技术，将患者动脉血流经管道引向灌流器，血液经过灌流器时受到吸附剂或其他生物材料的作用而得到净化或生化处理，灌流后的血液再经管道返回静脉。这一过程有点类似于血液透析，所不同的是在"净化"的机理方面。血液透析借超滤及透析作用除去小分子代谢废物及水分，而血液灌流则有赖于吸附剂、酶、活细胞等对血液某些成分进行吸附粘除或加工处理。

（2）历史与现状：从 20 世纪 70 年代开始，世界各国都有人投入了这项研究，加拿大、美国、英国、德国、法国、意大利、日本和挪威等国都相继报告了包膜活性炭血液灌流的临床应用。包膜材料也不局限于火棉胶一种，丙烯酸明胶、醋酸纤维素、甲基丙烯酸明胶、明胶等材料都曾被人采用。

我国于 20 世纪 70 年代末期开始逐步进入这一领域，上海、天津、重庆、北京等地相继研制了不同原料、不同包膜材料的活性炭或其他吸附剂。各地用活性炭血液灌流治疗的病种中包括急性药物中毒、有机磷或有机氯农药中毒、精神分裂症、尿毒症和急性肝功能衰竭等。

（3）活性炭与树脂的吸附解毒机理：自 20 世纪 60 年代以来，随着血液灌流技术的发展，活性炭的应用进入了临床急性解毒和治疗急性代谢中毒疾病的领域。活性炭是一种非常疏松多孔的物质，其来源相当多样，包括植物、骨壳、动物骨骼、木材、石油等，经蒸馏、炭化、酸洗及高温、高压等处理后变得疏松多孔，即"活化"了。

造成活性炭的强力吸附性的重要原因在于多孔性，无数的微孔形成了巨大的比表面积，按国内外文献报告，活性炭的比表面积可达到 $600 \sim 1000 \ m^2/g$。活性炭的吸附是非特异性的。吸附剂对吸附质的吸附效率与下例各种因素都有关系：吸附质浓度、分子大小、分子表面构形以及溶液的 pH、温度、电解质浓度等。就分子的大小而言，一般分子较大，则吸附率较低，分子较小，则吸附率较高。还有人发现分子的碳链越长，吸附率越低。

（4）吸附剂血液灌流的临床应用：目前血液灌流的应用主要还是在临床急症抢救的范围内，在这一范围内又以抢救各种药物和毒物中毒为主。近年来国内、外已有不少研究者着手开展血液灌流治疗急性肝衰竭和急性肾衰竭的课题。

1）药物中毒：巴比妥类药物，格鲁米特（导眠能）、地西泮（安定）、氯氮（利眠宁）等都带有三环或杂环结构，对中性树脂和活性炭表面有很高的亲和力，在血液灌流中常可达到很高的清除率。从近年来国际国内临床应用血液灌流的实践来看，抢救得最多的还是这一类催眠、安定类神经抑制性药物。

2）清除代谢废物：血液灌流的临床应用范围逐渐扩大，许多研究者发现吸附剂血液灌流对尿毒症患者血中的尿酸、肌酐、中分子量的代谢毒物，以及肝衰竭血中的芳香氨基酸类、硫醇有机酸酚类和中分子代谢药物也有显著的吸附作用。

3）农药中毒：活性炭对有机磷农药有一定吸附作用，对明确有大剂量有机磷农药中毒的患者估计内科疗法单独抢救尚嫌不足，则应以早期充分多次的原则进行血液灌流。

4）联合应用：在某种特殊的情况下血液灌流可以与血液透析联合使用。如某些中毒导致急性肾衰或在原有的肾功能衰竭基础上又发生急性药物中毒便可考虑联合使用。

5）血液灌流的其他适应证：近年来，HP 在治疗急性肝功能衰竭方面的作用引起人们的注意。Chang 于 1972 年在 Loncet 报告一例深度昏迷的肝衰竭患者用活性炭血液灌流治疗后意识迅速恢复。国内杭州市第六人民医院等单位也曾用微囊活性炭血液灌流治疗 3~4 度肝昏迷患者，意识改善，生存时间延长，但生存率未提高。

5. 血浆交换疗法　1914 年 Abel 首次报告血浆除去术，其原意是从全血分离、清除血浆成分，进行成分输血。经过半个世纪的发展成为血浆交换疗法或称血浆置换术，即将患者的异常血浆（抗体免疫复合物或其他有害物质）分离、清除后，再将剩余细胞成分加入正常人的新鲜冷冻血浆或代血浆等置换液输回体内，或将异常血浆分离后用吸附法除去血浆中有害物质再输回体内。血浆交换疗法是近年来发展的血液净化新技术，主要用于治疗自身免疫性疾病。但有时亦可应用于药物中毒，但由于需较多复杂的设备和技术，通常并不作首选或常规使用。

第六节　内分泌系统危重症监测与护理

预习案例

患者，女，56 岁，因胸闷、心慌、怕冷、乏力入院，查看其反应迟钝、表情淡漠、面色苍白、眼睑浮肿、唇厚舌大、皮肤粗糙、毛发及眉毛稀少。实验室检查示：血 TSH 升高，T3、T4 降低。询问其于 6 年前行甲状腺瘤切除术后，一直未复查甲状腺功能，未服用药物治疗。

思考

1. 请写出患者最可能的医疗诊断。
2. 请写出主要的护理诊断及护理措施。

一、内分泌与代谢功能监测

(一)内分泌的组成与功能

内分泌系统组成：由人体内分泌腺(下丘脑、垂体、靶腺器官)及具有内分泌功能的脏器、组织及细胞组成，包括：下丘脑、垂体、靶腺器官(甲状腺、甲状旁腺、肾上腺、胰岛、性腺)等。这些特殊的腺体所分泌的活性物质，称之为激素，直接进入血液或淋巴。

功能：内分泌系统是在神经支配和物质代谢反馈调节基础上释放激素，调节人体代谢过程、脏器功能、生长发育、生殖衰老等许多生理活动和生命现象，维持人体内的环境稳定。

1. 下丘脑　人体最重要的神经内分泌器官是神经系统与内分泌系统联系的枢纽。下丘脑的神经内分泌细胞，具有神经和内分泌两种特性，能将传入的神经信号转变成神经激素性"信使"，再作用于垂体，对整个内分泌系统起调节作用。

(1)下丘脑分泌的释放激素有促甲状腺激素释放激素(TRH)、促性腺激素释放激素(GnRH)(包括黄体生成激素释放激素和卵泡刺激素释放激素)、促肾上腺皮质激素释放激素(CRH)、生长激素释放激素(GHRH)、泌乳素释放因子(PRF)黑色素细胞刺激素释放因子(MRF)等。

(2)丘脑分泌的释放抑制激素有生长激素释放抑制激素(GHRIH)、泌乳素释放抑制因子(PIF)、黑色素细胞刺激素释放抑制因子(MIF)。

2. 垂体　主要的中枢性内分泌腺，位于颅底蝶鞍内垂体分前、后两叶。垂体(前叶)分泌下列激素：促甲状腺激素(TSH)、肾上腺皮质激素(ACTH)、黄体生成激素(LH)、卵泡刺激素(FSH)，LH 及 FSH 又称促性腺激素，对周围相应靶腺合成及释放激素起调节作用；生长激素(GH)促进物质代谢与生长发育；泌乳素(PRL)起刺激泌乳、维持黄体分泌作用；黑色素细胞刺激素(MSH)作用于皮肤基底细胞层的黑色素细胞，促进黑色素沉着。神经垂体(后叶)分泌抗利尿激素(ADH)及催产素(OXT)，抗利尿激素的主要作用是肾远曲小管及集合小管，使水分再吸收增加而使尿浓缩为高渗性，从而调节体内水量、有效血容量、渗透压及血压。催产素主要在分娩时刺激子宫收缩，促进分娩后泌乳，也有轻度抗利尿作用。

3. 甲状腺　人体内最大的内分泌腺体，位于气管上端、甲状软骨两侧，左右各一叶。滤泡是甲状腺结构和分泌的功能单位，产生并分泌甲状腺素(T4)及三碘甲腺原氨酸(T3)。甲状腺激素的作用：①对热能代谢起促进作用；②小剂量可促进酶及蛋白质合成，并加强热能的产生；③大剂量则抑制蛋白质合成，血浆、肝及肌肉中游离氨基酸增高；④对糖代谢的作用呈两面性；⑤甲状腺滤泡旁 C 细胞分泌降钙素(CT)抑制骨钙的再吸收，与甲状旁腺激素(PTH)一起调节钙磷代谢，降低血钙水平。

4. 甲状旁腺　甲状旁腺激素(PTH)的主要作用是促进破骨细胞活动，增加骨钙的再吸收，促进肾小管钙的再吸收，减少尿钙排出，与降钙素及 1,2-二羟维生素 D3[1,25(OH)2D3]共同调节体内钙、磷代谢。

5. 肾上腺　分为皮质及髓质两部分，生理作用各异。

（1）肾上腺皮质：分泌以醛固酮为主的盐类皮质激素，以皮质醇等为主的糖类皮质激素以及脱氢睾雄酮等性激素。

1）醛固酮：促进肾远曲小管和集合管重吸收钠、水和排出钾。

2）皮质醇：参与物质代谢，能抑制蛋白质合成，促进其分解，使脂肪重新分布，有抑制免疫、抗炎、抗过敏、抗病毒和抗休克作用。

3）性激素：具有促进蛋白质合成及骨骺愈合的作用。

（2）肾上腺髓质：分泌肾上腺素、去甲肾上腺素。

1）肾上腺素：作用于 α 和 β 受体，使皮肤、黏膜、肾血管、平滑肌收缩（因 α 受体占优势），以及参与体内物质代谢。

2）去甲肾上腺素：主要作用于 α 受体，有强烈的收缩血管作用而使血压升高。

6. 胰岛　胰岛有五种分泌不同激素的细胞：①A 细胞，约占 25%，分泌胰高血糖素；②B 细胞，占 60% 以上，为胰岛的主要细胞，分泌胰岛素；③D 细胞，较少，分泌生长激素释放抑制激素（SS）；④D1 细胞，分泌肠血管活性肽（VIP）；⑤PP 细胞，分泌胰多肽。

（1）胰岛素：①促进葡萄糖进入脂肪及肌肉细胞而被利用及肝糖原合成；②抑制肝糖原异生，并促进三羧循环而使血糖下降；③促进脂肪、蛋白质、DNA、RNA 等合成；④抑制脂肪分解而生成游离脂肪酸及酮体；⑤抑制糖及蛋白质分解，以调节血糖的稳定。

（2）胰高血糖素：能促进肝糖原分解而使血糖上升，促进脂肪、蛋白质分解，加强糖异生而使血糖升高，与胰岛素起拮抗作用。

7. 性腺　男性性腺为睾丸，睾丸产生精子，分泌雄激素。女性性腺为卵巢，卵巢产生卵子，分泌雌激素及孕激素。

（1）雄激素的作用：①刺激男性性器官发育；②男性第二性征的出现；③维持其成熟状态；④促进蛋白质的合成、骨骼生长、绒细胞生成；⑤促进精细管上皮生成精子等。

（2）雌激素的主要作用：①刺激女性性器官发育；②女性第二性征的出现，并维持其正常状态。

（3）孕激素主要为孕酮，由黄体分泌：①作用于子宫内膜，使其在增生期基础上进入分泌期，准备受精卵着床及正常妊娠的进行；②促进乳腺生长发育；③还有致热作用，使排卵后基础体温升高；④在水钠代谢方面有抗醛固酮作用

8. 其他　松果体素：抑制性腺和甲状腺的功能。

9. 内分泌系统的功能调节

（1）下丘脑：通过神经细胞支配和控制垂体。

（2）垂体：控制周围靶腺而影响全身。

下丘脑是联系神经系统和内分泌系统的枢纽，在生理状态下，下丘脑、垂体和靶腺激素的相互作用处于相对平衡状态。当下丘脑、垂体功能减退时，靶腺功能也减退，腺体萎缩，分泌减少。当下丘脑、垂体功能亢进时，靶腺功能也亢进，激素分泌增多。下丘脑、垂体受反馈抑制的作用减弱而分泌相应促激素增多。

（二）病史采集与体格检查

病史采集包括诱因、主要症状、起止时间、持续时间、伴随症状、居住地、宗教信仰、个人史和家族史等。根据内分泌疾病的特点，下列症状需特别关注：

（1）了解生长发育状态。

（2）颈部是否有肿大。

（3）记录饮水和排尿情况。

（4）骨代谢情况。

（5）皮肤色素改变。

（6）体重改变。

（三）实验室检查

对内分泌腺疾病的病因检查包括化学检查、免疫学检查、病理检查、染色体检查和分子生物学检查。对内分泌腺的功能监测和定位检查包括以下几项。

1. 血液和尿生化测定　由于某些激素与血清某些电解质之间有相互调节作用，测定血清电解质可以间接了解相关激素的分泌功能。

2. 激素及其代谢产物　测定尿中激素代谢产物的含量可推断激素在血中的水平。

3. 同时测定垂体前叶促激素及其靶腺激素　可用于某些内分泌疾病的定位诊断，如血浆 ACTH 和皮质醇均升高，提示病变在垂体，如 ACTH 降低、皮质醇升高，提示病变在肾上腺皮质。

4. 核素检查　甲状腺具有浓缩碘的功能，甲状腺摄^{131}I 率可用于评价甲状腺的功能；PET 可动态观察肾上腺、甲状腺和胰腺的功能变化，具有功能定量的优势。

5. CT、MRI 和 X 线检查　可用于某些内分泌疾病的定位诊断。

6. B 超检查　用于甲状腺、甲状旁腺、胰腺、肾上腺和性腺肿瘤的定位。

二、内分泌系统危重症的护理

（一）糖尿病酮症酸中毒

酮症酸中毒是糖尿病的常见急性并发症。其病死率在不同国家不同医院相差甚远，为 1%~19%；10 岁以下的糖尿病儿童的死亡原因中，70% 是酮症酸中毒。

1. 定义及诱因　胰岛素绝对或相对地缺乏，导致高血糖、高酮血症及代谢性酸中毒，即血糖高于 17 mmol/L，血 pH 低于 7.2。

酮症酸中毒常见于下列情况。①胰岛素依赖型糖尿病患者未得到及时诊断，未获得及时的外源胰岛素治疗；②胰岛素依赖型糖尿病患者突然中断胰岛素治疗或胰岛素剂量不足；③胰岛素依赖型或非胰岛素依赖型糖尿病患者应激时，包括创伤、手术或严重感染等。

2. 病理生理

（1）胰岛素缺乏高血糖：可见于酮症酸中毒。Schade 等 1981 年报告，检测部分酮症酸中毒患者血浆游离胰岛素平均值为 10 mu/L，并非绝对缺乏。酮症酸中毒时，患者体内胰高血糖素、儿茶酚胺、皮质醇及生长激素相对增加，肝糖原合成受到抑制，肝脏生成葡萄糖迅速增加，周围组织对葡萄糖的利用减少，血循环中葡萄糖浓度显著升高。1980 年，Miles 等报告，给 7 例胰岛素依赖型糖尿患者静脉点滴胰岛素，将血糖稳定控制在满意水平；然后中断其胰岛素治疗，2 小时内肝脏产生葡萄糖由 13.2 $\mu mol/(kg \cdot min)$ 增加到 26 $\mu mol/(kg \cdot min)$，血浆葡萄糖浓度由 5 mmol/L 增加到 15 mmol/L；继续观察 8 小时，肝脏产生葡萄糖的速度逐渐降低，但仍高于正常值。血浆葡萄糖浓度超过肾糖阈——10 mmol/L，尿中出现葡萄糖。尿中葡萄糖含量越多，尿量亦越多。高渗性利尿使血容量减少，血糖浓度更显升高。

（2）高酮血症及代谢性酸中毒：正常情况下，脂肪酸在心肌和骨骼肌中可以彻底氧化，生成二氧化碳与水，并提供能量。当肝细胞不能彻底氧化脂肪酸，只能产生酮体时，酮体进入血循环。脑组织在正常情况下依靠血糖供能，在饥饿状态下则依靠酮体供能。肝细胞正是因为缺乏这些酶，所以只能产生酮体，而不能氧化酮体。

血浆酮体浓度为 3～50 mg/L，其中 30% 为乙酰乙酸，70% 为 β 羟丁酸，丙酮极少量。肝组织生成酮体的量随肝外组织（心肌、骨骼肌、脑、肾等）的利用变化而增减，血浆酮体水平亦随之增减。当血浆酮体超过饱和利用率，肾小球滤液中酮体含量超过肾小管的重吸收率，尿中就出现酮体，称为酮尿。

胰岛素严重缺乏时，脂肪分解加速，生成大量脂肪酸。脂肪酸涌进肝脏，但不能彻底氧化时，生成大量酮体。当酮体在血循环中的浓度显著升高，而肝外组织对酮体的利用大大减少，则尿中出现酮体。血浆中乙酰乙酸和 β 羟丁酸大量增加，使血浆 pH 降低到 7.3～6.8，CO_2 结合力也明显降低，表现为代谢性酸中毒。

（3）脱水及电解质紊乱：高血糖及高酮血症引起高渗性利尿，尿量增加，水分丢失；严重时，脱水可达体重的 10%。酮体排出时是与钾、钠离子结合成盐类从尿中排出的，因此血浆中钾、钠离子减少。酮症酸中毒时，食欲减退、恶心、呕吐，使钾的丢失更为显著。脱水严重时，血液浓缩，血容量减少，尿量减少，血钾和血钠的测定值可能不低，但总体钾、钠仍然是低的。

3. 临床表现　糖尿病的症状为多饮、多尿显著，疲乏无力、食欲不振、恶心、呕吐；有时伴有剧烈腹痛，腹肌紧张，无反跳痛，酷似急腹症。酸中毒严重者，神志模糊，以至昏迷。呼吸深而慢，呼气中带有丙酮，类似烂苹果味。有明显的脱水体征，如皮肤、黏膜干燥，皮肤弹性差，尿量显著减少等。

酮症酸中毒为部分儿童糖尿病的首发症状。儿童出现多饮、多尿等症状未引起家长注意，家长发现患儿精神萎靡，消化道症状，甚至神志不清才到医院就诊，此时已是酮症酸中毒。

糖尿病酮症酸中毒抢救流程

酮症酸中毒接受治疗后，病情继续加重，血压下降，应考虑可能并发成人呼吸窘迫综合征、脑动脉血栓形成或弥散性血管内凝血等。

4. 实验室检查　血浆葡萄糖浓度高于 17 mmol/L。血浆 pH 降低，低于 7.2。血清钾、钠离子浓度可以正常、降低或偏高。尿酮体阳性。糖尿病酮症酸中毒患者在入院时血糖、尿素氮、乙酰乙酸、β 羟丁酸、乳酸以及渗透压的升高是普遍存在的，血浆碳酸盐及 pH 降低也是必然的。血钠轻度降低，而血钾正常或偏高。

5. 并发症　糖尿病酮症酸中毒时，由于其严重的代谢紊乱、血容量减少、脱水、血液黏稠度增高，以及开始治疗后的反应，可并发休克、血栓形成、感染以及脑水肿。儿童糖尿病酮症酸中毒，经补液及胰岛素治疗后数小时，可出现致命的脑水肿，可能是由于血浆葡萄糖浓度下降过快所致。

6. 治疗与护理　目的是纠正代谢紊乱，消除酮症；预防并治疗感染等并发症。

（1）基本措施：①详细询问病史并体格检查，包括心电图。②急查血糖、血浆电解质、尿素氮、肌酐、二氧化碳结合力、pH 及血酮体，2 小时后复查 1 次，以后视病情，可 3~4 小时复查 1 次。有条件的实验室，可测定血乳酸、游离脂肪酸水平。③急查尿常规及尿酮体。神智清楚的患者，不需导尿，避免引起尿路感染。神智不清的患者，不能主动排尿，可以插入导尿管，留置导尿，定时取尿标本，测其排尿量及酮体。④认真记录液体出入量，记录神智变化、呼吸、血压、心率及药物剂量，及时作出治疗小结，以供下一段治疗参考。⑤疑有感染者，应及早给予抗生素。

（2）胰岛素治疗：酮症酸中毒时，只可使用短效胰岛素如正规胰岛素（regular insulin，RI），不可使用中效或长效胰岛素治疗。20 世纪 70 年代以来，一般采用小剂量胰岛素治疗。若患者神智清楚，无脱水体征，并且血压正常，可给予 RI 肌内注射，初次剂量为 0.25 U/kg，以后 0.15 U/（kg·h），肌内注射；当血糖降至 14 mmol/L 后，患者可以少量进食，并根据血糖水平给予 RI 皮下注射。鼓励患者多饮水。

患者血压偏低伴有脱水，胰岛素放在液体中静脉滴注，初次剂量 0.1~0.15 U/kg，1 小时内滴入；每小时静脉滴入 4~8 U。血糖降至 14 mmol/L 后，可给予 5% 葡萄糖液体，RI 1 U/h 滴入。脱水纠正，血压正常，血糖稳定在 14 mmol/L 以下，可以改为胰岛素皮下注射治疗。小剂量胰岛素治疗可以避免低血糖及低血钾的发生，为大多数临床医生所采用。

Madison 等认为，酮症酸中毒时存在着胰岛素抵抗，因此有的患者仍需要大剂量胰岛素治疗才能奏效。Barrett 等证明，酮症酸中毒患者胰岛素滴注后血浆葡萄糖清除率仅为实验性高血糖对照组的 8%，表明酮症酸中毒时的胰岛素抵抗。酮症酸中毒时的胰岛素抵抗可能有两种类型。一种是受体前—受体水平的抵抗，如血浆胰岛素抗体增加，应激激素增加或胰岛素受体异常等，需要大剂量胰岛素治疗。另一种是受体后抵抗，靶细胞内代谢异常。酮症酸中毒时，受体后抵抗是确实存在的，其发生机理尚不十分清楚。对于受体后抵抗，增加血浆胰岛素浓度，使用大剂量胰岛素治疗是无济于事的，小剂量胰岛素纠正代谢紊乱即可获得满意效果。

胰岛素治疗过程中，若血 pH 仍低于正常，尿酮体尚存在，尽管血糖水平已接近正常，胰岛素治疗也必须继续，但可以同时补充葡萄糖溶液。

（3）液体补充：酮症酸中毒时，常常血容量减少，脱水明显。成人患者失水可达 3~5 L。补充 0.9% 或 0.45% NaCl 溶液，各有不同看法与体会，大多数专家主张采用 0.9% NaCl 溶液滴注。以 1 L/h 的速度补充液体，持续 2~3 小时。然后根据其尿量及临床表现调整输液速度。

若尿量大于 120 mL/h，则输液速度可以减慢。血浆钠水平高于 155 mmol/L 或血浆有效渗透压高于 320 mmol/L 时，宜采用 0.45%NaCl 溶液滴注。血糖降到 14 mmol/L 后，可静脉点滴 5% 葡萄糖溶液。血压较低者，可适当给予血浆或白蛋白静脉输入。

（4）电解质补充：酮症酸中毒时，总体钾是降低的，每千克体重可减少 3~5 mmol。由于血浆 pH 降低时，细胞内钾向细胞外移动，所以血浆钾的水平可能偏高。开始治疗后，细胞外液得到补充，血糖逐渐下降，酮体逐渐减少，血浆 pH 有所恢复，细胞外钾离子又开始回到细胞内；这样，血钾水平就明显降低。所以，往往在酮症酸中毒开始治疗 3~4 小时后，根据血钾水平给予钾盐补充。如果患者入院时血钾水平是正常或低于正常的，则在当时就应开始补钾。血钾高于 5 mmol/L，不需要补钾；血钾在 4~5 mmol/L 时，可每小时补充 KCl 0.5~1 g；血钾为 3~4 mmol/L，可每小时补充 KCl 1.5~2 g；血钾低于 3 mmol/L，每小时补充 KCl 2~3 g。

酮症酸中毒治疗过程中，使用 NaCl 溶液纠正脱水以及用 KCl 纠正低血钾，同时应注意高氯性酸中毒的发生。高氯性酸中毒产生的原因是多方面的：为了细胞内缓冲液的再生，骨骼及其他组织中碳酸氢盐消耗；酮体从尿中排出时带走碳酸氢根；肾脏的远端肾单位排泌氢离子异常以及细胞外液中的碳酸氢根被 NaCl 及 KCl 所稀释等。可依靠肾脏排泌氯离子以及碳酸氢根的再生来纠正高氯血症。

磷的缺失在酮症酸中毒时也是常见的。与钾离子相同，开始治疗后血浆磷离子向细胞内转移，血浆磷逐渐降低，出现低磷血症。低磷血症的临床表现不显著，可能与神智改变、肌肉无力、心功能不全、红细胞破坏及呼吸衰竭有关。在糖尿病酮症酸中毒治疗中，磷的补充并非必须。补磷不宜过多，血磷过多则血钙降低。当患者伴有肾功能不全，持续酸中毒时，不宜补充磷。

（5）碱性药物的使用：酮症酸中毒时，血浆 pH 在 7.1 以上时不必使用碱性药物；血浆 pH 低于 7.0，应给予碱性药物。当患者伴有严重高血钾时，亦应给予碱性药物；血浆 pH 每升高 0.1，血钾就可下降 0.6 mmol/L。碳酸氢钠溶液是目前唯一适宜的碱性药物。根据血浆 pH 及二氧化碳结合力决定用量。一般给予 4%NaHCO$_3$ 200~400 mL。血浆 pH 上升到 7.2，二氧化碳结合力高于 100 mmol/L 时，可不再给予碳酸氢钠。

（二）低血糖症和低血糖性昏迷

1. 定义　低血糖症临床上比较常见。根据 Davidson 提出的低血糖的定义：空腹时血浆血糖低于 3.36 mmol/L（60 mg%），全血血糖低于 2.80 mmol/L（50 mg%）；进食或摄糖后血浆血糖低于 2.80 mmol/L，全血血糖低于 2.24 mmol/L（40 mg%）。Smith 认为过夜空腹后正常男性全血血糖不低于 2.80 mmol/L，女性不低于 2.24 mmol/L（血浆糖浓度比全血约高 15%）。凡是因某种原因使血糖下降至正常值以下，引起了以交感神经兴奋和中枢神经系统功能障碍为突出表现的一组临床表现，称为低血糖症。本症严重时可导致昏迷。

2. 病因　引起低血糖症的原因很多，大致可分为以下几类。

（1）胰岛素过多：胰岛素瘤、胰岛细胞增生、胰岛细胞癌、异位胰岛素分泌瘤、降糖药物。临床上内生或外用胰岛素引起的低血糖症最常见。糖尿病患者发生严重的低血糖昏迷是由于胰岛素过多引起的。低血糖发生常见于：①延迟进餐；②剧烈的体力活动；③胰岛素用量过大；④由于胰岛素注射部位不同，药物吸收不均匀；⑤由于自主神经病变存在，拮抗调节机制被破坏。糖尿病患者服用磺脲类降糖药也可引起低血糖，肾清除减低的患者更容易发生。

（2）反应性低血糖症：早期糖尿病、功能性低血糖、营养性低血糖。反应性低血糖是成人较常见的低血糖症，以早期糖尿病及功能性血糖多见，仅有肾上腺素增多表现，但不严重，很少有神志障碍。

（3）对胰岛素过度敏感：Addison病、垂体前叶功能低减、甲状腺功能低减。

（4）肝脏疾病：肝细胞疾病（肝硬化、急性黄色肝萎缩等）、特殊酶缺乏（如糖原累积症等）。于减少进食的同时，大量饮酒可以引起严重的低血糖，这是由于肝糖原的耗竭以及糖原异生减少的缘故。

（5）中毒：药物中毒（乙醇、水杨酸、磺胺类、β肾上腺素受体拮抗药等）、荔枝中毒。

（6）糖类不足：食管肿瘤、孕妇、剧烈运动等。

（7）其他：伴有低血糖的胰外肿瘤、自身免疫性低血糖以及原因未明者。在非糖尿病中，胰岛B细胞瘤过多的释放内生胰岛素是不可忽视的胰岛素引起低血糖昏迷的原因。

3. 激素对葡萄糖的调节　人体内维持血糖正常有赖于消化道、肝、肾及内分泌腺体等多器官功能的协调一致。肝是糖原贮存和异生的重要场所，肝功能正常是维持血糖正常的必要条件。内分泌腺体对糖代谢有重要的调节作用，胰岛素可增加肝糖原的合成、促进葡萄糖在周围组织利用、抑制肝糖原的异生和分解，属降血糖激素。糖皮质激素可增强肝糖原的异生，胰高血糖素和肾上腺素增加糖原分解及异生，肾上腺素还刺激胰高血糖素分泌、抑制胰岛素分泌，甲状腺激素促进葡萄糖吸收，生长激素可抑制葡萄糖利用，这些均属升糖激素。任何原因造成胰岛素分泌过多或生糖激素缺乏，都可发生低血糖症。

4. 低血糖的主要临床特点　低血糖对机体来说是一强烈的应激，患者表现为交感神经兴奋；低血糖使中枢神经系统缺少能量来源，出现许多功能障碍。患者发病之初觉头晕、头痛、饥饿感、软弱无力、肢体湿冷，继之意识蒙眬、定向力障碍、抽搐以至昏迷，也可以表现为精神错乱及偏瘫。

5. 检查　低血糖的诊断过程中，首先应明确患者是否是糖尿病患者，仔细询问病史，寻找可以证明患糖尿病的资料（如有些患者腕部、颈部、佩戴或携带有疾病卡片，或带有降糖药物等），这对常见低血糖是很好的参考。

仔细观察患者也非常重要。中度低血糖（血糖1.68~2.80 mmol/L）患者，可以没有心动过速、出汗、皮肤潮湿，如果有这些表现，则是诊断低血糖有价值的线索。肾上腺素受体拮抗药能阻止这些低血糖早期表现的出现。这种类型患者发作时面及手部常有感觉异常，容易兴奋，并有饥饿感。严重的低血糖（血糖低于1.68~1.96 mmol/L）主要表现为中枢神经系统功能障碍，包括精神紊乱及奇怪动作、癫痫、昏迷，大多无Kussmaul呼吸及轻度体温降低（32℃~35℃），后者常见，也是有价值的诊断线索。

发作时患者的临床表现、对治疗的反应及血糖测定结果是低血糖急诊时的三个重要内容。血糖检查固然重要，但测定需要一段时间，而低血糖处理不容久等，如果临床怀疑有低血糖可能，可从以下几方面进一步考虑。①对有糖尿病病史者，先考虑降糖药物过量引起。要注意与酮症酸中毒和非酮症高渗昏迷的鉴别。对同时并有神经性膀胱的患者，有尿潴留时，尿糖检查可以阳性，应当注意。②很多胰岛素瘤患者表现为空腹及慢性低血糖，而缺少儿茶酚胺增多的征象，仅有性格改变、记忆力减退、精神症状。这种情况可存在数年不被注意，往往在一次严重发作时送来急诊。③反应性低血糖其血糖值常下降不多，很少低于 2.24 mmol/L，为餐后发病，多数缺乏中枢神经系统受损表现。④肝功能不全患者有意识障碍时，考虑肝性脑病的同时，应想到有低血糖的可能。低血糖多在空腹时发生，在等待血糖结果时，试行注射50%葡萄糖注射液40~60 mL，如症状很快改善，对低血糖诊断是有力的支持。⑤升糖激素缺乏（Addison 病、垂体前叶功能减退等）引起的低血糖在空腹时发生，主要为脑功能障碍表现。根据病史、原发病表现及有关的实验室检查，不难明确诊断。⑥乙醇中毒时，如果患者长时间不能进食，可从酒精中毒性昏迷转为低血糖昏迷。这种转化，患者往往无任何意识好转期。低血糖症的临床表现是多种多样的，忽视了其中任何一点都可能延误诊断时机。

总之，低血糖昏迷易误诊为糖尿病酮症酸中毒。药物引起的低血糖是较常见的，凡用胰岛素及口服降糖药均有发生低血糖昏迷的危险。对神志不清的糖尿病患者，要想到低血糖的可能。乙醇不仅可引起低血糖，也可引起酮症，有时乙醇引起的低血糖及酮症可误认为糖尿病酮症酸中毒。这些都是诊断时需注意的。

6. *治疗与护理*　对疑诊低血糖症的患者，在等待血糖测定结果的同时就应开始治疗。

（1）一般治疗：确定患者气道是否通畅，必要时做相应处理；有癫痫发作时须防止舌部损伤。

（2）紧急处理：患者尚有吞咽动作时，可喂些糖水，多数可迅速改善症状。已经昏迷者应即刻静脉注射葡萄糖，以每分钟 10 mL 速度静脉注射 50%葡萄糖注射液 50 mL。快速注入大量糖时，可以产生症状性低血钾症。大多数低血糖患者注糖后 5~10 分钟内可以醒转。如果低血糖严重，持续时间较长，则神经功能长时间不能完全恢复。

患者清醒以后，尽早食用果汁及食物。在患者使用中效胰岛素（低精鱼精蛋白锌胰岛素、中效或长效胰岛素）或氯磺丙脲时可有低血糖反应，对这些患者，清醒后为防止再度出现低血糖反应，需要观察 12~48 小时。有时进食碳水化合物的同时，加用高蛋白膳食如牛奶以及静脉滴注 10%葡萄糖注射液是必要的。如果静脉注射葡萄糖对低血糖昏迷效果不明显，肌注胰高血糖素 1 mg，通常 10~15 分钟后患者意识可以恢复。

（3）需要注意的几个问题。

1）注射葡萄糖不足：仅做 50%葡萄糖静脉注射无效者，并不能否定低血糖的诊断。治疗反应固然是诊断的一个重要根据，但对一些胰岛素分泌量大的胰岛素瘤患者、口服大量降糖药或注射大量胰岛素的患者，以及升糖激素严重缺乏的患者，50%葡萄糖注射液 40~60 mL 可能不足以纠正低血糖症。此时应当持续静脉滴注 10%葡萄糖注射液，间以 50%葡萄糖注射液静脉推注。如果仍不能使血糖在 5.56 mmol/L（100 mg%）以上维持

$4\sim6$ 小时，应考虑用氢化可的松静脉滴注（氢化可的松 $100\sim200$ mg 加入 $500\sim1000$ mL 液体中）。另外，长时间严重的低血糖可以造成脑水肿，使昏迷不易纠正，可以加用脱水药，如20%甘露醇静脉注射或地塞米松静脉滴注。

2）再度昏迷：临床上可见到低血糖症抢救成功后再度发生昏迷的病例。这是治疗中重要的、也是易被忽略的问题，举两个我们遇到的病例，说明应对这方面提高警觉。

【例1】患者，女，60岁，因意识模糊，言语不清2小时，于晚9时来诊。患者2个月前诊断为糖尿病，服优降糖2片，每日3次，以及降糖灵1片，每日3次治疗。检查过程中患者陷入昏迷，疑诊脑血管意外，在急诊室观察，静脉滴注葡萄糖注射液（100 mL/小时）2小时后意识恢复。血糖报告 2.07 mmol/L（37 mg%），患者被诊断为低血糖昏迷已纠正出急诊室。当日未进食，翌晨再度昏迷，血糖 1.68 mmol/L（30 mg%），静脉滴注葡萄糖后，血糖很快维持在 $8.40\sim10.08$ mmol/L（$150\sim180$ mg%），但患者始终处于昏迷状态，两周后死于肺炎。

本病例向我们提示，对口服降糖药引起的低血糖症患者，有条件时应留医院观察。神志恢复后应鼓励进食，睡前加餐，不能进食或进食量少时应静脉注射葡萄糖，以避免再度昏迷。

【例2】患者，女，81岁，因糖尿病37年昏迷2小时就诊。患者长期在饮食控制及胰岛素治疗下病情稳定。4天前胰岛素改为用中效胰岛素。就诊时处于昏迷状态，血糖 1.90 mmol/L（34 mg%）。予50%葡萄糖注射液 40 mL 静脉注射，5分钟后，神志恢复，并进食面包 100 g，接着静脉滴注葡萄糖注射液（RI 与糖比例为 1∶10）。当液体输入 200 mL 时，再次昏迷，注射50%葡萄糖注射液 80 mL 后很快醒转，继以10%葡萄糖注射液静脉滴注维持。第2天进食 250 g，未注射胰岛素，查两次血糖分别为 8.4 mmol/L 及 6.72 mmol/L（150 mg%及 120 mg%），晚7时离开急诊室，回家后次日凌晨4时第3次昏迷，来急诊时血糖又降至 2.24 mmol/L（40 mg%），处理后清醒。此后3天仍未用胰岛素，每日进食 $250\sim300$ g，无不适主诉，第4天上午（即停用中效胰岛素第7天）患者恶心、呕吐，血糖达 27.1 mmol/L（385 mg），BUN 23 mg%，CO_2CP 28 Vol%，尿糖（++++），酮体（++），出现了酮症酸中毒，经输液及胰岛素治疗后酮体消失，酸中毒得到纠正。

该患者为何反复发作低血糖昏迷？其每日用中效胰岛素剂量并非很大，肝、肾功能良好，令人费解。探其原因，当医务人员拿到患者使用的药瓶时，发现患者误将每毫升含100 U 的中效胰岛素当成了每毫升含40U 的中效胰岛素，实际每天注射的中效胰岛素为65 U，这是她平时胰岛素用量的2.5倍。通过这个病例，我们认识到处理低血糖时，应仔细核对患者发病前的胰岛素用量和种类，适当估计作用时间，开始治疗时就应给以足量的葡萄糖。另外，要根据患者临床表现及化验结果适时恢复降糖药治疗，避免出现低血糖被纠正，继之发生酮症的情况。

3）可疑胰岛素瘤患者的处理：临床不能排除胰岛素瘤引起的低血糖发作时，取血测血糖以后，即刻注射葡萄糖，待患者醒转、结果回报疑诊此症时，如有条件应收入院进一步检查确诊、手术治疗。

4）乙醇中毒：患者不能进食时，应保证每小时输入 10 g 左右葡萄糖，以防止发生低血糖，因为人的大脑每小时需消耗葡萄糖 $5\sim6$ g。

（三）高渗性非酮症高血糖昏迷

高渗性非酮症高血糖昏迷（hyperosmolar non-ketotichyperglycemiccoma，HONK）是一种较少见的、严重的急性糖尿病并发症，其主要临床特征为严重的高血糖、脱水、血浆渗透压升高而无明显的酮症酸中毒，患者常有意识障碍或昏迷。本病病死率高，应予以足够的警惕、及时的诊断和有效的治疗。

1. 发生率　HONK 的发生率低于糖尿病酮症酸中毒（diabetic ketoacidosis，DKA）。文献记载 HONK 与 DKA 的发生率之比为 1:6~1:10。随着对本病认识的提高，各地报道的 HONK 的例数有增多的趋势。HONK 多发生于老年患者，2/3 患者的发病年龄高于60 岁，无明显的性别差异。多数患者仅有轻度的非胰岛素依赖型糖尿病或无糖尿病史，但 HONK 偶也可发生于年轻的胰岛素依赖型糖尿病患者。

2. 诱因　多种临床情况可成为 HONK 的诱因。

（1）应激：如感染（特别是呼吸道及泌尿道感染）、外伤、手术、脑血管意外、心肌梗死、急性胰腺炎、胃肠道出血、中暑或低温等。

（2）摄入水分不足：是诱发 HONK 的重要因素，可见于口渴中枢敏感性下降的老年患者、不能主动进水的幼儿或卧床患者、精神失常或昏迷患者，以及胃肠道疾病患者等。

（3）失水过多：见于严重的呕吐、腹泻，以及大面积烧伤患者。

（4）高糖的摄入：见于大量服用含糖饮料、静脉注射高浓度葡萄糖、完全性静脉高营养，以及含糖溶液的血液透析或腹膜透析等。值得提出的是，HONK 被误认为脑血管意外而大量注射高渗葡萄糖液的情况在急诊室内并不少见，结果造成病情加剧，危及生命。

（5）药物：包括各种糖类皮质激素、利尿药（特别是噻嗪类及速尿）、苯妥英钠、冬眠灵、心得安、甲氰咪胍、免疫抑制药、硫唑嘌呤和甘油等。

上述诸因素均可使机体对胰岛素产生抵抗、升高血糖、加重脱水，最终导致 HONK 的发生。

3. 发病机制　HONK 的基本病因与 DKA 相同，仍是胰岛素绝对或相对不足。在各种诱因作用下，患者体内抗胰岛素激素明显升高，胰岛素的不足造成更加严重的高血糖和糖尿。后者引起渗透性利尿，致使水及电解质自肾脏大量丢失。由于 HONK 患者多有主动饮水以维持水平衡能力的下降和不同程度的肾功能损害，故高血糖、脱水及血浆渗透压升高的程度多明显高于 DKA。

HONK 患者与 DKA 患者的另一个显著区别是 HONK 患者多无显著的酮症酸中毒。造成这种区别的确切原因尚不清楚，目前有以下几种解释。①HONK 患者有相对较高的胰岛素分泌，足以抑制脂肪的分解和酮体的生成，但不能阻止其他诱因造成的血糖升高；②HONK 患者血浆生长激素和儿茶酚胺水平低于 DKA，这两种激素有促进脂肪分解和酮体生成的作用；③HONK 患者脱水比 DKA 严重，而严重的脱水不利于酮体的生成；④HONK 患者常有肝脏生酮作用的障碍和肾脏排糖能力的下降，使患者血糖很高而酮症较轻；⑤严重的高血糖与酮体生成之间有某种拮抗作用。

对上述各种解释，不同学者的解释不同，故 HONK 高血糖严重而无明显酮症酸中毒的原因尚有待进一步研究。值得强调的是，HONK 与 DKA 并非两种截然不同的疾病。在典型的 HONK 与典型的 DKA 之间，有着各种各样的中间类型，形成一个连续的谱。显著的酮症酸中毒，不能否定 HONK 的诊断，严重的高血糖及高渗状态，有时也可见于 DKA 患者，这一点在临床工作中应予以注意。

4. 临床表现

（1）症状与体征。

1）病史：患者多为老年，半数患者已知有糖尿病，30%的患者有心脏疾病，90%的患者有肾脏病变。

2）前驱症状：患者在发病前数天至数周，常有糖尿病逐渐加重的临床表现，如烦渴、多饮、多尿、乏力、头晕、食欲下降和呕吐等。

3）脱水：脱水严重、周围循环衰竭常见。表现为皮肤干燥和弹性减退、眼球凹陷、舌干、脉搏快而弱，卧位时颈静脉充盈不好，立位时血压下降。严重者出现休克，但因脱水严重，体检时可无冷汗。有些患者虽有严重脱水，但因血浆的高渗促使细胞内液外出，补充了血容量，可能掩盖了失水的严重程度，而使血压仍保持正常。

4）精神神经表现：患者常有显著的精神神经症状和体征，半数患者有不同程度的意识模糊，1/3 的患者处于昏迷状态。HONK 患者的意识障碍与否，主要取决于血浆渗透压升高的程度与速度，与血糖的高低也有一定关系，与酸中毒的程度关系不大。患者常可有各种神经系统体征，如癫痫发作、偏瘫、偏盲、失语、视觉障碍、中枢性发热和阳性病理征等。提示可能有因脱水、血液浓缩和血管栓塞而引起的大脑皮层或皮层下的损害。

5）原有疾病与诱发疾病的表现：可见有原有疾病如高血压、心脏病、肾脏病变，诱发疾病如肺炎、泌尿系感染、胰腺炎，以及并发疾病如脑水肿、血管栓塞或血栓形成等的症状和体征。

（2）实验室检查。

1）血糖与尿糖：高血糖严重，血糖多超过 33.6 mmol/L（600 mg/dL）。尿糖多呈强阳性，患者可因脱水及肾功能损害而致尿糖不太高，但尿糖阴性者罕见。

2）血酮与尿酮：血酮多正常或轻度升高，用稀释法测定时，很少有血浆稀释至 1:4 以上仍呈血酮阳性反应的。尿酮多阴性或弱阳性。

3）电解质：血钠正常或升高，有时也可降低。血钾正常或降低，有时也可升高。血氯情况多与血钠一致。血中 Na^+、K^+、Cl^- 的水平取决于其丢失量、在细胞内外的分布情况及患者血液浓缩的程度。不论其血浆水平如何，患者总体 Na^+、K^+、Cl^- 都是丢失的。有人估计，HONK 患者 Na^+、K^+、Cl^- 丢失分别为 5～10 mmol/kg、5～15 mmol/kg、5～7 mmol/kg，也就是说，总体 Na^+、K^+ 丢失为 300～500 mmol。此外，不少患者还有 Ca^{2+}、Mg^{2+} 和磷的丢失。

4）血尿素氮（BUN）和肌酐（Cr）：常显著升高，反映严重脱水和肾功能不全。BUN 可达 21～36 mmol/L（60～100 mg/dL），Cr 可达 124～663 μmol/L（1.4～7.5 mg/dL），BUN/Cr 比值（按 mg/dL 计算）可达 30:1（正常人多在 10:1～20:1）。有效治疗后 BUN 及 Cr 多显著下降。BUN 与 Cr 进行性升高的患者预后不佳。

5）酸碱平衡：半数患者有代谢性酸中毒，表现为阴离子间隙扩大。增高的阴离子主要是乳酸及酮酸等有机酸根，也包括少量硫酸及磷酸根。阴离子间隙的计算公式如下：

阴离子间隙 = $[K^+] + [Na^+] - [Cl^-] - [HCO_3^-]$ (mmol/L)。

阴离子间隙正常值为 12~16 mmol/L，患者可增高 1 倍左右。

HONK 患者的酸中毒多为轻中度的，血 HON^{3-} 水平多高于 15 mmol/L，pH 多高于 7.3。

6) 血浆渗透压：显著升高，是 HONK 的重要特征及诊断依据。血浆渗透压可直接测定，也可根据血糖及电解质水平进行计算，公式如下：

血浆渗透压 = $2([Na^+] + [K^+]) + $ 血糖$/18 + $ BUN$/2.8$ (mmol/L)。

式中 Na^+、K^+ 单位为 mmol/L，血糖及 BUN 单位为 mg/dL。正常人血浆渗透压为 280~300 mmol/L，如超过 350 mmol/L 则可诊为高渗。由于 BUN 能自由通过细胞膜，不能构成细胞外液的有效渗透压，故多数学者主张在计算时略去 BUN。而计算血浆有效渗透压，计算公式如下：

血浆有效渗透压 = $2([Na^+] + [K^+]) + $ 血糖$/18$ (mmol/L)。

HONK 患者血浆有效渗透压高于 320 mmol/L。

7) 其他：HONK 患者白细胞计数常增多，血球比积常升高，反映脱水和血液浓缩。不少患者尿常规、血常规及尿培养、胸透和心电图可有改变。

5. 糖尿病急症的区别　　HONK 的关键问题在于提高对本病的认识。对每一个神志障碍或昏迷的患者，尤其是中老年患者，都应把本病列入鉴别诊断范围内。如果在体检中发现患者有显著的精神障碍和严重的脱水，而无明显的深大呼吸，则更应警惕本病发生的可能性。

关于 HONK 的实验室诊断依据，国外有人提出以下标准：①血糖 ≥ 33 mmol/L（600 mg/dL）；②有效渗透压 ≥ 320 mmol/L；③动脉血气检查示 pH ≥ 7 或血清 $[HCO_3^-]$ ≥ 15 mmol/L。这个标准较为实用，可作为我们诊断 HONK 的实验室诊断依据。但值得注意的是 HONK 有并发 DKA 或乳酸性酸中毒的可能性。个别病例的高渗状态主要是由于高血钠，而不是高血糖造成的。因此尿酮体阳性，酸中毒明显或血糖低于 33 mmol/L，并不能作为否定 HONK 诊断的依据。

6. 预后　　HONK 病死率高，多数文献报告的 HONK 病死率在 50% 左右，也有报告病死率为 10%~17% 者。年老及合并其他重要器官的严重疾病可能是病死率较高的重要原因。多数患者死于原有疾病或诱发疾病，其余的死于脱水、低血容量休克或肺栓塞等血管栓塞性疾病。HONK 患者死于治疗过程中出现的脑水肿、肺水肿及心力衰竭者并不常见。随着诊治水平的提高，HONK 的预后将大大改善。

7. 治疗与护理　　HONK 的治疗原则与 DKA 相同，包括积极地寻找并消除诱因，严密观察病情变化，因人而异地给予有效的治疗。治疗方法包括补液、使用胰岛素、纠正电解质紊乱及酸中毒等。

（1）补液：积极的补液在 HONK 的治疗中至关重要，往往对患者的预后起着决定性的影响。有人认为，有的患者可单用补充液体及电解质的方法得到满意的疗效。但在未充分补液即大量使用胰岛素时，则可因血浆渗透压急剧下降，液体返回细胞而导致休克的加重。

HONK 患者失水多比 DKA 严重，失水量多在发病前体液的 1/4 或体重的 1/8 以上。

考虑到在治疗过程中将有大量液体自肾脏、呼吸道及皮肤丢失，在 HONK 治疗过程中，补液总量可多达 6~10 L，略高于估计的失液总量。为了及时纠正低血容量休克，补液总量的 1/3 应于入院后 4 小时内输入，其余的 2/3 则应在入院后 24 小时输入。在静脉输液的同时，应尽可能通过口服或胃管进行胃肠道补水，此法有效而且简单、安全，可减少静脉补液量，从而减轻大量静脉输液引起的不良反应。在输液中，应注意观察患者的尿量、颈静脉充盈度并进行肺部听诊，必要时测量中心静脉压和红细胞比积，用以指导补液。

对于静脉输液的种类，各医疗单位的主张不尽相同。一般主张在治疗开始，化验结果尚未回报时，在血压低而且血 [Na^+] ≤150 mmol/L 时，以及在治疗过程中血浆渗透压降至 330 mmol/L 以下时，均应使用等渗盐液（308 mmol/L）；在无明显的低血压而血 [Na^+]>150 mmol/L 时，应使用半渗溶液，如 0.45% NaCl 溶液（154 mmol/L）或 2.5% 葡萄糖溶液（139 mmol/L）；如患者血压低，收缩压<10.7 kPa（80 mmHg）时，可使用全血、血浆或 10% 右旋糖酐生理盐水 500~1000 mL 予以纠正，如同时又有高血钠 [Na^+] ≥ 150 mmol/L 时，则可同时使用全血（或血浆）及半渗溶液，有人甚至主张全血（或血浆）与 5% 葡萄糖溶液联合使用；在治疗过程中，当血糖下降至 14 mmol/L（250 mg/dL），应使用 5% 葡萄糖溶液（278 mmol/L）或 5% 葡萄糖氯化钠注射液（586 mmol/L），以防止血糖及血浆渗透压下降过快。

（2）胰岛素：HONK 患者一般对胰岛素比 DKA 敏感，在治疗中对胰岛素需要量相对较少。在 HONK 治疗过程中，开始可用 RI10~16 U 一次静脉注射作为基础量，以后按 0.1 U/(kg·h) 持续静脉滴入，常用量为 4~6 U/h，使血糖以 3.3~5.5 mmol/(L·h)（60~100 mg/dL·h）的速度下降，尿糖保持在+~++为宜。在治疗的前 12 小时，最好每 2 小时测血糖 1 次，如前 4 小时中每小时的血糖水平下降不足 2 mmol/L（36 mg/dL），应将胰岛素量增加 50%~100%。在治疗过程中，当血糖降至 14~17 mmol /L（250~300 mg/dL）时，在改用 5% 葡萄糖溶液的同时，应将 RI 减为 0.05 U/(kg·h)，常用量 2~3 U/h 静脉滴注或 3~4 U/h 肌内注射。经过一段时间的稳定后，可进一步改为每日数次胰岛素肌内或皮下注射，最后逐步恢复为 HONK 发病前的治疗。

（3）纠正电解质紊乱：HONK 患者常有明显的 Na^+ 及 K^+ 的丢失，Ca^{2+}、Mg^{2+} 和磷也可有不同程度的丢失。Na^+ 丢失可通过补充含 NaCl 的液体而得到纠正，故纠正电解质紊乱主要补钾。如最初血钾高于 5 mmol/L，应在补液后 2~4 小时开始补钾。最初血钾正常或降低者，则应在治疗开始时即行补钾，一般用 KCl 3 g 加入 1000 mL 液体中于 4~6 小时内输入，24 小时内可给 KCl 4~6 g。病情允许时，应尽量辅以口服补钾，如口服枸橼酸钾溶液，以减少静脉补钾量。多数患者在抢救成功后应继续口服补钾 1 周。在静脉输钾过程中，应注意监测血钾及心电图的改变，以防止高血钾或低血钾的发生。尿量过少时输钾有导致高血钾的可能，因此，当尿量少于 50 mL/h 时静脉补钾应慎重。如患者有低血钙、低血镁或低血磷时，可酌情补以葡萄糖酸钙、硫酸镁或磷酸钾缓冲液。

（4）纠正酸中毒：轻度酸中毒常可随足量补液和 RI 治疗而纠正，不需使用碱性溶液。当 CO_2CP 低于 11 mmol/L（25 Vol/dL）时，可使用 1.4% $NaHCO_3$ 溶液 200~400 mL，4~6 小时后复查，如 CO_2CP 已恢复到 11~14 mmol/L（25~30 Vol/dL）或更高，则停止补碱。高渗 NaHCO$_3$ 可使血浆渗透压升高，乳酸钠可加重乳酸性酸中毒，在 HONK 的治疗中不宜使用。

（5）其他措施：包括去除诱因、支持疗法和严密的病情观察。

（四）甲状腺功能亢进危象

甲状腺功能亢进危象（简称甲亢危象）是指甲亢表现有急剧的致命性加重。这是甲亢少见的并发症，病情危重，病死率很高。

1. 发病情况

（1）发病率：甲亢危象常在未诊断或治疗不彻底的久病甲亢患者中发生，在新诊断或经治疗病情已得到控制的患者中少见。现甲亢手术前均用抗甲状腺药物准备，故甲亢危象较少发生。甲亢危象一般占甲亢住院人数的 1%～2%。

（2）年龄与性别：上述 36 例次中男∶女为 1∶4.8，甲亢的女性患病率比男性高。各年龄均可发病，儿童少见，文献报告迄今不过数例，中老年人较多见。

（3）甲亢病程：根据文献报道甲亢危象甲亢的平均病程为 27.1 个月，较单纯甲亢平均病程 17.3 月为长。说明甲亢危象患者多为甲亢长期未得到的控制者。

（4）甲状腺危象：弥漫性和结节性甲状腺肿的甲亢患者均可患危象。甲亢患者中 2/3 的甲状腺呈重度肿大，甚至进入胸腔，压迫气管。

（5）甲亢的类型：甲亢危象患者中 1/3 为不典型甲亢，即老年、心脏或胃肠道表现突出者。

2. 发病诱因

（1）外科性诱因：凡甲亢患者在手术后 4～16 小时内发生危象者系与手术直接有关；在术后 16 小时后出现者，还应寻找感染病灶或其他诱因。甲状腺本身的手术或其他急诊手术如急腹症、剖宫产，甚至拔牙等均可引起危象。手术引起甲亢危象的原因如下。

1）甲亢未控制：术前未用抗甲状腺药物准备或准备不够，甲亢病情未完全控制；或甲状腺手术延误致抗甲状腺药物停用过久，碘剂作用逸脱，甲状腺又能合成及释放激素。

2）甲状腺激素（TH）释放：手术应激及手术时挤压甲状腺致大量 TH 释放入血循环，乙醚麻醉亦可使组织内的 TH 进入血循环。

（2）内科性诱因：指手术以外的诱因引起者。目前的甲亢危象多属于此类。由于诱因和甲亢危象的表现是连续的，因此临床上很难确定何时为甲亢危象开始。诱因可以是单一的或多种的，常见的内科性诱因如下。

1）感染：最常见。4/5 内科性危象有感染，其中 3/4 是上呼吸道感染，其次为胃肠道及泌尿道感染，偶有皮肤感染，腹膜炎等。

2）应激：应激可导致突然释放 TH。精神紧张、劳累过度、高温环境、饥饿、药物反应（如药物过敏、洋地黄中毒、胰岛素性低血糖）、心力衰竭、心绞痛、高钙血症、糖尿病酸中毒、肺栓塞、分娩等均可引起甲亢危象。

3）不适当地停用抗甲状腺药物，尤其是碘剂：碘化物可抑制甲状腺素结合球蛋白（TBG）水解，致 TH 释放减少。细胞内碘化物浓度增高，超过临界，可引起急性抑制效应，使 TH 合成受抑制。若突然停用碘剂，甲状腺滤泡细胞内碘浓度降低，碘化物抑制效应消失,甲状腺又可用细胞内贮存的碘合成激素并释放之,甲亢因此迅速加重。

4)其他:甲状腺同位素131I治疗引起放射性甲状腺炎;甲状腺活组织检查,过多过重地扪按甲状腺,均可使大量TH释放入血。

3.发病机理 甲亢危象的发病机制及病理生理尚未完全阐明,目前认为可能与下列因素有关。

(1)大量TH释放入血:甲亢的临床表现是由于血TH水平过高。甲亢危象是甲亢的急剧加重,它可能是由于大量TH突然释放入血所致。正常人及部分甲亢患者服药用大剂量的TH可产生危象。甲状腺手术、迅速停用碘剂及同位素131I碘治疗后血TH水平均升高。但甲亢患者服TH后,一般不引起危象,甲亢危象时血TH水平不一定升高,因此不能简单地认为甲亢危象是由于血TH过多所致。

(2)血游离TH浓度增加:感染、应激、非甲状腺手术可使血甲状腺结合球蛋白(TBG)及甲状腺素结合前白蛋白(TBPA)浓度下降,TH由TBG解离;T4(甲状腺素)在周围的降解加强,血循环中游离T3(三碘甲腺原氨酸)的绝对值和T3/T4比值升高,这些可能是甲亢危象发病的重要因素。感染等引起TH携带蛋白结合力的改变是短暂的,只持续1~2天,这与甲亢危象一般在2~3天脱离危险也是一致的。

(3)机体对TH耐量衰竭:甲亢危象时各脏器系统常有功能衰竭,甲亢危象时甲状腺功能测定多在甲亢范围内。死于甲亢危象的患者尸检并无特殊病理改变,典型的和淡漠型甲亢危象间亦无病理差异,这些均间接地支持某些因素引起周围组织及脏器对过高TH的适应能力减低,即甲亢失代偿。

(4)肾上腺能活力增加:甲亢时心血管系统的高动力状态和肾上腺素过量的表现极相似。甲亢危象也多在应激时,即交感神经和肾上腺髓质活动增加时发生。经动物硬膜外麻醉、给甲亢患者作交感神经阻断或服用抗交感神经药物、β肾上腺素受体拮抗药等,均可使甲亢的症状和体征改善。这些研究均提示甲亢的表现是由于血中TH水平高,加大了儿茶酚胺的作用所致。有人认为甲亢危象时产生过多热量是由于脂肪分解加速,TH有直接或通过增加儿茶酚胺使脂肪分解的作用。由于大量ATP消耗于将脂肪分解产生脂酸再脂化,此作用使氧消耗增加,并产生热量。甲亢危象患者用β肾上腺素受体拮抗药后,血内很高的游离脂肪酸水平迅速下降,同时临床上的甲亢危象好转。这也支持交感神经活力增加在甲亢危象发病中起重要作用的论点。

甲亢危象的临床表现尚不能全部用对儿茶酚胺的反应增加来解释,因甲亢危象时总代谢并无改变,用抗交感神经药物或用β肾上腺素受体拮抗药后,甲亢患者的体重减轻,氧消耗增加,脂肪代谢紊乱及甲状腺功能异常等均未能恢复正常。因此不能认为肾上腺能活力增加是甲亢危象的唯一发病机制,甲亢危象的发病机制可能是综合性的。

甲亢危象诊断评分

4.临床表现 甲亢危象的典型临床表现为高热、大汗淋漓、心动过速、频繁呕吐及腹泻、极度消耗、谵妄、昏迷,最后死于休克、心肺功能衰竭、黄疸及电解质紊乱。

(1)体温:急骤上升,高热39℃以上,大汗淋漓,皮肤潮红,继而汗闭,皮肤苍白和脱水。高热是甲亢危象与重症甲亢的重要鉴别点。

（2）中枢神经系统：精神异常，极度烦躁不安，谵妄，嗜睡，最后昏迷。

（3）心血管系统：心动过速，常达 160 次/分钟以上，与体温升高程度不成比例。可出现心律失常，如期前收缩、室上性心动过速、心房颤动、心房扑动或房室传导阻滞等，也可以发生心力衰竭。最终血压下降，陷入休克。一般有甲亢性心脏病者较易发生危象，一旦发生甲亢危象也促使心脏功能恶化。

（4）胃肠道：食欲极差，恶心，频繁呕吐，腹痛、腹泻甚为突出，每日可达数十次，体重锐减。

（5）肝脏：肝脏肿大，肝功能异常，终至肝细胞功能衰竭，出现黄疸。黄疸的出现是预后不好的征兆。

（6）电解质紊乱：最终患者有电解质紊乱，约半数患者有低钾血症，1/5 的患者有低血钠症。

小部分甲亢危象患者的临床表现不典型，其特点是表情淡漠、嗜睡、反射降低、低热、恶病质、明显无力、心率慢、脉压小，突眼和甲状腺肿常是轻度的，最后陷入昏迷而死亡。临床上称之为淡漠型甲亢危象。

5. 甲状腺功能检查 文献上各学者测得的甲亢危象时患者的基础代谢率、胆固醇、甲状腺摄[131]I 率均在甲亢范围内，但血清 TH 水平结果不一致。有学者认为甲亢危象时，血 TH 水平比甲亢时为高。如 Mazzaferri 等的患者中 19 例甲亢危象的血清蛋白结合碘为（208±124）μg/L，比 80 例甲亢的（143±43）μg/L 为高。11 人测 T3 摄取率为 40%～65%，亦比甲亢为高。Ashkar 等的 6 例甲亢危象 T3 摄取率平均为 64%（44%～73%），T4 为 398 μg/L（306～500 μg/L），比 100 例甲亢的 T3 摄取率平均值 42%，及 T4 平均值 170 μg/L 为高。Hayek 报告一例甲亢危象儿童血 T3 上升达 10 mg/L 以上。但另一些研究者的结果仍在甲亢范围内，如 Brooks 等的 87 例甲亢危象的血清蛋白结合碘平均为 155±4 μg/L，与 87 例甲亢值（151±5）μg/L 相比无差别。6 例危象的血清 T3 平均为（7690±180）μg/L，与 40 例甲亢平均为（7520±2820）μg/L 相比亦无差别。1980 年 Brook 又报告甲亢危象患者血清游离 T4 浓度较轻型甲亢患者为高，他认为这反映 T4 及 T3 与甲状腺激素结合球蛋白和前白蛋白的结合降低，或 T4 和 T3 产生减少。所以甲亢危象时甲状腺功能的检查对危象的诊断帮助不大。但若血清 TH 浓度显著高于正常，对预测其临床表现和预后有一定作用。甲亢危象时由于病情危急，多不能等待详细的甲状腺功能检查即应开始抢救治疗。

6. 诊断与检查 甲亢危象的诊断主要依赖临床症状和体征，诊断甲亢危象时患者应有甲亢的病史和特异体征如突眼、甲状腺肿大及有血管杂音等。当临床上疑有甲亢危象时，可在抽血查 TH 水平或紧急测定甲状腺 2 小时吸[131]I 率后即进行处理。

北京协和医院通过临床实践把甲亢危象分为两个阶段，其诊断标准见表 9-2。甲亢患者有危象前期或危象期表现三项以上者即可诊断。危象前期和危象期是矛盾发展的不同阶段，前者为后者的开始，后者为前者发展的必然结果。当甲亢患者因各种诱因或并发症致病情加重时，只要其临床表现达到危象前期诊断标准的三项，即应诊断为危象前期，并积极按危象处理，而不要简单地认为这些表现是并发症引起，延误抢救时机。由于危象前期和危象期的预后相差很大，故这点是极为重要的。

表 9-2　甲亢危象和危象前期的诊断标准

	危象前期	危象期
体温	<39℃	>39℃
脉率	120～159 次/分钟	>160 次/分钟
出汗	多汗	大汗淋漓
神志	烦躁、嗜睡	躁动、谵妄、昏睡、昏迷
消化道症状	食欲减退、恶心	呕吐
体重	降至 40 kg 以下	

7.预后　甲亢危象平均在抢救治疗后 3 天内脱离危险，7 天(1～14 天)恢复。如病情恶化，外科危象平均在 1 天(7～36 小时)内死亡，内科危象平均在 3.5 天(1～6 天)死亡。因此开始抢救后的最初 72 小时是最关键的时刻。甲亢危象中存活及死亡者各半，病死率为 50%。有高血压、心脏扩大、心房纤颤、黄疸及低血钾者较易死亡。

8.治疗与护理

(1)降低循环 TH 水平。

1)抑制 TH 的制造和分泌：抗甲状腺药物可抑制 TH 的合成。一次口服或胃管鼻饲大剂量药物(相当于丙硫氧嘧啶 600～1200 mg)后，可在 1 小时内阻止甲状腺内碘化物的有机结合。然后每日给维持量(相当于丙硫氧嘧啶 300～600 mg)，分 3 次服。丙硫氧嘧啶比甲巯咪唑的优点是丙硫氧嘧啶可抑制甲状腺外 T4 脱碘转变为 T3，给丙硫氧嘧啶后一天血 T3 水平降低 50%。这样就抑制了 T3 的主要来源。给抗甲状腺药物后 1 小时开始给碘剂，无机碘能迅速抑制 TBG 的水解而减少 TH 的释放。由于未测出产生持续反应的最小剂量，现一般给大量，每日口服复方碘溶液 30 滴，或静脉滴注碘化钠 1～2 g 或复方碘溶液 3～4 mL/1000～2000 mL 溶液。碘化物的浓度过高或滴注过快会引起静脉炎。患者过去未用过碘剂者效果较好，已用过碘剂准备者效果常不明显。要在给硫脲嘧啶后 1 小时给碘剂的理由是避免甲状腺积集碘化物，后者是 TH 的原料，使抗甲状腺药物作用延缓。但有时碘化物的迅速退缩作用比抗甲状腺药物的延缓作用对甲亢危象患者的抢救更加重要，而在临床应用时不需等待。

2)迅速降低循环 TH 水平：碘化物和抗甲状腺药物只能减少 TH 的合成和释放，不能迅速降低血 T4 水平。T4 的半寿期为 6.1 天，且多与血浆蛋白结合。迅速清除血中过多 TH 的方法如下。①换血：此法能迅速移走 TH 含量高的血，输入血内的 TH 结合蛋白和红细胞均未被 T4 饱和，可再从组织中吸回一些 TH。但有输血所有的缺点。②血浆除去法(plasmapheresis)：在一天内取患者血 5～7 次，在取出后 3 小时内迅速离心，将压缩红细胞加入乳酸复方氯化钠液中再输入。患者均可于治疗当日或次日神志清醒、体温正常、心率下降、心力衰竭好转，甚至心房颤动消失，血 T3 及 T4 明显下降或降至正常。此法比较安全节约。③腹膜透析法：血清 T4 可下降 1/3～1/2。

上述迅速清除血 TH 的方法操作均较复杂。在有条件的医疗单位，当其他抢救措施均无效时可以考虑试用。由于这些方法应用尚不多，其真正疗效及并发症尚待继续观察。

（2）降低周围组织对 TH 的反应：碘和抗甲状腺药物只能减少 TH 的合成和释放，对控制甲亢危象的临床表现作用不大。近年来多用抗交感神经药物来减轻周围组织对儿茶酚胺过敏的表现。常用的药物有以下两类。

1）利血平和胍乙啶：能耗尽组织储存的儿茶酚胺，大剂量时能阻断其作用，故能减轻或控制甲亢的周围表现。利血平首次肌注 5 mg，以后每 4~6 小时肌注 2.5 mg，用药 4~8 小时后甲亢危象表现减轻。胍乙啶只能口服，故呕吐、腹泻严重者可影响疗效；剂量是 1~2 mg/（kg·d），用药 12~24 小时开始有效，但需数天达最大疗效。利血平的缺点是抑制中枢神经系统，影响观察病情，且可有皮疹、轻度位置性低血压和腹泻。胍乙啶不能通过血脑屏障，故不改变患者的神志和行为。

2）β 肾上腺素受体拮抗药：甲亢患者用普萘洛尔（心得安）后虽然甲状腺功能无改善，但代谢研究证实有负氮平衡、糖耐量进步、氧消耗降低、皮肤温度下降等。现认为心得安可抑制甲状腺激素对周围交感神经的作用，可抑制 T4 转变为 T3。滴注异丙基肾上腺素后发现药物剂量、血浆浓度及 β 肾上腺素受体阻断间无明显关系，故用药剂量需根据患者具体情况决定。甲亢危象的一般用量是静脉注射心得安 1~5 mg，或每 4 小时口服 20~60 mg。用药后心率常在数小时内下降，继而体温、精神症状，甚至心律失常均有明显改善。对心脏储备不全、心脏传导阻滞、心房扑动、支气管哮喘患者应慎用或禁用。交感神经阻断后低血糖的症状和体征可被掩盖。阿托品是心得安的矫正剂，需要时可静脉或肌内注射 0.4~1.0 mg 以拮抗心得安的作用。

由于甲亢危象的发病机制不单是肾上腺素能活力增加，故抗交感类药物只应作为综合治疗的一部分。

（3）大力保护体内各脏器系统，防止其功能衰竭。发热轻者可用退热药，但阿司匹林可进一步增高患者代谢率，应当避免使用；发热高者用积极物理降温，必要时考虑人工冬眠、吸氧。由于高热、呕吐及大量出汗，患者易发生脱水及低钠，应补充水及电解质。补充葡萄糖可提供热量及肝糖原。给大量维生素，尤其是 B 族，因患者常有亚临床的不足，需积极处理心衰。甲亢危象时证实有肾上腺皮质功能不全者很少，但危象时对肾上腺皮质激素的需要量增加，故对有高热及（或）休克的甲亢危象可加用肾上腺皮质激素，肾上腺皮质激素还可抑制 TH 的释放，及 T4 转变为 T3，剂量相当于氢化可的松 200~300 mg/d，有人认为能增加生存率。

（4）积极控制诱因：有感染者应给予积极抗菌治疗。伴有其他疾患者应同时积极处理。

（五）肾上腺危象

各种应激均可使正常的肾上腺分泌皮质醇增多，较平时增高 2~7 倍。严重应激状态下，血皮质醇可高于 1 mg/L，以适应机体的需要。凡有原发或继发的，急性或慢性的肾上腺皮质功能减退时，就不能产生正常量的皮质醇，应激时更不能相应地增加皮质醇的分泌，因此产生一系列肾上腺皮质激素缺乏的急性临床表现——高热、胃肠紊乱、循环虚脱、神志淡漠、萎靡或躁动不安、谵妄甚至昏迷，称为肾上腺危象。

1.病因

(1)慢性肾上腺皮质功能减退症(Addison 病):因感染、创伤和手术等应激情况,或停服激素而诱发肾上腺皮质功能急性低减。

(2)长期大量肾上腺皮质激素治疗:抑制下丘脑—垂体—肾上腺轴功能,即使停药 1 年,其功能仍处于低下状态,尤其对应激的反应性差。Oyama 研究长期用类固醇治疗的 14 例患者在麻醉诱导前、诱导后 30 分钟和手术后 1 小时测血皮质醇,分别为(107±18)μg/L[(10.7±1.8) μg/dL]、(108±15)μg/L[(10.8±1.5 μg/dL)]和(148±25)μg/L[(14.8±2.5 μg/dL)];而对照组 10 例在这 3 个时间的血皮质醇分别为(108±14) μg/L[(10.8±1.4) μg/dL]、(175±16)μg/L[(17.5±1.6) μg/dL]和(263±18)μg/L[(26.3±1.8) μg/dL]。因此长期接受皮质激素治疗的患者,遇到应激时,如不及时补充或增加激素剂量,也将发生急性肾上腺皮质功能减退。

(3)肾上腺手术后:因依赖下丘脑垂体的肾上腺皮质增生或肾上腺外疾病(如转移性乳腺癌),作肾上腺切除术;或者肾上腺腺瘤摘除术后,存留的肾上腺常萎缩,下丘脑—垂体—肾上腺轴的功能由于腺瘤长期分泌大量皮质醇而受抑制,其功能的恢复,需时至少 9 个月或 1 年以上,如不补充激素或在应激状况下不相应增加激素剂量,也可引起急性肾上腺皮质功能减退。

(4)急性肾上腺出血:常见的为严重败血症,主要是脑膜炎双球菌败血症,引起肾上腺出血,与弥散性血管内凝血有关。其他细菌所致败血症、流行性出血热等也可并发肾上腺出血。

(5)先天性肾上腺皮质增生:是一组常染色体隐性遗传病,在肾上腺类固醇皮质激素合成过程中,由于某种酶的先天缺陷引起肾上腺皮质激素合成不足,经负反馈作用导致皮质增生和代谢紊乱。主要临床表现为不同程度的肾上腺皮质功能减退、性腺发育异常等。

2.临床表现 肾上腺危象的临床表现包括肾上腺皮质激素缺乏所致的症状,以及促发或造成急性肾上腺皮质功能减退的疾病表现。肾上腺皮质激素缺乏大多为混合性的,即糖皮质激素和潴钠激素两者皆缺乏。

(1)发热:多见,可有高热达 40℃以上,有时体温可低于正常。

(2)消化系统症状:厌食、恶心、呕吐等常为早期症状,如能及时识别,加以治疗,常很快好转。也可有腹痛、腹泻等症状。

(3)神经系统症状:软弱、萎靡、无欲、淡漠、嗜睡、极度衰弱状,也可表现为烦躁不安、谵妄、神志模糊,甚至昏迷。

(4)循环系统症状:心率增快可达 160 次/分钟,四肢厥冷,循环虚脱、血压下降、陷入休克。由于本病存在糖皮质激素和潴钠激素两者均缺乏,因此比 Sheehan 综合征危象更容易、更快速地出现周围循环衰竭。多数患者神志改变与血压下降同时出现;少数患者神志改变在前,随之血压下降。临床观察到神志和血压的改变最早出现在诱因发生后 4 小时,1/3 和 2/3 的患者分别在 24 小时、48 小时内出现。

(5)脱水征象:常不同程度存在。

3.实验室检查 主要的实验室检查结果为:白细胞总数增高,由血浓缩和感染所致；中性多核细胞增多；血色素增高、血浓缩；高血钾、低血钠、低血糖、血尿素氮轻度增高，轻度酸中毒以及血皮质醇总量降低。

4.诊断　主要根据病史、症状和体征，当机立断，不必等待化验结果。凡有慢性肾上腺皮质功能减退，皮质醇合成不足的患者，一旦遇有感染、外伤或手术等应激情况时或应用 ACTH、利福平等药物时，出现明显的消化道症状、神志改变和循环衰竭即可诊为危象。如临床表现典型、病情发展比较缓慢，则不难作出诊断。如发病急骤或临床表现又不充分，加上其他疾病症状的交织和掩盖，常常不易正确判断而耽误诊治时机，可能危及患者生命，诊断本病时应注意以下几点：①慢性肾上腺皮质功能减退者，出现发热、食欲不振、恶心、呕吐、腹痛和腹泻等消化系统症状，有软弱、淡漠、萎靡、嗜睡或烦躁不安、神情恍惚等精神神经症状，即使无高热、血压降低、休克和昏迷等危象，也应警惕患者即将进入危象，如不及时积极处理，将迅速发展为危象。②遇不明原因的休克或昏迷病倒，在鉴别诊断时应询问有无肾上腺皮质功能减退的病史，注意有无色素沉着的体征，必要时急测血钾、钠、氯、糖、尿素氮和皮质醇等。③患者已处于休克状态，经过补充血容量和纠正电解质和酸碱失衡，以及其他抗休克措施后，仍无好转时，应考虑排除本病。

5.治疗与护理　当考虑为本病时，无须等待化验结果，应尽快争取时间，立刻给予治疗（表 9-3）。

表 9-3　肾上腺皮质激素类药物的作用比较

	类固醇	糖皮质激素作用 时间/小时	潴钠激素作用 时间/小时
短效	皮质醇（Hydrocortisone） 可的松（Cortisone）	1 0.8	1 0.8
中效	泼尼松龙（Prednisonlone） 泼尼松（Prednisone） 氟羟泼尼松龙（Triamcinolone）	4 3.5 3.5	0.8 0.8 0
长效	地塞米松（Dexamethasone） 氟氢可的松（Fludrocortisone） 11-去氧皮质酮（11-Deoxycorticosterone） 醛固酮（Aldosterone）	25~30 10 0 0.1	0 400 20 400

（1）补充糖皮质激素：如有意识障碍和休克，应立即将氢化可的松琥珀酸钠酯 100 mg 溶于少量液体中由静脉注入，此为水溶性制剂，吸收快，能迅速进入体内，产生即刻和短暂改善循环衰竭的效果。随后氢化可的松（此制剂在水中溶解度小，溶于 50% 乙醇溶液 100 mg/20 mL，应用时需用 0.9% 氯化钠注射液或 5% 葡萄糖注射液 500 mL 稀释）100~400 mg 溶于 500~2000 mL 液体中静脉滴注。有学者主张开始将氢化可的松 100~200 mg 溶于 5% 葡萄糖氯化钠注射液 1000 mL 中静脉点滴，初 30 分钟可进 250 mL，

其余 750 mL 在 3~4 小时输完。激素剂量视病情轻重和治疗反应而定，如激素用量大，为避免潴钠过多，可用地塞米松静脉滴注。应用糖皮质激素后常迅速奏效，脱离险境，胃肠道症状基本消失，神志清楚，血压恢复正常所需时间平均为 6 小时（0.5~12 小时）。最初 24~48 小时内应采取静脉滴注，为了避免静脉滴注液中断后激素不能及时补充，可在静脉滴注的同时，肌注醋酸可的松，两者可有一天的重叠。但紧急抢救时，不主张用醋酸可的松，因肌注见效缓慢且吸收不均匀，它在体内需转化为氢化可的松才起作用，它在血液中浓度比直接肌注氢化可的松后低得多。病情好转后，可单独肌注醋酸可的松，每 6 小时一次，应迅速减量，每日或隔日减量 50%，当能进食时，即改口服。北京协和医院平均第 5 天改口服，约半月左右减至维持量，多数患者的维持量为可的松 25~50 mg/d。

肾上腺危象的抢救流程

（2）补充盐皮质激素：如用氢化可的松琥珀酸钠酯或氢化可的松后，收缩压不能回升至 13.3 kPa（100 mmHg），或者有低血钠症，则可同时肌注醋酸去氧皮质酮（DOCA）1~3 mg，1~2 次／天，也可在病情好转并能进食时改服 9α 氟氢可的松 0.05~0.2 mg/d。严重慢性肾上腺皮质功能低减或双肾上腺全切除后的患者需长期服维持量。应用盐皮质激素期间要注意有无浮肿、高血压和高血钠等潴钠、潴水药物过量的不良反应。

（3）纠正脱水和电解质紊乱：在严重肾上腺危象时，脱水很少超过总体液的 10%，估计液体量的补充为正常体重的 6% 左右，如体重 70 kg，应补充液体量约 4000 mL。补液量尚需根据个体的脱水程度、年龄和心脏情况而定。输液的成分，开始给 5% 葡萄糖氯化钠注射液 1000 mL，以后酌情而定，可补钠 150~250 mmol/L。北京协和医院初 24 小时输氯化钠平均 10 g（4.5~30.5 g）。例如患者体重 55 kg，血清钠 125 mmol/L，则补钠总量应为（142-125）×55×0.6=561 mmol，约等于 0.9% 氯化钠注射液 3600 mL。一般不需要立即补充所有丢失的钠，开始可给总量的 1/3 或 1/2，随着适量糖皮质激素的应用，可帮助恢复总体钠。关于高渗盐水的应用尚存在争论，一种意见认为可用于低血钠时，但另一种意见认为高渗盐水将加重细胞内脱水，诱发昏迷和进一步衰竭，因此高渗盐水需慎用，可在低血钠症和应用糖与盐皮质激素仍无好转时采用，输高渗盐水时宜密切观察。由于肾上腺皮质功能减退的患者肾脏排泄水负荷的能力减退，因此液体输入的总量和速度均需掌握，不能过量和过速，以防诱发肺水肿。如治疗前有高钾血症，当脱水和休克纠正，尿量增多，补充糖皮质激素和葡萄糖后，一般都能降至正常，在输注大量液体时，可酌情补钾 20~40 mmol，以补充总体钾的不足。本病可有酸中毒，但一般不成为严重问题，不需补充碱性药物，当血二氧化碳结合力低于 22 Vol%（血碳酸氢<10 mmol/L）时，可补充适量碳酸氢钠。

（4）预防和治疗低血糖：虽然本病只缺乏皮质醇而不同时伴有生长激素的降低，因此低血糖的发生不如 Sheehan 综合征危象那么多见。但亦应注意，治疗期间需供给足量的葡萄糖。如果患者在家中或基层医疗单位已处于终末期，缺少上述特效药物，可立即静脉注入 50% 葡萄糖 60~100 mL，有助于延长生命，争取时间，使有可能采取特效的治疗措施。

（5）处理诱因：合并感染时应选用有效、适量的抗生素，切口感染需扩创引流，在抢救期间应同时积极处理其他诱因。

病情危险期应设特护，加强护理。肾上腺皮质功能减退者对吗啡、巴比妥类药物特别敏感，在危象特效治疗开始前，应禁用这类药物。

6.预防　应教育慢性肾上腺皮质功能减退的患者，坚持持续服用激素，不得任意间断。当遇应激情况时，必须在医生的指导下增加剂量。如有上呼吸道感染、拔牙等小的应激，将激素量增加一倍，直至该病痊愈，一般4~5天之内即见控制。如外科手术、心肌梗死、严重外伤和感染等大的应激，应给予氢化可的松至200~300 mg/天。在手术前数小时即应增加激素用量。当患者外出施行时，必须携带足量的激素以备应用。

课程思政

1965年，我国科学家完成了人工全合成结晶牛胰岛素。这是世界上第一次人工合成与天然胰岛素分子相同化学结构并具有完整生物活性的蛋白质，是人类在揭示生命本质的征途上的一个里程碑式飞跃，在生命科学发展史上具有永恒意义。人工全合成结晶牛胰岛素，是新中国科技发展史上浓墨重彩的一页，也是中国科技界与"祖国同行、与科学共进"的最好注脚，饱含了中国科学家浓浓的家国情怀，体现了他们无私奉献、严谨求实、协同创新的科学精神和艰苦奋斗、追求卓越、敢为人先的民族气概，值得我们学习。

第七节　休克的监测与护理

预习案例

患者，男，41岁。因车祸被撞伤出现腹部剧痛，伴有腹胀。40分钟后出现神志不清，面色苍白，肢端发冷，出现昏迷。测心率120次/分，血压70/50 mmHg，并进行性下降，腹部穿刺抽出不凝血。

思考

1.患者现在出现何种情况，请问是何种类型，处于哪期，你的依据是什么？

2.请根据患者现有病情，提出三个以上护理诊断。

3.请按紧急程度，给出护理措施。

一、概述

休克是多种致病因素引起的有效循环血量减少、组织灌注不足、细胞代谢紊乱和内脏器官功能受损的一种危急的临床综合征。现代的观点将休克视为一个序贯性事件，是一个从亚临床阶段的组织灌注不足向多器官功能障碍（MODS）发展的连续过程。

有效循环血量是指在心血管系统中运行的血液量，占全身血容量的80%～90%。维持有效循环血量取决于三个条件：一是充足的血容量；二是有效的心搏出量；三是适宜的周围血管张力。任何原因使三者之一发生改变，均可引起休克。

（一）病因与分类

（1）低血容量性休克：大量失血、失液、失血浆等。

（2）感染性休克：各种严重的感染。

（3）心源性休克：心肌梗死、心律失常、心脏压塞、心肌炎等。

（4）过敏性休克：某些药物或生物制品发生过敏反应。

（5）神经源性休克：剧烈疼痛、麻醉、脊髓损伤等。

（二）病理生理

各类休克共同的病理生理基础是有效循环血量锐减和组织灌注不足，以及由此导致的微循环、代谢的改变及内脏器官的继发损害。

1. 微循环的变化　休克微循环的变化主要分为微循环痉挛期、微循环扩张期和微循环衰竭期。

（1）微循环痉挛期（休克早期）：此期又称为休克代偿期。微循环内因前括约肌收缩而致"少进少出"，血量减少，组织处于低灌注、缺氧状态。若能在此时去除病因积极处理，休克较易得到纠正。

（2）微循环扩张期（休克期）：若休克继续发展，微循环将进一步因动静脉短路和直接通道大量开放，血液滞留，处于"多进少出"的再灌注状态。原有的组织灌注不足更为严重，细胞因严重缺氧处于无氧代谢状况，出现乳酸积聚及组织胺类物质释放。

（3）微循环衰竭期（休克晚期）：若病情继续发展，休克进入不可逆阶段。淤滞在微循环内的黏稠血液在酸性环境中处于高凝状态，红细胞和血小板容易发生凝集并在血管内形成微血栓，甚至引起弥散性血管内凝血（DIC），微循环处于"不进不出"的停滞状态。同时凝血因子大量消耗和纤维蛋白溶解系统激活等原因，致内脏和全身广泛出血、组织坏死、器官功能障碍，最终形成多器官功能障碍综合征（MODS）。

2. 代谢变化　由于组织灌注不足和细胞缺氧，导致丙酮酸和乳酸产生过多、儿茶酚胺大量释放、血管紧张素和醛固酮增加、蛋白质分解加速等，使机体出现代谢性酸中毒、血糖升高、水钠潴留以及尿素氮、肌酐、尿酸增高等代谢变化。

3. 内脏器官的继发性损害　休克时内脏器官由于持续缺血、缺氧，组织器官发生变性、出血、坏死。休克持续超过10小时未纠正，可依次发生肺、肾、心、脑、肝、胃肠道等内脏器官功能损害。多系统器官功能障碍或衰竭是造成休克患者死亡的最主要原因。

（1）肺：由于肺泡表面活性物质减少，导致肺不张、肺水肿；同时因为低氧血症，肺动脉阻力增高，导致急性呼吸衰竭，呈进行性低氧血症和呼吸困难，临床上称为休克肺。

（2）肾：由于有效循环血量降低，心排出量减少，造成急性肾功能衰竭。

（3）心：由于心肌缺血缺氧，心肌细胞损害，收缩力减弱，导致心功能下降。

（4）脑：脑组织因为缺血缺氧发生脑水肿、颅内压增高，患者出现意识障碍。

（5）肝：因为缺血缺氧性损伤，破坏肝的合成与代谢功能，导致受损肝的解毒和代谢能力下降。

（6）胃肠道：肠黏膜因灌注不足而遭受缺氧性损伤，可引起胃应激性溃疡和肠源性感染。

二、病情评估

（一）健康史

1.了解患者病史 有无外伤大出血病史，有无肠梗阻、严重腹泻、大面积烧伤渗液等大量失液病史；是否存在严重的局部感染或脓毒症。发病后是否进行过补液等治疗。

2.患者既往身体状况 是否伴有糖尿病、严重低蛋白血症及慢性肝肾疾病等。

（二）身心状况

1.躯体表现 根据休克的病理和临床特征以及患者的身体状况，临床上一般将休克分为二期，即休克代偿期和休克抑制期；三度，即轻、中、重三度。轻度称为休克代偿期，中、重度称为休克抑制期（表9-4）。

2.心理—社会状况评估 患者及家属对疾病的情绪反应、心理承受能力及对治疗和预后的了解程度。休克患者起病急、进展快，抢救时使用的监测治疗仪器较多，易使患者及家属有对病情危重和面临死亡的感受，出现不同程度的紧张、焦虑或恐惧心理。

（三）实验室及其他检查

1.血、尿和粪常规检查 红细胞计数、血红蛋白值可提示失血情况；血细胞比容增高表示血浆丢失；白细胞计数和中性粒细胞比例增高提示感染存在。尿比重增高常提示血容量不足。黑便或大便隐血试验阳性表明消化道出血。

2.动脉血气分析 有助于了解有无酸碱失衡。动脉血二氧化碳分压（$PaCO_2$）正常值为 $36\sim44$ mmHg（$4.8\sim5.9$ kPa）。休克时，肺过度换气可致 $PaCO_2$ 低于正常，换气不足则 $PaCO_2$ 明显升高。若超过 $45\sim55$ mmHg（$6.0\sim7.3$ kPa）而通气良好，提示严重肺功能不全。$PaCO_2$ 高于 60 mmHg（8.0 kPa），吸入纯氧后仍无改善时，应考虑有急性呼吸窘迫综合征（ARDS）存在。

3.动脉血乳酸盐测定 反映细胞缺氧程度，正常值为 $1.0\sim1.5$ mmol/L，休克时间越长，血流灌注障碍越严重，动脉血乳酸盐浓度也越高，提示病情严重、预后不良。

表 9-4　休克的躯体表现

分期	程度	神志	皮肤黏膜 色泽	皮肤黏膜 温度	脉搏	血压	体温	呼吸	尿量	其他	估计失血量
休克代偿期	轻度	神志清楚，伴有痛苦表情，精神兴奋	开始苍白	正常，发凉	<100 次/分钟，尚有力	收缩压正常或稍升高，舒张压升高，脉压缩小<30 mmHg	正常	增快	正常		<20%（<800 mL）
休克抑制期	中度	神志尚清楚，表情淡漠，反应迟钝	苍白或发绀	发冷	100～200 次/分钟，较弱	收缩压：70～90 mmHg 脉压<20 mmHg	偏低（感染性休克可升高）	浅速	尿少	水电解质紊乱，酸碱平衡失调	20%～40%（800～1600 mL）
	重度	意识模糊，甚至昏迷	显著苍白，肢端青紫或花斑状	厥冷（肢端更明显）	速而细弱，或摸不清	收缩压<70 mmHg 或测不到	偏低（感染性休克可升高）	微弱或不规则	少尿或无尿	水电解质紊乱，酸碱平衡失调，DIC，MODS	>40%（>1600 mL）

4.血清电解质测定　测定血钾、钠、氯等可了解体液代谢或酸碱平衡失调的程度。

5.血小板计数、纤维蛋白原、凝血酶原时间测定　血小板<80×10^9/L、纤维蛋白原<1.5 g/L,凝血酶原时间较正常延长 3 秒以上时应考虑 DIC。

6.中心静脉压(CVP)　CVP 代表右心房或胸腔段静脉内的压力,其变化可反映血容量和右心功能。正常值为 6~12 cmH$_2$O(0.49~0.98 kPa)。<5 cmH$_2$O(0.49 kPa)提示血容量不足;>15 cmH$_2$O(1.47 kPa)提示心功能不全;>20 cmH$_2$O(1.96 kPa)提示充血性心力衰竭。

7.肺毛细血管楔压(PCWP)　PCWP 反映肺静脉、左心房和左心室的功能状态。正常值为 6~15 mmHg(0.8~2.0 kPa)。低于正常值提示血容量不足,高于正常值提示左心压力增高。

中国急诊感染性休克临床实践指南

三、救治与护理

(一)救治原则

休克的救治应针对导致休克的原因和不同的发展阶段特点采取相应的治疗措施。其治疗要点主要包括:尽快恢复有效循环血量;积极处理原发疾病;纠正酸碱代谢紊乱;保护重要脏器功能,预防 MODS 等。

(二)主要护理问题

1.体液不足　与大量失血、失液有关。

2.组织灌流量不足　与大量失血、失液引起循环血量不足所致的心、肺、脑、肾及外周组织血流减少有关。

3.气体交换受损　与有效循环血量锐减、缺氧和呼吸改变有关。

4.体温过低或过高　与体表灌注减少或细菌感染有关。

5.焦虑　与病情危重、担心预后等因素有关。

6.潜在并发症　损伤、感染、压疮、MODS 等。

(三)护理措施

1.一般护理

(1)体位的安置:休克患者宜取平卧位或休克体位——中凹位,即将头和躯干抬高20°~30°,下肢抬高 15°~20°,有利于增加回心血量及减轻呼吸困难。

(2)吸氧并保持呼吸道通畅:为改善细胞缺氧,患者应常规吸氧,氧流量6~8 L/min。同时,保持呼吸道通畅,昏迷患者头应偏向一侧或置入通气管,以免舌后坠或呕吐物误吸;有气道分泌物时应及时清除,防止肺部感染的发生。严重呼吸困难者,可行气管插管或气管切开,必要时用呼吸机辅助呼吸,避免误吸、窒息。

(3)保持正常体温:休克时患者体温降低,应予以保暖,室温以 20℃左右为宜。保暖时切忌使用热水袋、电热毯等直接进行体表加温,以防皮肤血管扩张而致心、脑、肺、肾等重要器官的血流灌注进一步减少；体表加温可增加局部组织耗氧量，加重缺氧，不利于休克的纠正。感染性休克高热时应予以物理降温，也可用4℃等渗盐水灌肠，必要时结合药物降温。

（4）防止损伤和感染：休克时患者的检查和操作繁多，如穿刺、插管、导尿等增加了损伤和感染的机会，故须严格无菌操作。操作要轻柔，减少损伤和感染的可能，可遵医嘱合理、正确应用有效抗生素。对烦躁或神志不清的患者，应加床旁护栏以防坠床，必要时以约束带适当固定肢体。同时注意保持患者床单清洁、平整、干燥，定时翻身、拍背，按摩受压部位皮肤，以防皮肤发生压力性损伤。

2. 病情观察

（1）神志：反映脑组织血液灌注和全身循环状况。休克患者神志由兴奋转为抑制状态，表示脑缺氧加重，病情恶化，经治疗，患者神志转清、反应灵敏、对答自如，提示脑循环改善。

（2）生命体征：每15~30分钟测体温、脉搏、呼吸、血压1次，随时观察患者病情的变化。

1）血压：若患者收缩压<90 mmHg、脉压<20 mmHg，是休克存在的表现；血压回升、脉压增大是休克好转的征兆。

2）脉率：脉率的变化常先于血压的变化。休克早期脉率增快；休克加重时脉搏细弱，甚至摸不到。当血压还较低，但脉率已恢复且肢体温暖者，常表示休克趋向好转。可用脉率÷收缩压（mmHg）计算休克指数，指数为0.5多提示无休克，1.0~1.5提示有休克，超过2.0为重度休克。

3）呼吸：包括观察呼吸的频率、节律、深度及氧疗效果。呼吸浅快不规则、咳嗽及咳血性泡沫痰，需警惕心力衰竭、肺水肿的发生。呼吸>30次/分钟或<8次/分钟提示病情严重。

4）体温：休克患者常有体温偏低，感染性休克患者可有高热。若体温突然升高至40℃以上或突然降到36℃以下，提示病情危重。

（3）皮肤色泽和温度：反映末梢循环血液灌流情况。休克患者皮肤黏膜由苍白转为发绀，表示休克加重；发绀并出现皮下瘀点、瘀斑，则提示可能发生DIC；若发绀程度减轻，逐渐转为红润，肢体皮肤干燥温暖，说明末梢循环改善。

（4）尿量：反映肾血流灌注情况，间接提示全身血容量充足与否，是观察休克病情变化最简便有效的指标。在排除高渗利尿、尿崩、尿路损伤等情况后，尿量维持在30 mL/h以上时，提示休克好转。若尿量持续少于25 mL/h，提示发生急性肾功能衰竭可能。

（5）辅助动态监测：定时监测血、尿、粪常规，水电解质，肝、肾功能，血气分析，CVP，PCWP等检查，了解休克状态和治疗效果。

3. 配合治疗与护理

（1）快速恢复有效循环血量。

1）扩充血容量：是治疗休克的最基本措施，首选为平衡盐溶液。其既能扩充血容量、降低血液稠度，又能缓解酸中毒素的作用。但不宜用乳酸钠林格溶液，以免加重体内乳酸的蓄积。应快速建立两条静脉通道，一条通过大静脉插管快速输液，同时可兼做中心静脉压测定；另一条从周围浅静脉输入药物，如血管活性药物等。一般先快速输入平衡盐溶液、等渗盐水等晶体液以增加回心血量和心每搏输出量，然后输入全血、血浆、白蛋白等胶体液以减少晶体液渗出血管外。

2）合理补液：根据血压及 CVP 监测情况调整输液速度（表 9-5）。

表 9-5　CVP 与输液的关系

CVP	BP	循环血量	原因处理原则
低	低	血容量严重不足	充分补液
低	正常	血容量不足	适当补液
高	低	心功能不全或血容量相对过多	减慢输液
高	正常	容量血管过度收缩	舒张血管
正常	低	心功能不全或血容量不足	补液试验＊

注：补液试验＊，取等渗盐水 250 mL，在 5~10 分钟内经静脉滴入，若血压不变而 CVP 升高 3~5 cmH₂O，提示心功能不全；若血压升高而 CVP 不变，则提示血容量不足。

3）记录出入量：准确记录输入液体的种类、数量、时间、速度等，并详细记录 24 小时出入量，作为治疗的依据。

（2）应用血管活性药物：休克患者常用血管活性药物缓解周围血管舒缩功能的紊乱，改善组织灌注，维持重要脏器的血供。护士应遵照医嘱给药并注意：

1）血管扩张药：必须在补足血容量的基础上使用，否则可使有效循环血量减少，血压进一步下降。

2）血管收缩药：静脉滴注时切忌漏到皮下，防止造成局部组织坏死。若不慎致药液外漏应立即拔针，并迅速用普鲁卡因或扩血管药局部封闭以解除血管痉挛。

3）强心药：心功能不全者，遵医嘱给予强心药物如毛花甙丙等治疗。用药时注意观察心律变化及药物的不良反应，并注意监测血压的变化，及时调整输液速度。

（3）纠正代谢紊乱：休克时由于微循环严重灌流不足，组织无氧代谢产生较多酸性物质而发生代谢性酸中毒。纠正酸中毒的首选药物为 5%碳酸氢钠溶液。以后随时参照pH 及动脉血气分析结果，决定是否继续应用。用药时注意滴速要缓慢，首次用量一般宜在 2~4 小时滴完。溶液不必稀释，宜单独滴入，不加其他药物。

（4）维护重要脏器功能。

1）应用糖皮质激素和能量合剂：有利于改善心脏功能，可选用氢化可的松或地塞米松；能量合剂可选用三磷酸腺苷、辅酶 A、细胞色素 C 等。

2）抗凝血药物：可防止弥散性血管内凝血，常用肝素抗凝，但需避免过量使用，以防发生自发性出血。

3）利尿药：有利于维护肾功能，适用于休克伴尿少的患者，常用呋塞米、利尿酸等。

（5）处理原发疾病：为抗休克的根本措施。应针对休克病因，积极配合医生采取有效措施处理原发疾病。如对大出血引起的休克，应在积极抗休克的同时迅速准备手术止血；对严重感染引起的休克，则应尽快恢复有效循环血量，当休克好转后，迅速处理原发感染病灶等。

4. 心理护理　　对早期患者，应充分理解患者焦虑不安的心情，关心、安慰患者，给予耐心细致的护理。病情严重者，各项操作应轻柔，尽量减少患者的痛苦。

5. 健康指导

（1）加强休克的预防：对容易发生休克的疾病，应采取有效措施防止休克的发生。如对创伤患者要及时止痛、止血及包扎固定；对失血、失液较多者宜尽早扩充血容量；对严重感染者，按医嘱应用抗生素尽快控制感染等。

（2）对已发生休克者，应积极配合医生做好各种抢救措施，加强监测与护理，使休克得以及时纠正。

第八节　多脏器功能障碍综合征监测与护理

预习案例

患者，男，43 岁，卡车司机，2019 年 6 月因驾驶过程中，车厢炸药发生意外爆炸受伤，致患者昏迷、气急、血压下降等，诊断为颅骨骨折、脑挫伤、肺挫伤、血气胸、空肠破裂、腹膜炎、左胫腓骨粉碎性骨折截肢继发气性坏疽行股骨中段切肢，经抢救后出现 MODS[脑、肺、循环、肝(原有肝硬化)、肾、胃肠等衰竭]和内环境紊乱。患者伤后第 8 天因血压测不清、心率 170 次/min、PaO_2 41 mmHg 深昏迷已处濒死状态，大剂量激素甲强龙首次 1000 mg 冲击，升压药直接注射等，病情有转机，后因肠源性大肠埃希菌败血症、低蛋白血症采用白蛋白 20 g、速尿 20~40 mg，肠内外营养结合加用生长激素、抗生素等治疗。后做纤维支气管镜检发现隆突上 2 cm 有 1 处 2 cm×1.5 cm 黑色血痂。经综合救治转危为安。

思考

1. 该患者是多发伤还是复合伤？根据何在？

2. 该患者 MODS 的致病因素有哪些？

一、概述

多器官功能障碍综合征（MODS）是 20 世纪 90 年代对 20 世纪 70 年代提出的"多器官衰竭""多系统器官衰竭""序贯性系统衰竭"等命名的进一步修订。此病症既不是独立疾病，也不是单一脏器的功能障碍，而是涉及多器官的病理生理变化，是一个复杂的综合征。MODS 能较准确地反映此病的动态演变全过程，而不过分强调器官衰竭的标准，有利于早期预防和治疗，因此在 1995 年全国危重病急救医学会上，中国中西医结合学会急救医学专业委员会、中华医学会急诊医学会决定将该综合征命名为 MODS。

随着医学进步及其他危重病患者治愈率的提高，MODS 的威胁也日渐突出，已成为 ICU 内导致患者死亡最主要的原因之一，是创伤及感染后最严重的并发症，直接影响着严重创伤患者的预后。MODS 是近代急救医学中出现的新的重大课题，其病因复杂、防治困难、死亡率极高，是当今国际医学界共同瞩目的研究热点，更是良性疾病患者死亡的最直接、最重要的原因之一，因此如何提高其诊断和救治水平已是当务之急。

概念：MODS 由创伤、休克或感染等严重病损打击所诱发，机体出现与原发病损无直接关系的序贯或同时发生的多个器官的功能障碍称为多器官功能障碍综合征。

此综合征在概念上强调：①原发致病因素是急性的，且较严重；②致病因素不是导致器官损伤的直接原因，而是经过体内某个过程所介导，逐渐发展而来；③器官功能障碍为多发的、进行性的、是一个动态的过程；④器官功能障碍是可逆的，可在其发展的任何阶段进行干预治疗，功能可望恢复。

二、病因和发病机制

（一）病因

引起多器官功能障碍的病因很多，往往是综合性的，多因素的。一般可归纳为以下几类。

1. 严重创伤　严重创伤、大手术、大面积深部烧伤及病理产科。

2. 休克　主要是创伤出血性休克和感染性休克。凡导致组织灌注不良，缺血缺氧均可引起 MODS。

3. 严重感染　为主要病因，脓毒血症、腹腔脓肿、急性坏死性胰腺炎、肠道功能紊乱肠道感染和肺部感染等较为常见。

4. 诊疗失误　在危重病的处理中使用高浓度氧持续吸入使肺泡表面活性物质破坏，肺血管内皮细胞损伤；在应用血液透析和床旁超滤吸附中造成不均衡综合征，引起血小板减少和出血；在抗休克过程中使用大剂量去甲肾上腺素等血管收缩药，继而造成组织灌注不良，缺血缺氧；手术后输液，输液过多引起心肺负荷过大，微循环中细小凝集块出现，凝血因子消耗，微循环障碍等均可引起 MODS。

（二）发病机制

MODS 的发病机制非常复杂，涉及神经、体液、内分泌和免疫等诸多方面，以前曾有"内毒素学说""代谢学说""自由基学说"等。目前我们尚不知 MODS 的确切发病机制，但现在主流的看法是失控的全身炎症反应综合征（SIRS）很可能在 MODS 发生中起主要作用，失控的全身炎症反应的发病机制有以下几点。

1. 缺血—再灌注损伤假说　该假说认为，各种损伤导致休克引起的器官缺血和再灌注的过程是 MODS 发生的基本环节，它强调各种休克微循环障碍若持续发展，都能造成生命器官血管内皮细胞和器官实质细胞缺血、缺氧和功能障碍。20 世纪 80 年代，比较强调损伤过程中氧自由基和炎症介质的作用。目前根据分子生物学和细胞生物学的研究成果，人们提出了缺血再灌注过程中，内皮细胞和白细胞相互作用引起器官实质细胞损伤的观点，从而使缺血—再灌注损伤假说得到发展和完善，即血管内皮细胞（EC）能通过多种凝血因子和炎症介质，与多形核白细胞（PMN）相互作用，产生黏附连锁反应，导致器官微循环障碍和实质器官损伤。具体有组织氧代谢障碍、氧自由基损伤及白细胞和内皮细胞的相互作用。

2. 炎症失控假说　炎症是机体的重要防御反应，MODS 是由于机体受到创伤和感染刺激而发生的炎症反应过于强烈，以至促炎—抗炎失衡，从而损伤自身细胞的结果。其参与 MODS 的炎症失控反应过程的基本因素分为刺激物、炎症细胞、介质、靶细胞和效应几部分。

3. 肠道细菌、毒素移位假说　严重创伤、休克、缺血—再灌注损伤、外科手术应激等均可导致肠黏膜屏障功能破坏，从而导致肠道的细菌和毒素的移位，为炎症反应提供了丰富的和不竭的刺激物质，导致炎症反应持续发展，最终导致细胞损伤和器官功能障碍。近年来有关细菌移位和肠屏障功能衰竭的研究有长足进展，但迄今尚无临床资料说明预防肠道屏障衰竭是否能防止 MODS 发生，肠道是否确是 MODS 的始动器官，还有待于进一步材料证明。

4. 两次打击和双项预激假说　该学说把创伤、休克等早期致伤因素视为第一次打击，在该次打击时，虽然各种免疫细胞及其多种炎症介质也参与了早期的炎症反应，但其参与的程度是有限的。由于炎症细胞被激活，处于一种"激发状态"，此后如果病情进展或再次出现病损侵袭，则构成第二次打击，此次打击的突出特点是炎症和应激反应具有放大效应，即使打击的强度小于第一次打击，也能造成处于激发状态的炎症细胞更为剧烈地发生反应，从而超量的释放细胞和体液介质。如此还可以导致"二级""三级"，甚至更多级别的新的介质产生，从而形成"瀑布样反应"。这种失控的炎症反应不断发展，最终导致组织细胞损伤和器官功能障碍。

5. 应激基因假说　应激基因反应是指一类由基因程序控制，能对环境应激做出反应的过程。应激基因通常根据它们的应激刺激物来命名，如热休克反应、急性期反应、氧化应激反应、紫外线反应等。应激基因反应是细胞基本机制的一部分，能促进创伤、休克、感染、炎症等应激打击后细胞代谢所需的蛋白合成。应激基因这种机制有助于解释两次打击导致 MODS 的现象，这种细胞反应的类型也表现在内皮细胞中，当血管内皮细胞受内毒素攻击后，能导致细胞程序化死亡或凋亡。引起细胞功能改变的最终后果，是导致机体不再能对最初或以后的打击作出反应，从而发生 MODS。

（三）危险因素

多年来的研究表明，诱发 MODS 的危险因素分为三类：①早期的危险因素；②与第二次打击有关的危险因素；③特殊的宿主因素。临床诱发 MODS 的主要危险因素见表 9-6。

表 9-6 诱发 MODS 的主要高危险因素

因素 1	因素 2
复苏不充分或延迟复苏	营养不良
持续存在感染病灶	肠道缺血性损伤
持续存在炎症病灶	外科手术意外事故
基础脏器功能失常	糖尿病
年龄≥55 岁	应用糖皮质激素
嗜酒	恶性肿瘤
大量反复输血	使用抑制胃酸药物
创伤严重度评分(ISS)≥25 分	高乳酸血症

三、病情评估

在剧烈的全身炎症反应过程中出现或加重的器官功能不全可诊断为 MODS。MODS 的诊断应具备两条:①全身炎症反应综合征(SIRS);②器官功能不全。

(一)SIRS 的诊断标准

具备以下两项或两项以上即可诊断:①体温 > 38℃或 < 36℃;②心率 > 90 次/分;③呼吸 > 20 次/分或 $PaCO_2$ < 4.3 kPa;④白细胞 > $12×10^9/L$ 或 < $4×10^9/L$,或不成熟白细胞 > 10%。

(二)器官功能障碍的诊断标准

目前 MODS 的诊断标准仍不统一,常用的是打分制,可以反映炎症反应中器官损伤的动态过程,既可以反映单一器官损伤的程度,也可以反映受累器官的数目。1995 年 Marshall 提出的 MODS 计分系统,可用于对 MODS 严重程度及动态变化进行客观评估,并得到了广泛应用。按照这个计分系统;MODS 计分分数与病死率呈显著正相关,对 MODS 临床预后判断有一定的指导作用,见表 9-7。

表 9-7 MODS 评分(Marshall 标准)

	0 分	1 分	2 分	3 分	4 分
呼吸系统(PaO_2/FIO_2)	>300	226~300	151~225	76~150	≤75
肾(血清肌酐 μmol/L)	≤100	101~200	201~350	351~500	>500
肝(血胆红素 mg/L)	≤20	21~60	61~120	121~240	>240
心血管(PAR)	≤10.0	10.5~15.0	15.1~20.0	20.1~300	≥30.0
血液(血小板 个/L)	>$120×10^9$	$(80~120)×10^9$	$(51~80)×10^9$	$(21~50)×10^9$	≤$20×10^9$
中枢神经系统(Glasgow 评分)	15	13~14	10~12	7~9	≤6

注:PAR(压力调整后心率)=心率[右心房(中心静脉)压/平均血压];GCS,如使用镇静药或肌松药,除非存在内在的神经障碍证据,否则应作正常计分。

但 Marshall 评分中不包含有胃肠功能障碍评分,严重地影响了临床应用。1995 年,中国中西医结合急救医学会庐山会议通过的我国 MODS 诊断评分标准把器官数增加为 9 个,制定了"庐山标准"(表 9-8)。

表 9-8　MODS 病情分期诊断及严重程度评分标准(庐山标准)

受累器官	诊断依据	评分
外周循环	无血容量不足;MAP≈7.98 kPa(60 mmHg);尿量≈40 mL/h;低血压时间持续 4 小时以上	1
	无血容量不足;MAP<7.98 kPa(60 mmHg),>6.65 kPa(50 mmHg);尿量<40 mL/h,>20 mL/h;肢体冷或暖,无意识障碍	2
	无血容量不足;MAP<6.65 kPa(50 mmHg);尿量<20 mL/h;肢体冷或暖,多有意识恍惚	3
心	心动过速;体温升高 1℃;心率升高 15~20 次/分钟;心肌酶正常	1
	心动过速;心肌酶(CKP、GOT、LDH)异常	2
	室性心动过速;室颤:Ⅱ-Ⅲ、A-V 传导阻滞;心脏骤停	3
肺	呼吸频率:20~25 次/分钟;正常呼吸 PaO_2≤9.31 kPa(70 mmHg),或 PaO_2>7.98 kPa(60 mmHg);PaO_2/FiO_2≥33.9 kPa(300 mmHg);$P(A-a)DO_2$($FiO_2$1.0)>3.33~6.55 kPa(25~50 mmHg);X 线胸片正常(具备 5 项中 3 项即可)	1
	呼吸频率>28 次/分钟;正常呼吸 PaO_2≤7.92 kPa(60 mmHg),或 PaO_2>6.6 kPa(50 mmHg);$PaCO_2$<4.65 kPa(35 mmHg);PaO_2/FiO_2≤33.9 kPa(300 mmHg);$P(A-a)DO_2$($FiO_2$1.0)>13.3 kPa(100 mmHg),<26.6 kPa(200 mmHg);X 线胸片示肺泡实变≤1/2 肺野(具备 6 项中 3 项即可)	2
	呼吸窘迫,呼吸频率>28 次/分钟;正常呼吸 PaO_2≤6.6 kPa(50 mmHg);$PaCO_2$<5.98 kPa(45 mmHg);PaO_2/FiO_2≤26.6 kPa(200 mmHg),$P(A-a)DO_2$($FiO_2$1.0)>26.6 kPa(200 mmHg);X 线胸片示肺泡实变≤1/2 肺野(具备 6 项中 3 项即可)	3
肾	无血容量不足;尿量≈40 mL/h;尿钠、血肌酐正常	1
	无血容量不足;尿量<40 mL/h,>20 mL/h;利尿药冲击后尿量增多;尿钠 20~30 mmol/L、血肌酐≈176.8 mmol/L(2.0 mg/dL)	2
	无血容量不足;无尿或少尿<20 mL/h;利尿药冲击后尿量不增多;尿 Na^+>40 mmol/L、血肌酐>176.8 mmol/L(2.0 mg/dL)。 非少尿肾衰者:尿量>600 mL/24 h,但血肌酐>176.8 mmol/L(2.0 mg/dL),尿比重≤1.012	3

续表 9-8

受累器官	诊断依据	评分
肝脏	SGPT>正常值两倍以上；血清总胆红素>17.1 μmol/L(1.0 mg/dL)，<34.2 μmol/L(2.0 mg/dL)	1
	SGPT>正常值2倍以上；血清总胆红素>34.2 μmol/L(2.0 mg/dL)	2
	肝性脑病	3
胃肠道	腹部胀气；肠鸣音减弱	1
	高度腹部胀气；肠鸣音近于消失	2
	麻痹性肠梗阻；应激性溃疡出血(具备2项中1项即可)	3
凝血功能	血小板计数<100×10⁹/L；纤维蛋白酶原正常；PT及TT正常	1
	血小板计数<100×10⁹/L；纤维蛋白酶原≥2.0~4.0 g/L；PT及TT比正常值延长≤3秒；优球蛋白溶解>2小时；全身性出血不明显	2
	血小板计数<50×10⁹/L；纤维蛋白酶原<2.0 g/L；PT及TT比正常值延长>3秒；优球蛋白溶解<2小时；全身性出血表现明显	3
脑	兴奋及嗜睡；语言呼唤能睁眼；能交谈；有定向障碍；能听从指令	1
	疼痛刺激能睁眼；不能交谈；语无伦次；疼痛刺激有屈曲或伸展反应	2
	对语言无反应；对疼痛刺激无反应	3
代谢	血糖3.9< mmol/L 或>5.6 mmol/L；血 Na⁺<135 mmol/L，或>145 mmol/L；pH<7.35 或>7.45	1
	血糖3.5< mmol/L 或>6.5 mmol/L；血 Na⁺<130 mmol/L，或>150 mmol/L；pH<7.20 或>7.50	2
	血糖2.5< mmol/L 或>7.5 mmol/L；血 Na⁺<125 mmol/l，或>155 mmol/l；pH<7.10 或>7.55	3
	以上标准均需持续12小时以上	3

由于 MODS 是一个渐进损伤的过程，在功能正常、功能不全和功能衰竭之间并非泾渭分明，而是有一定范围的重叠，很难划定一个明确的界限。为了着眼早期治疗，重视其发展趋势更为重要，只要患者器官功能不断恶化并超出目前公认的正常范围，即可认为发生了"器官功能不全"。

此外，还列举了一种分级、记分方法(表9-9)以供参考。具体选择何种计分系统，可根据个人情况而定。

表9-9　器官功能障碍、衰竭的标准

器官或系统	功能障碍	功能衰竭
肺	低氧血症需呼吸机支持至少3~5天	进行性ARDS， 需PEEP > 10 cmHO 和 FiO$_2$ > 0.50
肝	血清胆红素≥34~50 μmol/L，GOT、GPT等≥正常2倍	临床黄疸，胆红素≥272~340 μmol/L
肾	少尿≤479 mL/24 h 或肌酐上升≥177~270 μmol/L	需透析
肠、胃	腹胀，不能耐受经口进饮食>5天	应激性溃疡需输血，无结石性胆囊炎
血液	PT和PTT升高>25%或血小板<(50~80)×10^9/L	DIC
中枢神经	意识混乱，轻度定向力障碍	进行性昏迷
心血管	射血分数降低或毛细血管渗漏综合征	心血管系统对正性血管和心肌药无反应

四、救治与护理

(一)检测

通过临床监测，做到早发现，早干预，则有可能减缓或阻断病程的发展，提高抢救成功率。MODS的监护与其他危重症的监护相同，通过先进的监护设备和技术，连续、动态、定量地对生命体征及器官功能的变化进行监测，并通过综合分析确定其临床意义，为临床治疗提供依据。除了ICU中常规的血流动力学、呼吸功能、肝功能、凝血功能、中枢神经系统功能监测外，还需注意以下几方面的监测。

1. 氧代谢和组织氧合的监测　氧输送—氧消耗关系在许多临床患者中得到证明，并且在指导休克复苏及创伤患者的液体治疗中体现了重要价值。

2. 动脉乳酸监测　血液中乳酸增加是机体缺氧的重要标志之一。

3. 混合静脉血氧饱和度监测

4. 胃肠黏膜内pH监测　胃黏膜pH是预测死亡的最敏感的单一指标，监测胃黏膜pH可以指导脱机，可以早期预防应激性溃疡。

(二)防治

MODS发病急、病程进展快、濒死率高，病情复杂，涉及多个器官，治疗矛盾多，目前对MODS缺乏特效的治疗措施，没有固定的治疗模式，仍是医学领域的一个难题。所以对器官功能的监测和支持仍是MODS的主要治疗措施，预防MODS的发生是降低其病死率最重要的方法。预防是最好的治疗，主要措施有以下几点。

1. 早期复苏, 提高复苏质量　主要措施是及时补充血容量, 保持有效循环血量尤为重要, 不仅要纠正显性失代偿性休克, 而且要纠正隐性代偿性休克, 具体措施如下:

(1) 纠正显性失代偿休克, 及时补充血容量, 做到"需要多少补多少"; 紧急情况时, 可采取"有什么补什么"的原则, 不必苛求液体种类而延误复苏抢救。心源性休克要限制液体, 并使用强心和扩张血管药治疗。

(2) 防止隐性代偿性休克发生早期对患者实施胃黏膜 pH 监测。研究报道显示, 若监测结果 pH<7.320, 无论 MODS 发生率还是患者死亡率均有明显上升。

2. 清除氧自由基, 防止再灌注损伤　根据休克后自由基损伤在总体损伤中所占比例来看, 抗氧化治疗在早期休克复苏中的意义较大。临床上推荐使用的有维生素 C、维生素 E、谷胱甘肽等。其用药原则是早期和足量使用。

3. 控制感染

(1) 尽量减少侵入性诊疗操作: 各种有创诊疗操作均增加了危重患者的感染机会。如开放式留置尿管、外周静脉留置针、机械通气等, 因此应对危重患者实行保护, 尽量避免不必要的侵入性诊疗操作。

(2) 加强病房管理: 危重患者所处的特殊环境, 是感染容易发生的重要因素。工作人员的"带菌手"是接触传播的最重要因素, 洗手是切断此类传播的最有效措施。污染的医疗设备和用品是另一个重要感染源, 如各种导管、麻醉机和呼吸机的管道系统, 以及湿化器、超声雾化器等。因此, 加强病房管理, 改善卫生状况, 严格无菌操作, 是降低医院感染发生率的重要措施。

(3) 改善患者的免疫功能: 不同原因引起的免疫功能损害是危重患者发生感染的内因, 维护、增强患者的免疫功能, 是防治感染的重要一环, 可采取加强营养和代谢支持, 制止滥用皮质激素和免疫抑制药进行免疫调理等。

(4) 合理应用抗生素: 应用抗生素是防治感染的重要手段, 但要避免滥用。应注意以下几点:

1) 在创伤、大手术、休克复苏后、重症胰腺炎等无感染的情况下, 可预防性地使用抗生素。预防性使用原则是: ①必须充分覆盖污染或感染高危期; ②所选药物抗菌谱要广; ③剂量要充足; ④应用时间要短。

2) 一旦危重患者出现发热、白细胞计数升高等可疑感染的症状, 应立即使用抗生素。因危重患者多数存在不同程度的免疫力低下, 感染的诊断一时难以确定, 若不及时使用抗生素, 则感染发展快, 死亡率高。

3) 抗生素的选择和治疗方案的制订, 应根据已经明确或最为可能的感染灶和该部位感染最常见的病原菌来决定, 同时考虑当时社区和该医院内部常见细菌谱及其耐药情况。

4) 一旦选用一种或一组药物, 应于 72 小时后判断其疗效, 一般不宜频繁更换抗生素, 以免造成混乱。

5) 对严重感染, 经积极抗生素治疗未能取得预期效果, 且疑有真菌感染者, 应及时合理选用抗真菌药物。此时，原有的抗生素不宜立即全部撤除。

（5）外科处理早期清创是预防感染最关键的措施。对已有的感染，只要有适应证，外科处理也是最直接、最根本的治疗方法，如伤口的清创，脓腔的引流，坏死组织的清除，空腔脏器破裂的修补、切除或转流（如肠造口）。对 MODS 患者应当机立断，在加强脏器功能支持的同时尽快手术，以免丧失最后的机会。对危重患者，选择简单、快捷的手术方式，以迅速帮助患者摆脱困境。

（6）选择性消化道去污染研究表明：基于肠源性感染对高危患者构成威胁的认识、对创伤或休克复苏后患者、急性重症胰腺炎患者等进行消化道去污染，以控制肠道这一人体最大的细菌库，已在一定程度上取得确定的效果。故临床上采用口服或灌服不经肠道吸收、能选择性抑制需氧菌尤其是革兰阴性需氧菌和真菌的抗生素，最常用的配伍是多黏菌素 E、妥布霉素和两性霉素 B。无论选用何种用药方案，都不包括抗厌氧菌制剂，因为研究表明，引起肠源性感染的几乎都是需氧菌或真菌，很少有厌氧菌。而作为肠道优势菌群的双歧杆菌、乳杆菌等是构成肠黏膜定植抗力的主体，能减少条件致病菌的黏附和移位，应当得到保护和扶持。

4. 增加氧输送　通过呼吸、循环支持，以满足外周氧需求，尽可能使氧耗脱离对氧输送的依赖，并使动脉血乳酸接近正常。

5. 尽早使用胃肠道进食　胃肠道进食不仅有益于全身营养，也是保护黏膜屏障的重要措施。针对应激性溃疡的预防和治疗，可使用制酸剂或 H_2 受体拮抗药，不宜使胃内过度碱化。

6. 中医药支持　我国学者从 MODS 的防治入手，对中医药进行了尝试，运用中医"活血化瘀""清热解毒""扶正养阴"的理论，采用以当归、黄芪、大黄、生脉等为主方的治疗取得了良好的临床效果。

（三）护理重点

1. 了解 MODS 的发生病因

2. 了解各系统器官功能衰竭的典型表现和非典型变化

3. 加强病情观察

（1）体温：MODS 多伴各种感染，体温常常升高，当严重感染时，体温可高达 40℃ 以上；而当体温低于 35℃ 以下，提示病情十分严重，常是危急或临终表现。

（2）脉搏：观察脉搏快慢、强弱、规则情况，注意有无交替脉、短绌脉、奇脉等表现，尤其要重视细速和缓慢脉现象，常常提示血管衰竭。

（3）呼吸：注意观察呼吸的快慢、深浅、规则等，观察有否深大 Kussmaul 呼吸、深浅快慢变化的 Cheyne-Stokes 呼吸、周期性呼吸暂停的 Biot 呼吸、胸或腹壁出现矛盾活动的反常呼吸以及点头呼吸等，这些常是危急或临终的呼吸表现。

（4）血压：血压能反应器官的灌注情况，尤其血压低时注意重要器官的保护。

（5）心电监测：能很好地观察心率、心律和 ECG 变化并及时处理。尤其心律失常的

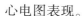

心电图表现。

（6）意识：注意观察意识状况及昏迷程度，昏迷患者每班进行格拉斯哥昏迷评分。

（7）尿：注意尿量、色、比重、酸碱度和血尿素氮、肌酐的变化，警惕非少尿性肾功能衰竭。

4.保证营养与热量摄入　MODS 患者常出现全身炎症反应，机体处于高代谢状态，加之升血糖激素分泌亢进；肝功能受损，出现负氮平衡，因此治疗中加强营养更显重要。目前所普遍使用的主要是"代谢支持"，其总的原则和方法是：

（1）增加能量总供给通常需要达到普遍患者的 1.5 倍左右，用能量测量计测量。

（2）提高氮与非氮能量的摄入比由通常的 1:150 提高到 1:200。

（3）尽可能地通过胃肠道摄入营养。

5.防止感染　MODS 时机体免疫功能低下，抵抗力差，易发生感染，尤其是肺部感染，应给予高度重视。褥疮是发生感染的另一途径。为此，MODS 患者最好住单人房间，严格无菌操作，防止交叉感染。注意呼吸道护理，定时翻身，有利于呼吸道分泌物咳出和 ARDS 的治疗；空气要经常流通，定时消毒，医护人员注意洗手，杜绝各种可能的污染机会。

（四）预后

MODS 病情危重，尚无有效特异的治疗方法，预后差。病死率随着功能障碍器官数量的增加而上升。总病死率 40% 左右；两个器官功能障碍为 52%~65%；3 个或 3 个以上器官功能障碍达 84%；4 个及 4 个以上器官功能障碍者几乎为 100%。MODS 评分：9~12 分时死亡率为 25%；13~16 分时死亡率为 50%；17~20 分为 75%；>20 分时死亡率几乎 100%。一旦出现 MODS，不能简单地将各个器官的治疗原则相加，而要注意各个功能障碍器官间的相互影响，避免医源性 MODS 的发生。MODS 有效的治疗尚待探索，从分子和基因水平探讨 MODS 的发病机制，可能为 MODS 防治提供有益的指导。

课程思政

　　整体与部分是辩证统一的。一方面整体居于主导地位，具有部分不具备的功能；另一方面整体由部分组成，部分制约整体，关键部分的功能及其变化甚至对整体的功能起决定作用。人体有九大系统组成，包括运动、血液循环、内分泌、神经、免疫、泌尿、消化、呼吸和生殖系统。人体九大系统并非孤立运行或是存活，互相作用、相互配合、协调活动才得以维持人的生命。这就要求我们应该要树立整体观念，同时也要搞好局部。

本章小结

　　本章着重介绍了循环系统、呼吸系统、神经系统、消化系统、泌尿系统、内分泌系统的急危重症，以及休克和MODS等疾病，主要以心、肺、脑、肾等重要脏器监测为重点，了解各系统重要脏器的主要病理生理、临床表现、辅助检查、治疗和护理要点。心肌梗死、主动脉夹层、呼吸衰竭、脑卒中、消化道出血、糖尿病酮症酸中毒、肾功能衰竭、休克、MODS等常见急重症，起病急，病情变化快，需及时评估，积极干预，防止病情恶化，促进疾病康复与功能完善，以保障人民生命安全。

（林碎钗　何春雷）

学习测验

第十章

常用急救技术与配合

常用急救技术与配合PPT

学习目标

识记：1. 常用急救技术的操作要点。
　　　2. 常用急救技术的适应证和禁忌证。
　　　3. 能复述无创通气的目的、分类。
　　　4. 能正确描述无创通气的准备、模式选择与参考设置。
　　　5. 能复述神经调节辅助通气的概念。
　　　6. 能正确复述体外膜肺通气的概念及工作原理。
理解：1. 掌握常用急救技术的护理配合。
　　　2. 掌握气管切开术的适应证及禁忌证。
　　　3. 能正确理解无创通气、神经调节辅助通气、体外膜通气的适应证及禁忌证。
运用：1. 能正确演示常用急救技术的基本步骤。
　　　2. 能正确实施气管切开术的常规护理。
　　　3. 能正确实施无创通气的常规护理、患者观察和人工气道护理。
　　　4. 能正确实施神经调节辅助通气的护理。
　　　5. 能正确实施体外膜通气的护理。

第一节　心脏电复律

心脏电复律是用较强的脉冲电流通过心肌，使心肌各部分在瞬间同时除极，以终止异位心律，使之恢复窦性心律的一种方法。

一、适应证与禁忌证

（一）适应证

（1）心室颤动（简称：室颤）和心室扑动（简称室扑）。
（2）心房颤动（简称：房颤）和心房扑动（简称：房扑）。
（3）室性心动过速（简称：室速）和阵发性室上性心动过速（简称：室上速）。

（二）禁忌证

（1）洋地黄中毒引起的心律失常。
（2）室上性心律失常伴高度或完全性房室传导阻滞。
（3）房颤或房扑伴缓慢心室率。
（4）病态窦房结综合征。
（5）尖端扭转型室性心动过速或多型性室速伴有低钾血症者。
（6）Q-T 间期延长者需慎用电复律。

二、操作要点

（一）手控胸外同步电复律

（1）接通除颤仪电源，确保处于同步状态。
（2）同步电击必须选择 QRS 波直立、R 波振幅最大的导联。
（3）根据不同心律失常设定适当的能量水平，初次电击室上速或房扑可为 50~150 J，房颤与室速为 100~150 J。
（4）患者意识清楚者可静脉注射安定 10~40 mg，以 5 mg/min 的速度推注，边推注边让患者报数，达到朦胧状态即可电复律。
（5）裸露患者胸部，操作者放置好电极并充电，嘱无关人员离开病床后放电。
（6）电击后立即观察Ⅵ或Ⅱ导联心电图，观察是否恢复窦性心律，如未复律可再次电击。

心脏电复律的发展史

（二）手控胸外非同步电复律

（1）打开除颤仪电源，确保接地良好，使除颤仪位于非同步状态。

（2）裸露患者胸部，将涂有导电糊或包有四层盐水纱布的电极板置于患者胸骨右缘上端和左乳头外腋前线处。

（3）操作者手持两电极柄，使电极与皮肤紧密接触。

（4）确定所有人员包括操作者身体不与患者或病床接触后，按预定能量使除颤仪充电放电。

（5）电复律成功后关闭除颤仪电源，充分清洁电极板并放回电极槽内。

（6）心电监护，测量血压、呼吸、脉搏，及时发现并处理并发症。

三、护理配合

（1）评估患者意识、心电图状态。

（2）确定除颤仪的类型和操作方法。

（3）根据除颤仪的操作指南准备电极板（注意识别成人及儿童用的电极板）。

（4）将电极板涂以专用导电糊，并均匀分布于两块电极板上。

（5）选择适当的能量并充电。

（6）正确放置电极板。

（7）放电前，再次评估患者心律，确定是否需要复律。

（8）放电后，再次评估患者心律。

（9）复律成功后，整理患者衣物，观察胸前区皮肤有无烧伤，密切观察心电监护，观察并记录生命体征变化。

（10）正确记录整个复律过程。

第二节 紧急心脏起搏术

紧急心脏起搏术是通过人工心脏起搏器发放一定频率的脉冲电流，经过导线和电极刺激心房或心室的某一局部心肌，形成一个人造的异位兴奋灶，代替心脏的起搏点带动心脏搏动，在短时间内恢复正常的心率，以保证重要脏器的供血的治疗方法。

一、适应证与禁忌证

（一）适应证

（1）各种原因引起的Ⅲ度房室传导阻滞、Ⅱ度Ⅱ型房室传导阻滞或严重窦性心动过缓伴逸搏、晕厥或阿—斯综合征发作者。

（2）室扑、室颤继发于过缓型心律失常，电复律后提高心率药物无效或药物加重基础心脏病者。

（3）顽固的快速性心律失常伴心力衰竭、严重心绞痛、心源性休克等，不宜用电复律和药物治疗无效者。

（4）各种原因引起的心脏停搏。

（二）禁忌证

（1）有严重的心脏器质性病变，终末期患者。

（2）反复发作短阵、非持续性、室性心律失常而常可自行转为窦性节律者。

（3）存在药物难以控制的充血性心衰。

二、操作要点

目前临床上常用的为经静脉心内膜起搏，其具体操作方法如下：

（1）选择右侧颈内静脉或锁骨下静脉为穿刺点，局麻下将穿刺针刺入静脉，见回血通畅后将导引钢丝送入血管腔，拔除穿刺针。

（2）经导引钢丝送入扩张管和静脉鞘管，拔除导引钢丝和扩张管后，经鞘管内送入带有气囊的起搏导管。

（3）当导管进入 15～20 cm 或右心房后，心电图可见 P 波宽大，倒置或双向，QRS 波小而错漏。向气囊内注入 1 mL 空气，电极导管可顺血流方向通过三尖瓣进入右心室。当电极未与心室壁接触时，可见小而直立的 P 波以及大而深的 QS 波。当电极导管与心室壁接触时，可见 ST 段明显升高，此时将气囊放气，使起搏电极的两极同时与心室壁接触。根据起搏时体表心电图 QRS 波形的方向调整电极的位置直至出现稳定的起搏图形。

（4）设置起搏频率及输出电流。若每次起搏信号都可见一次 QRS 波，说明起搏成功。

三、护理配合

（1）核对医嘱、患者，评估患者意识状态，向患者及家属讲解治疗方法及意义，缓解患者焦虑、紧张的情绪，使其积极配合。

（2）完善各项检查，在患者左侧肢体建立静脉通道，检测出、凝血时间，血小板计数；根据术式备皮。

（3）准备用于抢救心脏骤停和呼吸功能不全的药物及器械，使其处于备用状态。

（4）协助患者采取仰卧位，严密监测血压、呼吸、心率、脉搏、血氧等的变化，发现异常时，立即通知医生。

（5）保持呼吸道通畅。

（6）术后嘱患者保持平卧位或略向左侧卧位，持续心电监护 24～72 小时，检测起搏与感知功能是否正常。

（7）密切注意患者的意识、血压、脉搏和心率，如有异常情况，及时向医生报告并进行处理。

（8）观察局部有无渗血，预防并发症(如导管移位、心肌穿孔、导管断裂、皮下血肿、气胸、血胸、感染等)发生。

第三节　环甲膜穿刺术

环甲膜穿刺适用于合并有严重颜面外伤或下颌紧闭不能经鼻、口插管的患者，紧急开放气道以保证氧气的供给和呼吸道通畅（图 10-1）。

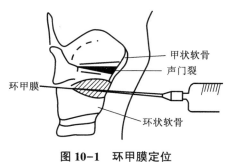

图 10-1　环甲膜定位

一、适应证与禁忌证

（一）适应证

各种原因所致上呼吸道完全或不完全阻塞，牙关紧闭，经口、鼻气管插管失败，3 岁以下幼儿不宜做环甲膜切开、气道内给药者。

（二）禁忌证

有出血倾向者禁用。

二、操作要点

（一）核对、评估

携用物至患者床旁，核对患者，评估病情，解释目的，取得合作。

（二）体位

患者仰卧位，头尽量后仰。

（三）洗手、戴口罩

按七步洗手法洗手。

（四）确定位置

甲状软骨与环状软骨之间（喉结下方）确定环甲膜位置。

（五）消毒

局部皮肤消毒。

（六）局部麻醉

0.1%利多卡因局部麻醉。

（七）穿刺

用环甲膜穿刺针或 16 号针头垂直刺入环甲膜。穿刺针不宜过深，避免损伤喉后壁黏膜。

（八）判断

判断环甲膜穿刺是否成功：有落空感并有气体溢出，上呼吸道梗阻缓解。

（九）环甲膜套管针穿刺

经环甲膜套管针穿刺时，穿刺后将针取出。外套管留置于气管内，外套管露于皮肤外端连接供氧装置，呼出气体经喉自然气道排出，上呼吸道完全阻塞难以排气时，再插入一根粗针头进入气管排气。

注：仅作为急救措施，如条件允许行气管切开。

三、护理配合

(1)评估患者的意识、年龄、有无喉头水肿或梗阻和其他疾病。

(2)由医生告知患者/家属操作的目的、方法及风险，取得同意并签字。

(3)准备环甲膜穿刺用物、必要的急救器材和急救药物。

(4)患者必要时口服镇静剂。

(5)患者仰卧，颈下垫枕，头后仰。

(6)正确穿刺和进行喉内用药。针头以 45°刺入环甲膜，确认针头刺入喉腔内后才能注入麻醉剂。向喉内注射药物时，药物应以 0.9%氯化钠注射液稀释，pH 适当。患者出现剧烈咳嗽不能制止时，应放弃穿刺。

(7)记录穿刺过程、患者的病情变化及生命体征情况。

第四节 气管插管术

气管插管术是将气管导管通过口腔或鼻腔插入气管内,保持患者的气道通畅,提供机械通气的人工气道,是心肺复苏或呼吸治疗的必要技术。

一、适应证与禁忌证

(一)适应证

(1)急性喉阻塞,如各种原因导致的新生儿呼吸困难、喉痉挛者,紧急气管切开术预先置入气管插管以解除呼吸困难者。

(2)各种原因造成的下呼吸道分泌物潴留需要引流者,或各种原因导致的呼吸衰竭,需进行人工呼吸者。

(二)禁忌证

(1)喉头水肿、气道急性炎症、喉头黏膜下血肿、插管创伤引起的严重出血等。

(3)咽喉部烧灼伤、肿瘤或异物存留者。

(3)主动脉瘤压迫气管者,插管易造成动脉瘤损伤出血。

(4)下呼吸道分泌物潴留,难以从插管内清除者,应行气管切开置管。

(5)无法后仰者,如颈椎骨折、脱位者。

二、操作要点

(一)经口明视插管术

经口明视插管术是最方便且常用的插管方法,也是快速建立可靠人工气道的方法。操作关键在于用喉镜暴露声门,若声门无法暴露,易导致插管失败或出现较多并发症

1.禁忌证或相对禁忌证

(1)呼吸衰竭,不能耐受仰卧位的患者。

(2)由于张口困难或口腔空间小,无法经口插管者。

(3)无法后仰者(疑有颈椎骨折者)。

2.具体操作要点

(1)核对:携用物至患者床旁,核对患者,评估病情。神志不清者与家属核对。

(2)体位:患者仰卧,头、颈、肩相应垫高,使头后仰并抬高8~10 cm。

(3)开口:操作者位于患者头侧,用右手拇指推开患者的下唇和下颌,示指抵住上门齿,以二指为开口器,使嘴张开,牙关紧闭者用开口器。

(4)暴露会厌:待口完全张开时,操作者左手持喉镜,使带照明的喉镜呈直角倾向

喉头，沿右侧口角置入，轻柔推舌体于左侧，使喉镜片移到正中，见到悬雍垂，然后顺舌背弯度置入，喉镜进入咽部即可见到会厌。

气管插管导管型号与插入深度

（5）暴露声门：看到会厌后，如用直喉镜可显露声门；如用弯喉镜，见到会厌后必须将喉镜片置入会厌与舌根交界处，再向上提镜片，才能使会厌翘起，上贴喉镜，显露声门。

（6）插入导管：暴露声门后，右手持已润滑好的导管，将其尖端斜口对准声门，在患者吸气末(声门打开时)轻柔地随导管沿弧形弯度插入气管内，将导管继续旋转深入气管，过声门1 cm后应将管芯拔出，以免损伤气管。旋转深入气管，成年人为5 cm，儿童为2~3 cm。

（7）确认插管部位：导管插入气管后，立即塞入牙垫，然后退出喉镜，检查确认导管在气道内，而非在食管内。

（8）固定：证实导管已准确插入气管内，用长胶布妥善固定导管和牙垫

（9）气囊充气：向导管前端的气囊内注入适量空气(3~5 mL)，建议使用气囊测压表注气。

（10）吸引：用吸痰管吸引气道分泌物，了解呼吸道通畅情况。

（11）洗手、整理用物：按七步洗手法洗手，整理用物。

（二）经鼻盲探插管术

插管过程中通过听导管的呼吸音来判断导管所在位置。

1.适应证　有自主呼吸，需要气管插管的患者。

2.禁忌证

（1）绝对禁忌证：呼吸暂停的患者。

（2）相对禁忌证：凝血功能障碍、鼻损伤、鼻出血、筛板骨折、颅底骨折、颅内高压、上呼吸道阻塞及狂躁患者。

3.具体操作要点

（1）患者的准备：高流量吸氧2分钟，核对患者，向患者解释操作过程，以取得配合。患者神志不清与家属核对，解释目的。

（2）鼻腔的准备：检查患者鼻腔有无鼻中隔歪曲、息肉及纤维瘤等，选择合适的鼻孔。

（3）导管的准备：选择适合管径的导管，检查导管气囊并弯曲和润滑导管。

（4）体位：患者仰卧，头、颈、肩相应垫高，使头后仰并抬高8~10 cm

（5）插管：导管的斜面朝向鼻甲，沿着鼻腔基底面缓慢地插入；由导管外端听到呼吸音时，提示导管尖端抵喉咽部，下压环状软骨，再插入4 cm；听到连续性呼吸音，患者咳嗽且不能讲话时，表面导管插入气管。插管过程要求手法轻柔，避免多次尝试，导致咽部组织水肿；注意置管的深度。

（6）确定导管位置：听诊、胸部X线确定导管位置，注意两侧呼吸音和听诊上腹部；

胸部 X 线定位；PaO_2 及呼出气二氧化碳浓度的监测。

（三）经鼻明视插管术

气管导管通过鼻腔方法同盲插，声门暴露方法基本同经口明视插管法。当导管通过鼻腔后，再用左手持喉镜显露声门，右手继续推进导管进入声门内。如有困难，可用插管钳夹持导管前端送入声门。检查确认导管位置并固定。

三、护理配合

（1）评估患者的年龄、体重、性别、身高、病情、意识、有无喉头水肿或呼吸道梗阻、口腔或鼻腔情况、有无颈椎疾病。

气管插管患者的导管维护

（2）根据患者年龄、性别选择合适的导管型号和插管深度。

（3）告知患者及家属气管插管的目的、方法、可能出现的不适和并发症，取得患者/家属的同意并签字。

（4）正确插管：左手持喉镜沿患者右侧口角置入镜片，将舌体推向左侧后使镜片移至正中，见到悬雍垂。镜片进入咽喉部，并见到会厌，弯镜片置入舌根与会厌交界处，使患者头往后侧，再上提喉镜，随之会厌翘起而暴露声门，将导管经声门裂插入气管内，放入牙垫后退出喉镜。

（5）确保导管进入气管内。

（6）确认导管插入深度正确：插管深度指口腔门齿到气管导管的尖端的位置。确认导管末端在第 2 胸椎下、第 3 胸椎上，或在气管隆突以上 3 cm。必要时拍胸片，以确定插管的位置和了解肺部情况。

（7）确认气囊充气是否正确。

（8）妥善固定气管导管：放牙垫于上下臼齿之间，向气管插管气囊内注气，固定气管插管和牙垫。

（9）行气管内吸痰，保持呼吸道通畅。

（10）需要进行人工辅助呼吸时，连接呼吸囊或呼吸机辅助呼吸。

（11）监测和准确记录患者生命体征、血氧饱和度及病情变化，出现心脏骤停应立即行心肺复苏。

第五节　气管切开术

预习案例

　　患者，女，30岁，1个月多前无明显诱因开始出现吞咽困难伴声音改变，吞咽困难逐渐加重致近日进食困难，声音改变近日尤其明显，于当地医院行头颅 MRI 示：四脑室、透明隔、胼胝体、右侧脑室、海马等处见多发大小不一的结节影，呈 T1 低 T2 等信号，周围高信号水肿带，为进一步治疗入院。

　　体格检查：生命体征平稳。神经系统专科体查：神志清楚，言语不流利，双侧瞳孔等大等圆，直径 2.5 mm，对光发射灵敏，左侧眼球外展受限。张口，嘴角左歪，发音嘶哑。肌力 Ⅳ 级，肌张力正常。

　　入院诊断：四脑室、侧脑室等部位多发占位；淋巴瘤；梗阻性脑积水。入院后行"脑室腹腔分流术、第四脑室活检术"，但手术两天后患者表情淡漠、烦躁、血氧饱和度偏低，吸氧后无明显改善，咳嗽反射弱，自主排痰困难。

　　思考
　　1. 针对该患者的病情，应采取何种紧急措施？
　　2. 该患者的主要护理要点是什么？

　　气管切开术（tracheostomy）是切开颈段气管前壁，放入金属气管套管和硅胶套管，建立新的通道进行呼吸的一种技术，也称之为外科气道。通过气管切开术可以维持气道通畅，减少气道阻力，有利于减少呼吸道解剖无效腔，保证有效通气量；解除喉源性呼吸困难、呼吸功能失常或下呼吸道分泌物潴留所致呼吸困难。但其操作比较复杂、费时，在紧急情况下不宜使用。气管切开术有常规气管切开术和经皮气管切开术两种。

气管切开的解剖

一、适应证和禁忌证

（一）适应证

　　1. 喉阻塞　由喉部炎症、肿瘤、外伤、异物或瘢痕性狭窄引起的严重喉阻塞、呼吸困难明显，而病因又不能很快解除者，应及时行气管切开术。

　　2. 下呼吸道分泌物潴留　由重度颅脑损伤、呼吸道烧伤、严重胸部外伤、颅脑肿瘤、昏迷、神经系统病变等各种原因引起的下呼吸道分泌物潴留，自身无法有效清除分泌物者，为保持气道通畅，可考虑气管切开。

3. 预防性气管切开　对于某些口腔、鼻咽、颌面、咽、喉部大手术，全麻时，防止血液流入下呼吸道，保持术后呼吸道通畅，可施行气管切开。破伤风容易发生喉痉挛，预防性气管切开，以防止窒息。

4. 取气管异物　气管异物经内镜下钳取未成功，估计再取有窒息危险，或无施行气管镜检查设备和技术者，可经气管切开途径取出异物。

5. 颈部外伤伴有咽喉或气管、颈段食管损伤者　对于损伤后立即出现呼吸困难者，应及时施行气管切开；无明显呼吸困难者，应严密观察，仔细检查，做好气管切开手术的一切准备。一旦需要，即行气管切开。

（二）禁忌证

（1）严重出血性疾病。
（2）下呼吸道占位而导致的呼吸困难。
（3）颈部恶性肿瘤。
（4）张力性气胸者(插管闭式引流后可上机)。
（5）低血容量休克、心力衰竭尤其是右心衰竭者。
（6）肺大泡、气胸及纵隔气肿未引流前。
（7）大咯血患者。
（8）心肌梗死者(心源性肺水肿)。

二、操作要点

（一）常规气管切开术

1. 物品准备　气管切开手术包(内有甲状腺拉钩、气管扩张钳、手术刀、组织剪、止血钳、持针钳、医用缝针、手术镊、乳胶管、无菌孔巾等)，不同型号气管套管。另备：负压吸引器、吸痰管等吸痰用物、吸氧装置、麻醉药品(1%普鲁卡因或利多卡因)、急救药物、生理盐水、消毒物品、无菌手套等。

2. 患者准备　患者及家属了解气管切开的意义和可能的并发症，愿意接受和配合。一般取仰卧位，肩下垫一小枕，头后仰并固定于正中位，使下颌、喉结、胸骨切迹在同一直线上，气管向前突出，气管上提并与皮肤接近，使气管暴露明显以利于手术(图10-2)。常规颈部备皮，普鲁卡因皮试，常规建立静脉输液通路并保持通畅。

3. 操作者准备　衣帽整洁、洗手、戴口罩，熟悉气管切开方法。

4. 操作步骤

（1）消毒、铺巾、物品检查：下颌骨下缘至上胸部皮肤常规消毒，操作者戴无菌手套，铺无菌巾。检查气管切开包内器械及气管导管气囊是否漏气，将气囊充气后放在盛有灭菌蒸馏水的治疗碗内，无气泡逸出，证明气囊良好。

（2）局部麻醉：沿颈前正中，上自甲状软骨下缘，下至胸骨上窝，以1%~2%利多卡

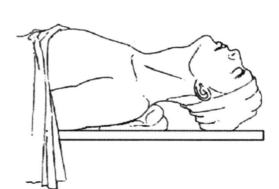

图 10-2　气管切开术的患者体位

因浸润麻醉，患者躁动抽搐或不能配合以及儿童可用全麻，对昏迷、危重或窒息患者，若已无知觉，也可不予麻醉。

（3）暴露气管：操作者用左手拇指和示指固定喉部，自甲状腺软骨下缘至胸骨上窝处，沿颈前正中线切开皮肤和皮下组织（切口长度为 4~5 cm），用血管钳自白线处分离两侧胸骨舌骨肌及胸骨甲状肌，暴露甲状腺峡部，若峡部过宽，可在其下缘稍加分离，用小钩将峡部向上牵引，必要时也可将峡部夹持切断缝扎，以便暴露气管。分离过程中，切口两侧拉钩用力应均匀，并经常以手指触摸环状软骨及气管是否保持在正中位置，使手术视野始终保持在前中线图（10-3）。

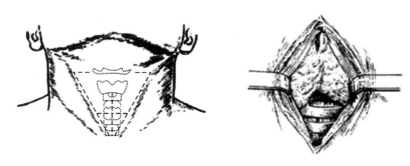

图 10-3　气管位置

（4）气管切口：确定气管后，用刀尖挑开第 2、3 或 3、4 气管环，不得低于第 5 气管环（切开 4~5 环者为低位气管切开术）。刀尖勿插入过深，以免刺伤气管后壁和食管前壁而引起气管食管瘘。以弯钳或气管切口扩张器撑开气管切口，吸出气管内分泌物及血液。

（5）插入气管套管：插入大小适合、带有管芯的气管套管，插入外管后，立即取出管芯，放入内管（图 10-4）。

（6）固定气管套管：用手固定气管套管，避免用力咳嗽使套管脱出。气管套管插入

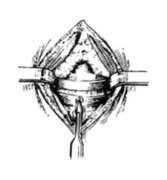
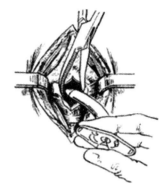

图 10-4 插气管套管

后,将系带固定于于颈部,松紧以放入一指为宜。为防止脱出,可在切口上端缝合 1~2 针加以固定。最后,用一块开口纱布垫于伤口与套管之间,再用一块单层的无菌湿纱布盖在气管套管口外(图 10-5)。

(7)气囊充气:使用气囊压力表向气管气囊内充气,充气至安全压力范围内,起封闭气道的作用。

(8)术后处理:整理用物,医疗垃圾分类处理,并作详细手术记录。

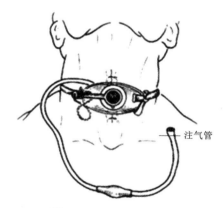

图 10-5 固定气管套管

(二)经皮气管切开术

经皮气管切开术(percutaneous tracheostomy)是在 Seldinger 经皮穿刺插管术基础之上发展起来的一种新的气管切开术,具有简便、快捷、安全、微创等优点,已部分取代常规气管切开术。

1.物品准备 一次性 portex 成套器械盒,包括手术刀片、穿刺套管针、注射器、导丝、扩张器、特制的尖端带孔的气管扩张钳及气管套管。

2.患者准备 患者体位及麻醉同常规气管切开术。

3.操作者准备 同常规气管切开术。

4.操作步骤

(1)定位:在第 2、3 气管环之间或第 3、4 气管环之间的正前方。

(2)操作前准备:插管前先吸纯氧并监护血氧饱和度、心电图和血压,充分吸痰。如有气管插管,先将气囊放气,将气管导管撤至喉入口处,并重新充气封闭气道。

(3)消毒:皮肤消毒、铺巾。

(4)切口:在选择插管部位的皮肤上作一长约 1.5 cm 的横行或纵行直切口,皮下组织可用小指或气管扩张钳钝性分离。

（5）穿刺：注射器接穿刺套管针并抽生理盐水或 2% 利多卡因 5 mL，沿中线穿刺回抽见气泡，确认进入气管内。拔出针芯，送入穿刺套管。沿穿刺套管送入导丝，导丝进入约 10 cm，抽出穿刺套管。此时多有反射性咳嗽。

（6）气管前壁扩张：先用扩张器沿导丝扩开气管前组织及气管前壁，再用气管扩张钳顺导丝分别扩张气管前组织及气管前壁，拔出扩张钳。气管前壁扩张后气体可从皮肤切口溢出。

（7）插入气管套管：沿导丝将气管套管送入气管，拔出管芯和导丝，吸引管插入气管套管，证实气道通畅后，将气囊充气。

（8）固定：固定气管套管，包扎伤口，处理用物。

三、护理配合

（一）保持套管通畅

保持套管通畅是术后护理的关键。

1. 及时清理分泌物　手术初观察切口出血情况，随时清除套管内、气管内及口腔内分泌物。

2. 气管内套管清洗　一般每隔 4~6 小时清洗内套管 1 次。取出内套管的方法是左手按住外套管，右手转开管上开关后取出，以防将气管套管全部拔出。内管套的清洁方法：用鼻咽棉签及棉球在生理盐水里把气管内套清洗干净，放于森格尔消毒液里浸泡约 20 分钟，再用生理盐水冲洗干净，甩干后重新置回套管内。在更换导管、清洗消毒后，对光观察气管套，防止将棉球纱条遗留在导管内。气管内套消毒方法包括：煮沸法，化学消毒剂浸泡法，高压蒸汽灭菌法。内套管与外套管长时间分离可致痰液粘连，阻塞气道。

常规更换气管导管可以防止肉芽组织形成。内导管可以减少气管堵塞发生的危险，而且易于取出清洁或消毒，通常保留 29 天。塑料气切套管一般 2~3 个月需要更换 1 次。如果病情稳定，痰量不多，不再需要呼吸机支持，但预计短期无法拔管，需要长期带管的话，可以更换为金属套管。但如果病情有反复，需要再连接呼吸机的时候，需要再更换成塑料套管。

（二）气管切开处伤口的护理

定时更换伤口敷料垫，首先用无菌生理盐水清洁伤口，并用消毒液消毒切口周围的皮肤，如被分泌物污染，应及时更换。

（三）气囊的护理

为防止术后伤口出血流入肺部，一般术后 72 小时内气囊应充气，充气程度以气囊有弹性（如触口唇）为度，一般充 8~10 mL。如果非高容量低压性气囊，还应间断放气或压力调整，以免长期压迫造成气管黏膜损伤。如果无需机械通气，72 小时后气囊不必充气，有利于呼吸；进食或鼻饲时气囊充气，并给予半卧位 30~60 分钟，以防食物误入气管。

（四）维持下呼吸道通畅，湿化气道

保持室内温度和湿度，有条件者温度宜在 22℃ 左右，湿度在 90% 以上。湿化气道常用两种方法如下。

1. 间断滴入 根据痰液黏稠度和量，一般每 0.5~1 小时滴入 5~10 mL 0.9% 氯化钠注射液。一定要按时滴，可配合雾化吸入。当痰液结痂时再滴药会导致结痂物膨胀而堵管。

2. 持续滴入 将药物加入 250 mL 0.9% 氯化钠注射液中，用精密输液器控制滴入速度，一般每分钟 3~4 滴，24 小时维持，可配合雾化吸入。尤其适用于昏迷患者。

（五）防止套管阻塞或脱出

气管切开后缚带一定要结死扣，妥善固定，以容纳一指为宜，以免过紧影响呼吸、过松脱出。气管切开后，呼吸应通畅无阻。如患者再度发生呼吸困难，应考虑套管阻塞，并针对原因，及时处理。①内套管阻塞：迅速拔出内套管，清洁后再放入，呼吸即可改善。②外套管阻塞：滴入抗生素药物，吸入管内深处痰液，必要时换管。③外套管脱出：立即将原套管再度插入气管内。

气管切开术常见并发症及护理

（六）预防局部感染

气管导管的纱布应保持清洁干燥，每日更换。经常检查创口周围皮肤有无感染或湿疹。

第六节 呼吸机的使用

预习案例

患者，男，50 岁，因重症肺炎合并 II 型呼吸衰竭，急诊收住 ICU，查体：T 37.5℃，BP 90/65 mmHg，P 86 次/分。血气分析：pH 7.25，PaO_2 35 mmHg，$PaCO_2$ 80 mmHg，入院后突然出现意识不清，立即行气管切开并呼吸机辅助治疗。

思考

1. 呼吸机使用时如何设置各参数？

2. 病情观察包括哪些指标？

3. 如何判断呼吸机报警原因？该如何进行处理？

在现代临床医学中，呼吸机是抢救危重患者不可缺少的设备，作为一项能人工替代自主通气功能的有效手段，已普遍用于各种原因所致的呼吸衰竭、大手术期间的麻醉呼吸管理、呼吸支持治疗和急救复苏中，在现代医学领域内占有十分重要的位置。呼吸机是一种能够起到预防和治疗呼吸衰竭，减少并发症，挽救及延长患者生命的至关重要的医疗设备。

呼吸机的主要类型及
常见连接方式

一、适应证和禁忌证

(一)适应证

1.预防性通气治疗　从临床疾病的病理过程、呼吸功能、心肺功能储备等方面判断，患者有发生呼吸衰竭的高度危险性时，可使用预防性通气治疗，如胸部外伤，肺部、心脏手术患者。

2.治疗性通气治疗　各种原因导致严重呼吸功能障碍，引起严重缺氧或二氧化碳潴留，均可能适于机械通气治疗，包括以下几种：

(1)各种原因所致的心搏、呼吸停止，需行心肺复苏，紧急建立人工气道进行机械通气。

(2)COPD 急性发作、重症哮喘、连枷胸、淹溺等所致的严重通气不足。

(3)严重肺部感染、ARDS 等所致的严重换气功能障碍。

(4)脑外伤、脑出血、中毒等所致的中枢性呼吸功能障碍。

(5)重症肌无力、多发性神经炎、高位截瘫等所致呼吸功能障碍。

(二)禁忌证

一般没有绝对禁忌证，但有一些特殊情况，需先行必要处理或需采取特殊的机械通气手段，归结为相对禁忌证。

(1)未经引流的气胸。

(2)伴肺大泡的呼吸衰竭。

(3)大咯血或严重误吸引起的窒息性呼吸衰竭。

(4)严重心力衰竭继发性的呼吸衰竭。

(5)低血容量性休克未纠正。

(6)支气管胸膜瘘。

二、操作要点

(一)患者准备

(1)评估患者的基本情况，包括年龄、性别、身高、体重、诊断、病情、既往病史和对呼吸机支持的特殊要求等。

(2)若为有创机械通气，评估患者是否建立了人工气道(气管插管或切开)。

（3）向清醒患者解释使用呼吸机的目的、注意事项等。

（4）评估患者有无紧张、焦虑、恐惧等心理反应。

（5）选择合适的体位，一般采取平卧或仰卧位，若无禁忌，可床头抬高 30°~45°。

（二）操作者、呼吸机及用物准备

（1）衣帽整洁、洗手、戴口罩，熟悉各种呼吸机的原理和操作方法。

（2）根据患者情况选择合适的呼吸机、呼吸机管道、过滤器和湿化装置，完整的供氧设备，吸痰装置，无菌蒸馏水，监护仪、管道固定夹、模拟肺、电插板、抢救药物等。

（三）操作步骤

（1）连接呼吸机管道和模拟肺，连接电源和氧气装置。

（2）再次核对患者，协助取合适体位。

（3）开启呼吸机，等待自检。

（4）打开湿化器，加无菌蒸馏水到湿化罐至刻度，湿化器温度一般设置为 34℃~36℃。

（5）根据病情正确选择通气模式、设置和调节通气参数及报警上下限。呼吸频率根据患者病情设置。

呼吸机的基本原理
及模式的选择

（6）连接模拟肺，检查呼吸机工作状况，人工气道气囊是否充气。

（7）取下模拟肺，连接患者的人工气道。

（8）听诊两肺呼吸音，观察通气效果。

（9）设定各种参数的报警阈值，打开报警系统。

呼吸机常见报警原因及处理

（10）密切观察患者生命体征、呼吸改善和呼吸机监测指标，半小时后做动脉血气分析，根据监测结果调整参数。

（11）洗手、整理用物，向家属及患者交代呼吸机使用过程中的要求及注意事项，记录并签名。

三、护理配合

（一）做好护理记录

（1）上机前患者的呼吸状态及生命体征，尤其是氧饱和度或动脉血气指标。

（2）上机时间。

（3）呼吸机与气道连接方式。

（4）呼吸机条件：通气模式、吸入氧浓度、压力等。

（5）上机后患者的呼吸状态及生命体征，尤其是氧饱和度或动脉血气指标。

（6）呼吸机条件改变、气道护理、患者的呼吸状态及生命体征等应随时、及时记录。

（二）常规护理

1. 环境　室温控制在(24±1.5)℃，湿度控制在 55%~65%，保持空气清新，为患者提供安静、安全、整洁、舒适、美观的住院环境。

2. 体位　若无禁忌，一般抬高床头 30°~45°半卧位，可减少回心血量，减轻肺淤血，增加肺活量，改善心肺功能。

3. 基础护理　做好口腔护理和口腔吸引；若病情许可，每 1~3 小时翻身一次，翻身时配合拍背，预防压疮；妥善固定呼吸回路，及时清除呼吸回路和积水杯内积水，避免重力牵拉呼吸回路或引发误触发；做好安全护理。

4. 加强患者管理，防止气管插管或套管脱出造成患者窒息　锁住呼吸机可移动的轮子，防止滑动；机器与患者保持一定的距离，防止患者触摸或调解旋钮。

5. 做好人工气道湿化和气囊护理

第七节　纤维支气管镜吸痰

预习案例

> 患者，男，65 岁，慢性阻塞性肺疾病 5 年，平素呼吸困难，咳嗽，咳痰，因感冒后上述症状加重，双肺闻及大量痰鸣音，咳痰无力，进行性呼吸困难，SaO_2 降低，动脉血气氧分压持续下降，普通吸痰时痰液不易吸出，拟行纤维支气管镜吸痰。
>
> 思考
> 1. 纤维支气管镜吸痰的适应证有哪些？
> 2. 如何进行护理配合？

纤维支气管镜是利用光学纤维内镜对气管支气管管腔进行检查。纤维支气管镜可经口腔、鼻腔、气管导管或气管切开套管插入段、亚段支气管，甚至更细的支气管，可在直视下行活检或刷检、钳取异物、吸引或清除阻塞物，并可做支气管肺泡灌洗，行细胞学或液体成分的分析。另外，利用支气管镜可注入药物，或切除气管内腔的良性肿瘤等。纤维支气管镜检查成为支气管、肺和胸腔疾病诊断及治疗不可缺少的手段。

ICU 患者大多处于意识障碍，全身衰竭状态，咳嗽排痰功能降低，呼吸道分泌物较多。普通吸痰处理为盲吸下进行，一般只能吸除大气道内的痰液。而纤维支气管镜下吸痰，能直视下将痰液吸出，并可以予生理盐水冲洗，将黏稠痰吸净，且能到达较小的支气管分支，吸痰效果较好。

在加强抗感染、化痰及普通吸痰处理基础上，仍有明显痰鸣音、发热、动脉血氧分压和血氧饱和度持续下降，床边 X 线胸片检查示肺部仍有大片炎症阴影或肺不张等可行纤维支气管镜吸痰。

一、适应证及禁忌证

（一）适应证

（1）清除呼吸道内的分泌物。
（2）清除气道内积血。
（3）清除气管支气管内异物。
（4）观察气道通畅情况和黏膜充血、水肿变化。

（二）相对禁忌证

（1）严重低氧血症。
（2）$SPO_2<90\%$。
（3）大咯血。
（4）高血压。
（5）冠心病、先天性心脏病等严重器质性心脏病。
（6）疑有动脉瘤。
（7）颅内高压。
（8）哮喘发作期。
（9）凝血机制异常。

二、操作要点

（一）操作前准备

1.患者准备　向患者及其家属说明操作目的、操作过程、有关配合注意事项及术中各种可能出现的危急情况及相应的处理措施。在知情同意的原则下，尽量消除患者及家属的顾虑，配合顺利完成操作。烦躁患者适当束缚；床头留出一定空间；去枕平卧位；开放气道。若有滴肠内营养剂的应先暂停泵入，以防误吸；若有活动性义齿，应事先取出。

2.物品准备　常规心电监护、血氧监护、纤维支气管镜（检查纤维支气管镜清晰度，连接管道是否通畅，冷光源系统是否正常）、氧气装置、负压吸引器、生理盐水、石蜡油棉球、无菌纱布、换药包、20 mL 注射器、2% 利多卡因 10 mL 或喷雾、各种抢救药品及物品，必要时备痰培养容器。

（二）操作过程

（1）患者去枕平卧位，光源通常处于患者的右侧，操作者位于床头，连接好吸引器，润滑好纤维支气管镜,调节呼吸机吸氧浓度为100%。

(2)纤维支气管镜经人工气道进入气管、支气管,插入过程中如果患者出现咳嗽可按医嘱予气道内注入0.1%利多卡因进行气道表面麻醉。可以直视下自上而下依次检查各叶、段支气管。纤维支气管镜的末端可做一定角度的旋转,术者可依据情况控制角度调节钮。

(3)协助医生吸出痰液,并对痰栓以生理盐水冲洗吸出。若痰液黏稠,用50 mL注射器抽取一定量生理盐水注入纤维支气管镜侧孔,必要时留取痰液标本作细菌培养或遵医嘱向气道注入抗生素、化痰药等。

(4)吸痰完毕,按需要予给氧或继续接呼吸机辅助通气;将患者头偏向一侧,予吐出口鼻腔分泌物。听诊肺部呼吸音,评估吸痰效果。冲洗纤维支气管镜,用物整理,床位整理。

三、护理配合

1.术前配合　沟通好患者或家属,备齐各种用物。

2.术中配合　整个吸痰过程中,密切注意患者神志、面色、心律、心率、氧饱和度及鼻腔出血情况,并及时报告给操作者;患者发绀、氧饱和度下降明显时暂停操作,予高流量氧气接呼吸气囊给氧;注意心理护理,与患者沟通,取得配合。

3.术后配合　按需要给氧或继续接呼吸机辅助通气;将患者头偏向一侧,予吐出口鼻腔分泌物。听诊肺部呼吸音,评估吸痰效果。

▎ 第八节　全肺灌洗术

预习案例

患者,男,52岁,煤矿工人,确诊尘肺2年,因"咳嗽,进行性气促"收住院,拟进行全肺灌洗。

思考

1.如何对该患者进行术前指导和评估?

2.如何配合做好全肺灌洗术?

全肺灌洗术又称大容量全肺灌洗术(whole-lung lavage,WLL),是针对肺尘埃沉着病(简称:尘肺)患者始终存在着的粉尘性和巨噬细胞性肺泡炎而采取的治疗措施。患者在工作场地吸入的大量粉尘,一部分通过咳嗽、咳痰排出体外,但仍有一部分长期滞留在细支气管与肺泡内,不断被肺泡巨噬细胞吞噬,这部分粉尘被称为呼吸性粉尘。它与吞尘巨噬细胞是尘肺病的主要致病因素。

尘肺病一旦形成，肺内残留粉尘还将继续与肺泡巨噬细胞作用，这是尘肺患者虽然脱离粉尘作业环境，但病变仍继续发展、升级的主要原因。如能在早期通过肺灌洗排出患者肺泡内沉积的煤矽粉尘和大量的能分泌致纤维化介质的尘细胞，不仅可以明显改善症状，而且有利于遏制病变进展，延缓病期升级。

对 X 线胸片尚未出现病变的接尘工人及可疑尘肺工人进行肺灌洗，可防止其发病或推迟其发病时间。肺灌洗既是一种病因治疗，又可起到二级预防的作用(一级预防是指阻止环境中粉尘进入肺内；二级预防是指清除已进入肺内尚未被包裹的粉尘，防止发病)。

一、适应证及禁忌证

(一)绝对适应证

(1)年龄 65 岁以下、无活动性肺结核、肺大泡、心脏病或其他实质脏器疾病的各期尘肺煤工尘肺、硅肺、铸工尘肺、电焊工尘肺、水泥尘肺等各种无机粉尘所致的各期尘肺。尘肺各期均有适应证，尤以 0+、Ⅰ 期为最佳。

(2)肺泡蛋白沉积症。

(3)黏液黏稠症。

(4)慢性非局限性化脓性支气管扩张症。

(5)慢性以痰栓阻塞为主的感染性支气管炎。

(6)吸入性肺炎(含吸入粉末或液体状异物的清除)。

(7)放射性粉尘吸入。

(8)年龄 65 岁以下肺功能检查：肺活量(VC)、最大通气量(MVV)达到预计值 70%；呼气流速峰值(PEF)、用力肺活量 25%~75% 的最大流速(FEF 25%~75%)，第一秒时间肺活量(FEV1)、弥散功能(DLCO)均达到预计值 70%；动脉血氧分压大于 9.3 kPa (70 mmHg)；心、肝、肾功能及各项化验指标均正常。

(9)年龄 55 岁以下肺功能检查：肺活量(VC)、最大通气量(MVV)达到预计值 70%；呼气流速峰值(PEF)、用力肺活量 25%~75% 的最大流速(FEF 25%~75%)，第一秒时间肺活量(FEV1)、弥散功能(DLCO)均达到预计值 70%；动脉血氧分压大于 9.3 kPa (70 mmHg)；并在肺灌洗实施过程中，达到第二侧肺灌洗指征时行双肺灌洗。

(二)相对适应证

(1)伴有慢性支气管炎、支气管哮喘、支气管扩张，中度肺气肿(无肺心病)的各期尘肺。

(2)肺功能检查 VC、MVV 达到预计值 60%；PEF、FEF 25%~75%、FEV1 均达到预计值 50%；DLCO 达到预计值 70%。

(3)动脉血氧分压≥8 kPa(60 mmHg)。

(4)已查清的轻度气管、支气管畸形；非居于胸膜下的直径小于 2 cm 的厚壁肺大泡。

(5)Ⅱ期高血压,心功能正常,无严重心律失常的各种心脏病;经药物控制的糖尿病;胃十二指肠溃疡病非活动期及慢性胃炎等患者。

(6)超体重及肥胖者。对重症、有合并症、超体重的疑难复杂病例,由于多因素交叉,采用风险指数积分法进行相对适应证选择,临床较为适用。单项 3 分或累加 6 分以上,一般放弃肺灌洗治疗;单项 2 分以内、累加 5 分以内可考虑肺灌洗,但需针对可能发生的情况,充分做好术前准备。心肺功能无恢复可能性。

(三)禁忌证

(1)高龄合并老年病。

(2)合并有活动性肺结核。

(3)胸膜下直径大于 2 cm 的肺大泡。

(4)重度肺功能低下。

(5)严重气管及支气管畸形,致使双腔支气管导管不能就位者。

(6)合并心、脑、肝、肾等主要脏器严重疾病或功能障碍。

(7)凝血机能障碍。

(8)恶性肿瘤,或免疫功能低下。

二、操作要点

(一)患者准备

1.做好术前检查　X 线胸片、心电图、肺功能、出凝血时间、肝炎、梅毒等,必要时拍 CT 片以确定病变部位。

2.向患者说明检查目的　操作过程及有关配合注意事项,以消除其紧张情绪,取得合作,签同意书。

3.术前禁水禁食 4 小时　精神紧张者应镇静,咳嗽剧烈者可肌注哌替啶。

(二)术前准备

1.器械准备　双腔支气管导管、纤维支气管镜、吸引器、氧气装置等,并检查各器械功能,保持正常功能状态。

2.药物准备　利多卡因、麻黄素、生理盐水、抢救药物和设备等。

3.患者体位　多选用仰卧位,病情需要者亦可选用半卧位或坐位。

4.其他　①镇静选择:丙泊酚、咪达唑仑。②局部麻醉:利多卡因。③灌洗液:诊断性灌洗用生理盐水,治疗性灌洗用生理盐水+地塞米松+抗生素+止血药。

(三)操作步骤

(1)静脉注射麻醉,呈全麻状态。

(2)将双腔导管置于患者气管与支气管内(早期多采用 Carlens 管,自 2000 年以来,支气管插管以左侧双腔支气管导管 Robertshaw 管为主），一侧肺由麻醉呼吸机进行纯氧通气、供氧，维持人体的气体交换；另一侧肺则连接灌洗管道进行灌洗。

（3）导管插好后，向双腔支气管导管内插入一根超细的纤维支气管镜来掌握导管的深浅度，通过纤维支气管镜观察双腔管所处的位置是否适当，并用以调整最佳位置，保证肺灌洗安全进行。

（4）准备灌洗，灌洗瓶悬挂于距患者头顶约 50 cm 的高处，引流瓶置于手术台下约 60 cm 的地面。待灌液置 37℃ 恒温箱里（图 10-5）。每灌洗一次（一进、一出）需要 3~6 分钟，灌洗次数和时间根据具体病情因人而异，原则是直到灌洗回收液由混浊变为无色澄清为止。

（5）灌洗完毕，整理用物，处理灌洗液。

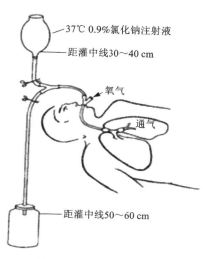

37℃ 0.9%氯化钠注射液

距灌中线30~40 cm

氧气

通气

距灌中线50~60 cm

图 10-5 全肺灌洗术简图

肺灌洗液配方与全肺灌洗术术后注意事项

三、护理配合

1. 术前配合　做好患者心理护理，准备好上述用物、药品、灌洗液等。

2. 术中配合　常规核对患者，于一侧上肢建立静脉通道，配合全麻；调整好灌洗袋的高度，并固定好各管道。灌洗时密切观察生命体征，若出现低氧，应立即停止灌洗，进行双肺通气，待缺氧改善后再进行。认真记录每次回收量并做好标记。

3. 术后配合　灌洗完毕后，双肺通气并取头低足高位，用吸引器尽量吸出潴留的灌洗液并静脉推注速尿 20 mg 以避免发生肺水肿。

第九节　无创通气治疗

预习案例

> 患者，男，38 岁，因感冒不适，凌晨 3 点多从自家床头柜里拿出 3 颗"感冒胶囊"服用，半小时后患者出现恶心、呕吐、腹痛，之后症状逐渐加重，出现皮肤黄染，凌晨 6 点被家属送到急诊科就诊，医院以"急性肝坏死"收治入院。经输液、护肝等治疗后，病情无缓解，且进一步加重，出现肝肾综合征，经积极抢救无效，患者于住院 12 天后死亡。死亡原因分析为患者把变质的利福平当成了感冒药服下而导致急性肝坏死，继而出现多器官功能衰竭死亡。
>
> 思考
> 1. 从这个案例中我们应该吸取什么教训？
> 2. 给药应遵守哪些原则？

无创通气包括经气道正压通气和胸外负压通气，以前者最为常见，也称无创正压通气（non-invasive pressure ventilation，NIPPV）。NIPPV 具有不需要建立人工气道、人机配合较好、痛苦少、使用方便等优点；缺点为需要患者清醒配合，气道分泌物引流不畅，与有创机械通气相比较效果不确切。本节主要讲述 NIPPV。

无创通气始用于 1969 年，以口/鼻面罩和患者相连，无需气管内导管，主要设备包括鼻罩、鼻枕、全脸面罩、口罩、鼻管（婴儿），其模式主要有 CPAP 模式和 BiPAP 模式。CPAP（continuous positive airway pressure）是指患者在设置好的正压水平（10 cmH₂O）进行呼吸，保持肺泡开放改善氧合。BiPAP（bi-level positive airway pressure）模式是指患者在吸气正压和呼气正压两个正压水平间呼吸，即吸气正压（inspiration positive airway pressure，IPAP）和呼气正压（expiratory positive airway pressure，EPAP）。

一、适应证和禁忌证

无创通气可用于各种情况引起的急、慢性呼吸衰竭，如 COPD 急性发作、慢性呼吸功能不全、急性心源性肺水肿、阻塞性睡眠呼吸暂停综合征（OSAHS）、中枢性睡眠呼吸暂停综合征、神经—肌肉疾病、拔管后序治疗或提前拔管、拔管失败、长期的家庭通气等。

绝对禁忌证包括：心跳、呼吸停止、自主呼吸微弱、上呼吸道机械性梗阻、误吸可能性高（气道大量分泌物、胃出血等）、自主气道保护能力差、面部创伤、烧伤、畸形及手术、严重脑部疾病、生命体征不稳定（如低血压、严重心律失常、休克等）、严重不合作或紧张等。

相对禁忌证包括：气道分泌物多或排痰障碍、昏迷、严重感染、严重低氧血症、严重肥胖，近期面部、颈部、口腔、咽部、食管和胃手术后等。

二、操作要点

（一）无创通气的准备

1. 医务人员准备　同有创机械通气。
2. 患者准备　不需建立人工气道，其余同有创机械通气。
3. 呼吸机准备　无创正压通气患者与呼吸机之间通过鼻罩、全脸面罩、鼻塞等进行连接，其中以鼻罩和口鼻罩最常用。其余同有创机械通气。
4. 物资准备　备气管插管用物，其余同有创机械通气。

（二）模式选择与参数设置

原则上所有的呼吸机都可用于无创正压通气，但由于漏气的存在，故使用控制压力的模式优于控制容量的模式。最常用的模式有 CPAP 模式和 S/T 模式。

1. CPAP 模式　呼吸机给予患者一个基线压力，在吸气时不增加压力来降低呼吸功。常用于睡眠呼吸暂停、急性心源性肺水肿等患者。设置参数包括 CPAP 和 FiO_2，CPAP 一般设置为 6~10 cmH_2O，FiO_2 根据患者氧合情况调整，一般不超过 60%。

2. S/T 模式　即自主呼吸/时间触发模式。有自主呼吸时，患者在 IPAP、EPAP 和 FiO_2 的帮助下进行呼吸。在规定时间内没有自主呼吸时，患者的吸气由呼吸机预设的吸气时间、IPAP、EPAP、压力上升时间和 FiO_2 等参数决定。S/T 模式能保证患者在有/无自主呼吸下的通气，可用于所有无创通气患者。一般 IPAP 设置为 8~12 cmH_2O，EPAP 为 2~4 cmH_2O，RR 为 10~16 次/分，吸气时间占总呼吸周期的 30% 左右。

三、护理配合

（一）常规护理

无创机械通气患者病情相对较轻，部分患者具有一定的活动能力和自理能力，在护理上要为患者提供一个舒适的病室环境；尽可能采取半卧位促进呼吸；根据患者活动能力、自理能力情况提供适宜的基础护理、生活照顾；协助患者进行适当的运动和活动；加强营养；不能自行翻身患者采取必要措施预防压疮的发生；做好各种管道护理，保证安全；做好治疗、护理相关健康教育，提高患者理解、配合能力，避免紧张、焦虑和恐惧等异常心理反应。

（二）患者的观察

1. 生命体征　包括意识、体温、心率、血压、呼吸、血氧饱和度等指标评估通气效果。

2. 呼吸状况　包括呼吸频率、节律，评估有无呼吸困难、呼吸辅助肌参与呼吸等异常。

3. 呼吸机监测　观察呼吸机工作状况，监测患者气道压力、潮气量、通气量等。

4. 漏气情况　观察呼吸机工作状况，监测患者气道压力、潮气量、通气量等。

5. 人机配合　人机配合程度直接影响通气效果。人机配合不良表现为烦躁、呼吸状态差、生命体征无改善或恶化、呼吸机显示漏气等。引起人机配合不良的因素包括病情过重、人机连接不适、漏气过多、呼吸机选择不当、模式参数设置不当、患者理解/配合能力低下等。

6. 血气分析　是判断通气效果的重要参考指标。

7. 气道分泌物　评估患者咳嗽、咳痰情况，观察痰液量、色、性状等。

8. 其他　评估患者有无气道压伤、胃肠胀气、反流误吸等异常反应。

(三)常见报警原因与处理

1. 漏气　与留置鼻胃管、面罩性能、面型、固定方式、固定程度和气道峰压等有关。为减少漏气，应选择密闭性和舒适性好的鼻罩(口鼻罩或面罩)，必要时可适当增加固定带的拉力，减少漏气。选择定压型或自主型通气模式，降低通气压力或潮气量，减少漏气。

2. 面部压力性损伤　与面罩对面部的压力、面罩性能、固定方式和面部潮湿等有关。为减少压力性损伤的发生，应选择舒适性较好的面罩，保持面部清洁干燥，减少固定带的拉力，进而减轻面罩对面部的压力，必要时预防性使用减压贴(或敷料)。间断使用呼吸机可使受压面部皮肤得到充分减压，降低压疮发生率，但必须在病情允许的情况下采用。

3. 胃肠胀气　主要与通气压力过高和患者依从性差有关。应根据患者情况选择合适的通气压和面罩，指导患者学会配合呼吸机进行呼吸。气道压力过高和昏迷患者常规留置胃管，一旦出现胃肠胀气，立即进行胃肠减压。

4. 吸入性肺炎　与胃内容物反流误吸有关。预防重点包括：抬高床头 30°~45°，取半卧位；减少胃肠胀气，少食多餐；昏迷患者取侧卧位，可减少反流物误吸。

5. 呼吸机相关性肺损伤　主要与通气压力过高有关，合理设置通气压力可降低其发生率。

6. 刺激性结膜炎　与面罩漏气有关，减少面罩漏气可降低其发生率。

7. 幽闭恐惧症　与使用口鼻罩、全脸面罩等有关。应做好对患者的健康教育和心理疏导，减轻患者恐惧程度，必要时改变呼吸机与患者的连接。

8. 口、咽部干燥　与经口漏气有关，多见于使用鼻罩患者。选择合适的鼻罩/口鼻罩、定时饮水保持机体水平衡、对吸入气体进行合理的温化、湿化等可改善口、咽干燥。

9. 排痰障碍　与患者咳痰能力差有关。应保证患者水平衡，鼓励患者咳嗽、咳痰，必要时使用吸痰管或纤维支气管镜进行吸痰。

第十节　神经调节辅助通气

预习案例

患者，男，72 岁，慢性阻塞性肺疾病 15 年，因感冒使得病情加重入院治疗。住院期间治疗效果不好，出现呼吸肌麻痹，呼吸无力。

思考

1. 应该增加哪项针对性的治疗措施？

2. 该项治疗措施的主要护理要点是什么？

神经调节辅助通气（neural-adjusted ventilator assist，NAVA）是一种新的机械通气模式，它通过获取膈肌电信号作为呼吸机吸气触发、吸—呼气切换及辅助水平的基础，产生于呼吸道压力或流量变化触发机械通气。相较传统机械通气以流速、压力及流量控制呼吸机不同，它以患者的神经系统控制呼吸机，利用其病理生理反馈机制实现"恰当的通气时机"和"合理的通气支持"，是最理想的通气模式，也成为新型机械通气模式的研究方向。针对传统通气模式的不足，加拿大多伦多 St. Michael 医院的 Christer Sinderby 教授发明了神经调节辅助通气，可感知患者的实际通气需要。经过不断完善和发展，2006 年在国外临床中大规模投入应用，多应用于儿童，国内则于 2008 年正式推出。

NAVA 模式的核心在于患者的膈肌电活动（electrical activity of the diaphragm，EAdi）信号的传输、感知与回馈。具体来说就是呼吸机送气时机取决于神经信号发放时间，呼吸支持水平决定于 EAdi 信号强度，以此实现由患者直接控制呼吸机完成辅助呼吸过程。

一、适应证和禁忌证

（一）适应证

1. 有明显呼吸肌疲劳的患者　如神经—肌肉病变、慢性阻塞性肺疾病（COPD）等患者。这类患者中枢呼吸驱动正常，而以呼吸肌疲劳、无力为主要表现。NAVA 模式通过精确测定膈肌电兴奋水平，给予合适的通气支持，缓解呼吸肌疲劳，降低呼吸功，减少了支持不足或支持过度情况的发生。

2. 婴、幼儿及呼吸中枢发育尚不完善的患者　这类患者呼吸驱动水平不稳定，病情变化快，必须密切监测，精确调整通气支持水平。

3. 术后及其他自主呼吸处于恢复阶段、准备脱机的患者　这类患者具有一定的呼吸驱动能力，机械通气治疗的主要目的是辅助自主呼吸能力的不足和促进自主呼吸能力的恢复。NAVA 可随患者呼吸驱动增强逐渐平稳地减少通气支持，帮助患者脱机。

4. 能获得膈肌电信号监测并需要机械通气的患者

5. 用传统通气模式存在明显人机不同步的患者

6. 准备脱机或脱机困难的患者

(二)禁忌证

除了实施 EAdi 信号检测的禁忌证以外，由于 NAVA 必须根据膈肌的电活动来确定通气支持的水平，所以影响膈肌电兴奋的因素如严重的呼吸中枢抑制、高位截瘫、严重神经传导障碍、严重电解质紊乱导致的膈肌麻痹以及食道梗阻、穿孔，严重食道静脉曲张出血、上消化道手术都是实施 NAVA 的禁忌证。

(三)相对禁忌证

镇静药物可导致呼吸中枢受抑制，肌松剂可对膈肌收缩造成影响，外伤、高热等因素可导致呼吸中枢受损。

二、操作要点

EAdi 连接患者自主呼吸和呼吸机，实现真正意义的"人机合一"，因此 EAdi 的护理技术是 NAVA 能否顺利进行的关键。

（1）启动 Servo-i 呼吸机的 EAdi 模块监测功能，完成自检。

（2）将 EAdi 线缆插入模块电极接口，将膈肌电极导管连接到 EAdi 线缆接口。

（3）置入前向患者做好解释，准备膈肌电极导管，患者取仰卧位，床头抬高 30°~ 45°。护士测量患者自鼻翼至耳垂、耳垂到胸骨剑突，根据公式计算插入距离。用 90℃ 水浸润导管 1~2 分钟后按照留置胃管方法置管。

（4）导管进入胃内后，医生根据呼吸机专用导管位置判断窗口（Edi catheter positioning）ECG 信号调整位置。在 EAdi 监测界面中，4 道心电图从上到下的波形中，P 波振幅依次减少，第 1 道波形的 P 波最为明显，到第 4 道波形时 P 波消失，标记信号出现在第 2、3 波形中，呼吸机监测屏中显示 EAdi 波形稳定，提示导管位置放置正确。

三、护理配合

1. 心理护理　患者的心理状态和烦躁程度均会影响到患者的呼吸状态，甚至影响到膈肌电极导管的位置及测量数据的准确性。机械通气影响患者语言交流，护理人员通过手势、卡片、书写等方式与患者交流，简单通俗地介绍膈肌电极导管的原理，使患者理解导管位置重要性，避免主动拔除或由于活动过大牵拉导管等。

2. 保持 EAdi 信号稳定　信号稳定后记录固定的刻度，用胶布将导管固定于鼻翼、耳垂部位。给予患者积极的心理暗示，避免紧张、不适等因素造成信号不稳定。在患者体位变化、吸痰等操作时注意导管保护，避免牵拉导管。护理过程中密切观察呼吸机界面上的 EAdi 信号曲线，当测量电极位置不准确时，呼吸机 EAdi 界面会出现以下情况：①EAdi 波形消失或呈直线；②波峰消失；③波形不稳定，变化剧烈。当出现以上情况时，及时通知医生并处理呼吸机报警。

3.气道的护理　保持气道通畅，防止无效通气及呼吸肌疲劳，最常用、最有效的操作是吸痰。做好气道的加温、湿化工作，保持近端气道内的气体温度达到37℃，相对湿度100%，以维持气道黏膜完整，降低呼吸道感染的发生。需要经 EAdi 导管进行肠内营养时，病情允许者可抬高头部30°，至少保持1小时，饮食应少量多餐。意识清醒的患者应鼓励刷牙和(或)漱口，保持口腔清洁，不能自理者给予口腔护理。

4.病情监测　严密观察患者的病情变化，做好预防，积极处理可能出现的紧急情况，监测患者的体温、呼吸、脉搏、血压、意识状态及瞳孔变化，并且注意患者的胸廓运动情况，有无人机不同步情况的发生。

注意患者口唇、甲床色泽及其他缺氧状况，维持辅助呼吸情况下血氧饱和度≥95%。记录24小时出入量，以辅助判断患者一般情况。每半小时至1小时检查1次动脉血气分析，判断患者有无通气不足或过度通气等情况，以调整呼吸机上的各项参考指标。

5.撤机的护理　主管医生评估患者达到撤机自主呼吸实验标准后进行撤机。

(1)撤机的常规标准。

1)客观检查结果：足够的氧合，PaO_2≥60 mmHg 且 FiO_2≤0.4；PEEP≤5~10 cmH_2O；PaO_2/FiO_2≥150~300 mmHg，稳定的心血管系统，HR≤140；血压稳定；不需要(或最小限度使用)血管活性药；没有高热，没有明显呼吸性酸中毒；血色素≥8 g/dL；足够的精神活动；稳定的代谢状态。

2)主观的临床评估：疾病的恢复期；医生认为可以脱机；充分的咳嗽。

(2)撤机的主要护理措施。

1)遵医嘱给予氧疗，及时清除呼吸道分泌物及口腔、鼻腔、声门下滞留物。对痰液黏稠不易咳出的患者用振动排痰机协助患者进行排痰。

2)观察患者生命体征变化，如患者出现呼吸频率明显加快、胸腹运动不协调、心率较前明显加快、出冷汗、发绀、鼻翼煽动、烦躁不安、血压升高等，应立即进行呼吸机辅助呼吸，并通知医生。

(3)清醒患者加强护患沟通，及时了解患者的感受。

第十一节　体外膜肺通气

预习案例

患者，男，65岁，糖尿病5年，因感染重症流感致心肺功能衰竭，目前在 ICU 接受 ECMO 治疗。护士在做晨间护理时发现患者牙龈自发性出血。

思考

1. 该患者最重要的护理问题是什么？

2. 针对患者出血，护士应采取哪些护理措施？

体外膜肺氧合（extracorporeal membrane oxygenation，ECMO）又称体外生命支持

(extracorporeal life support，ECLS)，是一种对心脏功能衰竭的患者，通过机械装置进行持续体外心肺功能支持的技术。ECMO 是抢救垂危患者生命的一项新兴技术。患者对常规药物治疗、机械通气及主动脉内球囊反搏术反应不良，需要 ECMO 机械辅助呼吸、循环功能时往往已处于濒危状态。随着 ECMO 的建立越来越迅速，其辅助效果越来越确切，适应证也在不断地扩展。

ECMO 的原理是将静脉血引出体外，通过氧合器(肺膜)进行气体交换，转换为动脉血，再通过驱动泵提供动力，将动脉血回输体内，可进行长时间心肺支持。对严重心肺功能衰竭及危及心肺功能的创伤、中毒、感染等患者，ECMO 能较长时间地全部或部分替代心肺功能，维持全身脏器的灌注，使心、肺得到休息，为心肺功能恢复和病变的治愈争取时间。基本结构包括：血管内插管、连接管、动力泵、氧合器、供气系统和监测系统。

ECMO 是密闭系统，管路内相对静止的血液，再借助管路内壁的肝素涂层(heparin coating stent，HCS)，一般将激活全血凝固时间(activated clotting time，ACT)维持在120~200 秒即可。ECMO 通常经过股部或颈部血管置管，无需开胸，操作相对简单。ECMO 维持时间可达数周。

ECMO 工作模式主要分为两种：静脉—静脉模式(VV-ECMO)和静脉—动脉模式(VA-ECMO)。将静脉血引出经膜肺氧合并排出二氧化碳后，从静脉回到体内者为VV-ECMO，从动脉回到体内者为 VA-ECMO。VV-ECMO 为心脏功能良好的患者提供呼吸支持，并不提供心脏功能支持；置管方式包括静脉—颈内静脉和颈内静脉双腔管置管。VA-ECMO 能同时提供心脏功能支持和肺脏功能支持；置管方式包括股静脉、股动脉、右心房—主动脉和右颈内静脉—右颈动脉。

一、适应证及禁忌证

(一)适应证

1. 循环支持　各种原因引起的呼吸心跳骤停；急性心肌梗死、急性心肌炎等引起的急性严重心功能衰竭；心脏手术后暂时性心脏功能障碍；安装人工心脏、心脏移植术前过渡。

2. 呼吸支持　急性呼吸窘迫症；急性肺栓塞和气道梗阻；感染、误吸、淹溺、外伤、吸入有毒气体等导致的急性严重呼吸功能衰竭；新生儿的呼吸疾病(如新生儿肺动脉高压等)；H_1N_1 流感重症；新冠肺炎重症等。

3. 其他　器官移植前后心肺功能的替代支持、供体脏器支持等。

(二)禁忌证

(1)心肺功能无恢复可能性。

(2)严重脓毒血症。

(3)恶性肿瘤。

(4)心肺复苏超过 30 分钟，存在神经系统功能障碍。

（5）长时间机械通气（新生儿超过 10 天，成人超过 7 天）。

（6）孕龄≤34 周的新生儿。

二、操作要点

（一）ECMO 的准备

为缩短 ECMO 系统准备的时间，快速有效地建立心肺辅助支持，有必要常规准备 ECMO 备机。一方面可以减少应急情况下准备的失误，也可以为抢救患者争取更多的时间。根据国情，推荐常规准备成人及儿童 ECMO 系统各一套，处于备用状态，同时确保电源、气源、插管到位。一旦有患者紧急需要，可直接开始预充排气。

1. 环境准备　请无关人员回避，关闭门窗，调节室温，采取适当遮挡。

2. 物品准备　静脉或动脉置管包、ECMO 机及耗材（主要包括离心泵头、肺膜和管道等）气源、ACT 测定仪、血气检测仪、预充液、肝素、抢救物品及药品等。

3. 患者准备　使患者处于麻醉状态以保证其安静地接受治疗；患者平卧，充分暴露穿刺部位，备皮；避开 ECMO 置管穿刺部位建立静脉通道，便于术中给药。

4. 抢救人员　护理人员必须经过专门的培训，对 ECMO 有基本的了解和认识，患者进行 ECMO 治疗期间护理人员是团队成员之一。

（二）ECMO 的运行

1. 置管　选择 ECMO 支持模式、置管部位，执行动静脉切开或穿刺置管术，经 X 线确定后缝合、固定。

2. 系统准备

（1）以无菌技术连接安装氧合器、回流室、动脉微栓滤过器及管道等。

（2）配制预充液。预充排气后再将均匀涂抹导电胶的离心泵头置入离心泵中，逐渐调高离心泵转速后再次排气。确认管道内无气体后进行流量计压力点校正，分别给予白蛋白及全血预充并闭环运转，最后理顺整个循环管路，将各个部分固定适当位置。

（3）连接空气及氧气管道，设定 FiO_2 和气体流量。

（4）连接变温水箱，开始水循环。

3. 运行　将 ECMO 系统和患者置管紧密连接，防止气泡进入。调节初始泵速、气体流量等，开放管道通路，开始运行。

4. 撤离　根据患者心肺功能恢复情况，逐步减少 ECMO 对患者心肺的支持程度，直至撤离。撤离后将体位管道内的血液经自体血回输装置回输。动脉置管处行动脉缝合术；静脉置管可直接拔管或行血管修补术，拔管后按压至少半小时，再用沙袋压迫 4~6 小时，注意观察穿刺点局部有无出血。

（二）监测与护理

1. 基础护理

（1）为患者选择舒适的体位、安静清洁的环境，确保患者休息。

（2）皮肤的护理。①由于患者在接受治疗前通常呈相对缺氧和低灌注状态，治疗后由于缺血再灌注损伤等原因血管通透性增加，引起水肿，以头面部多见。患者应定时翻身，尤其注意保护患者受压处的皮肤（枕部、肩部、肘部、足跟、骶尾部），减轻受压部位的水肿。②加强穿刺部位的皮肤清洁、消毒等护理。③口腔护理、吸痰护理及肠内营养等护理的操作要尽量轻柔，避免损伤口腔、呼吸道、食管黏膜。

（3）防止并发症，尤其是感染及营养失衡等并发症的发生。①严格控制遵守无菌操作原则，定时更换插管部位的敷料，尽量避免接口处的操作，加强穿刺部位的清洁消毒等护理，必要时进行培养并做药物敏感实验；②患者处于高分解代谢状态，应积极进行营养支持。由于脂肪乳会破坏膜肺中空纤维，应尽量避免输入脂肪乳。

（4）管道的护理。管道可由护士、呼吸治疗师、医生负责，可专职管理，也可交叉管理。管道的位置应尽可能固定，应保证管道的密闭性，避免进气。妥善固定管道，避免发生牵拉、移位、打折、渗漏、脱落及打结等情况的发生。若发现有血栓形成、渗漏等情况，应通知医生及时处理。

（5）肝素化的护理。长期肝素化容易造成患者口腔、鼻腔等部位的出血，应仔细清洁，保护黏膜，避免建立新的静脉通道，避免行皮下、肌肉注射等容易引起皮肤、血管破裂的护理操作。尽可能在 ECMO 实施前完成好静脉穿刺、气管内吸痰、留置鼻胃管、留置导尿管等操作，减少在实施期间进行侵入性操作造成的出血。

（6）加强患者及家属的情感支持。①气管插管时应充分镇痛、镇静，防止因躁动使插管部位出血，并做好解释工作；②对于清醒患者，应采取干预措施减轻患者心理压力，如音乐疗法舒缓患者压力，药物镇静缓解患者紧张情绪等。

2. 仪器监测护理

（1）离心泵头转速和血流速度。初始流量为全流量［成人 $2.2 \sim 2.6$ L/（m^2·min），儿童 $70 \sim 100$ mL/（kg·min），婴幼儿 100 mL/（kg·min），新生儿 150 mL/（kg·min）］的 $1/2 \sim 2/3$，以尽快补充血氧，稳定后，流量再逐渐下调。

（2）压力检测。动力泵前压力反应引血状态，一般不超过-30 mmHg，负压绝对值越大，表示机器吸不到血；负压绝对值过高容易造成溶血。氧合器血流入口及出口的压力，主要用于检测泵后至回输患者体内的管路及氧合器的工作状态。当两点压力均增高时，提示氧合器后患者动脉插管端可能阻塞；当两点压力差增大时提示氧合器内阻力增高，见于氧合器血栓形成。

（3）气体管理。根据入膜肺的血流量，对进入膜肺的气流量和氧浓度进行设定，气流量过大容易产生气栓。开始运转后先将膜肺氧浓度调至 $70\% \sim 80\%$，气血流量比 $0.5 \sim 0.8:1$。稳定期膜肺氧浓度调至 $40\% \sim 50\%$。④保证氧源，及时添加变温水箱的水量。

课程思政

2020 年 2 月 29 日，我国著名肺移植专家陈静瑜教授及其团队在江苏无锡成功进行了全球首例新冠肺炎患者双肺移植手术。"这类手术风险很大，移植医护人员要在负压手术室间，全程穿着隔离防护服开展手术，对其心理和体力考验极大。"陈静瑜说，"为了患者移植手术成功，同时力争医护人员零感染，在各级部门的支持下，医疗团队术前进行了周密的部署准备工作。下一步团队将密切维护好患者，重点探索此类患者的围术期管理，做好移植后抗排异、抗感染后续治疗，总结经验为更多晚期的新冠肺炎危重症病例救治打开希望之门。"

本章小结

1. 无创通气也称无创正压通气，包括经气道正压通气和胸外负压通气，以前者最为常见，具有不需要建立人工气道、人机配合较好、痛苦少、使用方便等优点。

2. 神经调节辅助通气模式是一种新的机械通气模式，以患者的神经系统控制呼吸机，利用其病理生理反馈机制实现"恰当的通气时机"和"合理的通气支持"，是最理想的通气模式，也成为新型机械通气模式的研究方向。该模式的核心在于患者的膈肌电活动信号的传输、感知与回馈。

3. 体外膜肺氧合又称体外生命支持，是一种对心脏功能衰竭的患者，通过机械装置进行持续体外心肺功能支持的技术。对严重心肺功能衰竭及危及心肺功能的创伤、中毒、感染等患者，能较长时间地全部或部分替代心肺功能，维持全身脏器的灌注，使心、肺得到休息，为心肺功能恢复和病变的治愈争取时间。

（滕中华　董文英　任天广）

学习测验

第十一章
急危重症患者用药与观察

急危重症患者用药与观察PPT

学习目标

识记：1. 常见循环系统使用药物的使用要点。

2. 吗啡、哌替啶、苯二氮䓬类、巴比妥类药物的作用特点、临床应用和不良反应。

3. 呋塞米、甘露醇的药理作用、临床应用、不良反应及禁忌证。

4. 氯化钠、氯化钾及碳酸氢钠的临床应用及注意事项。

5. 氰化物中毒临床表现、常用解毒药的用法用量。

理解：1. 常见循环系统使用药物的药理作用。

2. 苯二氮䓬类与巴比妥类药物药动学特点、作用机制及量效（反应）规律。

3. 依他尼酸、布美他尼、氨苯蝶啶、阿米洛利、乙酰唑胺、甘油果糖等药物的作用特点。

4. 酸碱平衡调节药物的作用机制。

5. 氰化物中毒的机理、常用解毒药的药理作用。

运用：1. 正确使用循环系统、神经泌尿系统常见药物及调节水、电解质及酸碱平衡药物、解毒药物。

2. 正确实施重症患者的用药护理和病情观察。

第一节　循环系统用药

预习案例

　　患者，男，65 岁，胸痛 3 日后入院，心电图显示为前壁心肌梗死。入院后第 2 天，患者出现心力衰竭的症状和表现：低血压、心动过速、呼吸频率为 25 次/分，呼吸费力，听诊肺中叶、下叶有湿啰音，情绪烦躁。

　　思考

　　1. 该患者最主要的问题是什么？

　　2. 针对该患者的病情，可能会用到哪些药物？

一、抗休克的血管活性药物

　　血管活性药是通过调节血管舒缩状态，改变血管功能和改善微循环血流灌注而达到抗休克目的的药物，包括血管收缩药和血管扩张药。

（一）作用机制

　　1. 兴奋心脏 β_1 受体　　可加快心率；加强心肌收缩力，增加心排出量，同时也使心肌耗氧量增加。

　　2. 兴奋 β_2 受体　　可松弛支气管平滑肌，扩张支气管，解除支气管痉挛；作用于骨骼肌 β_2 受体，使血管扩张，降低周围血管阻力而减低舒张压。

　　3. 兴奋 α 受体　　可使皮肤、黏膜血管及内脏小血管收缩。

（二）分类

　　1. 血管收缩药　　收缩皮肤、黏膜血管和内脏血管，增加外围阻力，使血压回升，从而保证重要生命器官的微循环血流灌注。其中肾上腺素能受体激动药占有重要地位。以去甲肾上腺素为代表。

　　2. 血管扩张药　　包括 α-肾上腺素受体拮抗药、M-胆碱能受体拮抗药及其他直接作用于血管的血管扩张药，能解除血管痉挛，使微循环灌注增加，从而改善组织器官缺血、缺氧及功能衰竭状态。以酚妥拉明为代表。

（三）常见药物

　　1. 去甲肾上腺素（noradrenaline，NA；norepinephrine，NE）　　是去甲肾上腺素能神经末梢释放的主要递质，肾上腺髓质亦少量分泌。

（1）药物作用。

1）血管：激动血管 α_1 受体，使血管收缩，主要使小动脉和小静脉收缩。皮肤黏膜血管收缩最明显，其次是肾脏血管。冠状动脉血管舒张，主要是由于心脏兴奋，心肌的代谢产物（腺苷等）增加所致，同时血压升高，提高冠状血管的灌注压。

2）心脏：较弱激动心脏 β_1 受体，使心肌收缩性加强，心率加快，传导加速，心排出量增加。

3）血压：小剂量静脉滴注血管收缩作用尚不十分剧烈，由于心脏兴奋使收缩压升高，而舒张压升高不明显，故脉压加大。较大剂量时，因血管强烈收缩使外周阻力明显升高，故收缩压升高的同时舒张压明显升高，脉压减少。

（2）临床应用：仅限于早期神经源性休克以及嗜铬细胞瘤切除后或药物中毒时的低血压。本药稀释后口服，可使食管和胃黏膜血管收缩，产生局部止血作用。

（3）不良反应及禁忌证。

1）静脉滴注时间过长、浓度过高或药物漏出会导致局部组织缺血坏死，一旦外渗立即用 α 受体拮抗药酚妥拉明局部浸润注射，以扩张血管。

2）滴注时间过长或计量过大，可使肾脏血管剧烈收缩，产生少尿、无尿和肾实质损害，使用时保持尿量>25 mL/小时。

3）高血压病、器质性心脏病、动脉硬化患者禁用。

2. 肾上腺素（adrenaline，epinephrine） 是肾上腺髓质的主要激素，生物合成主要是在髓质嗜铬细胞中首先形成去甲肾上腺素，然后进一步经苯乙胺－N－甲基转移酶（phenylethanolamine N-methyltransferase，PNMT）的作用，使去甲肾上腺素甲基化形成肾上腺素。

（1）药物作用。

1）心脏：作用于心肌、传导系统和窦房结的 β_1 及 β_2 受体，加强心肌收缩性，加速传导，加快心率，提高心肌兴奋性。

2）血管：激动血管平滑肌上的 α 受体，使血管收缩；激动 β_2 受体，使血管舒张。体内各部位血管的肾上腺素受体的种类和密度各不相同，所以肾上腺素对血管的作用取决于各器官血管平滑肌上 α 受体及 β_2 受体的分布密度及给药剂量的大小。

3）血压：典型血压改变为双相反应，给药后迅速出现明显的升压作用，而后出现微弱的降压反应，后者持续作用时间较长。

4）平滑肌：激动支气管平滑肌的 β_2 受体，发挥强大的舒张支气管作用，并能抑制肥大细胞释放组胺等过敏性物质。激动支气管黏膜血管的 α 受体，使其收缩，降低毛细血管的通透性，有利于消除支气管黏膜水肿。

5）其他：肾上腺素可以提高机体的代谢水平，且不易透过血脑屏障，大剂量时会出现中枢兴奋症状。

（2）临床应用：①心脏骤停；②过敏性疾病；③局部应用，可与局麻药配伍，延缓局麻药的吸收及作用时间；④治疗青光眼。

（3）不良反应及禁忌证：主要不良反应为心悸、烦躁、头痛和血压升高等。剂量大时，α 受体过度兴奋使血压骤升，有发生脑出血的危险。当 β 受体兴奋过强时，可使心肌耗氧量增加，引起心肌缺血和心律失常，甚至心室纤颤。禁用于高血压、脑动脉硬化、器质性心脏病、糖尿病和甲状腺功能亢进等。

3. 多巴胺(dopamine, DA)　是去甲肾上腺素生物合成的前体。药用的多巴胺是人工合成品。

(1)药理作用。

1)心血管：低浓度时主要与位于肾脏、肠系膜和冠状动脉的多巴胺受体(D_1)结合，通过激活腺苷酸环化酶，使细胞内 cAMP 水平提高而导致血管舒张。高浓度可以激动心脏 β_1 受体，使心肌收缩力增强，心排出量增加。

2)血压：高剂量可增加收缩压，但对舒张压无明显影响或轻微增加，脉压增大。

3)肾脏：舒张肾血管，使肾血流量增加，肾小球的滤过率也增加。

(2)临床应用：用于各种休克，如感染中毒性休克、心源性休克及出血性休克等。多巴胺作用时间短，需静脉滴注，可根据需要逐渐增加剂量。滴注给药时必须适当补充血容量，纠正酸中毒。用药时应监测心功能改变。

(3)不良反应：一般较轻，偶见恶心、呕吐。剂量过大或滴注过快可出现心动过速、心律失常和肾血管收缩导致肾功能下降等，一旦发生，应减慢滴注速度或停药。

二、抗心律失常药物

心律失常的药物治疗是针对心律失常患者的主要治疗方法。现在尚无通用的有效药物；所有抗心律失常药物均有一定程度危险，甚至可加重或导致心律失常。药物的选择是困难的，常需试验或经历错误。

(一)分类

Vaughan Williams 根据药物的细胞电生理效应将抗心律失常药物作了分类(表 11-1)。此分类为国际公认，并成为药物归类的普遍法则。

表 11-1　心律失常药物分类

分类		药理作用	代表药物	主要临床应用指征
I 类	I a	钠通道阻滞药	奎尼丁	室性心律失常,狭 QRS 心动过速,心房颤动
			普鲁卡因酰胺	
			双异丙吡胺	
	I b		利多卡因	
			美西律	
			妥克律	
			乙吗噻嗪	
			苯妥英钠	
	I c		氟卡尼	
			普罗帕酮	

续表11-1

分类	药理作用	代表药物	主要临床应用指征
Ⅱ类	β受体拮抗药	阿替洛尔	室性心律失常,心房颤动
		普萘洛尔	
		美托洛尔	
Ⅲ类	钾通道阻滞药	胺碘酮	室性心律失常,狭QRS心动过速,心房颤动
		索他洛尔	
		溴苄胺	
Ⅳ类	钙通道阻滞药	维拉帕米	狭QRS心动过速
		硫氮卓酮	

(二)常见药物

1. 奎尼丁(quinidine) 是金鸡纳树的提取物,为Ⅰa类代表药。

(1)药物作用:奎尼丁为膜抑制性抗心律失常药,能直接作用于心肌细胞膜,有效延长心肌不应期,降低心肌细胞自律性、传导性及心心肌收缩力。此外,本药还具有明显的抗胆碱作用和拮抗外周血管α受体作用。

(2)临床应用:奎尼丁为广谱抗心律失常药,适用于心房纤颤、心房扑动、室上性和室性心动过速的转复与预防,还用于频发室上性和室性期前收缩的治疗。心房纤颤和心房扑动目前虽多采用电复律法,但奎尼丁仍可用于复律后防止复发。

(3)不良反应及禁忌证:30%~50%的患者会发生腹泻;腹泻引起低血钾可加重奎尼丁所致的尖端扭转型心动过速。血浆奎尼丁水平过高可引起"金鸡纳反应(cinchonic reaction)",表现为头痛、头晕、耳鸣、腹泻、恶心、视物模糊等症状。奎尼丁心脏毒性严重,中毒浓度可致房室及室内传导阻滞,2%~8%的患者用药后可出现Q-T间期延长和尖端扭转型心动过速。奎尼丁拮抗α受体,可使血管扩张、心肌收缩力减弱、血压下降。奎尼丁拮抗胆碱作用,可增加窦性频率、加快房室传导,治疗心房扑动时能加快心室率,因此应先给钙通道阻滞药、β肾上腺素受体拮抗药或地高辛以减慢房室传导、降低心室率。奎尼丁可使地高辛的肾清除率降低而增加其血药浓度;奎尼丁与双香豆素、华法林竞争与血浆蛋白的结合,合用时使后者抗凝血作用增加;肝药酶诱导剂苯巴比妥能加速奎尼丁在肝中的代谢。

2. 普萘洛尔(propranolol) 为肾上腺素β受体拮抗药,为Ⅱ类代表药。

(1)药物作用:普萘洛尔可降低窦房结、心房和浦肯野纤维自律性,减少儿茶酚胺所致的迟后除极发生,减慢房室结传导,延长房室交界细胞的有效不应期。

(2)临床应用:主要治疗室上性心律失常,尤其治疗交感神经兴奋性过高、甲状腺功能亢进及嗜铬细胞瘤等引起的窦性心动过速,效果良好。

(3)不良反应及禁忌证:该药可引起窦性心动过缓、房室传导阻滞、低血压、精神抑郁、记忆力减退等，并可诱发心力衰竭和哮喘。长期应用可使脂质代谢和糖代谢异常，故血脂异常及糖尿病患者慎用。

3. 胺碘酮(amiodarone)　药理作用广泛，结构与甲状腺素相似，其抗心律失常作用及毒性反应与其作用于细胞核甲状腺受体有关。

(1)药物作用：抑制心脏多种离子通道，降低窦房结、浦肯野纤维的自律性和传导性，明显延长心肌细胞动作电位时程和有效不应期，延长 Q-T 间期和 QRS 波。胺碘酮还具有非竞争性拮抗 α、β 肾上腺受体和舒张血管平滑肌作用，能扩张冠状动脉、增加冠状动脉血流量、降低心肌耗氧量。

(2)临床应用：广谱抗心律失常药，对心房扑动、心房颤动、室上性心动过速和室性心动过速有效。

(3)不良反应及禁忌证：窦性心动过缓、房室传导阻滞及 Q-T 间期延长常见，尖端扭转型室性心动过速偶见。静脉给药低血压常见，窦房结和房室结病变患者使用会出现明显心动过速和传导阻滞。房室传导阻滞及 Q-T 间期延长者禁用。

4. 维拉帕米(verapamil)　为钙通道阻滞药。

(1)药物作用：对激活状态和失活状态的 L 型钙通道均有阻滞作用，也抑制 I_{Kr} 钾通道。可降低窦房结自律性，降低缺血时心房、心室和浦肯野纤维的异常自律性，减少或消除后除极所致触发活动；减慢房室传导，可终止房室结传导，可终止房室结折返，减慢心房扑动、心房颤动时加快的心室率；延长窦房结、房室结的有效不应期。

(2)临床应用：治疗室上性和房室结折返性心律失常效果好，是阵发性室上性心动过速的首选药。

(3)不良反应及禁忌证：口服较安全，可出现便秘、腹胀、腹泻、头痛、瘙痒等不良反应。静脉给药可引起血压下降、暂时窦性停搏。二、三度房室传导阻滞，心功能不全，心源性休克患者禁用此药，老年人、肾功能低下者慎用。

三、治疗心功能不全药物

(一)分类

收缩功能不全的药物治疗主要包括利尿药、ACE 抑制药、洋地黄和 β 受体拮抗药，大多数至少需要两类药物。

(二)常见药物

1. 利尿药　可改善心室功能，即使是无症状的患者。祥利尿药最佳，最常用的是静脉注射或口服呋塞米。祥利尿药应用过量可引起低血容量、低钠血症、低镁血症及明显的低钾血症，因而需密切监测电解质。利尿药也可诱发肾衰竭。保钾药物可抵消祥利尿药的钾丢失效应，但可并发高钾血症。

利尿药的临床效果还取决于有步骤的限制钠饮食。餐桌上不加盐并避免含盐多的食物；烹调时少用盐，每日消耗钠 1.2~1.8 g；最严重患者，通常只食用低钠食物，使每日摄入量<1.0 g。应坚持每日测体重，以增强对 HF 患者的动态监护，通过早期发现水钠

的积聚来防止再次入院。

2. ACE 抑制药 可扩张周围动静脉，降低系统循环血管阻力，对心室重构有促进作用。不良反应包括血压下降（有时很严重），几乎见于所有患者，尤其是低钠血症、中度肾功能不全、钾潴留、咳嗽者，偶尔出现皮疹或味觉障碍，血管神经性水肿少见但可致命。

3. 洋地黄制剂 具有正性肌力和减慢心率的双重作用，目前仍是基本的强心药物。地高辛是最常用的洋地黄制剂，但毒不良反应较多。最主要的毒性作用是完全性心脏传导阻滞或室性心律失常。双向性室性心动过速是洋地黄中毒的特征表现；房颤时出现非阵发性交界性心动过速是洋地黄中毒的严重现象，但常被忽视；低钾和低镁血症可促进地高辛引起恶性室性心律失常或心脏传导阻滞，因此对服用利尿药和地高辛者，必须识别和处理电解质失衡。洋地黄其他的中毒表现有恶心、呕吐、厌食、腹泻、意识模糊、弱视和罕见的眼干燥症。

四、防治心绞痛药物

（一）分类

防治心绞痛药物主要包括硝酸酯类、β 受体拮抗药和钙通道阻滞药。

（二）常见药物

1. 硝酸酯类（nitrates） 本类药物均有硝酸多元酯结构，脂溶性高。此类药物中以硝酸甘油最常用。硝酸甘油（nitroglycerin）于 1867 年开始用于心绞痛的治疗，由于具有起效快、疗效肯定、使用方便和经济等优点，至今仍是心绞痛防治最常用的药物。

（1）药物作用。

1）降低心肌耗氧量：最小剂量即可明显扩张静脉血管，特别是较大的静脉血管，从而减少回心血量，降低心脏前负荷，使心腔容积缩小，心室内压减小，心室壁张力降低，射血时间缩短，心肌耗氧量减少。

2）扩张冠状动脉，增加缺血区血液灌注：选择性扩张较大的心外膜血管、输送血管及侧支血管，尤其在冠状动脉痉挛时更为明显，而对阻力血管的舒张作用较弱。

3）降低左室充盈压，增加心内膜供血，改善左室顺应性：扩张静脉血管，减少回心血量，降低心室内压；扩张动脉血管，降低心室壁张力，从而增加了心外膜向心内膜的有效灌注压，有利于血液从心外膜流向心内膜缺血区。

4）保护缺血的心肌细胞，减轻缺血性损伤：释放 NO，促进内源性的 PGI_2、降钙素基因相关肽（calcitonin gene-related peptide，CGRP）等物质的生成与释放，促进心肌细胞保护作用，还能增强人及动物缺血心肌的电稳定性，提高室颤阈，消除折返，改善房室传导等，从而减少心肌缺血导致的并发症。

（2）临床应用：舌下含服能迅速缓解各种类型心绞痛。对急性心肌梗死者多静脉给药，不仅能降低心肌耗氧量、增加缺血区供血，还可抑制血小板聚集和黏附，从而缩小梗死范围。反复连续使用要限制用量，以免血压过度降低引起心、脑等重要器官灌注压过低,反而加重心肌缺血。

(3)不良反应及禁忌证:多数不良反应是由其血管扩张引起,如头、面、颈、皮肤血管扩张引起暂时性面颊皮肤潮红,脑膜血管舒张引起搏动性头痛,眼内血管扩张则可升高眼压等。大剂量可出现直立性低血压及晕厥。连续使用2周,可出现耐受性,用药剂量、频度、途径等都影响耐药性的产生。

2. β 受体拮抗药　β 受体拮抗药包括美托洛尔(倍他乐克)、阿替洛尔(辛德舒)、普萘洛尔(心得安)、吲哚洛尔(心得静)等。

(1)药物作用。

1)降低心肌耗氧量:心肌收缩力减弱、心肌纤维缩短速度减慢、心率减慢及血压降低,因而可明显减少心肌耗氧量。

2)改善心肌缺血区供血:收缩冠状动脉,尤其在非缺血区明显,非缺血区与缺血区血管张力差增加,促进血液流向已代偿性扩张的缺血区,从而增加缺血区血流量。其次,由于心率减慢,心舒期相对延长,有利于血液从心外膜血管流向易缺血的心内膜区。

3)抑制脂肪分解酶活性,减少心肌游离脂肪酸的含量;改善心肌缺血区对葡萄糖的摄取和利用而改善糖代谢和减少耗氧量;促进氧合血红蛋白结合氧的解离而增加组织供氧。

(2)临床应用:以上药物均可用于心绞痛,尤其是用于对硝酸酯类不敏感或疗效差的稳定型心绞痛,可使发作次数减少,对伴有心律失常及高血压者尤为适用。

(3)不良反应及禁忌证:常见不良反应有恶心、呕吐及轻度腹泻、无力、疲劳感和抑郁,停药后减轻或消失。严重不良反应是抑制心功能、加重传导阻滞。

3. 钙通道阻滞药　常用的钙通道阻滞药有硝苯地平、维拉帕米、地尔硫䓬等。

(1)药物作用。

1)降低心肌耗氧量:心肌收缩力减弱、心率减慢,血管平滑肌松弛,血管扩张,血压下降,心脏负荷减轻,从而使心肌耗氧量减少。

2)舒张冠状动脉血管:对中、小血管均有扩张作用,特别是对处于痉挛状态的血管具有显著的解除痉挛作用,从而增加缺血区的血液灌注。此外,还可增加侧支循环,改善缺血区的供血和供氧。

3)保护缺血心肌细胞:通过抑制外钙内流,减轻缺血心肌细胞的 Ca^{2+} 超载而保护心肌细胞。对急性心肌梗死者,能缩小梗死范围。

4)抑制血小板聚集:阻滞 Ca^{2+} 内流,降低血小板内 Ca^{2+} 浓度,可抑制血小板聚集。

(2)临床应用:对冠状动脉痉挛及变异性心绞痛最为有效,也可用于稳定型及不稳定型心绞痛。对于急性心肌梗死者能促进侧支循环的建立,缩小梗死面积。

(3)不良反应及禁忌证:一般表现为头痛、面部潮红、眩晕、消化道症状、乏力、水肿等,严重的不良反应有心动过缓、低血压、室性停搏等。

五、降压药物

(一)分类

形成动脉血压的基本因素是心排出量和外周血管阻力。前者受心脏功能、回心血量和血容量的影响,后者主要受小动脉紧张度的影响。交感神经系统和 RAS 调节着上述两种因素,使血压维持在一定的范围内。根据各种药物的作用和作用部位,可将降压药分为下列几类。

1.利尿药　氢氯噻嗪等。

2.交感神经抑制药

(1)中枢性降压药:可乐定等。

(2)神经节阻滞药:樟磺咪芬等。

(3)去甲肾上腺素能神经末梢阻滞药:利血平等。

(4)肾上腺素受体拮抗药:普萘洛尔等。

3.肾素—血管紧张素系统抑制药

(1)血管紧张素转化酶(ACE)抑制药:卡托普利等。

(2)血管紧张素 1 型受体(AT_1)拮抗药:氯沙坦等。

(3)肾素抑制药:阿利吉仑等。

4.钙通道阻滞药　硝苯地平等。

5.血管扩张药　肼屈嗪和硝普钠等。

(二)常见药物

1.利尿药　利尿药降低血压的机制尚不明确,噻嗪类利尿药是利尿降压药中最常用的一类。大规模临床试验表明,噻嗪类利尿药可降低高血压并发症,如脑卒中和心力衰竭的发病率和死亡率。单独使用噻嗪类左降压治疗时,剂量应尽量小。长期大量使用,会引起电解质改变,对脂质代谢、糖代谢产生不良影响,对合并有氮质血症或尿毒症的高血压患者、高血压危象患者可选用高效利尿药呋塞米。吲达帕胺不良反应少,不引起血脂改变,故伴有高脂血症的患者可用吲达帕胺代替噻嗪类利尿药。

2.钙通道阻滞药　钙通道阻滞药通过减少细胞内钙离子含量而松弛血管平滑肌,进而降低血压。作为降压药常用的有:硝苯地平、尼群地平、氨氯地平等。下面以硝苯地平为例介绍药理作用及临床应用。

(1)药物作用:作用于血管平滑肌细胞膜 L 型钙通道,通过抑制钙离子从细胞外进入细胞内,而使细胞内钙离子浓度降低,导致小动脉扩张,总外周血管阻力下降而降低血压,由于周围血管扩张,可引起交感神经活性反射性增强而引起心率加快。

(2)临床应用:对轻、中、重度高血压均有降压作用,亦适用于合并有心绞痛或肾脏疾病、糖尿病、哮喘、高脂血症及恶性高血压患者。目前多推荐使用缓释片剂,以减轻迅速降压造成的反射性交感活性增加。

(3)不良反应及禁忌证:见防治心绞痛药物——钙通道阻滞药。

3.β肾上腺素受体拮抗药　　不同β受体拮抗药在许多方面如脂溶性、对β₁受体的选择性、内在拟交感活性及稳定性等方面有所不同，但均为同样有效的降压药，广泛用于各种程度的高血压。长期应用一般不引起水钠潴留，亦无明显的耐受性。不具内在拟交感活性的β受体拮抗药可增加血浆甘油三酯浓度，降低HDL—胆固醇，而有内在拟交感活性者对血脂影响很小或无影响。下面以普萘洛尔为例介绍药理作用及临床应用。

（1）药物作用：可通过多种机制产生降压作用，即减少心排出量、抑制肾素释放、在不同水平至交感神经系统活性和增加前列环素的合成等。

（2）临床应用：用于各种程度的原发性高血压。可作为抗高血压的首选药单独使用，也可与其他降压药合用。对心排出量及肾素活性偏高者疗效较好，高血压伴有心绞痛、偏头痛、焦虑症等选用β受体拮抗药较为合适。

（3）不良反应及禁忌证：见肾上腺素受体拮抗药。

4.血管紧张素转化酶抑制药　　ACE抑制药的应用，是降压药治疗学上的一大进步。该药不仅具有良好的降压效果，而且具有器官保护作用，对高血压患者的并发症及一些伴发疾病的治疗效果良好。可作为伴有糖尿病、左心室肥厚、左心功能障碍及急性心肌梗死的高血压患者的首选药。因阻断醛固酮，可增强利尿药的效果。有轻度潴留K⁺的作用，对高血钾倾向的患者尤应注意。血管神经性水肿是该药少见而严重的不良反应。服药后患者发生顽固性咳嗽往往是停药的原因之一。

5.AT₁受体拮抗药　　血管紧张素Ⅱ可作用于两种受体，即血管紧张素1型和2型受体（AT₁及AT₂）。目前应用于临床的血管紧张素受体拮抗药为AT₁受体拮抗药，具有良好的降压作用和器官保护作用。

第二节　神经系统用药

一、镇痛药

疼痛是一种因现有或潜在的组织损伤而产生的令人不愉快的感觉和情绪上的感受。常与自主神经、运动反应、心理、情绪交织在一起，不仅使人痛苦，还可引起生理功能紊乱，甚至休克。疼痛是一种保护性机制，提醒机体避开和处理伤害。疼痛的性质与部位又是诊断疾病的重要依据，在疾病确诊前不能盲目使用镇痛药，以免掩盖症状，贻误诊疗。

镇痛药是一类作用于中枢神经系统特定部位选择性地减轻或解除疼痛的药物。因其镇痛作用与激动阿片受体有关，故称阿片类镇痛药。因易产生药物依赖性或成瘾，又称麻醉性镇痛药、成瘾性镇痛药。本类药中的绝大多数被纳入麻醉药品管理范畴，其生产、运输、销售和使用等过程必须严格遵守《麻醉药品和精神药品管理条例》相关规定。

目前临床应用的镇痛药可分为阿片生物碱类镇痛药、人工合成镇痛药、其他类镇痛药三类。

（一）阿片生物碱类镇痛药

阿片（opium）为罂粟科植物罂粟未成熟蒴果浆汁的干燥物，含有 20 余种生物碱，如吗啡、可待因和罂粟碱。按化学结构分，前两者属于菲生物碱，具有镇痛、镇咳作用；后者属于异喹啉类生物碱，具有松弛平滑肌作用。

1. 吗啡（morphine）　吗啡是阿片中的主要生物碱，含量高达 10%。

（1）药理作用。

1）中枢神经系统：①镇痛、镇静：吗啡（morphine）为中枢神经抑制药，阿片受体激动剂，与阿片受体结合后可模拟内源性抗痛物质阿片肽的作用，激活体内抗痛系统而实现镇痛。吗啡镇痛作用强大，对各种疼痛均有效，对持续性慢性钝痛作用大于间断性锐痛。皮下注射 5~10 mg 能明显减轻或消除疼痛。一次给药，作用持续 4~6 小时。镇痛的同时还有明显的镇静作用，能减轻因疼痛引起的紧张、焦虑、恐惧等情绪，提高对耐受力。给药后，患者常出现困倦、嗜睡等，在安静环境易诱导入睡，但易被唤醒。吗啡还可产生欣快感，表现为满足感和飘然欲仙，易导致吗啡滥用或成瘾。其作用机制尚未明了，可能与激动边缘系统和蓝斑核的阿片受体，以及中脑边缘叶的中脑腹侧背盖区—伏隔核多巴胺能神经通路与阿片受体—阿片肽系统相互作用有关。②呼吸抑制：治疗量即可抑制呼吸，使呼吸频率减慢，肺通气量及潮气量降低。急性中毒时呼吸频率可减慢至 3~4 次/分。呼吸抑制是吗啡急性中毒致死的主要原因。与麻醉药、镇静催眠药以及酒精等合用，可加重其呼吸抑制。吗啡的呼吸抑制作用与抑制脑干呼吸中枢，降低呼吸中枢对血液 CO_2 的敏感性以及抑制脑桥呼吸调节中枢有关，可被中枢兴奋药拮抗。③镇咳：吗啡镇咳作用强大，可能与作用于延髓孤束核阿片受体有关。对多种原因引起的咳嗽均有效，但因其易产生依赖性，临床常用依赖性较小的可待因。④其他：吗啡可使瞳孔缩小，中毒时出现针尖样瞳孔，是临床诊断吗啡中毒的重要指征之一；兴奋延髓催吐化学感受区阿片受体，引起恶心、呕吐。

2）平滑肌：①胃肠道平滑肌：吗啡可兴奋胃肠平滑肌，使胃肠平滑肌张力增高甚至痉挛，使推进性蠕动减弱，排空延迟，肠内容物通过延缓；抑制消化腺分泌，使食物消化减慢；且吗啡抑制中枢，使便意迟钝，从而引起便秘，亦可起到止泻作用。②胆道平滑肌：治疗量吗啡可引起胆道奥狄括约肌痉挛性收缩，使胆囊内压明显升高，可引起上腹不适甚至诱发胆绞痛。因此胆绞痛及肾绞痛患者不得单独使用吗啡镇痛，需与解痉药阿托品合用。③其他：吗啡提高输尿管平滑肌及膀胱括约肌张力，可引起尿潴留；大剂量可引起支气管收缩，诱发或加重哮喘。还可降低子宫平滑肌张力，对抗缩宫素作用，使产程延长。

3）心血管系统：治疗量吗啡对心率、节律及心肌收缩力均无影响，能扩张血管，降低外周阻力，当体位由仰卧位转为直立时可发生体位性低血压。吗啡抑制呼吸使体内 CO_2 蓄积，引起脑血管扩张，导致颅内压增高。

4）其他：吗啡对免疫系统有抑制作用，该作用临床意义尚不清楚，长期滥用可致机体免疫力低下，易患感染性疾病，如吗啡吸食者易感染 HIV 病毒。

（2）作用机制：吗啡的镇痛作用是通过激动脊髓胶质区、丘脑内侧、脑室及导水管周围灰质等部位的阿片受体，主要是 μ 受体，模拟内源性阿片肽对痛觉的调制功能而产生的。目前认为内源性阿片肽(脑啡肽)和阿片受体共同组成机体的抗痛系统。疼痛刺激使感觉神经末梢释放的谷氨酸、P 物质(SP)等递质与相应的受体结合，将痛觉冲动传入中枢。感觉神经突触前、后膜上存在阿片受体，内源性阿片肽由特定的神经元释放后激动阿片受体，使突触前膜递质释放减少，突触后膜超极化，减弱或阻滞痛觉信号的传递，产生镇痛作用。阿片类镇痛药通过模拟内源性阿片肽作用于相应的阿片受体而产生镇痛作用(图 11-1)。

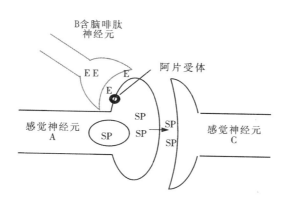

E：脑啡肽；SP：P物质；痛觉传导：A→C；
E兴奋痛觉传导通路上的阿片受体使P物质释放减少。

图 11-1　阿片类镇痛药作用机制示意图

阿片受体分布广泛，存在 μ、κ、δ 等多个亚型，其功能与部位有关，激动不同部位的阿片受体可呈现不同的效应。激动脊髓胶质区、丘脑内侧、脑室及导水管周围灰质等部位的阿片受体，模拟内源性阿片肽对痛觉的调制功能而产生镇痛作用；激动边缘系统、蓝斑核的阿片受体，消除疼痛的情绪反应，产生欣快感；激动中脑盖前核的阿片受体产生缩瞳作用；激动延髓孤束核的阿片受体产生镇咳、呼吸抑制及降压作用；激动脑干后极、孤束核、迷走神经背核等部位的阿片受体，导致胃肠功能改变。

（3）临床应用。

1）镇痛：吗啡对多种疼痛均有效，但久用易成瘾，除癌症剧痛外，一般仅短期用于其他镇痛药无效的剧痛，如严重创伤、烧伤、手术等引起的剧痛。对心肌梗死引起的剧痛，血压正常时应用吗啡能缓解疼痛、消除恐惧、减轻焦虑症状、扩张血管，可减轻心脏负担。对内脏平滑肌痉挛引起的绞痛，如胆绞痛和肾绞痛应合用解痉药如阿托品。

2）心源性哮喘：除采用强心苷、氨茶碱、利尿、吸氧等治疗措施外，静脉注射吗啡效果显著。其机制可能是：吗啡扩张外周血管，降低外周阻力，减轻心脏前、后负荷，有利于肺水肿的消除；镇静作用有利于消除患者的焦虑、紧张不安情绪，降低耗氧量；抑制呼吸，降低呼吸中枢对 CO_2 的敏感性，缓解急促浅表的呼吸。伴有休克、昏迷、严重肺部疾患或痰液过多者禁用。

3)止泻：用于急、慢性非细菌性、消耗性腹泻，常用阿片酊或复方樟脑酊。伴有细菌感染者应加服抗生素。

（4）适应证：主要用于剧烈疼痛，麻醉、手术前给药，急性肺水肿、心源性肺水肿及心肌梗死时剧痛。

（5）禁忌证：支气管哮喘、肺源性心脏病、严重呼吸抑制、化学系性肺水肿、颅脑损伤所致颅内压增高、阿片类过敏、肝功能严重减退、甲状腺功能减退、皮质功能不全、前列腺肥大排尿困难、疼痛原因未明、惊厥、急性酒精中毒、分娩镇痛、哺乳妇女镇痛、新生儿和婴儿禁用。

用法常用量：皮下注射，每次 5~15 mg，一日 15~40 mg（极量：每次 20 mg，一日 60 mg）。静脉注射 5~10 mg。

（6）不良反应。

1）一般不良反应：治疗量吗啡可引起眩晕、嗜睡、恶心、呕吐、便秘、胆绞痛、尿少、排尿困难、呼吸抑制、体位性低血压、颅内压增高、免疫抑制等。

2）耐受性及依赖性：长期、反复应用阿片类药物易产生耐受性和依赖性。前者表现为机体对吗啡的敏感性下降，作用维持时间缩短，必须逐渐加大用药剂量和缩短给药间隔，机体甚至能耐受常用量数倍的剂量而不导致中毒。后者主要为生理依赖性，亦称成瘾性，停药后出现戒断症状，表现为失眠、烦躁不安、出汗、流泪、流涕、打哈欠、呕吐、腹痛、腹泻、虚脱等，严重者甚至出现意识丧失。注射一定量吗啡，上述症状可迅速消失。出现依赖性者为获得欣快感和避免停药引起的戒断症状，表现出强迫性的觅药行为，易致药物滥用，给社会带来极大危害，应严格控制使用。

3）急性中毒：吗啡过量可引起急性中毒，表现为昏迷、深度呼吸抑制、针尖样瞳孔。常伴有血压下降、体温下降、严重缺氧，甚至休克。呼吸麻痹是致死的主要原因。抢救措施为人工呼吸、适量给氧、静脉注射阿片受体拮抗药纳洛酮。

（7）注意事项。①每次给药间隔时间至少 4 小时，以防引起蓄积中毒或成瘾，反复用药更需注意掌握用药间隔时间。②用药间期不可饮酒、抽烟；注射时不可与其他药物配伍。③用药后可降低膀胱尿意而致尿潴留，故用药后应每 4~6 小时让患者小便一次，必要时压迫膀胱。④用药过程中密切观察患者依赖性和耐受性发生，并注意观察早期中毒症状，例如呼吸抑制、瞳孔缩小、嗜睡不醒等，出现这些症状应及时停药并报告医生。⑤该药中毒可用纳洛酮对抗。

2. 可待因（codeine） 可待因又名甲基吗啡，口服易吸收，生物利用度约为 60%，大部分在肝内代谢，约 10% 的脱甲基为吗啡，代谢产物及少量原形经肾排泄。药理作用与吗啡相似，但作用较吗啡弱，镇痛作用为吗啡的 1/12~1/10，镇咳作用为吗啡的 1/4，临床上用于中等程度疼痛和剧烈干咳。对呼吸中枢抑制较轻，无明显的镇静作用。无明显便秘、尿潴留及体位性低血压等不良反应，欣快感及成瘾性低于吗啡。

（二）人工合成镇痛药

1. 阿片受体激动药

（1）哌替啶（pethidine）又名杜冷丁（meperidine），为苯基哌啶衍生物，是目前临床最常用的人工合成镇痛药之一。

1）体内过程：口服生物利用度为 40 %～60 %，皮下或肌注吸收与起效更快，临床一般注射给药。血浆蛋白结合率为 60%，$t_{1/2}$ 约 3 小时，肝硬化患者显著延长。能透过血脑屏障和胎盘屏障。在肝内代谢为哌替啶酸及去甲哌替啶，后者有中枢兴奋作用，中毒时发生惊厥可能与此有关。

2）药理作用：激动 μ 受体，产生的药理作用与吗啡相似，但较弱，作用于以下系统。①中枢神经系统：具有镇痛、镇静作用，作用时间比吗啡短，维持仅 2～4 小时，作用较弱，效价强度仅为吗啡的 1/7～1/10，欣快作用较吗啡弱；呼吸抑制作用与吗啡相似，但维持时间短，对呼吸功能正常者影响不明显，但对呼吸功能不良及颅脑损伤者可危及生命；亦有催吐作用；无明显镇咳作用，也不引起缩瞳；药物依赖性较吗啡轻，产生较慢。②心血管系统：治疗量时可引起体位性低血压及颅内压升高，机制同吗啡。③平滑肌：对胃肠道平滑肌的作用与吗啡相似，但较弱，作用维持时间短，不引起便秘，无止泻作用；治疗量对呼吸道平滑肌作用较小；对妊娠终末期子宫平滑肌无明显影响，也不影响缩宫素对子宫的兴奋作用，不影响产程。

3）临床应用。

①镇痛：用于各种剧痛，因几乎不影响子宫平滑肌收缩，故可用于创伤、手术、分娩止痛；用于治疗内脏绞痛时应与阿托品等解痉药合用。新生儿对哌替啶的呼吸抑制作用十分敏感，临产前 2～4 小时内不宜使用本品。

②心源性哮喘：替代吗啡用于心源性哮喘，作用机制同吗啡。

③麻醉前给药和人工冬眠：麻醉前给药可消除患者紧张和恐惧情绪，减少麻醉药用量的作用；与氯丙嗪、异丙嗪组成冬眠合剂用于人工冬眠。

4）禁忌证：对本品过敏、惊厥、疼痛原因未明确、产前 2～4 小时、哺乳妇女、颅脑损伤、颅内压增高、哮喘、COPD、肺心病、急性左心衰并呼吸抑制、妊娠、肝肾功能不全、甲状腺功能低下、老年人、婴幼儿禁用。

5）用法。规格：2 mL，100 mg。皮下注射或肌肉注射：每次 25～100 mg，一日 100～400 mg，（极量：每次 150 mg，一日不超过 600 mg）。两次用药间隔不宜少于 4 小时。静脉注射：成人以每次 0.3 mg/kg 为限，宜稀释后慢注。

6）不良反应与用药注意：治疗量时不良反应与吗啡相似，可致眩晕、出汗、恶心、呕吐、口干、心悸和体位性低血压等。剂量过大可明显抑制呼吸。过量可致中毒，表现为昏迷、呼吸明显抑制、瞳孔散大、震颤、肌肉痉挛、反射亢进甚至惊厥。纳洛酮可对抗其呼吸抑制作用，但不能对抗其中枢兴奋症状，解救需配合抗惊厥药。久用有成瘾性。

（2）美沙酮（methadone）又名美散酮，为 μ 受体激动药，镇痛作用强度与吗啡相当，持续时间较长；镇静作用、抑制呼吸、缩瞳、引起便秘及升高胆道内压等作用较吗啡弱；口服吸收良好，30 分钟后起效，给药剂量相同时，具有口服与注射效果相似的优点；耐受性与成瘾性发生较慢，戒断症状略轻。口服美沙酮后再注射吗啡不能引起原有的欣快感，亦不出现戒断症状。因此美沙酮被广泛地应用于吗啡和海洛因成瘾的脱毒治疗，替代吗啡，再逐渐减量，直至停药。也用于创伤、手术及晚期癌症等所致剧痛。

1）用法。口服：5～10 mg/次，3 次/天；儿童每日 0.7 mg/kg，分 4～6 次服用。肌注：

2.5~5.0 mg/次，极量 10 mg/次，20 mg/天。

2）不良反应：与哌替啶相似，可出现恶心、呕吐、便秘、头晕、口干和抑郁等；皮下注射有局部刺激作用，可致疼痛和硬结，反复给药宜肌内注射。禁用于分娩止痛，以免影响产程和抑制胎儿呼吸。

（3）芬太尼（fentanyl）为 μ 受体激动药，属强效镇痛药，镇痛作用为吗啡的 100 倍。起效快，静脉注射后 1~2 分钟达高峰，维持约 10 分钟；肌注 15 分钟起效，维持 1~2 小时。血浆蛋白结合率为 84%，经肝脏代谢而失活，$t_{1/2}$ 为 3~4 小时。主要用于各种剧痛及麻醉辅助用药、静脉复合麻醉，大面积烧伤换药、小手术及 ICU 机械通气患者。

1）不良反应：有眩晕、恶心、呕吐及胆道括约肌痉挛。大剂量产生明显肌肉僵直，静脉注射过快可致呼吸抑制。反复用药能产生依赖性。不宜与单胺氧化酶抑制药合用。

2）禁忌证：支气管哮喘、重症肌无力、颅脑肿瘤或颅脑外伤引起昏迷的患者以及两岁以下小儿禁用。

下面介绍的舒芬太尼（sufentanil）和瑞芬太尼（remifentanil）均为芬太尼的类似物（表 11-2）。瑞芬太尼为超短效镇痛药，舒芬太尼为长效镇痛药，持续时间是 25~50 分钟。镇痛镇静总体原则：先镇痛后镇静，在优先有效处理疼痛的基础上再实施镇静，采用"滴定法"逐渐追加镇痛药剂量至不痛；若没有烦躁焦虑发生则不给镇静药，若有则给予相应的镇静药。镇痛与镇静药的使用，严格意义上必须双通道给药才能实现镇痛镇静的目标和意义；若同时使用则应降低镇静药常规剂量 1/3。

表 11-2　介绍了常见麻醉性镇痛药药代动力学比较

药代动力学指数	芬太尼	舒芬太尼	阿芬太尼	瑞芬太尼
分布容积/(L·kg)$^{-1}$	4.0	2.9	0.86	0.35
半衰期($t_{1/2}$)/分钟	219	164	94	6
血浆清除率/[(mL·kg)$^{-1}$·min]	13.0	12.7	6.4	40

枸橼酸舒芬太尼注射液：

（1）禁忌证：①对舒芬太尼或其他阿片类药物过敏者禁用；②分娩期间，或实施剖宫产手术期间婴儿剪短脐带之前，静脉内禁用本品，这是因为舒芬太尼可以引起新生儿的呼吸抑制；③本品禁用于新生儿、妊娠和哺乳期女性，如果哺乳期女性必须使用舒芬太尼，则应在用药后 24 小时方能再次哺乳婴儿；④禁与单胺氧化酶抑制药同时使用，在使用舒芬太尼前 14 天内用过单胺氧化酶者禁用；⑤急性肝卟啉症禁用；⑥因用其他药物而存在呼吸抑制者禁用。

（2）用法用量。①总体原则：先镇痛后镇静。先给舒芬太尼，适当追加剂量，若没有烦躁焦虑发生则不给镇静药；若有则给予相应的镇静剂。②机械通气患者：2 支（1 mL：50 μg/支）舒芬太尼加 50 mL 生理盐水稀释至 50 mL 浓度为 2 μg/mL，持续输注 0.15~0.2 μg/(kg·h)。③以 60 kg 患者为例，每小时剂量在 4.5~7 mL。④用药方法和理念也采用"滴定法"，结合镇痛评分工具实施。

瑞芬太尼（适用于机械通气患者）：瑞芬太尼为美国 IPAD 指南推荐一线用药，起效时间 1 分钟，时量半衰期恒定 3 分钟，通过血液和组织代谢，不经过肝肾代谢，持续输注无蓄积。

（1）用法用量。①瑞芬太尼（1 mg）2 支加 0.9% 氯化钠注射液至 50 mL，药液中药物浓度为 40 μg/mL。②机械通气患者：无需首剂，静脉持续泵注速率为 3~9 mL/h 即（2~6 μg/kg·h）。③持续泵注 10 分钟后，对患者进行疼痛评分，能够沟通患者，用患者自述评分，患者觉得有点疼即追加 1 mL/h 直至不疼；不能够沟通患者，采用 CPOT 评分，评分超过 1 分即追加 1 mL/h 直至不疼。④脱机拔管前，应逐步降低瑞芬太尼的用量；脱机拔管后，应以不超过 4.5 mL/h 继续维持输注不低于 2 小时，以避免瑞芬突然停药出现疼痛反跳现象。

（2）注意事项：瑞芬太尼禁止单次静脉推注给药；使用瑞芬太尼时，护理换药过程中禁止冲管、避免压管；65 岁以上老年患者持续输注剂量为标准成人剂量的 1/3~1/2。

曲马多（tramadol）为中枢性镇痛药，镇痛作用较弱，为吗啡的 1/10~1/8；镇咳作用为可待因的 1/2；呼吸抑制作用弱，对胃肠道无影响，也无明显的心血管作用。适用于中、重度急、慢性疼痛，如手术、创伤、分娩及晚期肿瘤疼痛等。不良反应和其他镇痛药相似，依赖性小，长期应用也可成瘾。

布桂嗪（bucinnazine）又名强痛定（fortanodyn），镇痛效力约为吗啡的 1/3。口服易吸收，约 30 分钟起效，皮下注射 10 分钟起效，持续 3~6 小时。临床多用于偏头痛、三叉神经痛、炎症性及外伤性疼痛、关节痛、痛经及癌症疼痛。偶有恶心、头晕、困倦等神经系统不良反应，停药可消失。连续应用亦可产生依赖性。

2. 阿片受体部分激动药　本类药物小剂量或单独使用时可激动阿片受体，呈现镇痛等作用；当剂量加大或与激动药合用时，又可拮抗阿片受体。因此本类药物又称阿片受体激动—拮抗药（mixed agonists/antagonists）。

（1）地佐辛（dezocine）。

1）药理作用及临床应用：镇痛作用为吗啡的 1/3；呼吸抑制作用为吗啡的 1/2，呼吸抑制程度并不随剂量增加而加重，相对较为安全；胃肠道平滑肌的兴奋作用比吗啡弱。大剂量可加快心率和升高血压，这与升高血中儿茶酚胺浓度有关。适用于各种慢性疼痛。因依赖性小，戒断症状较轻，已被列入非麻醉药品管理范畴，但反复应用仍可产生依赖性，故不作为吗啡替代品。

2）适应证：适用于手术后中等至剧烈疼痛、内脏绞痛及晚期癌症患者的疼痛。

3）用法用量。剂型：1 mL，5 mg 肌注，推荐成人单剂量为 5~20 mg，但临床研究中的初始剂量为 10 mg，应根据患者的体重、年龄、疼痛程度、身体状况及服用其他药物的情况调节剂量。必要时每隔 3~6 小时给药一次，最高剂量 20 mg/次，一天最多不超过 120 mg。

4）不良反应：常见不良反应有镇静、嗜睡、眩晕、出汗、轻微头痛，大剂量产生呼吸抑制、血压升高、心动过速、幻觉、噩梦、思维障碍和发音困难等。反复使用，可产生依赖性，但戒断症状较轻。

（2）布托啡诺（butorphanol）：口服首过消除明显，生物利用度低于 17%。肌注吸收迅速而完全，10 分钟起效，作用持续 4~6 小时，$t_{1/2}$ 为 4~5 小时，血浆蛋白结合率为80%，主要经肝脏代谢，大部分代谢产物和少量原形（5%）经肾脏排泄。为阿片受体部分激动药，激动 κ 受体，对 μ 受体有弱的拮抗作用。镇痛效力和呼吸抑制作用为吗啡的3.5~7 倍，但呼吸抑制程度不随剂量增加而加重。对胃肠道平滑肌兴奋作用较吗啡弱。本品可增加外周血管阻力和肺血管阻力，增加心脏负荷。临床用于缓解中、重度疼痛，也可作麻醉前用药。久用可产生依赖性。

(三)阿片受体拮抗药

纳洛酮（naloxone）为阿片受体拮抗药，对各型阿片受体都有竞争性拮抗作用，作用强度依次为 μ 受体>κ 受体>δ受体。口服易吸收，首过消除明显，故常静脉给药。静脉注射 2 分钟后起效，持续 30~60 分钟。在肝脏与葡糖醛酸结合而失活，$t_{1/2}$ 为 40~55 分钟。与巴比妥类药物合用或长期饮酒诱导肝微粒体酶，可缩短血浆 $t_{1/2}$。

临床用于：①阿片类药急性中毒，解救呼吸抑制及其他中枢抑制症状；②阿片类成瘾者的鉴别诊断，对阿片类药物产生依赖性者，本品能迅速诱发戒断症状；③试用于急性酒精中毒、休克、脊髓损伤、中风以及脑外伤等也有一定的疗效。纳洛酮是研究疼痛与镇痛的重要工具药物。

(四)其他类镇痛药

本类药物作用机制与阿片受体无关，镇痛作用较弱，不抑制呼吸，不产生药物依赖性，称为非依赖性镇痛药，属于非麻醉药品管理范畴。

延胡索乙素即四氢帕马丁（tetrahydropalmatine）为我国学者从罂粟科植物延胡索（rhizoma corydalis）中提取的生物碱，其左旋体即罗通定（rotundine）。本类药物有镇静、安定、镇痛和中枢性肌肉松弛作用。镇痛作用机制尚不明确，但已知与脑内阿片受体及前列腺素系统无关。罗通定口服吸收后，10~30 分钟起效，维持 2~5 小时。镇痛作用较哌替啶弱，但较解热镇痛药作用强，无明显的成瘾性。对慢性持续性钝痛效果较好，对创伤或手术后疼痛或晚期癌症的止痛效果较差。可用于治疗胃肠及肝胆系统等引起的钝痛、一般性头痛以及脑震荡后头痛，也可用于痛经及分娩止痛，对产程及胎儿均无不良影响。因有镇静、催眠作用，临床可用来治疗失眠症，尤其疼痛引起的失眠。

二、镇静催眠药

生理学研究表明，正常生理性睡眠可分为两种时相，即非快动眼睡眠（non-rapid-eye movement sleep，NREMS）和快动眼睡眠（rapid-eye movement sleep，REMS）。NREMS 又可分为 1、2、3、4 期，其中 3、4 期又合称慢波睡眠（slow wave sleep，SWS）期。慢波睡眠有利于机体的发育和疲劳的消除，REMS 对脑和智力的发育起着重要作用。药物对睡眠时相的影响各不相同。

镇静催眠药（sedative-hypnotics）是指能引起和维持情绪安静和近似生理性睡眠的药物。它们对中枢神经系统具有剂量依赖性的抑制作用。同一药物在小剂量时可引起安静或嗜睡状态，称为镇静作用；较大剂量时引起类似生理性睡眠的催眠作用。

本章介绍的常用镇静催眠药，可分为三类：苯二氮䓬类、巴比妥类及其他类如水合氯醛。与巴比妥类相比较，苯二氮䓬类毒性较小，临床应用安全范围大，不良反应少见，临床较常用，已经几乎取代了传统的巴比妥类镇静催眠药。

（一）苯二氮䓬类

苯二氮䓬类（benzodiazepines）药物多为 1，4-苯并二氮䓬类的衍生物，临床常用的有 20 余种。虽然它们结构相似，但不同衍生物之间，抗焦虑、镇静催眠、抗惊厥、肌肉松弛和安定作用则各有侧重。目前常作为催眠药物的首选药。此处只讨论主要用于镇静催眠的衍生物，包括地西泮（diazepam，安定）、氟西泮（flurazepam，氟安定）、氯氮䓬类（chlordiazepoxide）、奥沙西泮（oxazepam）和咪达唑仑（midzolam）等。根据各个药物（及其活性代谢物）的 $t_{1/2}$ 长短可分为三类：长效类如地西泮（diazepam），中效类如硝西泮（nitrazepam），短效类如咪达唑仑（Midzolam）等。

1. 作用机制　苯二氮䓬类药物的中枢作用和药物作用与不同部位的 GABA$_A$ 受体密切相关。GABA$_A$ 是一个大分子复合体，为神经元膜上的配体—门控性 Cl$^-$ 通道。γ-氨基丁酸（GABA）作用于 GABA$_A$ 受体，使细胞膜对 Cl$^-$ 通透性增加，Cl$^-$ 大量进入细胞膜内引起膜超级化，使神经元兴奋性降低。苯二氮䓬类与 GABA$_A$ 受体结合，可以诱导受体发生构象变化，促进 GABA 与 GABA$_A$ 受体结合，增加 Cl$^-$ 通道开放的频率而显示中枢抑制效应（图 11-2）。

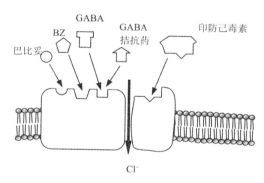

图 11-2　GABA$_A$ 受体氯离子通道复合体模式图

2. 药理作用和临床应用　具有剂量依赖效应，剂量由小到大，可依次出现：

（1）抗焦虑作用：苯二氮䓬类小于镇静剂量时即有良好的抗焦虑作用，可显著改善紧张、忧虑、激动和失眠等症状，这可能是选择性作用于大脑边缘系统的结果。主要用于焦虑症。对持续性焦虑状态则宜选用长效类药物；对间断性严重焦虑患者则宜选用中、短效类药物。临床常用地西泮和氯氮䓬。

（2）镇静催眠作用：苯二氮䓬类缩短睡眠诱导时间，延长睡眠持续时间。其他催眠药均缩短快动眼睡眠时相（REM），停药时则代偿性反跳延长，而使梦魇增多。但本类药物对 REM 影响较小，停药后代偿性反跳较轻，由此引起的停药困难亦较小，是其优点之一。用于麻醉前给药，可缓和患者对手术的恐惧情绪，减少麻醉药用量而增加麻醉安全性。但该类药物连续应用，可引起依赖性而发生停药困难，应予警惕。

（3）抗惊厥、抗癫痫作用：所有苯二氮䓬类药物都有抗惊厥作用，其中地西泮和三唑仑的作用尤为明显，临床用于辅助治疗破伤风、子痫、小儿高热惊厥和药物中毒等所致的惊厥。静脉注射地西泮是目前抢救癫痫持续状态的首选药。

（4）中枢性肌肉松弛作用：有较强的肌松作用，可缓解动物去大脑僵直，也可缓解人类大脑损伤所致的肌肉僵直。发挥肌肉松弛作用时一般不影响正常活动。临床上可用于脑血管意外、脊髓损伤等引起的中枢性肌肉强直，缓解局部关节病变、腰肌劳损及内窥镜检查所致的肌肉痉挛，以及加强全麻药的肌松作用。

3. 不良反应及注意事项

（1）中枢抑制：治疗量连续用药可出现头昏、嗜睡、乏力等反应，长效类尤易发生。大剂量偶致共济失调。一次用量过大或静脉输注过快可发生急性中毒，表现为昏迷和呼吸抑制，用特异性解救药氟马西尼（flumazenil）解救。其为选择性中枢性苯二氮䓬受体拮抗药，亦可用于逆转苯二氮䓬类药物的中枢镇静作用。

（2）心血管抑制作用：静脉注射对心血管有抑制作用，治疗量口服则无此作用。

（3）耐受性：长期用药仍可产生一定耐受性，需增加剂量。

（4）依赖性：久服可发生依赖性和成瘾，停药时出现反跳和戒断症状（失眠、焦虑、激动、震颤等）。与巴比妥类相比，本类药物的戒断症状发生较迟、较轻。

（5）其他：对该类药物过敏者、休克、昏迷、急性酒精中毒者、孕妇和哺乳妇女忌用。肝肾功能损害、抑郁、呼吸功能不全者、驾驶员、高空作业和机器操作者、青光眼、重症肌无力者、老年人和过度衰弱者慎用。

4. 药物相互作用

与其他中枢抑制药、乙醇合用时，中枢抑制作用增强，加重嗜睡、昏睡、呼吸抑制、昏迷，严重者可致死。如临床需合用时，宜降低剂量，并密切监护患者。肝药酶诱导剂利福平、卡马西平、苯妥英钠或苯巴比妥等药物可显著加快该类药物的代谢，增加清除率，合用时可适当增加剂量；应用肝药酶抑制药如西咪替丁等药物可抑制该类药物在肝脏的代谢，导致清除率降低，从而加重不良反应。

5. 常见药物分类

（1）地西泮（安定）（valium，diazepam）。

1）药理作用：属苯二氮䓬类，小剂量时即有抗焦虑作用，能改善患者紧张、忧虑和恐惧症状；随剂量增加可产生镇静和催眠作用，有中枢性肌松作用，能减轻大脑损伤引起的肌肉僵硬及缓解局部病变引起的肌肉痉挛，能提高惊厥阈，有抗惊厥、抗癫痫作用。适用于焦虑、紧张、抑郁、恐怖等神经症。对癫痫发作有较好的效果，静脉注射可治疗癫痫持续状态。

2）使用方法。口服：2.5～5 mg/次，3次/天。肌肉注射或静脉注射：10～20 mg/次。肌肉注射或静脉注射：10～20 mg/次。

3）不良反应：口干、食欲减退、嗜睡、眩晕、共济失调、皮疹、低血压、心动过缓。

4）注意事项：青光眼、重症肌无力患者禁用。大剂量持续应用可产生依赖性。静脉注射不可用注射用水、生理盐水或葡萄糖溶液稀释，否则会发生浑浊。

（2）硝西泮（硝基安定）（nitrazepam）。

1）药理作用：具有镇静、催眠、抗焦虑、抗癫痫作用。

2）临床应用：治疗失眠，对癫痫大发作、失神性发作及婴幼儿痉挛症有一定的疗效。

3）使用方法：催眠，口服 10~20 mg/次；抗癫痫，口服 10~30 mg/次。

4）不良反应：嗜睡、眩晕、头痛、共济失调、便秘、白细胞减少。

（3）咪达唑仑（速眠安）（Midzolam）。

1）药理作用：具有抗焦虑、镇静、催眠、抗惊厥及肌肉松弛作用。

2）临床应用：①麻醉前给药；②全麻醉诱导和维持；③椎管内麻醉及局部麻醉时辅助用药；④诊断或治疗性操作（如心血管造影、心律转复、支气管镜检查、消化道内镜检查等）时患者镇静；⑤ICU 患者镇静。

3）用法用量及规格：2 mL：2 mg，5 mL：5 mg，安瓿；本品为强镇静药，注射速度宜缓慢，剂量应根据临床需要、患者生理状态、年龄和配伍用药情况而定，具体如下。①肌内注射用 0.9%氯化钠注射液稀释。静脉给药用 0.9%氯化钠注射液、5%或 10%葡萄糖注射液、5%果糖注射液、林格氏液稀释。②麻醉前给药在麻醉诱导前 20~60 分钟使用，剂量为 0.05~0.075 mg/kg 肌内注射，老年患者剂量酌减；全麻诱导常用 5~10 mg（0.1~0.15 mg/kg）。③局部麻醉或椎管内麻醉辅助用药，分次静脉注射 0.03~0.04 mg/kg。④ICU 患者镇静，先静脉注射 2~3 mg，继之以 0.05 mg/（kg·h）静脉滴注维持。

4）不良反应：①较常见的不良反应为嗜睡、镇静过度、头痛、幻觉、共济失调、呃逆和喉痉挛。②静脉注射还可发生呼吸抑制及血压下降，极少数可发生呼吸暂停或心跳骤停。有时可发生血栓性静脉炎。③直肠给药，一些患者可有欣快感。

5）禁忌证：对苯二氮䓬类药物过敏的患者、重症肌无力患者、精神分裂症患者、严重抑郁状态患者禁用。

6）注意事项：①用作全麻诱导术后常有较长时间再睡眠现象，应注意保持患者气道通畅。②不能用 6%葡聚糖注射液或碱性注射液稀释或混合。③长期静脉注射咪达唑仑，突然撤药可引起戒断综合征，推荐逐渐减少剂量。④肌内或静脉注射咪达唑仑后至少 3 个小时不能离开医院或诊室，之后应有人伴随才能离开。至少 12 个小时内不得开车或操作机器等。⑤慎用于体质衰弱者或慢性病、肺阻塞性疾病、慢性肾衰、肝功能损害或充血性心衰患者，若使用咪达唑仑应减小剂量并进行生命体征的监测。⑥只能一次性用于一个患者，用后剩余本品必须弃去。

（二）巴比妥类

巴比妥类（barbiturates）是巴比妥酸的衍生物。根据本类药物药代动力学的特点可将药物分为四类：长效类如苯巴比妥（phenobarbital），中效类如戊巴比妥（pentobarbital）、异戊巴比妥（amobarbital），短效类如司可巴比妥（secobarbital）和超短效类如硫喷妥钠（pentothal sodium）（表 11-3）。

表 11-3　巴比妥分类及特点

分类	药物	显效时间/h	作用时间/h	主要用途
长效	苯巴比妥	0.5~1	6~8	镇静、催眠、抗惊厥
中效	戊巴比妥	0.25~0.5	3~6	镇静、催眠、抗惊厥
短效	司可巴比妥	0.25	2~3	镇静、催眠、抗惊厥
超短效	硫喷妥钠	静脉注射立即显效	0.25	静脉麻醉

1.体内过程　巴比妥类口服或肌肉注射均易吸收,迅速分布于全身组织、体液,也易通过胎盘进入胎儿血液循环。各药进入脑组织的速度与药物的脂溶性呈正比,如硫喷妥钠脂溶性极高,极易通过血脑屏障,静脉注射后立即起效,而脂溶性小的苯巴比妥静脉注射,却需30分钟才起效。硫喷妥钠起效快,作用时间很短,维持15分钟左右,与该药迅速自脑组织再分布至外周脂肪组织有关。此外,脂溶性高的药物如司可巴比妥等主要在肝脏中代谢而失效,作用持续时间短;而脂溶性低的药物如苯巴比妥主要以原形自肾脏排泄而消除,作用持续时间长。药物在体内消除方式有两种,即在肝脏被代谢和经肾脏排出。苯巴比妥部分在肝被肝药酶代谢侧链氧化,再与葡萄糖醛酸结合,其余从尿中以原形排出。

尿液 pH 对苯巴比妥的排泄影响较大。碱化尿液时,该药解离增多,肾小管再吸收减少,排出增加。因此,在苯巴比妥中毒时,为促进药物排泄,可用碳酸氢钠碱化尿液。

2.药理作用　巴比妥类是普遍性中枢抑制药。随剂量由小到大,相继出现镇静、催眠、抗惊厥和麻醉作用。10 倍催眠量时则可抑制呼吸,甚至致死。由于安全性差,易发生依赖性,故其应用已日渐减少,目前在临床上主要用于抗惊厥、抗癫痫和麻醉。

(1)镇静、催眠:巴比妥类可改变正常睡眠模式,缩短 RMES 睡眠,引起非生理性睡眠。久用停药后,可"反跳性"地显著延长 REMS 睡眠时相,伴有多梦,引起睡眠障碍。缺点:①易产生耐受性和依赖性,可产生严重的戒断症状;②不良反应多见,过量可产生严重毒性;③诱导肝药酶的活性,干扰其他药物经肝脏的代谢。因此,巴比妥类已不作镇静催眠药常规使用。

(2)抗惊厥、抗癫痫:主要用于癫痫大发作和癫痫持续状态的治疗;还用于小儿高热、破伤风、子痫、脑膜炎、脑炎及中枢兴奋药引起的惊厥。

(3)麻醉前给药及麻醉:长效及中效巴比妥类可作麻醉前给药,以消除患者手术前情绪紧张,但效果不及地西泮。一些短效及超短效巴比妥类,如美索巴比妥(methohexital)和硫喷妥等的钠盐静脉注射可产生短暂的麻醉作用。

3.不良反应与用药注意

(1)后遗效应:服用催眠剂量的巴比妥类后,次晨可出现头晕、嗜睡、精细运动不协调及定向障碍等。这可能是由于巴比妥类消除缓慢,作用延缓至次日所致。驾驶员或从事高空作业人员服用巴比妥类后应警惕后遗效应。

(2)耐受性:短期内反复服用巴比妥类而引起药效逐渐降低,需加大剂量才能维持原来的预期作用。耐受性产生的主要原因可能是由于神经组织对巴比妥类产生适应性和

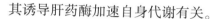

其诱导肝药酶加速自身代谢有关。

（3）依赖性：长期连续服用巴比妥类可使患者产生对该药的精神依赖性和躯体依赖性，迫使患者继续用药，终至成瘾。

（4）对呼吸系统的影响：影响强度与剂量成正比，若静脉注射速度过快，治疗量也可引起呼吸抑制。催眠剂量的巴比妥类对正常人呼吸影响不明显，但对已有呼吸功能不全者（严重肺气肿或哮喘者）则可显著降低每分钟呼吸量及动脉血氧饱和量。大剂量巴比妥类对呼吸中枢有明显抑制作用。

（5）急性中毒：大剂量服用或静脉注射过快，可引起急性中毒，主要表现为深度昏迷、高度呼吸抑制、血压下降、体温降低、休克及肾功能衰竭等。深度呼吸抑制是急性中毒的直接死因。对急性中毒者应积极采取抢救措施，维持呼吸与循环功能，保持呼吸道通畅，吸氧，必要时行人工呼吸，甚至气管切开，也可应用中枢兴奋药。为加速药物的排泄，可用碳酸氢钠等碱性药物，严重中毒病例可采用透析疗法。

（6）其他：少数人服用后可见荨麻疹、血管神经性水肿、多形性红斑及哮喘等过敏反应，偶可引起剥脱性皮炎。巴比妥类可致肝功能损害及肝小叶中心坏死。临产期妇女服用巴比妥类可使新生儿发生低凝血酶原血症及出血，巴比妥类可透过胎盘并经乳汁分泌，故分娩期和哺乳期妇女慎用。

4.禁忌证　支气管哮喘和颅脑损伤所致的呼吸抑制，严重肝功能不全、过敏和未控制的糖尿病等患者禁用。妊娠和哺乳期，甲状腺机能低下，发热，贫血，低血压，出血性休克，心、肝、肾功能不全，老年，精神疾病患者等慎用。

（三）其他镇静催眠药

水合氯醛（chloral hydrate）口服易吸收，用于催眠，约15分钟起效，维持6～8小时。此药不缩短快动眼睡眠的时间，停药后也无代偿性快动眼睡眠时间延长。对胃有刺激性，须稀释后口服。较大剂量有抗惊厥作用，可用于小儿高热、破伤风及子痫引起的惊厥。大剂量可引起昏迷和麻醉，抑制延髓呼吸及血管运动中枢，导致死亡。曾作为基础麻醉的辅助用药，现已极少应用。久服也可引起耐受性、依赖性和成瘾性。

1.药理作用　本品系三氯乙醛的水合物，是临床应用较安全的催眠、抗惊厥药，主要是抑制脑干网状结构上行激活系统。口服灌肠均易吸收，易透过血脑屏障进入中枢，主要在肝脏代谢。

2.用法剂型　溶液剂，10%溶液。催眠：10%溶液5～20 mL，睡前服用。抗惊厥：10%溶液15～30 mL，稀释后灌肠，极量4 g/d。儿童每次30～40 mg/kg（体重），极量1 g/d。抗惊厥适用于破伤风、子痫、高热、中枢兴奋药中毒。

3.不良反应　有刺激性臭味，可以引起呕吐、恶心。另有头疼、共济失调、兴奋、皮疹等不良反应。

第三节　泌尿系统用药

一、利尿药

利尿药(diuretics)是能作用于肾脏,促进水和电解质的排出,使尿量增加的一类药物。临床用于治疗各种原因引起的水肿,也可用于非水肿性疾病如高血压、高钙血症、肾结石等的治疗。

(一)尿液的形成与利尿药作用机制

尿液的生成通过三个步骤实现,即肾小球滤过、肾小管和集合管的重吸收和分泌。利尿药主要通过影响肾小管和集合管的重吸收功能而发挥利尿作用。

1.肾小球滤过　血液中的成分除蛋白质和血细胞外,均可经肾小球滤过形成原尿。原尿量多少取决于肾血流量和有效滤过压。正常成人每日原尿量约为 180 L,但每日排出的终尿量仅为 1~2 L,表明约 99% 的滤液在肾小管和集合管被重吸收。可见,若药物只通过增加肾小球滤过产生利尿作用,效果不会十分明显。

2.肾小管和集合管的重吸收　原尿经过肾小管和集合管后,约 99% 的钠和水被重吸收。目前常用的利尿药多数是通过减少肾小管和集合管上皮细胞对钠及水的重吸收而发挥利尿作用的,而药物利尿作用的强弱与其作用的部位密切相关(图 11-3)。

(1)近曲小管:原尿中 60%~65% 的 Na^+ 在此段通过两种方式被重吸收。①钠泵(Na^+-K^+-ATP 酶)主动重吸收:随着管腔液中 Na^+ 主动重吸收,Cl^- 通过静电吸引从管腔进入细胞内,并促进了水被动重吸收。②H^+-Na^+ 交换:H^+ 来源于近曲小管上皮细胞内 CO_2 和 H_2O 在碳酸酐酶(CA)催化下生成的 H_2CO_3,后者解离出 H^+ 和 HCO_3^-,H^+ 由肾小管上皮细胞分泌入小管液,同时将小管液中等量 Na^+ 交换回细胞内,然后 Na^+ 经钠泵及 $Na^+-HCO_3^-$ 同向转运系统被重吸收进入组织间液。

作用于近曲小管抑制 Na^+ 重吸收的药物利尿作用弱,因为近曲小管对 Na^+ 重吸收被抑制后引起管腔内 Na^+ 和 Cl^- 增加,远曲小管 Na^+ 和 Cl^- 重吸收代偿性增加。

(2)髓袢升支粗段:原尿中有 20%~30% 的 Na^+ 在此段通过 $Na^+-K^+-2Cl^-$ 同向转运机制被重吸收,但此段几乎不伴有水的重吸收。当尿液由肾乳头流向肾皮质时,管腔液的渗透压由高渗逐渐变为低渗,即为肾脏的稀释功能。重吸收的 NaCl 进入到肾髓质组织间液,形成肾髓质高渗区。低渗的尿液流经高渗髓质中的集合管时,在抗利尿激素(antidiuretic hormone,ADH)的作用下,水被重吸收,尿液被浓缩,即为肾脏的浓缩功能。

利尿药可通过抑制髓袢升支粗段 $Na^+-K^+-2Cl^-$ 同向转运系统,减少 NaCl 的重吸收,影响尿液的稀释和浓缩过程,产生强大的利尿作用。

(3)远曲小管和集合管:原尿中 5%~10% 的 Na^+ 在此段被重吸收。远曲小管近端存在 Na^+-Cl^- 同向转运系统,Na^+ 通过此机制被重吸收。

利尿药通过抑制 Na^+-Cl^- 同向转运系统,减少 NaCl 的重吸收,影响尿的稀释过程,而不影响尿的浓缩过程,产生中等强度的利尿作用。肾小管各段功能和利尿药作用部位见图 11-3。

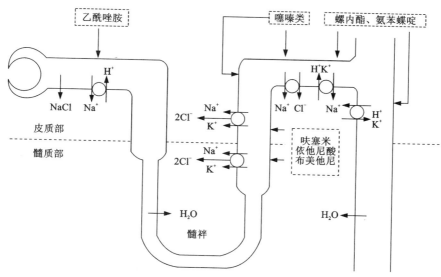

图11-3　肾小管各段功能和利尿药作用部位

远曲小管远端和集合管还存在着醛固酮参与的 Na^+-K^+ 交换,利尿药可通过拮抗醛固酮受体,产生弱的利尿作用。

(二)利尿药的分类

按药物的利尿效能可分为三类。高效能利尿药:主要作用于髓袢升支粗段,抑制 Na^+ 重吸收,产生强大的利尿作用。中效能利尿药:主要作用于髓袢升支粗段皮质部和远曲小管近端,抑制 Na^+ 重吸收,产生中等利尿作用。低效能利尿药:主要作用于远曲小管末端和集合管,抑制 Na^+ 重吸收,产生弱的利尿作用。

1. 呋塞米(furosemide,呋喃苯胺酸)　呋塞米又叫速尿,为高效能利尿药。

(1)药理作用。

1)利尿作用:主要作用于髓袢升支粗段的皮质和髓质部位,抑制 $Na^+-K^+-2Cl^-$ 同向转运系统,抑制 NaCl 的重吸收,降低肾的稀释功能。另外,肾髓质间隙渗透压梯度降低,使流经集合管尿液中的水重吸收减少,降低肾的浓缩功能,从而发挥迅速强大的利尿作用。同时也减少了 Ca^{2+}、Mg^{2+}、K^+ 的重吸收,使尿中 Na^+、K^+、Cl^-、Mg^{2+}、Ca^{2+}、HCO_3^- 排出增加。

2)扩血管作用:扩张肾血管,增加肾血流量,改变肾皮质内血流的分布。扩张全身静脉,降低左室充盈压。扩张血管的作用机制可能与药物促进前列腺素合成、抑制前列腺素分解有关。

(2)体内过程:口服易吸收,30 分钟内起效,1~2 小时作用达峰值,维持 4~6 小时。静脉注射 5~10 分钟起效,1 小时作用达峰值,维持 2~3 小时。血浆蛋白结合率为 95%

~99%。药物大部分以原形由尿排泄。

（3）药物应用。

1）适应证：用于其他利尿药无效的严重水肿患者，如心源性水肿、肝性水肿、肾性水肿、急性肺水肿和脑水肿，防治肾功能不全，也用于高血压病、高钾血症、高钙血症、部分急性药物或毒物中毒。

2）禁忌证：禁用对呋塞米过敏。慎用：①慎用无尿或严重肾功能损害患者；②糖尿病、高尿酸血症或有痛风病史者；③老年人、孕妇、哺乳期女性；④严重肝功能损害者；⑤急性心肌梗死，过度利尿可促发休克；⑥有低钾血症倾向者，尤其是应用洋地黄类药物或有室性心律失常者；⑦红斑狼疮；⑧前列腺肥大；⑨对磺胺药和噻嗪类利尿药过敏者。

（4）用法用量（呋塞米注射液）。

1）水肿性疾病：肌肉注射或静脉注射，每次 20~40 mg，隔日 1 次，根据需要可每日 1~2 次，必要时每 2 小时追加剂量，每日量视需要可增至 120 mg，直至出现满意疗效。

2）急性左心衰：起始 40 mg 静脉注射，必要时每小时追加 80 mg，直至出现满意疗效。

3）急、慢性肾功能衰竭：可用 200~400 mg 加于氯化钠注射液 100 mL 内静脉滴注，滴注速度不超过 4 mg/min。有效者可按原剂量重复应用或酌情调整剂量，每日总剂量不超过 1 g。利尿药效果差时不宜再增加剂量，以免出现肾毒性。

4）高血压危象：起始剂量 40~80 mg 静脉注射，伴急性左心衰或急性肾衰竭时，可酌情增加剂量。

5）高钙血症：可静脉注射，一次 20~80 mg。

（5）不良反应。

1）水与电解质紊乱：连续应用或用药过量时，因过度利尿可引起低血容量、低血钾、低血钠、低氯碱血症等，而低血钾最常见，应注意及时补钾或加服保钾利尿药。低血钾可诱发肝昏迷。

2）耳毒性：大剂量呋塞米快速静脉注射，可引起眩晕、耳鸣、听力减退或暂时性耳聋。少数为不可逆性，肾功能不全者更易发生。

3）胃肠道反应：表现为恶心、呕吐、上腹部不适等症状，大剂量时可引起胃肠出血。

4）高尿酸血症：长期利尿后血容量降低，使尿酸经近曲小管的重吸收增多，同时，呋塞米竞争性抑制尿酸排泄而导致高尿酸血症，从而诱发和加重痛风。

5）其他：本药系磺胺类化合物，可见过敏反应，表现为皮疹、血小板减少、粒细胞减少、过敏性间质性肾炎等，停药后可恢复，与磺胺类药物存在交叉过敏反应。久用可引发高血糖、高血脂等。

（6）注意事项。

1）由于本品利尿作用强而迅速，应让患者在用药前先备好便器，尤其是注射时。如每日用药 1 次，可安排在早晨；如每日用 2 次，可安排在上午和下午，以免增加夜尿。

2）静脉注射时速度不可过快，20 mL 药液于 1~2 分钟注射完。

3）用药间期应进食高钾食物或服氯化钾以免低钾。如患者因大量排尿而口渴思饮时，不可只给患者喝白开水，而应给予其含电解质的饮料。

4）长期或大剂量应用时，可有体位性低血压、休克、低钾、低钠、低钙血证，低氯性碱中毒、口渴、乏力、肌肉酸痛、心律失常等。

5）在大量排尿时，可出现血尿素氮升高，如肌酐不高，肾功能好，可不必停药。

6）监测：①应及时监测血常规、电解质、酸碱平衡情况、肝肾功能、血糖、血尿酸、听力等；②用于肺水肿患者时，要注意监测肺呼吸音；③与强心苷药品同时应用时注意观察心律失常，避免发生强心苷中毒；④有肝病的患者要注意观察神志状况，避免发生肝昏迷；⑤用于正在药物治疗的高血压患者时，要监测患者的血压、脉搏，过多的排尿易产生脱水和血压下降，引起体位性低血压。

2. 中效能利尿药　代表药物为噻嗪类，如氢氯噻嗪（hydrochlorothiazide）、氢氟噻嗪（hydroflumethiazide）、苄氟噻嗪（bendroflumethiazide）及环戊噻嗪（cyclopenthiazide）等，它们作用相似，但作用强度、维持时间不同，其中以氢氯噻嗪最常用。吲达帕胺（indapamide）、氯噻酮（chlortalidone）等不属于噻嗪类，但利尿作用及机制与噻嗪类相似。

下面以氢氯噻嗪（hydrochlorothiazide，双氢克尿噻）为例介绍药物间相互反应。

（1）体内过程：脂溶性较高，口服吸收迅速而完全，生物利用度约为70%。药物易分布于肾脏，其次肝脏，其他组织较少，可通过胎盘屏障。大多数药物均以原形经近曲小管分泌排泄，少量经胆汁排泄。与尿酸分泌产生竞争，导致尿酸排出减少。

（2）药理作用。

1）利尿作用：主要作用于远曲小管近端，抑制 Na^+-Cl^- 同向转运系统，抑制 NaCl 的重吸收而产生温和持久的利尿作用。此外，本药对碳酸酐酶有一定的抑制作用，使 H^+ 分泌减少，H^+-Na^+ 交换减少，K^+-Na^+ 交换增加，K^+ 排出增多。同时可增加 HCO_3^-、Mg^{2+} 的排泄。

2）降压作用：用药早期通过利尿作用使血容量减少而降压，长期用药则通过扩张外周血管而发挥降压作用。

3）抗利尿作用：能明显减少尿崩症患者的尿量。作用机制尚未完全阐明，可能与其增加 Na^+ 的排出，降低血浆渗透压，减轻口渴感，减少饮水量有关。

（3）临床应用。

1）水肿：主要用于消除各种原因引起的水肿。对轻、中度心源性水肿疗效较好，对肾性水肿的疗效与肾功能损害的程度有关，受损较轻者疗效较好。对肝性水肿疗效较差。

2）高血压：是治疗高血压的基础药物之一，与其他降压药合用可增强降压效果，减少不良反应。

3）尿崩症：可用于肾性尿崩症及用加压素无效的垂体性尿崩症。

（4）用法。①利尿：25~50 mg/次，1~2 次/天，隔日服药较好。②降压：25 mg/次，2~3 次/天。主张小剂量，即每日 6.25~12.5 mg/天。

（5）不良反应：少数有胃肠道症状、皮肤过敏、尿形成结晶、血尿酸浓度增高、血糖增高、白细胞和血小板减少，偶见急性胰腺炎及肝内阻塞性黄疸而致死。

1）电解质紊乱：如低血钾、低血镁、低氯性碱血症等。以低血钾症最常见，补钾或合用保钾利尿药可防治。

2）高尿酸血症：可抑制尿酸排泄而导致高尿酸血症。

3）高血糖症：可抑制胰岛素的释放，减少葡萄糖利用，使血糖升高。

4）高脂血症：可升高血浆甘油三酯、低密度脂蛋白、总胆固醇的含量，降低高密度脂蛋白的含量。

此外，可见过敏反应、血小板减少、粒细胞减少、胃肠道反应等。

（7）注意事项：痛风、糖尿病、高脂血症患者慎用。严重肝、肾功能不全，胰腺炎、孕妇、哺乳期妇女等慎用。

3. 低效能利尿药　螺内酯（spironolactone，安体舒通）。

（1）体内过程：口服吸收迅速，口服后 1 天左右起效，2~3 天达利尿高峰，作用维持 5~6 天。体内主要代谢产物为有活性的坎利酮。

（2）药理作用：是人工合成的甾体化合物，其化学结构与醛固酮相似，主要作用于远曲小管和集合管部位，竞争细胞内醛固酮受体，拮抗醛固酮保钠排钾的作用，促进钠和水排出。其特点为利尿作用弱、起效缓慢但持久，为保钾利尿药。其利尿作用与体内醛固酮的水平有关，体内醛固酮水平升高，利尿作用更明显。

（3）临床应用：主要用于与醛固酮升高有关的顽固性水肿，如肝硬化、肾病综合征、充血性心力衰竭引起的水肿，常与排钾利尿药合用。

（4）不良反应与用药注意。

1）电解质紊乱：久用可引起高血钾，首发表现为心律失常，用药期间要密切注意血钾及心电图变化，肾功能不良者更易发生。因此，高血钾、肾功能不全者、溃疡患者禁用。

2）内分泌紊乱：有性激素样作用，可引起男子乳房女性化和阳痿等；女性面部多毛、月经紊乱、性功能下降、乳房触痛等，停药后可消失。

3）其他：胃肠道反应表现为恶心、呕吐、腹痛、腹泻、胃溃疡及胃出血等。中枢神经系统反应：可见头痛、困倦与精神错乱等。

4. 氨苯蝶啶（triamterene，三氨蝶啶）和阿米洛利（amiloride，氨氯吡咪）

（1）体内过程：口服易吸收，生物利用度约为 50%。氨苯蝶啶在肝脏代谢，$t_{1/2}$ 为 4.2 小时，其活性形式及代谢物由肾脏排泄。阿米洛利 $t_{1/2}$ 为 6~9 小时，以原形经尿排出。

（2）药理作用：作用于远曲小管远端和集合管，阻滞管腔 Na^+ 通道，减少 Na^+ 的重吸收和 K^+ 的分泌，从而产生排 Na^+、利尿、保 K^+ 的作用。单用疗效较差。

（3）临床应用：与高效能、中效能排钾利尿药合用可治疗各种顽固性水肿。

（4）用法：40~120 mg/天，分 3~4 次服。用药 5 日后如疗效满意，继续服用原剂量，否则增加其他利尿药。

（5）不良反应与用药注意事项：常见胃肠道反应，如恶心、呕吐、腹泻等。长期服用可致高钾血症，肾功能不全、糖尿病患者及老年人易发生。肝硬化患者服用可引起巨幼红细胞性贫血。严重肝、肾功能不全、有高钾血症倾向患者禁用。高血压、充血性心力衰竭、糖尿病、低钠血症患者及孕妇慎用。在应用氨苯蝶啶、阿米洛利期间，尿液为淡蓝色荧光尿。

二、脱水药

脱水药（dehydrant agents）又称为渗透性利尿药（osmotic diuretics），是指能使组织脱水并产生利尿作用的一类药物。此类药物在体内多不被代谢，易经肾小球滤过而不被肾小管重吸收；代表药有甘露醇、甘油果糖、山梨醇、高渗葡萄糖等小分子化合物。

（一）甘露醇

甘露醇为己六醇结构，临床用其20%的高渗溶液静脉给药。

1. 药理作用

（1）脱水作用：静脉给药后能迅速升高血浆渗透压，使组织间液向血浆转移，引起组织脱水，可降低颅内压和眼内压。

（2）利尿作用：药物经肾小球滤过而不被肾小管重吸收，在肾小管腔内形成高渗状态，导致钠、水的重吸收减少而达到利尿作用。药物也可扩张肾血管，使肾血流量增加，提高肾小球滤过率。

2. 临床应用

（1）急性肾功能衰竭：急性肾衰早期应用本药，通过其脱水、利尿、增加肾血流量的作用可减轻肾间质水肿，排出毒物，防止肾小管萎缩、坏死，改善肾缺血。

（2）脑水肿：缺氧、创伤、炎症及肿瘤等均可引发脑水肿，使颅内压升高。本药有脱水作用，静脉给药后可降低颅内压，是治疗脑水肿、降低颅内压安全有效的首选药。

（3）青光眼：脱水作用可减少眼内房水量，降低眼内压，可用于青光眼手术前降眼压。

（4）其他：大面烧伤所致水肿、腹水等。

3. 使用方法　静脉滴注：每次剂量为 1.0~4.5 g/kg，一般用20%甘露醇溶液250 mL，须在25分钟内滴完。

4. 注意事项　给药过快易引发头晕、头痛、视力模糊、畏寒等。静脉注射外渗易引起组织肿胀、皮肤坏死等，一旦外渗应及时热敷。用药期间注意患者的血压、呼吸、脉搏情况，预防循环血量增加引起急性肺水肿。本药在气温较低时易析出结晶，用80℃热水浴加温，震荡溶解后可使用。禁止与其他药物混合静脉滴注，充血性心力衰竭、活动性颅内出血者禁用。

（二）甘油果糖（glycerol and fructose）

甘油果糖为高渗制剂，通过高渗透性脱水，能使脑水分含量减少，降低颅内压。降低颅内压作用起效较缓，持续时间较长。

1. 药物应用

（1）适应证：用于脑血管病、脑外伤、脑肿瘤、颅内炎症及其他原因引起的急慢性颅内压增高、脑水肿等。

（2）禁忌证：遗传性果糖不耐症、对药物任一成分过敏、高钠血症、无尿、严重脱水者禁用。

2. 使用为法　静脉滴注：治疗颅内压增高、脑水肿时，成人每次 250~500 mL，每天 1~2 次，每 500 mL 需滴注 2~3 小时。根据年龄、症状可适当增减。

3. 注意事项　一般无不良反应，偶可出现溶血现象。用药期间监测患者血电解质、血压、心功能变化。

第四节　调节水、电解质及酸碱平衡的药物

一、液体平衡调节药物

（一）氯化钠

1. 药理作用　可补充体内钠、氯离子，调节体内水与电解质的平衡，维持体液正常渗透压。用于各种缺盐性失水症，胃肠灌洗、洗眼、创口、黏膜，也可做注射用药的溶媒或稀释剂。

2. 使用方法　皮下、静脉注射或静脉滴注用量根据病情需要，一般每日给予 0.9% 氯化钠注射液 250~1000 mL。

3. 注意事项　①高渗溶液禁作皮下注射，肺水肿患者禁用，心、脑、肝肾疾病患者慎用；②等渗氯化钠不宜与能量合剂、乳糖酸红霉素（不能用生理盐水溶解，但可做稀释剂）、两性霉素 B、乳酸钠配伍。

（二）复方氯化钠

1. 药理作用　用于补充体液，补充 Na^+、Cl^-、K^+、Ca^{2+}。
2. 使用方法　常用量每日 500~1000 mL。
3. 注意事项　水、钠代谢障碍患者慎用。

（三）葡萄糖

1. 药理作用　提供热量、补充液体、促进肝脏解毒作用，辅助治疗各种中毒；高渗溶液具有利尿、脱水作用，治疗脑、肺组织水肿及眼压高；与胰岛素合用治疗高血钾症。

2. 使用方法　口服：50 g/次，3 次/天。静脉滴注或静脉注射可根据病情而定。

3. 注意事项　糖尿病、心肾功能不全、颅内出血的患者慎用。静脉滴注速度不宜过快。高渗制剂外漏可引起组织刺激，不做皮下注射。

（四）口服补液盐

1. 药理作用　预防急性腹泻或大量水分丢失造成的脱水。
2. 主要成分　含氯化钠、葡萄糖、碳酸氢钠或枸橼酸钠的散剂。

3．使用方法　口服：每包药粉溶于 1000 mL 水中，随时服用。

二、电解质平衡调节药物

低钠血症指血钠浓度<135 mmol/L；高钠血症指血钠浓度>145 mmol/L。低血镁指血镁浓度<0.75 mmol/L。血钙浓度>2.75 mmol/L 即为高钙血症，血钙浓度<2.2 mmol/L(8.8 mg/L)即为低钙血症。低钾血症指血钾<3.5 mmol/L；高钾血症指血钾浓度>5.5 mmol/L。

(一)氯化钾

1．药理作用　钾离子是细胞内的主要阳离子，为维持细胞新陈代谢、细胞内渗透压和酸碱平衡的必需阳离子。还参与维持神经传导、肌肉运动及心脏功能的正常活动。用于各种原因引起的低钾血症如幽门梗阻、肝硬化、慢性痢疾等；也可作为强心苷中毒及服排钾利尿药和肾上腺皮质激素时的辅助用药。

2．使用方法　口服：1~2 g/次，3 次/天。静脉滴注：1.5~3.0 g/天，稀释浓度不高于 0.3%，滴数 2~3 mL/分钟。

3．注意事项　禁止静脉推注。肾功能障碍尿少时慎用，无尿时禁用。口服补钾可出现恶心、腹泻等胃肠道症状。

三、酸碱平衡调节药物

分为两类：一类是治疗酸中毒药物，常用的有碳酸氢钠、乳酸钠林氏液等；另一类是治疗碱中毒药物，常用的有氯化铵等。

1．作用机制　根据诱发酸碱平衡失调的原发病因，可将酸碱平衡失调分为四种基本类型：原发因素为代谢者，分为代谢性酸中毒和代谢性碱中毒；原发因素为呼吸者，分为呼吸性酸中毒和呼吸性碱中毒。代谢性酸中毒是指细胞外液 H^+ 相对过多，它可以是 H^+ 产生过多，或者是 HCO_3^- 减少而引起。治疗代谢性酸中毒主要是静脉给药后使血浆内 HCO_3^- 浓度升高，中和氢离子，从而纠正酸中毒。

代谢性碱中毒是指细胞外液 HCO_3^- 相对过多，它可以是 H^+ 减少，或者 HCO_3^- 产生过多而引起。治疗代谢性碱中毒主要是静脉给药后使血浆内 HCO_3^- 浓度下降，从而纠正碱中毒。呼吸性酸中毒是由于肺泡通气功能下降，肺泡 $PaCO_2$ 升高，血 HCO_3^- 浓度升高，pH 下降而引起。治疗呼吸性酸中毒，一般不给碱性药物，除非 pH 下降甚剧，主要以改善患者的通气功能为主。呼吸性碱中毒是由于通气过度，CO_2 排出增多，血中 CO_2 减少，pH 上升而引起。治疗呼吸性碱中毒，主要以积极治疗原发病，控制通气过度为主。

2．临床应用　主要用于纠正酸碱平衡失调。治疗酸中毒与碱中毒均包括基本病因治疗和纠正酸或碱中毒两部分。纠正酸碱平衡失调不能矫正，需要边治疗边观察反应，强调治疗过程中密切观察。

3．分类

(1)调节酸平衡药：有碳酸氢钠、乳酸钠、复方乳酸钠山梨醇等。其中碳酸氢钠是临床上最常用的碱性药，可直接增加人体的碱储备，以纠正代谢性酸中毒。同时，碳酸氢钠还可碱化尿液。

（2）调节碱平衡药：调节碱平衡药有氯化铵、氯化钠、盐酸精氨酸等。其中氯化铵为酸性盐，口服或静脉滴注后可酸化体液和尿液，纠正碱中毒。

（一）碳酸氢钠

1. 药理作用　可中和胃酸，碱化尿液，调节机体酸碱度。用于纠正机体代谢性酸中毒或增强氨基酸糖苷类抗生素对泌尿系感染的疗效及预防磺胺类对肾脏的损害。外用4%溶液冲洗阴道或坐浴，治疗真菌性阴道炎。3%溶液滴耳，软化耵聍。

2. 使用方法　制酸或碱化尿液：口服，0.5~1.0 g/次，3~4 次/天；儿童0.1~0.2 g/次，3~4 次/天。纠正酸中毒：静脉滴注或静脉注射，一般可用5%溶液2~4 mL/kg。

3. 禁忌证　有溃疡出血者及碱中毒者、限制钠盐摄入者禁用。

4. 不良反应　大量应用可引起碱中毒、心律失常、肌肉痉挛性疼痛、低血钾、疲乏、头痛；肾功能不全者或用药过量可引起水肿、精神症状、肌肉疼痛、口腔异味、抽搐、呼吸缓慢等，主要由代谢性碱中毒所致。

5. 注意事项　有高血压，充血性心力衰竭，急、慢性肾衰竭，低血钾和二氧化碳滞留的患者慎用。对局部组织有刺激性，注射时切勿漏出血管。溃疡病可能穿孔者勿口服。可促进苯巴比妥类和水杨酸盐的肾排泄。

（二）乳酸钠林格

1. 药理作用　与细胞外液的电解质组成相似，每1000 mL中含氯化钠6 g，氯化钾0.3 g，氯化钙0.2 g，乳酸钠3.1 g，因此有补充水、电解质，热量和调整酸中毒的作用。

2. 使用方法　静脉滴注：500~1000 mL/天。滴速应以山梨醇计算每小时不超过0.5/kg为度，并依年龄、体重及症状增减。

3. 禁忌证　对肝功能不全者或在缺氧时忌用。严重肺水肿、脑水肿者、严重肝功能受损、休克、右心衰竭或乳酸性酸血症者禁用。

4. 不良反应　偶见有心率加快、胸闷、气促、肺水肿、心力衰竭、血压升高、水肿、体重增加、低钾血症。低血钙者于酸中毒后，常因血清钙离子浓度降低而出现手足麻木、疼痛、抽搐。

5. 注意事项　①过量、过快、可能出现浮肿，甚至肺水肿；②心、肾功能不全，重症肝病，尿路梗阻及高渗性脱水者慎用；③与枸橼酸抗凝药、磷酸离子及碳酸离子混合时可产生沉淀；④糖皮质激素有保钠作用，与乳酸钠合用可提高血钠浓度；⑤乳酸钠与双胍类降糖药(二甲双胍，尤其是苯乙双胍)合用，会阻碍肝脏对乳酸的利用，引起尿乳酸中毒。

（三）氯化铵

1. 不良反应　偶见心动过速、面色苍白、精神紊乱、定向力障碍、酸中毒。给药速度过快可出现惊厥、呼吸停止。

2. 禁忌证　氯化铵可增加血氨浓度，于肝功能不全者可诱发肝昏迷，对肝肾功能不全者禁用。

第五节 解毒药物

一、有机磷酸酯类中毒解毒药

胆碱酯酶复活药是一类能使被有机磷酸酯类抑制的乙酰胆碱酯酶(AChE)恢复活性的药物，常用的有碘解磷定(pralidoxime iodide)和氯解磷定(pralidoxime chloride)。

(一)碘解磷定

碘解磷定为最早应用的 AChE 复活药，水溶性较低，且溶液不稳定，久置可释放出碘。

1.药物动力学 静脉注射后，肝、肾、醇及心脏等器官含药量最多，其 $t_{1/2}$ 不到 1 小时。大剂量应用时，小部分通过血脑屏障。主要经肾排泄，6 小时约有 80% 排出，故需反复给药。

2.药理作用 本品进入体内后，其分子中带正电荷的季铵氮与磷酰化 AChE 的阴离子部位以静电引力相结合，结合后使其肟基($=N—OH$)趋向磷酸化 AChE 的瞬原子，进而与磷酰基进行共价键结合，生成磷酰化 AChE 和碘解磷定的复合物，后者经裂解产生磷酰化碘解磷定，同时使 AChE 游离出来，恢复其水解能力。此外，也能与体内游离的有机磷酸酯类直接结合，形成无毒的磷酰化碘解磷定，随尿液排出，从而阻止游离的有机磷酸酯类与 AChE 继续结合，故对其解毒作用也有一定意义。

3.临床应用 主要用于中度和重度有机磷酸酯类中毒的治疗，可使 AChE 复活，但对"老化"的磷酰化 AChE 无效，故需早期使用。对不同的有机磷酸酯类中毒，碘解磷定复活 AChE 的效果不同。例如对内吸磷、马拉硫磷和对硫磷中毒的疗效较好，对敌敌畏、美曲膦酯的疗效较差，对乐果则无效。因为乐果中毒时，形成的磷酰化 AChE 几乎是不可逆的。对骨骼肌肌疗效较好，可以迅速控制。对自主神经系统功能的恢复较差。对中枢神经系统的中毒症状也有一定的改善作用。

4.不良反应 一般治疗量时，不良反应少见，静脉注射较快(每分钟超过 50 mg)或用量超过 2 g 时，由于药物本身的神经肌肉阻滞作用和抑制 AChE 的作用，可产生轻度乏力、视力模糊、复视、眩晕、头痛、恶心、呕吐、心动加速等，严重时，发生阵挛性抽搐，甚至呼吸中枢抑制。

(二)氯解磷定

氯解磷定的药理作用和用途与碘解磷定相似，其特点是性质稳定，水溶性好，可作肌内或静脉给药。国内有生产和应用，其作用极快，于肌内注射后 1~2 分钟即开始见效，效果并不亚于静脉注射。不良反应较碘解磷定少，少数患者可有轻度头昏、恶心、呕吐等。由于其使用方便，不良反应少，故临床上较为常用。

二、氰化物中毒解毒药

氰化物是一类剧毒物，常见的有氰化氢、氰化钠、氰化钾、氰化钙等无机类和乙腈、丙腈、丙烯腈、正丁腈等有机类，另外某些植物果实中如苦杏仁、桃仁、李子仁、枇杷仁、樱桃仁及木薯等都含有氰苷，分解后可产生氢氰酸。

氰化物可经口服、吸入及皮肤黏膜吸收。小剂量引起呼吸兴奋；大剂量时呼吸先兴奋后抑制。呼吸麻痹是氢氰酸中毒死亡的主要原因。小剂量氰化物对心血管有兴奋作用，表现为心跳加快、心排出量增加、血压升高，随后逐渐恢复正常。若剂量增大，继之可出现抑制，心跳缓慢、心排出量减少、血压下降，甚至心跳停止。循环衰竭亦是导致氰化物中毒死亡的原因之一。

氰化物产生毒理作用的机理是抑制细胞内多种酶系统，被吸收后与线粒体上的细胞色素氧化酶（P_{450}）中三价铁（Fe^{3+}）产生络合物，抑制细胞氧化磷酸化作用，阻断能量 ATP 的生成，并使得细胞缺氧窒息。

（一）亚硝酸钠（sodium nitrite）

1. 药理作用　　氰化物与细胞色素 P_{450} 中的 Fe^{3+} 有高亲和性。本品系氧化剂，能使血红蛋白中的 Fe^{2+} 氧化成 Fe^{3+}，形成高铁血红蛋白。高铁血红蛋白中的 Fe^{3+} 与氰化物（CN^-）结合力比 Fe^{2+} 强，即使已与细胞色素氧化酶结合的 CN^- 也可使其重新释放，恢复酶的活力。但高铁血红蛋白与 CN^- 结合后形成的氰化高铁血红蛋白在数分钟后又逐渐解离，释出 CN^-，又重现氰化物毒性的作用。因此本品对氰化物中毒仅起暂时性的延缓其毒性。另外本品还有扩张血管作用。

2. 药物应用　　用于氰化物中毒。

3. 注意事项　　主要的不良反应有恶心、呕吐、头昏、头痛、出冷汗、发绀、气急、昏厥、低血压、休克、抽搐。使用过程中注意观察和预防。不良反应的程度除与剂量过大有关外，还与注射本品速度有关。

（二）亚硝酸异戊酯（amyl nitrite）

1. 药理作用　　本药有血管扩张作用，与硝酸甘油类似，但作用更快。进入细胞内释放 NO，激活鸟苷酸环化酶，使平滑肌和其他组织内的 cGMP 增多，导致血管扩张；并能扩张周围静脉，使周围静脉贮血，左心室末压降低和舒张期对冠状动脉血流阻力降低，也可扩张周围小动脉而使周围阻力和血压下降，从而心肌耗氧量降低，缓解心绞痛。

2. 药物应用　　应用于氰化物中毒。

（三）亚甲蓝（methylthioninium chloride）

1. 药理作用　　亚甲蓝系氧化剂，根据其在体内的不同浓度，对血红蛋白有两种不同的作用。低浓度时 6—磷酸—葡萄糖脱氢酶中的氢离子经还原型三磷酸吡啶核苷传递给亚甲蓝，使其转变为还原型的白色亚甲蓝；白色亚甲蓝又将氢离子传递给带 Fe^{3+} 的高铁血红蛋白，使其还原为带 Fe^{2+} 的正常血红蛋白，而白色亚甲蓝又被氧化为亚甲蓝。亚甲蓝的还原—氧化过程可反复进行。高浓度时，亚甲蓝不能被完全还原为白色亚甲蓝，因而起氧化作用，将正常血红蛋白氧化为高铁血红蛋白。由于高铁血红蛋白易与 CN⁻ 结合形成氰化高铁血红蛋白，但数分钟后二者又离解，故仅能暂时抑制 CN⁻ 对组织中毒的毒性。

2. 药物应用　对化学物亚硝酸盐、硝酸盐、苯胺、硝基苯、三硝基甲苯、苯醌、苯肼等和含有或产生芳香胺的药物引起的高铁血红蛋白血症有效。对先天性还原型二磷酸吡啶核苷高铁血红蛋白还原酶缺乏引起的高铁血红蛋白血症效果较差。对急性氰化物中毒，可暂时延迟其毒性。

3. 注意事项

(1)本品静脉注射过速，可引起头晕、恶心、呕吐、胸闷、腹痛。剂量过大，除上述症状加剧外，还出现头痛、血压降低、心率增快伴心律失常、大汗淋漓和意识障碍。用药后尿呈蓝色，排尿时可有尿道口刺痛。

(2)本品不宜皮下、肌内或鞘内注射，前者引起坏死，后者引起瘫痪。6-磷酸-葡萄糖脱氢酶缺乏患者和小儿应用剂量过大可引起溶血。对肾功能不全者应慎用。

(四)硫代硫酸钠(sodium thiosulfate)

1. 药理作用　本品所供给的硫，通过体内硫转移酶，将硫与体内游离的或已与高铁血红蛋白结合的 CN⁻ 相结合，使变为毒性很小的硫氰酸盐，随尿排出而解毒。

2. 药物应用　主要用于氰化物中毒，也可用于砷、汞、铅、铋、碘等中毒。

3. 注意事项　本药的不良反应主要有头晕、乏力、恶心、呕吐、腹泻等反应，有引起接触性皮炎的报道。

三、金属和类金属中毒解毒药

金属与类金属如铜、汞、银、铬、铅、镉、砷、磷、锑、铋等及其化合物，在体内均能与组织细胞中巯基(—SH)酶的巯基不同程度地结合，抑制酶的活性，阻碍细胞的生理功能。解毒剂有含巯基解毒剂和金属络合剂

(一)含巯基解毒剂

本类药物为竞争性解毒剂，它们所含的巯基(—SH)与金属或类金属离子结合力强，不仅阻止金属或类金属离子与巯基酶结合，而且能夺取与巯基酶结合的金属或类金属离子，生成无毒且难解离的络合物由尿排出，恢复巯基酶的活性。

1. 二巯(基)丙醇

(1)药物应用：本品主要用于砷、汞中毒，对铜、铋、锌、钴中毒也有效，对铅中毒疗效较差。

(2)注意事项：

1)本品能抑制其他酶系统如过氧化氢酶、碳酸酐酶，并有肝脏毒性，必须控制用量。

2)本药有刺激性，可引起注射局部疼痛和肿胀。

3)由于络合物在体内仍有一定程度的解离，如果络合物从体内排出过缓，解离出的

二巯(基)丙醇很快被氧化而失效,游离的金属或类金属离子仍能对机体产生毒性。因此必须反复给予足量的二巯(基)丙醇。

2.二巯(基)丙磺(酸)钠 本药作用与二巯丙醇相同,但较强。毒不良反应小,对汞中毒疗效较好。常用于汞、砷中毒,对铋、锑中毒也有效。

3.二巯(基)丁二(酸)钠 本品毒性较低,对锑的解毒作用最强,主要用于锑中毒。亦可用于砷、汞、铅中毒,对汞砷的解毒效果与二巯(基)丙磺(酸)钠相似;对铅中毒的解救效果不亚于依地酸钙钠。

4.青霉胺

(1)药物应用:主要用于铜、汞、铅等慢性中毒的解救,对铜中毒的解毒效果比二巯(基)丙醇强。其特点是毒性低、无蓄积作用,可内服。

(2)注意事项:

1)本品对肾脏有刺激性,肾病患者禁用。

2)长期应用时,当症状改善后可间歇给药。

3)主要不良反应是消化障碍,如厌食、呕吐、腹痛、腹泻等。青霉素过敏者禁用

(二)金属络合剂

依地酸钙钠(解铅乐):

(1)药理应用:由于依地酸与许多金属离子有很强的络合力。当铜、钴、铅等金属中毒时,依地酸钙钠的钙离子很容易被体内的金属离子所取代,生成稳定的无毒化合物随尿排出。

(2)药物应用:本品主要用于解救铅中毒,对无机铅中毒有特效。对铬、镉、锰、铜、钴、汞及某些放射性物质钇、镭、钚、铀等也有解毒作用。

(3)注意事项:

1)本药对肾脏有损害作用,肾病患者慎用。

2)对慢性金属中毒应采用间歇治疗法,即用药4天后停药3~5天,用4~5疗程。

(三)其他解毒药

灭鼠药中毒解救药的种类,可根据灭鼠药进入老鼠体内后作用快慢,分为急、慢性两类。

急性灭鼠药,又称急性单为剂量灭鼠药,鼠类一次吃够致死量的毒饵就可致死。这类药物的优点是作用快、粮食消耗少,但对人畜不安全,容易引起二次中毒。同时,在灭鼠过程中,老鼠死之前反映较激烈,易引起其他鼠的警觉,故灭鼠效果不及慢性灭鼠药。这类药有磷化锌、氟乙酰胺、毒鼠磷、毒鼠强、溴代毒鼠磷、溴甲灵、敌溴灵等。氟乙酸胺和毒鼠强、甘氟由于毒性强,无特效解毒剂,很容易引起人、畜中毒,国家已明令禁用。

慢性灭鼠药,又称缓效灭鼠药,可分第一代、第二代抗凝血灭鼠剂。第一代抗凝血灭鼠剂如敌鼠钠盐、杀鼠灵、杀鼠迷(立克命)、杀鼠酮、氯敌鼠等,如要达到理想灭鼠效果就要连续几天投药。第二代抗凝血灭鼠剂的急性毒力相对较强,老鼠吃二次、三次

就可致死，且对第一代灭鼠药有抗性的鼠也能杀灭。这类药有溴敌隆、大隆、杀它仗、硫敌隆等。

1. 香豆类和茚满二酮类

（1）中毒表现：在误食后即表现恶心、呕吐、食欲不振及精神不振等。以后可出现鼻出血、齿龈出血、咯血、便血、尿血并有贫血、出血、凝血时间延长。可有关节疼痛、腹部疼痛、低热及舒张压偏低等，皮肤紫癜的特点为斑丘疹及疱疹状，圆形及多形性红斑，极易与血友病混淆。

（2）中毒解救：口服中毒者，洗胃禁用碳酸氢钠；特效解毒剂为维生素 K_1。维生素 K_3、维生素 K_4 无效。其他措施为用大量维生素 C。

2. 硫脲类

（1）中毒表现：急性中毒时，主要表现为口部灼热感、恶心、呕吐、口渴、头晕、嗜睡等。重症患者可出现呼吸困难、发绀、肺水肿等症状。也可有躁动、全身痉挛、昏迷和休克等情况。亦可有肝肿大、黄疸、血尿、蛋白尿等症状。

（2）中毒解救：

1）用 1∶2 高锰酸钾溶液洗胃，并给予硫酸镁 30 g 口服导泻。

2）忌用脂肪类和碱性食物，减少毒物的吸收、限制饮水。

3）半胱氨酸（100 mg/kg）能降低本类灭鼠药的毒性。

3. 有机氟类

（1）中毒表现：主要由呼吸道吸入中毒。主要引起呼吸系统损害，也可并发中毒性心肌病及肾脏损害。早期临床表现为发热、头痛、头晕、咳嗽、咽痛、恶心、胸闷、乏力等。随着病情进展可出现支气管周围炎及化学性肺炎、肺水肿等。

（2）中毒解救：

1）合理氧疗，氧浓度一般为 50%~60%，慎用纯氧和高压氧。

2）合理使用肾上腺皮质激素，早期、足量、短程。主要是减少肺水肿形成。

3）对症支持治疗：卧床休息、维持出入水量平衡，必要时可应用抗氧自由基药物。

4. 磷化锌、磷化铝、磷化钙等

（1）中毒表现：磷化锌中毒后，潜伏期约 24 小时。轻度中毒以消化道症状多见，有恶心、呕吐、腹痛、腹泻及头痛、乏力、胸闷、咳嗽等。严重者可出现意识障碍、抽搐、呼吸困难，甚至昏迷、惊厥、肺水肿、呼吸衰竭、心肌及肝脏损伤。

（2）中毒解救：口服中毒者，立即用 1% 硫酸铜溶液催吐（禁用酒石酸锑钾或阿扑吗啡），然后再用 0.5% 硫酸铜溶液或 1∶2000 高锰酸钾溶液洗胃，直至洗胃液无蒜味为止。洗胃后用 30 g 硫酸钠（忌用硫酸镁）导泻。禁用油类泻剂，也不宜用蛋清、牛奶、动植物油类。呼吸困难时给氧，并给氨茶碱，加 1% 普鲁卡因 1 mL 肌内注射。禁用胆碱酯酶复活剂。

5. 毒鼠强（四亚甲基二砜四氨）

（1）中毒表现：初期出现头痛、头晕、烦躁不安、呼吸加速，颈肌和四肢有僵硬感，瞳孔缩小，严重中毒时，阵发性抽搐，昏迷、口吐白沫、尿失禁，死于呼吸衰竭、窒息。

（2）中毒解救：催吐、洗胃、导泻、冲洗皮肤、眼睛等全部用清水；对症处理。

课程思政

团队精神

　　掌握扎实的急救理论知识并拥有实践能力是每个急救人员必须具备的专业素质，临床上开展急救往往是由多个具备专业素质的急救医护人员共同实现的，团结就是力量，急救成功的关键往往在于团队的配合。不管一个人多么有才能，但是集体常常比他更聪明和更有力。常言道："孤帆一叶，难以穿越汪洋；众志成城，势必乘风破浪。"可见团队精神的重要性。

本章小结

　　本章介绍了循环系统用药、神经系统用药、泌尿系统用药及调节水、电解质及酸碱平衡的药物和解毒药物的种类。

　　循环系统用药中介绍了抗休克的血管活性药物、抗心律失常药物、治疗心功能不全药物、防治心绞痛药物和降压药物。

　　神经系统用药中介绍了镇痛药、镇静催眠药。

　　泌尿系统用药中介绍了利尿药和脱水药。

　　调节水、电解质及酸碱平衡的药物包括液体平衡调节药物、电解质平衡调节药物、酸碱平衡调节药物。

　　解毒药物包括有机磷酸酯类中毒解毒药、氰化物中毒解毒药、金属和类金属中毒解毒药。

　　本章应重点掌握常见药物的适应证及不良反应。

（任天广　蒋玉兰）

学习测验

参考文献

[1] 于海生. 谁把护士变成了天使[M]. 长春：吉林摄影出版社，2003.

[2] 郭燕红. 建立专科护士制度提高护理专业技术水平[J]. 现代护理，2004，10(9)：785-786.

[3] 李亚洁，张立颖，彭刚艺，等. 广东省专科护士研究生课程班培训项目的启动[J]. 南方护理学报，2005，12(5)：67.

[4] 杨明珠. 危重症护理学的现状与发展进展[J]. 上海护理，2011(5)：59-64.

[5] 胡占生，田燕，周民伟，等. 院前急救系统应用与新进展[J]. 中国数字医学，2015，10(9)：24-26.

[6] 朱珂，夏冬梅. 专案三维护理在急性心肌梗死患者急救中的应用[J]. 中国实用医药，2018，13(25)：162-163.

[7] 朱婉婷，吴玉梅，林梅金. 三维护理管理模式在急危重患者院前急救中的应用[J]. 福建医药杂志，2017，39(3)：173-175.

[8] 张在其. 灾难与急救医学.[M]. 北京：人民卫生出版社，2017.

[9] 张波，桂莉. 急危重症护理学.[M]. 4版. 北京：人民卫生出版社，2017.

[10] 周明，何小军，郭伟，等. 2017年美国心脏协会关于成人基本生命支持和心肺复苏质量的重点更新——美国心脏协会心肺复苏和心血管急救指南更新[J]. 中华急诊医学杂志，2017，26(12)：3.

[11] 周艳，李熙鸿. 2018年美国心脏协会心肺复苏与心血管急救指南更新解读——儿童高级生命支持[J]. 华西医学，2018，33(11)：1356-1358.

[12] 何庆，黄煜. 2020AHA心肺复苏指南解读(二)——成人基础和高级生命支持(上)[J]. 心血管病学进展，2020，41(12)：1333-1337.

[13] 黄煜，何庆. 2020AHA心肺复苏指南解读(六)——复苏教育科学和救治系统[J]. 心血管病学进展，2021，42(2)：188-192.

[14] 美国心脏协会. 基础生命支持实施人员手册[M]. 杭州：浙江大学出版社，2016.

[15] 中华医学会. 临床技术操作规范—急诊医学分册[M]. 北京：人民军医出版社，2010.

[16] 杜成芬，肖敏. 院前急救护理[M]. 武汉：华中科技大学出版社，2016.

[17] 叶文琴. 急危重症护理[M]. 北京：人民卫生出版社，2012.

[18] 黄艺仪，李欣，张美芬，等. 临床急诊急救护理学[M]. 北京：人民军医出版社，2015.

[19] 许方蕾，陈淑英，吴敏. 新编急救护理学[M]. 上海：复旦大学出版社，2011.

[20] 李乐芝，路潜. 外科护理学[M]. 6版. 北京：人民卫生出版社，2017.

[21] 王军辉，李超，赵星，等. 1例重度冻僵患者的救治与护理[J]. 护理研究，2016，30(11)：1402-1404.

[22]鄂娜仁.1例重度冻僵垂危患者的急救与护理[J].白求恩军医学院学报,2009,7(2):128.

[23]黄跃飞,张明香.一例醉酒冻僵昏迷患者的护理[J].内蒙古药,2015,34(2):169.

[24]牛颖梅,夏玉静.397例冻伤病例回顾性分析[J].中国工业医学杂志,2013,26(5):338-340.

[25]陶红.急救护理学[M].北京:高等教育出版社,2010.

[26]许虹.急救护理学[M].2版.北京:人民卫生出版社,2016.

[27]杨桂荣.急救护理技术[M].武汉:华中科技大学卫生出版社,2015.

[28]姜洪池.腹部创伤学[M].北京:人民卫生出版社,2010.

[29]杨丽丽,陈小杭.急危重症护理学[M].2版.北京:人民卫生出版社,2012.

[30]张连阳,白祥军.多发伤救治学[M].北京:人民军医出版社,2010.

[31]游潮,黄思庆.颅脑损伤[M].北京:人民卫生出版社,2014.

[32]王育杉.急救医学[M].2版.北京:高等教育出版社,2015.

[33]韩春玲,王斌全,杨辉.急救护理学[M].1版.北京:人民卫生出版社,2007.

[34]刘美明.现代胸心外科学[M].北京:人民卫生出版社,2013.

[35]卫生部办公厅.关于印发《重症医学科建设与管理指南(试行)》的通知[J].中华人民共和国卫生部公报,2009(7):45-48.

[36]王斌全,赵晓云.ICU的建立与发展[J].护理研究,2007,21(7):1973.

[37]周宏,姜亦虹,李阳,等.176所医院连续6年ICU医院感染目标性监测分析[J].中国感染控制杂志,2017,9:810-815.

[38]朱佳清,王丽春,王秋雁,等.ICU医院感染目标监测:Meta分析与系统评价[J].中华现代护理杂志,2015,7:828-832.

[39]吴晓英.急危重症护理学[M].北京:北京大学医学出版社,2015.

[40]周会兰.急危重症护理学[M].上海:第二军医大学出版社,2013.

[41]于学忠.协和急诊医学[M].北京:科学出版社,2011.

[42]罗红敏.急性器官功能障碍对脓毒症患者远期存活的影响[J].中华危重病急救医学,2018,30(3):283-283.

[43]陈冬平,叶朝阳,黄迪.血液透析血管通路研究的动物模型[J].中华肾脏病杂志,2018,34(4):305.

[44]孟庆义.高级急诊医学教程[M].北京:海洋出版社.2000.

[45]丁威威,朱维铭.创伤出血性休克治疗进展[J].中国实用外科杂志,2018,38(1):87-89.

[46]中华医学会急诊医学分会.脓毒症液体治疗急诊专家共识[J].临床医学研究与实践,2018,v.3(3):207.

[47]中华医学会重症医学分会.低血容量休克复苏指南(2007)[J].中国实用外科杂志,2008,20(3):129-134.

[48]中国中西医结合学会急救医学专业委员会.脓毒症中西医结合诊治专家共识[J].中华危重病急救医学,2013,25(4):194-197.

[49]刘大伟.实用重症医学[M].北京:人民卫生出版社,2010.

[50]邱海波,杨毅.重症医学:规范·流程·实践[M].北京:人民卫生出版社,2011.

[51]贾灵芝.实用ICU护理手册[M].北京:化学工业出版社,2012.

[52]范利.感染诱发的老年多器官功能障碍综合征诊治中国专家共识[J].中华老年多器官疾病杂志,2018,17(1):3-15.

[53]马志华,徐艳,王建英.急救护理技术实训教程[M].武汉:华中科技出版社,2011.

[54]徐丽华,钱培芬.重症护理学[M].北京:人民卫生出版社,2016.

[55]李文涛, 崔巧玲. 急危重症护理学[M]. 北京: 科学出版社, 2018.

[56]席淑华, 卢根娣. 急危重症护理学[M]. 上海: 复旦大学出版社, 2015.

[57]刘艳华, 赵新萍, 刘大方. 大容量同期全肺灌洗术的护理配合[J]. 中国误诊学杂志, 2009, 9(29): 7174-7175.

[58]王莹, 王兵, 宋文静, 等. 应用神经调节辅助通气模式机械通气患者的护理[J]. 中华护理杂志, 2013, 48(10): 939-940.

[59]郑燕梅. 20例神经调节辅助通气的护理体会[J]. 内蒙古中医药, 2014, 33(27): 154-155.

[60]孙慧男. 神经调节辅助通气在慢性阻塞性肺疾病急性加重患者中的应用研究[D]. 上海: 第二军医大学, 2017.

[61]任奇. 神经调节辅助通气改善机械通气人机同步性的 Meta 分析[D]. 杭州: 浙江大学, 2018.

[62]陈正. 神经调节辅助通气在新生儿呼吸衰竭机械通气中临床应用和作用机理研究[D]. 杭州: 浙江大学, 2016.

[63]覃顺华. 膈肌电活动对神经调节辅助通气患者撤机的预测价值[D]. 南宁: 广西医科大学, 2017.

[64]张翔宇. 机械通气手册[M]. 北京: 人民卫生出版社, 2013.

[65]李文涛, 崔巧玲. 急危重症护理学[M]. 北京: 科学出版社, 2018.

[66]中华医学会. 重症医学[M]. 北京: 人民卫生出版社, 2017.

[67]刘淑媛, 陈永强. 危重症护理专业规范化培训教程[M]. 北京: 人民军医出版社, 2006.

[68]徐丽华, 钱培芬. 重症护理学[M]. 北京: 人民卫生出版社, 2008.

[69]杨宝峰, 陈建国. 药理学[M]. 北京: 人民卫生出版社, 2018.

[70]医院感染暴发控制指南(WS/T 524-2016)[J]. 中国感染控制杂志, 2016, 15(12): 984-988.

[71]许健瑞, 雷芬芳, 李青. 急诊护理学[M]. 北京: 北京大学医学出版社. 2017.

图书在版编目(CIP)数据

急危重症护理学 / 刘理，周宏珍主编. —长沙：中南大学出版社，2022.4

百校千课共享联盟护理学专业融媒体教材

ISBN 978-7-5487-1548-1

Ⅰ. ①急… Ⅱ. ①刘… ②周… Ⅲ. ①急性病—护理学—医学院校—教材②险症—护理学—医学院校—教材 Ⅳ. ①R472.2

中国版本图书馆 CIP 数据核字(2020)第 109113 号

急危重症护理学
JIWEIZHONGZHENG HULIXUE

主编　刘　理　周宏珍

□出 版 人　吴湘华
□责任编辑　陈　娜
□封面设计　李星星
□责任印制　唐　曦
□出版发行　中南大学出版社

社址：长沙市麓山南路　　　　邮编：410083
发行科电话：0731-88876770　　传真：0731-88710482

□印　　装　长沙市宏发印刷有限公司

□开　　本　787 mm×1092 mm　1/16　□印张 24.5　□字数 572 千字
□互联网+图书　二维码内容　字数 96 千字　视频 17 小时 47 分钟　PPT 9651 张　图片 74 张
□版　　次　2022 年 4 月第 1 版　　□印次　2022 年 4 月第 1 次印刷
□书　　号　ISBN 978-7-5487-1548-1
□定　　价　89.00 元